Acupuntura avanzada

Manual clínico

Acupuntura avanzada

Manual clínico

Protocolos de los canales Complementarios
del sistema completo de acupuntura:
Tendinomusculares, Luo, Distintos y 8 Extraordinarios

(incluye ilustraciones de los canales Primarios)

Ann Cecil-Sterman

Ilustraciones por Pat Didner

Traducido por Mónica Martín Prats

Classical
Wellness
Press

Primera edición del original en inglés impresa por primera vez en 2013.
Segunda edición del original en inglés impresa por primera vez en abril de 2018.

www.classicalacupuncture.com

Primera edición en español impresa por primera vez en 2020
Traducción al español del original en inglés: Mónica Martín Prats

La base de las enseñanzas de este libro proviene de la tradición oral a través de la encomiable generosidad de mi profesor, el maestro taoísta, Dr. Jeffrey Yuen. Mi aportación incluye la incorporación de interpretaciones, extrapolaciones, conexiones, ampliaciones y estructuración de las enseñanzas a partir de las cuales he elaborado todos los protocolos contenidos en este libro. Los protocolos contenidos en este texto son mis interpretaciones fruto de mi formación y han sido desarrollados a partir de muchos años de intensa práctica clínica y años de dedicación y compromiso con la enseñanza. Soy responsable de cualquier error u omisión. A.C.S.

Ilustraciones: Pat Didner

Diseño de portada, diseño y maquetación del libro, diseño gráfico y diagramas: Cody Dodo

Caligrafía de portada: *Las lluvias suaves del cielo nos purifican de nuestras enfermedades.*
Regalo del Dr. Jeffrey Yuen al Classical Wellness Center, 2008.

ISBN: 978-0-9837720-7-1

Para Ravi y Miriam

Un pensamiento de Ravi a la edad de cuatro años:
"Mamá, ¿qué se ve cuando te sientas justo al borde del universo?... Creo que puedes ver la medicina"

Un pensamiento de Miriam a la edad de tres años:
"Mamá, papá, ¡escuchad! Debemos recordar que todo es perfecto a cada momento"

"No existen enfermedades incurables, sino personas incurables"

"El paciente debe adherirse a tu firme creencia en tu sistema. Tu creencia tiene que ser sólida"

"Cuanto más sabes, más confundido y menos efectivo acabas siendo. Conoce menos pero haz resonar aquello que sabes. Ten confianza e invita a tus pacientes a conectar con la vibración de confianza en la posibilidad de que pueden curarse"

"La causa de la reencarnación es la inacción"

"La medicina debería ser rica, no debería ser absoluta. La Medicina China nos recuerda constantemente que tenemos que tener siempre la humildad de aceptar las muchas maneras que hay de ver el mundo"

"Si alguien espera que otro le dirija, eso no es delito"

Dr. Jeffrey Yuen

"Practica observando a tu paciente. Practica observando tu mente.
Practica observando la reacción de tu mente hacia tu paciente. Ábrete. Entrégate.
Acepta su camino. Cultiva la acción no-asertiva"
Capítulo 11, Suwen

"Si el paciente no cree en el tratamiento, el tratamiento no funcionará...
Si el terapeuta no cree en el tratamiento, el tratamiento no funcionará..."
Capítulo 14, Suwen

"Aquel que dice que no es posible hacerlo no debería interrumpir al que ya lo está haciendo"
Proverbio chino

Contenido

Lista de ilustraciones

Lista de esquemas

Abreviaciones

CD – Canales Distintos

SPS – Superficial - Profundo - Superficial

PSP – Profundo - Superficial - Profundo

En este libro el uso de términos como canal y trayecto es intercambiable. El término "vaso" es único para referirse a los canales Luo visibles.

Agradecimientos

Un libro como este, por naturaleza, representa la recopilación de diferentes visiones y de esfuerzos de muchísimos colaboradores, muchos de ellos genios anónimos de la medicina. Asumiendo que todo se ha hecho correctamente, debo admitir que "en este libro" hay poco de trabajo original por mi parte. Mi tarea ha sido la de recoger y ensamblar las piezas de un rompecabezas presentándolo de un modo inédito hasta ahora. Todo el reconocimiento y el mérito corresponden a todos aquellos que no dejan de innovar en esta compleja medicina y también a todas esas mentes brillantes que se han dedicado y se dedican a transmitir la tradición oral y escrita.

En un entorno más cercano, existen otras personas que han contribuido a este libro, muchas más en realidad de las que yo pueda llegar a nombrar, incluyendo profesores, colegas, estudiantes y, por supuesto, pacientes. Sin duda es gracias a mis pacientes que he llegado a conocer la profundidad de esta medicina, así como la extrema importancia de su transmisión viva en el futuro. A todos ellos les debo toda mi gratitud.

Este libro no habría sido posible sin Pat Didner, Kristin Carnahan, Cody Dodo, y la Dra. Linda Puckette, quienes de manera individual han jugado un papel muy importante en su elaboración.

Pat Didner ha trabajado incansablemente durante más de tres años, hacia el final del proceso incluso con un bebé en brazos, realizando estos hermosos dibujos tan importantes para este libro.
Kristin Carnahan ha dedicado años editando, revisando y reorganizando con suma maestría. Se ha asegurado de mantener la claridad de la obra, también con un bebé en brazos.
Cody Dodo, experto acupuntor y diseñador que ha sido capaz de combinar ambas aptitudes consiguiendo un texto y una presentación de gran belleza. A parte de diseñar el libro entero, Cody ha diseñado los diagramas de mis resúmenes escritos, aportando claridad visual a lo que de lo contrario hubiera sido un torrente de palabras. Su trabajo además de mostrar un gran nivel de diseño da muestra de un profundo conocimiento y amor por la teoría y práctica de la acupuntura Clásica.
Dr. Linda Puckette ha contribuido con su lectura meticulosa, al debate estimulante, al subrayado experto del texto entero, y a docenas de páginas de feedback de incalculable valor, todo ello con un profundo y cálido apoyo.

También agradezco enormemente a:
Rosie O'Shea, quien me mantuvo centrada en esta obra y se aseguró de que siempre tuviera todo el apoyo que necesitaba. Gracias Rosie por animarme con firmeza en cada paso de manera incondicional.
Helder Coelho, codirectora de nuestra clínica *Classical Wellness Center* en Nueva York, por sostener en todo momento el Centro siempre que he tenido que retirarme para escribir.
Dr. Sheila George, una de mis principales profesoras; le estaré eternamente agradecida por su pericia y profundidad. Me siento muy honrada de haber recibido su orientación, de enseñar a su lado, y su generosidad y amistad tienen para mí un gran valor.
Los alumnos de las clases de acupuntura del último año del Swedish Institute, quienes justo antes del cierre repentino de la escuela en 2011 compartieron perlas de información muy valiosas en las últimas clases de la historia del instituto. Las enseñanzas de Jeffrey fueron más intensas que nunca, lo cual, tratándose de Jeffrey, resulta difícil de imaginar.
Libbie Rice, cuyas clases sirvieron de gran inspiración y fueron la chispa que encendió en mí el fuego del entusiasmo por esta medicina. La primera vez que la escuché en clase, casi me caí de la silla.

Christine Sotmary, cuyo interés y pasión por los canales Distintos se contagia en sus clases, de tal modo que no puedo evitar que se me escape una sonrisa de complicidad al pensar en algunos de los signos y síntomas propios de estos canales.
Dale Stearn, por su claridad para transmitir este arte tan sorprendente e inaprensible como es la localización de los puntos.
Paula Chin, por su claridad y gran nivel al enseñar la localización de puntos clásica y su habilidad con el tuina.
John Daily, por sus enseñanzas de la teoría básica y por invitarme a observar su labor clínica una vez a la semana en los inicios de mi formación.
Pieter Sommen, por enseñarme protocolos clásicos de tuina altamente efectivos para los canales Complementarios.
Todos mis profesores de todas las disciplinas del Swedish Institute, que me transmitieron sus enseñanzas desde la libertad y la generosidad.
Brian Cullman, por leer el texto con ojos de autor, por su valoración y comentarios tan reveladores y por su cálido apoyo durante el proceso.
Hope Hathaway, por su lectura del borrador final entero con sus expertos ojos de lince.
Richie Vitale, por las correcciones de los múltiples detalles.
David Cecil, por la lectura, la orientación y la valoración, y por la revisión de la introducción.
Betsy Sterman, por su lectura del texto entero y por su opinión experta en relación al uso del lenguaje y la puntuación.
Erin Telford, por su gran aportación, tras la lectura del texto, de sus valiosos comentarios como acupuntora formada en MTC[1]
Gabrielle Zlotnik, por cuidar tan bien del Classical Wellness Center, por animarme constantemente, por su revisión del texto y por su amistad.
Josephine Spilka, por esas animadas charlas sobre canales Complementarios, y por su amistad.
Margaret, Sue, Holly, Tammy, Amanda, Priya, Jordana, Patti, Linda, Belinda, Michael, Bao, Melpi, Pat, Rosie, Gabrielle, Erin, Cody, Carrie, Leah, Jin Young, Eleonore, Danelle, Jessica, Rachel, Adrienne y los que están por llegar, por estar con nosotros en el *Classical Wellness Center* y por su dedicación a la acupuntura.
Grace Devlin, por la fuente de inspiración que representan sus sabios consejos y su serena y profunda maestría en esta medicina.
Lynn Redman y Patrick Lynch, por los momentos de escritura en la naturaleza y por su gran amistad.
Francesca Biryukov, decana de la Escuela de Acupuntura del *Swedish Institute*, cuyo firme respaldo en favor de la formación dio impulso al curso de acupuntura Clásica consiguiendo extender ampliamente su legado. Y por su amistad.
Paula Eckardt, por crear y mantener una escuela que sin duda representa un tesoro único y que el tiempo demostrará que fue el catalizador para un cambio profundo, no solo en cómo se ejerce la medicina, sino también en la salud de toda nuestra sociedad.
Cissy Majebe, por su incansable dedicación a la medicina y por su generosidad y cariño hacia mi familia. Cada rincón del mundo[2] necesita una Cissy.
Mark Phillips, por su gestión impecable del *Classical Wellness Press.*
Philip Glass, por sus sabios y profundos consejos, su apoyo y su amistad.
Marjorie y Noel Cecil, por haberme enseñado tanto, y en especial por haberme enseñado que todo es posible.
Andrew Sterman, mi compañero de vida y colaborador mental . Una fuente de ánimo y apoyo inagotable que ha estado cinco años leyendo borradores con gran entusiasmo.

[1] MTC - son las siglas de Medicina Tradicional China.
[2] NT: en el inglés original "every country, every county needs a Cissy".

Dr. Jeffrey Yuen, nuestro maestro: un zhēnrén 真人[3] viviente cuya presencia tranquila y poderosa es un regalo insondable. Mi agradecimiento hacia Jeffrey va más allá de lo que jamás podría llegar a expresar en palabras.

La edición española de Advanced Acupuncture. A Clinic Manual, no hubiera sido posible sin la dedicación ni el talento de mi estimada amiga Mónica Martín Prats. Ella fue la primera persona que me trajo hasta Europa como profesora y su labor organizando clases de formación para acupuntores ha dado como fruto la creación de una única y maravillosa comunidad de acupuntores provinentes de 20 países diferentes. La edición española del libro es algo que Mónica ya desde el principio intuía que acabaría realizando y la propuesta de traducción fue recibida con gran entusiasmo por su parte lo cual a su vez fue un motivo de gran alegría para mí. Mónica siente pasión por esta medicina a la vez que un profundo respecto por el significado de sus raíces históricas además de ser consciente de la trascendencia de esta medicina en el siglo XXI. Su trabajo incesante ha dado como resultado una traducción sólida y fiel al original de la cual me siento inmensamente orgullosa y que ayudará a que muchas más personas puedan tener acceso a esta extraordinaria medicina.

Para esta traducción ha sido de gran ayuda la aportación y el asesoramiento de Manuel J. Moreno e Imma Lizondo Cuartero.

Mónica Martín Prats es licenciada en Medicina China (Acupuntura) por la Universidad de Salford (Reino Unido) desde 2004. El estudio de la Medicina China Clásica mediante las enseñanzas de Jeffrey Yuen, Ann Cecil-Sterman y Manuel J. Moreno son el foco de su interés dentro de su trayectoria formativa en estos últimos años. Como acupuntora combina su consulta en una reconocida clínica de Barcelona con la consulta privada en su ciudad natal Mataró, donde vive con su hijo. Es también licenciada en Humanidades por la Manchester Metropolitan University y diplomada en Diseño Gráfico.
Manuel J. Moreno es médico licenciado y posgraduado en la Universidad de Medicina China y Farmacología de Beijing, Es profesor e investigador de literatura de Medicina China Clásica, y transmite las enseñanzas de Wang Shaofan y Wang Miaohe a un nutrido grupo de fieles estudiantes acupuntores en Barcelona y también viaja impartiendo seminarios muy apreciados por su profunda lectura de los clásicos. Ejerce también como Profesor de lengua y cultura china en la Universidad Pompeu Fabra (Esci) de Barcelona.
Imma Lizondo Cuartero es licenciada en traducción e interpretación por las Universidades UAB, (España), Rennes II Haute Bretagne (Francia) y Bristol Polytechnic (Reino Unido), además de licenciada en Periodismo por la Universidad UPF, Barcelona (España). Es terapeuta en Medicina China y yogas tibetanos desde 2009, especializada en el mundo de la mujer, maternidad y sus diferentes ciclos. Estudia Medicina China Clásica con Manuel J. Moreno desde 2015. Combina la profesión de terapeuta con la traducción y revisión de textos sobre acupuntura, terapias naturales y yoga.

[3] Zhēnrén 真人, es un término que se utiliza para referirse a la figura del *maestro espiritual taoísta* y que aparece por primera vez en el Zhuangzi en la época de los Reinos Combatientes (476-221 AC).

Sobre la autora

Ann Cecil-Sterman es una acupuntora, profesora y autora ampliamente reconocida de varios textos de Medicina China que son best-sellers y textos obligatorios en muchas escuelas de acupuntura en Estados Unidos y otros países: Acupuntura avanzada: manual clínico, El arte del diagnóstico por el pulso, Diagnóstico por la lengua e Ilustraciones del sistema completo de acupuntura. Su libro más reciente, Becoming Healthy, Staying Healthy, es el primero dirigido al público general. Cada año viaja a cinco continentes para impartir enseñanzas presenciales a estudiantes de todo el mundo. Además, todos los años dirige un programa de inmersión en video en directo de seis meses sobre los canales utilizados en acupuntura –no solo para acupuntores con gran experiencia o principiantes, sino también para personas no acupuntoras de todo el mundo que desean aprender y practicar la esencia de la antigua sanación china. Ann fue supervisora clínica principal durante muchos años y enseñó Observación Clínica Avanzada en la academia de acupuntura de Nueva York fundada en 1997 por la 88.ª generación de la secta Daoísta de la Pureza del Jade –el gran maestro Jeffrey Yuen–, quien ha sido su maestro durante más de veinte años. Pacientes de todo el mundo acuden a su concurrida consulta privada en Manhattan, Nueva York, para tratar enfermedades o trabajar en el cultivo personal. Tiene dos hijos adultos y vive con su esposo, Andrew Sterman, en Manhattan, Nueva York.
www.anncecilsterman.com

Sobre la ilustradora

Pat Didner, es acupuntora acreditada en fitoterapia china y graduada en la Academia de Medicina Oriental de la Escuela de Postgrado de Medicina Integrativa de Austin. Tiene una dilatada formación en terapia corporal asiática en tuina con Yongxin Fan, así como formación en qigong Anma con Devon Hornby. Con muchos años de práctica de taichí y qigong a sus espaldas, Pat sigue su formación con el Sifu Fong Ha y estudia Medicina China Clásica con Ann Cecil-Sterman. La especialidad de Pat es el tratamiento de enfermedades crónicas, dolor, temas relacionados con las emociones y el estrés, salud femenina y de familia, incluyendo infertilidad, mediante acupuntura, trabajo corporal, fitoterapia china y asesoramiento nutricional. Pat tiene formación también en arte e historia del arte y le encanta dibujar. Vive con su familia y ejerce en la ciudad de Nueva York.

Sobre el diseñador

Cody Dodo, estudió en el Swedish Institute de Nueva York con Jeffrey Yuen y posteriormente finalizó su formación avanzada en acupuntura y dietoterapia china con el Dr. Yuen. Previo a su formación de acupuntora, Cody tenía una larga trayectoria como diseñador gráfico en el mundo editorial. Diseñó también el segundo libro de la autora, *El arte del diagnóstico mediante el pulso*. Cody tiene su consulta clínica en Jerusalem, se dedica a la formación de la acupuntura Clásica a nivel internacional y vive con su esposa y dos niñas en Jerusalem.

Prefacio de la traductora

Si existe un libro que ha marcado un antes y un después en mi trayectoria profesional este ha sido sin duda *Advanced Acupuncture. A Clinical Manual*; un texto que me abrió la puerta hacia una comprensión más profunda y llena de sentido del sistema completo de los canales de acupuntura. Es por ello que fue para mí un gran honor que su autora, Ann Cecil-Sterman, confiara en mí proponiéndome la traducción de esta edición en español.

Como manual clínico, este libro responde a uno de los mayores retos que presenta la Medicina China para el estudiante novel y es el de poder dar base y fundamento a la función, conexión, expresión e interacción de los diferentes canales de acupuntura dentro del sistema completo de canales. El reconocimiento de las emociones y la riqueza descriptiva de su potencial "patológico" es una de las grandes aportaciones del texto. Este factor permite vislumbrar el origen, manifestación y progresión de cualquier proceso patológico desde una amplia y profunda visión del ser humano en sus diferentes capas: física, emocional, mental y espiritual. Sin lugar a dudas, con este texto Ann ha conseguido crear un puente que une la teoría Clásica con las cuestiones más prácticas y técnicas propias del trabajo en consulta con los pacientes. El resultado es un sistema completo que permite comprender y abordar con una exquisita coherencia el espectro infinito de desafíos para la salud y el bienestar que pueden presentarse a lo largo de la trayectoria vital del ser humano.

Los retos que planteaba la traducción del texto al español no eran muy diferentes a los de cualquier otro texto de acupuntura. La intención ha estado puesta en acercar al máximo de lo posible al lector a los niveles semánticos del texto original utilizando la terminología en español de uso más extendido a día de hoy en el ámbito de la Medicina China. Para ello he contado con el valioso asesoramiento de Imma Lizondo, acupuntora y traductora especializada en terapias naturales. A su vez, y dado el uso cada vez más extendido de la lengua china entre la comunidad de acupuntores más allá del ámbito académico, se acordó la introducción de los caracteres chinos para acompañar algunos conceptos como son por ejemplo, los nombres de los puntos de acupuntura o de las diferentes manipulaciones de la aguja. Los caracteres chinos contienen una riqueza interpretativa y ofrecen capas de múltiple significado que cada tradición oral en el mundo Clásico desarrolla de manera particular. Una traducción a lo máximo que puede aspirar es a una aproximación pero difícilmente puede llegar a abarcar al cien por cien el imaginal contenido en cada carácter chino. El propósito de esta incorporación, ausente en el texto original en inglés, ha sido el de asentar el concepto en su formato original para preservar su potencial de riqueza interpretativa. Esto, a su vez, permite compensar el distanciamiento del concepto original que resulta de la inevitable dilución que se produce al traducir términos que son ya de por sí fruto de otra traducción. Los caracteres chinos nos permiten reconectar directamente con la fuente, lo que de por sí es una manera de rendir homenaje a los textos clásicos fundacionales. El asesoramiento de Manuel J. Moreno, en su calidad de profesor e investigador de literatura de Medicina China Clásica con su extraordinario caudal de conocimientos de lengua china (antigua y moderna) ha sido relevante en este aspecto.

Se ha introducido la capitalización de algunos términos como Clásico para referirnos a todo aquello que concierne a la Medicina China Clásica, es decir la Medicina China que precede al sesgo teórico y filosófico a la que fue sometida durante la revolución cultural de Mao Zedong. También se utiliza la capitalización para poder diferenciar conceptos propios de Medicina China como son la Sangre (definida en el contexto de la

Medicina China) de la sangre como concepto bioquímico. Igualmente para los órganos y los canales, cuando nos referimos a *estómago* nos referimos a su definición como entidad anatómica y a *Estómago* como órgano con las funciones y atribuciones dentro de un contexto de Medicina China. La capitalización se ha utilizado para todo aquello que tiene una entidad propia como son los canales Complementarios en su conjunto, p. ej., los Luo o los Ocho Extraordinarios, y también cuando son referidos a título individual, p.ej., Luo de Vejiga, Tendinomuscular de Vesícula Biliar, o Yin Weimai.

Las enseñanzas recogidas en este libro representan un portal de entrada que deja entrever el potencial ilimitado de recursos terapéuticos de transformación que la acupuntura puede ofrecer, no solo para el tratamiento de nuestros pacientes sino como vía de exploración, transformación y cultivo del propio terapeuta. Esto es inherente a la tradición Clásica y para ello resulta imprescindible complementar la información con las clases presenciales y/o el asesoramiento de un maestro que pueda acompañar y guiar en el proceso. Es a partir de ese proceso, además del estudio continuado de los textos Clásicos, que la intención que guía el Qi en nuestros tratamientos puede ser potenciada desde la alineación del Corazón y la mente (Shén 神) para poder llegar al paciente de la manera más clara, directa y profunda.

Ann es una profesora excepcional que destaca por su admirable organización de ideas, su rigor y su claridad a la hora de exponer y desarrollar conceptos relativamente complejos de manera diáfana. Su extraordinaria pasión por diseminar el potencial que entraña esta increíble medicina y su gran capacidad para inspirar e infundir en sus estudiantes la confianza para poder traducir la teoría en práctica clínica de manera efectiva y directa es sin duda el rasgo característico de sus cualidades como profesora y un regalo para sus alumnos. En estos años, la convivencia con Ann, la organización de sus seminarios en España, la asistencia a sus clases presenciales, la observación de los tratamientos a pacientes, las horas dedicadas a la transcripción de algunos de sus seminarios, las innumerables horas de debate y charla compartidas con ella y con su marido Andrew Sterman sobre el libro, sobre la Medicina China y sobre los casos clínicos y sobre todo su amistad, han sido determinantes para poder acotar la teoría contenida en cada una de estas páginas con la máxima fidelidad.

Es mi deseo que el contenido de esta obra llegue a despertar en el lector hispanohablante el mismo entusiasmo, sensación de maravilla e inspiración que despertó en mí en su momento la lectura de la versión original en inglés. Este trabajo de traducción representa un gesto de gratitud por todo lo que he recibido en estos años a través de Ann Cecil-Sterman y de Jeffrey Yuen, y es mi deseo que el espíritu de sus enseñanzas llegue a la gran comunidad de acupuntores hispanohablantes de una manera clara y coherente. Que todo ello sirva para seguir estimulando el interés y el debate para que esta medicina ancestral cuyas fronteras geográficas se han diluido en las últimas décadas siga creciendo. Esta versión en español va dedicada a todos los que desde la dedicación, la pasión y el respeto por esta medicina contribuyen desde su práctica a mantener viva la esencia de este arte de curación milenario.

Mataró (Barcelona) 2020

INTRODUCCIÓN

En 2010 mi familia y un grupo de antiguos estudiantes acompañamos a nuestro maestro, el Dr. Jeffrey Yuen, en su primer viaje de vuelta a China central, su primer viaje de regreso a uno de los hogares de la medicina taoísta, la casa de su maestro (su abuelo, el gran maestro Yu Wen) y la majestuosa Hua Shan, una de las cinco montañas sagradas del taoísmo. Los maestros-médicos (incluyendo a Yu Wen, 86º guardián generacional de la Escuela Taoísta de la Pureza del Jade y su extraordinario linaje médico) habían vivido en Hua Shan durante generaciones, incluso antes de que la medicina empezara a documentarse en el siglo II a.C. En 1905, el abuelo de Jeffrey tuvo visiones de lo que iba a ocurrir a mitad de siglo y decidió abandonar la montaña. Con la agitación y destrucción que se produjo en el transcurso de la Revolución Cultural en los años 60 y 70, los últimos doctores taoístas también abandonaron Hua Shan para no regresar jamás.

Durante nuestros viajes por China estuvimos visitando muchos templos y monasterios célebres de la historia de la Medicina China. Estuvimos en la montaña donde Sun Simiao realizaba sus retiros y sumergimos nuestras manos en los estanques que utilizaba para limpiar hierbas. Nos detuvimos en la tumba de Hua Tuo. Personalmente esperaba con muchas ganas la experiencia de Hua Shan. Me preguntaba como debía sentirse uno ante la experiencia de estar en esa montaña que en mi mente era el foco central donde se recogían los linajes y la maestría de esta medicina.

Hua Shan con toda su complicadísima accesibilidad es un lugar increíblemente hermoso y espectacular. Se erige a unos 2000 metros a lo largo de vertiginosas paredes rocosas casi impracticables, muchas de las que todavía conservan marcas de huellas aun visibles, puntos desde los que en el transcurso de los siglos muchos se dejaron la vida en su ascenso a la montaña. La ascensión es un paseo por antiguos senderos por los que uno va agarrado solo a una cadena más o menos preparada hasta alcanzar a través de las nubes las cinco cimas, coronadas cada una de ellas por antiguos monasterios consagrados a diferentes tradiciones taoístas. Gran parte de la montaña está cubierta de una exquisita combinación de hierbas. Se dice que si enfermas en Hua Shan, puedes encontrar la hierba adecuada en un círculo formado por una zancada desde donde te sitúas. Las hierbas no crecen en grandes concentraciones de una sola especie, sino que parecen estar mágicamente distribuidas de manera harmónica por toda la montaña. Un metro cuadrado puede contener docenas de hierbas diferentes. Monos, artemisa, setas gigantes Reishi y todo lo que puede encontrarse entre estas variedades está presente en este entorno. Sin embargo, no quedaba ni rastro del linaje médico. Todos lo sabíamos antes de llegar, la práctica médica desapareció ya en los años 60, pero la extraordinaria ausencia de rastro de cualquier cosa relacionada con el taoísmo resultaba profundamente desconcertante. Los antiguos templos taoístas han sido o bien destruidos o se han reconvertido en albergues de descanso para turistas. Algunos monjes cuidan el terreno y un puñado de ermitaños continúan practicando en solitud, pero la floreciente cultura de maestros transmitiendo sus enseñanzas preservadas de manera intacta e íntegra a los jóvenes aprendices ha desaparecido de forma irreversible. Todo cambia; y aquello que floreció durante dos mil años en este lugar ha sido desplazado. La medicina como parte integrante de la formación de estudios taoístas en estos monasterios, es a día de hoy, nómada, en el mejor de los casos.

En aquel amanecer en el monasterio de la cima oeste de Hua Shan, las dudas que durante tanto tiempo me habían asaltado acerca de si escribir el manual para la práctica de la acupuntura de esta medicina se disiparon y me sentí a mí misma con ganas de aportar mi grano de arena. Soy plenamente consciente de que Sun Simiao tardó 70 años en escribir su primer libro, y que muchos de los grandes maestros trabajaron bajo el voto de no escribir en su intención de honrar la fluidez del Tao. Consciente de que son necesarias varias vidas para poder explorar esta medicina tan rica y extensa, esta experiencia me alentó a recoger y compartir mi manera de trabajar, a dejar constancia de una parte de mi comprensión de lo que he recibido.

Los canales Complementarios

La elección del material sobre el que quería escribir no me planteó ningún problema. En mi trabajo y en mis tratamientos doy preferencia al uso de los canales Complementarios (también conocidos como *Secundarios*) y la mayoría de preguntas que se me plantean en mis clases están relacionadas con estos canales y su utilización. Estos canales pueden parecer complicados e intrincados, pero con un estudio metódico y minucioso se pueden llegar a utilizar con seguridad y confianza. Con el afianzamiento de la acupuntura en Occidente nos encontramos en el momento oportuno y necesario para profundizar en los canales Complementarios.

La acupuntura como amplia disciplina que es recoge muchos estilos y ramas históricas. Sin duda alguna, puede decirse que dos de los requisitos que todo acupuntor debería reunir pueden resumirse en dos: firme intención en la curación de sus pacientes y la aplicación coherente del estilo de acupuntura en que ha sido formado. Los tratamientos efectivos no son necesariamente muy complicados. El hecho de que los canales Complementarios sean mucho menos utilizados en la acupuntura moderna, podría llevar a pensar que son más complicados de lo que realmente son. Existen varias razones históricas por las que los canales

Complementarios carecen de un papel relevante en la formación de la mayoría de acupuntores. Para muchos de los buenos acupuntores que han recibido una breve introducción a estos canales, o para aquellos que nunca han llegado a *conectar* completamente con su esencia, estos canales pueden parecer demasiado ambiguos o misteriosos para su aplicación práctica, como si se tratara de la expresión de una práctica intrincada o esotérica. En realidad, los canales Complementarios de la acupuntura pertenecen al tronco del árbol de la acupuntura; son parte de la práctica Clásica de la que todas las ramas de la acupuntura han surgido. Son parte del linaje de cada uno de nosotros. Partiendo de esta premisa su teoría y su práctica no deberían presentar más complejidad que la de cualquier otro tratamiento de acupuntura al uso. Lo que pudiera parecer oscuro, intrincado, esotérico o simplemente hipotético puede ser como descubrir que bajo tus pies emerge otro manantial muy bienvenido de agua profunda, fresca, ancestral y totalmente disponible para los que deseen beber de ella.

Los canales Complementarios no tienen límite en su aplicación y son los que en acupuntura se emplean para entender y luego revertir la progresión de las enfermedades crónicas degenerativas. Son la clave para comprender detalladamente cómo el cuerpo gestiona el encuentro patológico que fue incapaz de resolver en el momento de la invasión patógena. Nos revelan los mecanismos de protección visceral que se desencadenan en el organismo durante la evolución de la enfermedad. Los canales Complementarios son también un marco de comprensión (e incluso intervención) de la evolución de la persona, incluida su trayectoria emocional y el impacto en su cuerpo físico.

La teoría de la némesis de la enfermedad

El cuerpo humano reconoce que la enfermedad de un órgano interno es la más grave de todas las enfermedades. Mediante el uso de sofisticadas estrategias (descritas por los canales Complementarios), el cuerpo desplaza un patógeno fuera de los canales Primarios para mantener a los órganos protegidos y en el caso de los canales Tendinomusculares, para prevenir incluso la penetración de los patógenos en los canales Primarios que conectan con los órganos. Ante la presencia de una enfermedad potencialmente letal, los canales Complementarios se encargan de mantener la enfermedad alejada de los Zangfu, y pueden crear una enfermedad diferente con tal de preservar las vísceras; desplazan un proceso agudo a un estado de latencia o crean una enfermedad *menor*. Los canales Complementarios están literalmente ahí presentes para preservar a la humanidad.

Un acupuntor que trabaja con estos canales, a través del examen de los pulsos, la lengua y la palpación, determina el tipo de canal que el cuerpo utiliza para mantener el patógeno alejado y luego decide si el cuerpo necesita ayuda para ello (potenciando la capacidad inhibidora del canal), o si el momento es oportuno porque se dan las condiciones en el cuerpo, para eliminar el patógeno (estimulando al cuerpo para que active la capacidad liberadora del canal), o si conviene desplazar el patógeno a otro canal diferente. Ya sea bajo la etiqueta de *acupuntura avanzada* (porque los canales están al margen de los programas de muchas escuelas de acupuntura) o la de *Medicina China Clásica* (porque los canales se describen en los textos clásicos) el conocimiento teórico y la práctica con plena confianza de los canales Complementarios es algo que a día de hoy está potencialmente al alcance de todos los acupuntores de cualquier estilo de acupuntura.

Son muchos los patógenos, pero en Medicina China se utiliza una simple clasificación de Viento, Calor y Humedad. En términos occidentales nos estaríamos refiriendo a virus, bacterias y hongos, respectivamente. El Frío y el Viento-Frío tienen una relevancia especial en Medicina China Clásica. Según los clásicos, el Viento es el origen de las mil enfermedades. (El Viento es el agente transportador o catalizador del Frío o la Humedad patógenos). El noventa por ciento del *Shanghanlun* (Tratado sobre enfermedades causadas por el Frío) está dedicado al concepto de invasión por Viento-Frío. En el Chinatown de Manhattan incluso a día de hoy e independientemente de la estación del año puede observarse a la gente mayor andando con pañuelos alrededor del cuello. Que debe evitarse la invasión de un simple virus (incluido el del resfriado común) es una idea que ha penetrado en la cultura china desde hace miles de años. El motivo es que si el cuerpo no tiene suficientes recursos para generar fiebre y una leve sudoración para expulsar ese Frío, el patógeno acabará alojándose en el cuerpo y provocará una enfermedad. El cuerpo deberá recurrir a un canal Complementario para contener ese Frío y evitar de esa manera que llegue hasta los órganos.

Un ejemplo común de este proceso sería el de un individuo con artritis que evolucionó a partir de un resfriado común que penetró a través de los Tendinomusculares, quizás después a través de los Luo, y que con el tiempo fue depositándose en las articulaciones, donde acabó irritando, inflamando y desintegrando el hueso. La medicina occidental considera que una simple afección estreptocócica de garganta (una obstrucción Bi de garganta), que ocurre cuando el Wei Qi es incapaz de defender el interior, puede llegar a penetrar el Pericardio y dar lugar a una enfermedad de Corazón. Este sería un ejemplo de fallo del mecanismo de los canales Distintos a la hora de impedir que el patógeno llegue a las vísceras. Aunque la medicina convencional contempla una parte de tales procesos patológicos, la Medicina China ha explorado de manera detallada y metódica las complejidades subyacentes en tales procesos patológicos, de manera teórica y práctica, para entender la progresión de la enfermedad y poder abordarla desde diferentes modalidades y poder revertir y alcanzar la curación pudiendo hacer retroceder procesos de enfermedad y degeneración de décadas de evolución.

El siguiente podría ser un escenario habitual en el proceso patológico: el paciente coge un resfriado del que le cuesta mucho recuperarse. Se expuso al mal tiempo sin abrigo adecuado o bufanda y el Viento hizo que el Frío penetrara en los canales Tendinomusculares. El patógeno era muy potente y en aquel momento la persona estaba demasiado deshidratada internamente para poder generar sudor y/o demasiado cansada para hacer suficiente acopio de Yang para generar fiebre, por lo que los canales Tendinomusculares, la primera barrera de defensa para expulsar el patógeno, fracasaron en su intento de evitar la progresión del patógeno hacia el interior. Los canales Primarios, (conocidos también como *vías*) no pudieron promover la transformación de Ying Qi en Wei Qi para generar sudor y expulsarlo. Quizás había agotamiento de la Sangre por falta de un buen descanso nocturno, por falta de una hidratación adecuada, por estrés prolongado, o quizás debido a un disgusto, y por tanto la Sangre era insuficiente para poder movilizar el Viento a través de la Sangre, (una acción propia de los canales Luo Longitudinales).

En este contexto el Pulmón se ve en riesgo de ser atacado ya que las defensas primarias han fracasado, y entonces aparece la tos. La tos es una manifestación de Qi rebelde que se activa para mantener al patógeno alejado del Pulmón, o literalmente para expulsarlo del Pulmón en caso de que este ya lo haya penetrado. Si no hay suficiente Qi para generar tos, o si debido a la falta de fluidos el Pulmón está viscoso, se dan las condiciones para que el cuerpo tenga que recurrir a un nivel más profundo generando un canal Distinto para desplazar el patógeno fuera del órgano de Pulmón. El cuerpo mueve entonces el patógeno a lugares del cuerpo que contienen el material más denso y más Yin capaz de mantener el patógeno relativamente silencioso como son las articulaciones principales.

Ahora la persona ha desarrollado ya dolor articular y se siente mal. La nariz moquea intentando expulsar el Frío hacia fuera todavía, la cabeza y el cuello están tensos intentando evitar más invasiones y haciendo que la persona se sienta cansada. Siente presión en la cabeza debido al Frío que comprime hacia el centro, pero la persona sigue trabajando mucho, sigue acostándose muy tarde o viajando, negándose a renunciar a sus compromisos. En todo este tiempo los canales Distintos aseguran la contención del patógeno en las articulaciones. Una vez asegurada la contención del patógeno, se consigue la latencia y los síntomas van remitiendo, el paciente parece mejorar y la vida vuelve a la normalidad.

Mientras tanto ese patógeno desplazado del Pulmón permanece atrapado en las articulaciones. Por tanto, vemos cómo un problema latente oculto es substituido por lo que podría haber llegado a ser un proceso agudo y grave de neumonía. Dos décadas más tarde, con el Jing a mínimos debido a la falta de descanso adecuado, a los malos hábitos alimentarios, o al hecho de no acabar de resolver nunca su estilo de vida con altos niveles de estrés, el paciente comienza a notar que por las mañanas las articulaciones están rígidas y doloridas y empieza a sentirlas como si envejecieran por momentos. Aunque parte de esto podría ser atribuible simplemente al proceso de envejecimiento, en realidad, ocurre porque el complemento del Jing en los huesos está decayendo, lo que provoca que el cuerpo sea incapaz de mantener la latencia; el antiguo patógeno alojado en las articulaciones lentamente empieza a manifestarse.

En el caso de la artritis, este acostumbra a ser el momento en el proceso patológico en que el paciente recurre a la acupuntura. La estrategia del terapeuta podría ser una de estas dos opciones: como el paciente carece de suficientes recursos para expulsar el patógeno, el terapeuta puede optar por ayudarle a contenerlo por más tiempo, o puede ayudar al paciente a generar esos recursos. Después de hacer acopio de recursos y de que la persona se sienta notablemente más fuerte, el acupuntor puede optar por gestionar la situación mediante el tratamiento a través de los canales Distintos con el objetivo de poder expulsar a ese patógeno de las articulaciones. En algún momento el resfriado agudo de origen puede resurgir de su prolongado letargo en forma de breve crisis curativa que se manifestará de modo muy similar a la enfermedad original aunque la resolución será muy rápida. Es posible que el paciente se sienta maravillado ante la sensación de verse libre de la enfermedad articular y que el resultado le pueda parecer algo totalmente milagroso pero este abordaje terapéutico no es más que la aplicación de la teoría incluida en el capítulo 63 del texto clásico *Suwen* de *Huangdi Neijing*. Casos clínicos como este, descritos en acupuntura como la teoría de la némesis de la enfermedad, pueden ser explicados en el contexto de todos los canales Complementarios: los Tendinomusculares, los Luo, los Ocho Extraordinarios, así como los Distintos. La teoría de la némesis de la enfermedad explica la latencia (Fùqì 付气) también conocida como Qi Durmiente, Qi Latente o Qi Oculto.

A pesar de ser una parte de la teoría y práctica de la acupuntura desde los albores de la Medicina China (su inclusión destacada en los clásicos fundacionales de Medicina China así lo demuestra), por lo general los canales Complementarios no están incluidos en el programa de las escuelas de acupuntura contemporáneas. Constantemente me encuentro con muchos acupuntores con nociones sobre los canales Complementarios que carecen de la confianza suficiente para utilizarlos. La intención de este libro es llenar este vacío, ser una introducción exhaustiva a los canales Complementarios y ser una guía para su utilización en el trabajo clínico. Es un libro que aporta sugerencias en cuanto a protocolos de tratamiento, pero que en ningún caso son protocolos oficiales, o deberíamos decir los únicos protocolos oficiales, pues los oficiales son aquellos que se ciñen al espíritu e instrucción particular de cada acupuntor a través de los textos clásicos. Hay un sinfín de maneras de trabajar sobre un canal en concreto y cada acupuntor desarrollará su propio estilo, su manera personal de sentir como propia la medicina y de trabajar con los pacientes. Con todo, he intentado al máximo mantener mis propias constataciones y averiguaciones al margen de este manual. He utilizado en mi propia consulta miles de veces los tratamientos recogidos en este manual y animo a quien sea a seguir con el estudio continuado (como yo lo hago), desarrollando, si cabe, su propio manual a partir de su trabajo clínico.

Transmisión

En los monasterios de las montañas, la medicina era una parte de la formación monástica completa del taoísmo junto con otras artes monásticas tales como los ritos, la meditación, la filosofía, la adivinación, la geomancia, las artes marciales, la cocina, la caligrafía, la poesía y el qigong. De cada acupuntor se esperaba que pudiera alcanzar un nivel de excelencia en cada una de estas disciplinas. El hecho de recibir atención médica en un monasterio (o de uno de los maestros médicos itinerantes) significaba ser tratado a nivel tanto físico y emocional como espiritual. En los monasterios los canales Complementarios eran fundamentales como parte de la formación médica del acupuntor. La teoría y la práctica de los canales Complementarios estuvo muy extendida en varios momentos históricos, pero al principio de la dinastía Song la acupuntura fue focalizándose más en los canales Primarios. Después de la dinastía Song, el conocimiento práctico de los canales Complementarios fue preservado celosamente por ciertos linajes familiares o monásticos. La posibilidad de recibir la transmisión de esta información requería una iniciación formal. Esta estaba reservada para miembros selectos de la familia o estudiantes que habían demostrado tener aptitudes especiales. De esta manera se preservaron muchos linajes. El linaje del que provienen las transmisiones del Dr. Yuen requería el programa monástico completo de las enseñanzas provinentes de la Pureza del Jade del Emperador Amarillo Laozi[4]. Junto a las muchas disciplinas (mencionadas anteriormente) ofrecía una extensa formación médica y con ella la tradición oral de la acupuntura. La maestría del Dr. Yuen es una combinación de su incomparable interpretación de los textos médicos clásicos y la rica tradición oral que lleva transmitiendo como representante de la 88ª generación de la tradición taoísta de la Pureza del Jade.

[4] Conocida en inglés como The Jade Purity Yellow Emperor Lao Zi School (Yùqīng huánglǎo pài 玉清黄老派, Escuela de la Pureza del Jade del Emperador Amarillo Laozi).

La tradición oral intacta de esta medicina es clave para la comprensión detallada del *Lingshu* y su compañero el *Suwen*, incluyendo sus debates sobre los canales Complementarios. Se necesita la guía de alguien iniciado para poder aplicar de forma práctica las enseñanzas codificadas en los textos clásicos. A menudo, en comentarios o en comentarios de los comentarios, un autor nos informa de que el lenguaje empleado en estos textos es arcano, que los textos están desorganizados, que son incoherentes o que muchas de sus partes son simplemente impenetrables. Esto se debe a que la medicina fue intencionadamente escrita en un tipo de código a modo de protección para mantenerla accesible solo para aquellos individuos instruidos en la tradición maestro/discípulo. A mitad del siglo XX con la traumática disolución de la antigua China y la evolución de la China contemporánea, con la erradicación de la vida monástica, el sistema de aprendizaje monástico parecía estar destinado a perderse. No ha sido el caso gracias a que el Dr. Yuen ha decidido no formar a un solo discípulo (como venía siendo costumbre) sino que ha ofrecido las enseñanzas médicas clásicas descodificadas a cualquier estudiante lo suficientemente interesado. Esta tradición sigue estando basada en el cultivo espiritual del taoísmo, pero ya no requiere una iniciación religiosa formal. El hecho de presentar estas enseñanzas en este entorno público no deja de ser un experimento en la historia de la Medicina China. El resultado es que aunque los clásicos y sus inferencias son profundamente complicados, también pueden ser claramente comprendidos. Por ejemplo, en el capítulo 63 del *Suwen* se nos insta a "pinchar los canales Distintos tres veces". El lector de una de las traducciones literales (que son también de estudio obligado) se preguntará: "¿Tres veces al día?", "¿Tres veces a la semana?", "¿Tres veces en total?". Ninguna de ellas es la respuesta. Un punto del canal Distinto se pincha con tres intenciones diferentes a diferentes profundidades sin soltar la aguja. Al transmitir este conocimiento, el maestro que preserva las enseñanzas orales de la transmisión maestro/discípulo intactas puede conseguir que el lenguaje aparentemente impenetrable de los textos adquiera una claridad cristalina.

Los protocolos incluidos aquí son una parte de lo que he recogido durante años de estudio exhaustivo con el Dr. Yuen. Aunque sus enseñanzas son siempre inmensamente generosas y profundas, este manual está confeccionado a partir de incontables sesiones de formación repartidas en el tiempo y en el espacio. El manual es una recopilación que hice para mí misma (y más tarde, para mis alumnos), un marco de trabajo de la aplicación práctica de los canales Complementarios, es una respuesta que se va construyendo como si fuera un puzle: una pieza encaja aquí y luego otra pieza se añade años más tarde. Quizás las piezas no están pensadas para ser presentadas todas juntas en un mismo lugar y de una manera tan lineal, pero este enfoque ha dado muestras de ser muy útil para mis alumnos, para mis colegas y para nuestros pacientes. Por supuesto que un solo libro no es suficiente para aprender y poner en práctica teorías y protocolos médicos complejos. La instrucción personal es esencial. El axioma de cualquier tradición es la enorme diferencia que comporta el hecho de aprender desde un libro y el hecho de aprender lo mismo en vivo a partir de un maestro. El propósito de este libro es el de apoyar ampliamente ese proceso, el de cubrir los vacíos, añadir protocolos y esclarecer la teoría y la esencia de las enseñanzas a acupuntores y estudiantes. Creo que la organización de la transmisión formativa en este formato no perjudica la esencia de esta medicina. Para mí es un profundo honor ser receptora de estas transmisiones. Y es, a su vez, una responsabilidad enorme: si se nos confía la medicina -estas enseñanzas tan excepcionales e importantes con un nivel de acceso sin restricciones- lo menos que podemos hacer es tenerlo en consideración como algo de gran valor y ayudar a divulgarla de manera responsable.

Aunque no estemos estudiando esta medicina en el contexto de una práctica espiritual completa, estudiar, contemplar y digerir estas enseñanzas es de por sí, una práctica de auto transformación. Confío en que la lectura de cada pedazo de información pueda despertar el conocimiento en nosotros como si se tratara de algo que siempre hubiera estado allí. Son enseñanzas que requieren una gran implicación, y luego deben ser llevadas a la práctica, no son para ser estudiadas de manera desapegada como información meramente histórica. Tienen que ser llevadas hasta el Corazón, y ser entonces aplicadas para beneficiar de manera decisiva a pacientes reales en su camino de sanación.

Libros y la tradición oral

Es importante destacar que este libro es extremadamente concentrado y conciso. Se podría escribir un libro de este mismo tamaño sobre un solo aspecto de cualquier clase de canal Complementario. Se podría dedicar un tomo entero, por ejemplo, al uso de los canales Distintos para tratar la somatización de los traumas emocionales: los canales Luo para el tratamiento de enfermedades cardiovasculares o enfermedades de transmisión hemática o problemas digestivos; los canales Tendinomusculares para el tratamiento de la desalineación esquelética debido a malos hábitos posturales; los Ocho canales Extraordinarios para el tratamiento de las enfermedades geriátricas, por mencionar algunos. Aunque este libro pueda parecer relativamente voluminoso, tengo que confesar que he acabado dejando más información fuera que dentro. Las cuatro categorías de canales Complementarios aparecen aquí juntas en un volumen porque es esencial estudiarlas todas; el tratamiento en una categoría puede provocar cambios curativos en otra categoría de canal, y esos cambios deben ser abordados. Los canales Complementarios en realidad son como una red autónoma, profundamente interconectada. Estudiar una clase de canales sin el resto de canales sería como estudiar las hormonas reproductivas sin estudiar las hormonas tiroideas o la adrenalina, están en el mismo circuito interactivo; lo que le ocurre a una afecta a las demás.

Y, por descontado, lo más importante de todo es el estudio continuado y diligente de los clásicos principales de la Medicina China, el *Suwen*, el *Lingshu*, el *Nanjing*, el *Jiayijing*, el *Shanghanlun* y el *Maijing*. Si no podemos afirmar con un cierto grado de compromiso que nuestros tratamientos están concebidos y realizados según las enseñanzas de los textos clásicos, no podemos decir que hayamos llegado a tener todavía una relación viva con las raíces de nuestro arte.

Este libro no está especialmente destinado a ser material de clase. El papel de las clases es transmitir la teoría y los principios médicos, así como la derivación de la práctica de la acupuntura de los textos clásicos. Este libro está pensado para ser un compañero útil en la clínica.

Debido a la profunda inmensidad de esta medicina (y su desarrollo durante largos periodos a través de muchas variaciones en la geografía política) las enseñanzas pueden parecer diferir entre sí cuando diferentes maestros trasmiten la tradición oral, o incluso cuando el mismo maestro enseña en múltiples ocasiones, las enseñanzas pueden parecer bastante diferentes. Habrá variaciones entre lo que aparece en este manual y otro material que ha sido y será transmitido en el futuro. Forma parte de la misma naturaleza de la Medicina China; no es una ciencia inamovible. No es mi intención dar a entender que el contenido de este manual tenga que ser definitivo. La información sacada de contexto puede parecer contradictoria con otra información. Y no puede ser de otro modo; los canales pueden ser trabajados de muchas maneras diferentes dependiendo del paciente, el acupuntor, la presentación de la enfermedad en el momento del tratamiento y el momento histórico al que hace referencia una enseñanza en particular. No es el propósito de este libro el de aportar información cerrada y tener la última palabra en cualquiera de los temas que aquí se incluyen, sino que cada sección de este manual pueda ser fácilmente ampliada y desarrollada en profundidad. Es por ello que mi deseo es que este manual sirva como trampolín para generar más debate, más diálogo, más blogs, más artículos y más libros. Juntos podemos hacer crecer una biblioteca aun mayor de libros de gran valor para nosotros en un tema como este que no tiene límites. Dialoguemos y debatamos, lancemos diálogos llenos de sentido, constructivos y a su vez estimulémonos a nosotros mismos, a nuestros colegas y a nuestros alumnos a poner en práctica una acupuntura lo más amplia y exhaustiva posible, por el bien de todos aquellos que nos elijan para que les guiemos en su camino de sanación.

Cada día siento en mí la sensación de asombro y profunda gratitud hacia esta medicina. No dejan de maravillarme las infinitas posibilidades que nos ofrece. Es mi deseo sincero que este manual sirva a otros acupuntores para que de algún modo puedan participar de la experiencia tan estimulante y gratificante de esta medicina, así como para fomentar la conciencia de que algún día la *acupuntura avanzada* llegará a ser la medicina dominante. Me honra pensar que este manual pueda ayudar a otros terapeutas a descubrir los beneficios de la acupuntura Clásica y, en particular, hacer llegar el trabajo tan sofisticado con los canales Complementarios, a tantos pacientes con el fin de aportarles un beneficio cuya magnitud va más allá de lo que las palabras pueden expresar.

Que cada día pueda ser un momento lleno de sentido y de profunda sanación y bienestar.

Ann Cecil-Sterman
Nueva York, 2012

Nomenclatura

El *Neijing* describe el sistema de acupuntura completo de los canales y colaterales, un sistema amplio que abarca cinco clases de canales: Tendinomusculares, Primarios, Luo, Distintos y Ocho Extraordinarios. De todos ellos, los canales Tendinomusculares, los Luo, los Distintos y los Ocho Extraordinarios se mencionan como tales en el *Neijing* (aunque las traducciones pueden variar: los Distintos se traducen a veces como Divergentes o Separados, y algunos acupuntores académicos utilizan el término *Curioso* en favor de *Extraordinario*).

No obstante, en estos textos fundacionales nunca se utiliza el término *Primarios* para referirse a lo que nosotros denominamos canales Primarios. En lugar de eso, a cada uno de los canales Primarios se le denomina individualmente según su nombre formal: el Taiyang de la pierna, el Shaoyang del brazo, el Jueyin de la pierna, y así sucesivamente. En las traducciones al inglés[5] estos 12 canales se han denominado de manera colectiva "Primarios"[6]. El término "Primario" de manera detallada en este contexto indica las necesidades primarias de estos canales que son responsables del movimiento del Qi y la Sangre, lo cual permite que los órganos funcionen pudiendo llevar a cabo en todo momento las funciones fisiológicas básicas.

Tras asignarse el término "Primario" a estos 12 canales, el resto del sistema completo de acupuntura (los Tendinomusculares, los Luo, los Distintos y los Ocho Extraordinarios) pasó a ser conocido como *canales Secundarios*, un término acuñado por el acupuntor y autor británico Royston Low en los años 70. La clasificación de los canales no-Primarios es muy útil en términos pedagógicos, pero lo cierto es que de ningún modo podemos considerar su importancia como *secundaria*. Estos tipos de canales están descritos en el *Neijing*, pero no están agrupados o contemplados en contraposición a los canales Primarios.

Los canales no-Primarios en conjunto representan la posibilidad de contemplar la imagen energética del cuerpo en su totalidad. Los colaterales (los Tendinomusculares, los Luo y los Distintos) a través de sus mecanismos, a menudo complejos, se encargan de desplazar la patología para mantenerla en latencia o fuera de ella garantizando la conservación de la vida. Los Ocho canales Extraordinarios facilitan el despliegue de la vida en todo su potencial a la vez que absorben patología que ha penetrado en el nivel Yuan. De manera conjunta, estos cuatro tipos de canales completan el sistema de acupuntura. Es por ello que aquí son designados de manera colectiva como *canales Complementarios*.

[5] NT: en español también se traducen como canales Principales o canales Primarios.
[6] NT: en español el término acuñado más comúnmente es el de *Principales*.

En presencia de un fenómeno patológico, los canales Complementarios permiten el funcionamiento ininterrumpido de los canales Primarios. Un canal Complementario puede adquirir de repente un papel primordial cuando asume el rol de interceptar un agente patógeno. En ese papel, un posible fracaso en su rol podría llegar a suponer un grave e inminente peligro para la salud de la persona. De ahí que a los canales Complementarios se les atribuya un nivel de importancia equivalente al de los canales Primarios. Por ejemplo, podríamos decir que si uno sale fuera con el pelo húmedo y con un fuerte viento en el exterior, ante este escenario los canales Tendinomusculares serán los *principales*. Tras una vacunación, los Luo pasan a ser *principales*. Cuando los canales Tendinomusculares no cumplen su función, los canales Distintos pasan a ser *principales*. Unos canales pasan a ser *principales* con respecto a otros en función del contexto. Cualquier sistema de canales tiene que ser abordado en ese preciso momento para garantizar la conservación de los órganos y una función de los órganos fluida es también de vital importancia para los canales Primarios.

Los canales Complementarios son totalmente necesarios para una plena comprensión de la energética del sistema de acupuntura completo y su aplicación clínica.

Este libro presenta el estudio de los canales Complementarios: Tendinomusculares, Luo, Distintos y Ocho Extraordinarios, considerando que las cinco clases de canales son de igual importancia en el sistema de acupuntura completo. Cuando se adquiere la confianza en la práctica de las diferentes clases de canales no existen afecciones que no puedan ser tratadas con éxito. La acupuntura moderna ha hecho tremendos progresos por todo el mundo mediante protocolos basados sobre todo en los canales Primarios. Si llegamos a conocer el resto de canales y logramos verlos no como *secundarios* sino como esenciales en la globalidad del sistema de acupuntura tal y como se describe en el *Neijing* y en las diversas tradiciones orales, su uso dejará de parecer arcano o misterioso para pasar a ser, en el mejor y más profundo de los sentidos, simple.

Nota sobre las ilustraciones

Hace cuatro años envié un correo electrónico a un grupo preguntando si había algún acupuntor que también fuera artista. El mismo día recibí una respuesta de mi colega (y ahora amiga) Pat Didner. Se contagió del entusiasmo con el proyecto del libro, entendió su importancia y se puso manos a la obra de inmediato. Las ilustraciones tardaron tres años en completarse. Pat tiene un ojo rápido y extraordinario, así como un sentido intuitivo despierto y profundo. Estoy segura de que este libro no habría sido posible sin ella. Los canales Complementarios y los canales Primarios son muy complejos y hubo muchos aspectos a considerar en las incontables horas de debate que tuvimos. Pat desarrolló una manera única de transmitir la información vital y el resultado está lleno de sentido y belleza. La maravilla de todo ello para mí es que estas ilustraciones son arte en sí mismas.

Decidimos dedicar una página para casi cada canal como una manera de otorgar la misma importancia a cada uno de ellos, del más pequeño y simple de ellos al más largo y con más ramas.

Las ilustraciones nos muestran por primera vez una parte de información de los canales que no se había mostrado antes. Los Tendinomusculares, por ejemplo, se muestran según su anchura real, es decir, cubriendo la superficie entera del cuerpo y solapándose unos con otros. Pat lo ha conseguido a la perfección, trazando una manera de mostrar el ancho real y la complejidad de los Tendinomusculares así como la claridad de las inserciones sin perder definición de los trayectos.

Normalmente los órganos no se muestran en las ilustraciones por el simple motivo de que cuando en los textos clásicos se refieren al tratamiento de un órgano, se refieren a un punto que tiene acceso a ese órgano, ya que estos no pueden pincharse directamente. Los puntos Mu y Shu de espalda tienen esta función y se muestran de tal manera para facilitar la visualización del tratamiento completo y su conexión con las vísceras.

Aunque el enfoque de este manual no incluye los protocolos de tratamiento para los canales Primarios, consideramos que no podía ser este un libro completo sin un conjunto de ilustraciones de esos canales de acuerdo a las descripciones de los textos clásicos. La inclusión de los canales Primarios representados también de esta manera puede ayudar a resolver diagnósticos de los Luo Transversales y de los vaciados de Luo.

Prefacio a la segunda edición

El propósito de este libro es ayudar a los acupuntores a focalizar su intención en los canales Complementarios durante un tratamiento de acupuntura. Como todos sabemos la intención es el componente más importante del tratamiento en cualquier modalidad de sanación. Indudablemente todos los terapeutas en el ámbito de las artes de la sanación tienen la intención de proveer un camino para la sanación. En los tratamientos con los canales Complementarios el conocimiento del mapa del canal que se está tratando junto con una comprensión del proceso en el que el cuerpo está involucrado permitirá al terapeuta focalizar su intención de una manera más profunda y precisa. El terapeuta tiene que tener una visión clara de lo que el cuerpo necesita que se haga o se deje de hacer y una visión clara de la manera en que se utilizarán las agujas para alcanzar ese propósito. En cada tratamiento esta claridad tiene que estar presente en primera línea en la mente del terapeuta.

Si algo caracteriza a la Medicina China es que no se pueden hacer generalizaciones. La Medicina China huye del absolutismo y del dogma para proteger el carácter único de cada individuo. El transcurso de una enfermedad a través del cuerpo es diferente para cada individuo y depende de sus puntos débiles y puntos fuertes, su historia, su psique, su fisionomía y quizás incluso de su astrología. Es imposible especificar la progresión de una patología sin tener al paciente delante y tomarle el pulso. Es por ello que es importante destacar que este libro contiene una selección de protocolos destilados de las incontables posibilidades concebibles que se adhieren a los principios descritos en los textos de la dinastía Han.

Los protocolos que se pueden encontrar en este texto son mis interpretaciones fruto de mi formación desarrollada durante años de práctica clínica intensa y años de compromiso como profesora. Los textos clásicos y su transmisión oral deberían ser considerados como algo que nos habla a un nivel único y personal. Hay una paradoja aquí: los clásicos son la última palabra, pero su interpretación tiene que ser reanimada como si fuera destinada para cada uno de nosotros de modo personal. Como se suele decir, mientras el árbol crece hacia arriba las raíces crecen más profundas. Teniendo esto en cuenta, los protocolos que aquí se presentan son únicamente míos. Les agradeceré que no copien mi trabajo en publicaciones. Les animo a experimentar con ellos y crear sus propias variaciones sobre ellos, siempre asegurándose de que están alineadas con los principios incluidos en los textos de la dinastía Han. Cada página de este manual debería representar un trampolín para un profundo trabajo de larga evolución y una fuente de nuevas observaciones.

(La segunda edición muestra todos los números de los puntos en los diagramas, para que el texto sea más accesible en clínica).

Primera Parte: Preparación

Agujas y técnicas de punción

Las nueve agujas de la acupuntura Clásica

El primer sistema de punción: Capítulos 1, 7 y 78 del Lingshu

Para encontrar las raíces de la acupuntura hay que remontarse al masaje, una disciplina que es tan antigua como el contacto humano. En la prehistoria, la moxibustión precedió a la sangría que a su vez precedió al desarrollo de varios tipos de agujas de piedra. La primera aguja que se descubrió fue una aguja tipo lanceta de la época del Neolítico. Ya en la época de la dinastía Han existían nueve agujas cada una de ellas con funciones distintas. Actualmente tenemos un tipo de aguja y varias técnicas que reemplazan a las agujas que ya no se utilizan. A continuación, se incluye una lista con las nueve agujas originales de la acupuntura Clásica y sus técnicas.

1. **Aguja cincel**, chánzhēn 镵针. Profundidad máxima: 1,6 cun. Usada comúnmente en punción de profundidad muy superficial. Mueve el Yang Qi y estimula el Wei Qi para tratar el Viento-Frío y el Viento-Humedad. La técnica de cincelado es propia del tratamiento de los canales Tendinomusculares y del nivel superficial de los canales Distintos. El brazo entero se mantiene firme desde el hombro (codo recto y muñeca recta). La aguja se saca y se penetra con una amplitud muy pequeña.
2. **Aguja redonda**, yuánzhēn 员针 (aguja de punta redonda). 1,6 cun de longitud. El codo y la muñeca se redondean en forma semicircular. Se utiliza para llevar algo desde el nivel profundo a la superficie, por ejemplo, cuando se pincha VB41 para drenar el Daimai. Se utiliza también en la obstrucción Bi. La aguja no traspasa la piel.
3. **Aguja de cuchara**, tízhēn 提针. Guā 刮 es el mismo carácter que encontramos en guasha 刮痧, que significa raspar. 3,5 cun de longitud. Se utilizan los movimientos de muñeca para estimular el Qi a la superficie o para llevar algo hasta la superficie. Estimula el Yang Qi que da soporte al Wei Qi. Esta aguja no penetra la piel y era utilizada como una pequeña herramienta de guasha.
4. **Aguja lanceta**, fēngzhēn 锋针 (la aguja de tres filos). 1,6 cun de longitud. Se utiliza para diluir o sacar sangre. Trata la obstrucción Bi crónica causada por factores patógenos no resueltos. Atrae el Yang a la zona estimulada. La lanceta moderna y el martillo de siete puntas (o flor de ciruelo) reemplazan actualmente a la aguja lanceta.
5. **Aguja espada o cuchillo** o **aguja de piel**, pízhēn 铍针. 4 cun de longitud. La técnica circular se utiliza para abrir el punto. Los círculos pueden ser grandes o pequeños. Esta aguja se utiliza para punzar y permitir que el pus salga de forúnculos o abscesos. Hay que introducir y hacer un círculo y arrastrar luego la aguja hacia fuera. Esta aguja se solía insertar solo 2,5 fen (0,25 cun).
6. **Aguja redondeada afilada**, yuánlìzhēn 员利针 *(la aguja actual).* Longitud 1,6 cun. Conec-

ta con el Qi. Una vez obtenido el Qi la aguja se *agarra* al tejido. Trata la obstrucción Bi. La capacidad del terapeuta para obtener el Qi, para soltarlo, o para inducirlo a comportarse de un modo apropiado al tratamiento que se pretende realizar depende del cultivo del terapeuta (por ejemplo, mediante el taichí o el qigong). Proviene de la misma capacidad del terapeuta para relajar su propio cuerpo. El cultivo personal es el factor más importante en la capacidad de utilizar la aguja redondeada-afilada de manera efectiva.

7. **Aguja cabello**, háozhēn 毫针. 3,6 de longitud. Utilizada para el transfixiado[7] conectando un punto con otro mediante una punción muy superficial. Se pellizca la piel y se desliza la aguja hacia el interior manteniéndola a nivel de la superficie. Se utiliza para nutrir. Se dirige la aguja hacia donde hay que nutrir. Por ejemplo, del B6 al H5 para nutrir la Sangre, del B6 al R3 para nutrir el Yin. Elimina el dolor, trata el entumecimiento. Se aplica una retención larga (horas o días) para el entumecimiento crónico.
8. **Aguja larga**, chángzhēn 长针. 7 cun de longitud. Para entumecimiento o parálisis en la parte baja de la espalda. Para el tratamiento de la atrofia y el entumecimiento cuando hay estancamiento de humores. Para zonas con mucho tejido y para problemas profundos en el abdomen. Se utiliza para tratar el Viento en las articulaciones.
9. **Aguja grande**, dàzhēn 大针. 4 cun de longitud. Aguja grande y ancha como un cincel de madera. Drena la Humedad de las articulaciones mayores. Para el síndrome Bi y factores patógenos profundos.

Comentario sobre la inserción

El modo de inserción de la aguja es de gran importancia. Las técnicas y canales utilizados en acupuntura tienen un efecto muy potente y al ser dirigido el Qi dentro del canal pueden crear sensaciones fuertes. Si la técnica de inserción es desconcertante, el paciente podría llegarse a sentir sobrepasado y mostrar resistencia antes de que el trabajo real se haya llegado a realizar. Aunque no es necesario (y ciertamente no es algo que estuviera disponible en la época clásica), recomiendo el uso de tubos guía. Presionando el tubo guía con firmeza en la piel, la aguja puede ser suavemente presionada o empujada en el punto. En la mayoría de ocasiones, el paciente no notará demasiada molestia. Las técnicas de inserción que conllevan el golpeteo o la sacudida son tan agresivas que el Wei Qi acude a la defensa de manera automática. Se puede emplear esta técnica si la intención es impactar sobre el Wei Qi estancado, aunque la inmensa mayoría de técnicas en acupuntura funcionan mejor cuando el paciente y su Qi son invitados de manera suave y discreta a aceptar la aguja y su trabajo en el canal. Provocar una actitud defensiva en el Qi del paciente puede arruinar un tratamiento por completo.

[7] NT: del original *threading*, se refiere a la técnica de punción subcutánea que se realiza entre puntos próximos entre sí cuya punción subcutánea se asemeja a la de un ensartado. Es una técnica propia, por ejemplo, de la consolidación del canal Daimai.

Técnicas de punción y cultivo

El *Lingshu* pone énfasis en que el dominio de las técnicas de punción requiere de cultivo.

"El (acupuntor) ordinario guarda la puerta; el (acupuntor) cultivado controla el poder intencional".

—Capítulo 1

"El (acupuntor) ordinario vela por el cuerpo físico, el (acupuntor) cultivado vela por el espíritu". —Capítulo 3

Lo más importante en la técnica de punción es la conexión con el Qi. El Qi se tiene que notar en la aguja, como si fuera un pez que muerde el anzuelo. A esto se le llama Déqì 得气 y la conexión la confirma el terapeuta, no el paciente. Puede que el paciente no sienta el efecto sobre el punto o sobre el canal en el momento en que la conexión del Qi se ha establecido. Después de la conexión con el Qi se puede proceder a la manipulación. El objetivo de la acupuntura es la conexión del Qi a través de la aguja y la redirección del Qi mediante la intención del terapeuta. De ahí que la acupuntura se considere un arte de sanación. El hecho de insertar agujas y dejar al paciente solo en la sala no forma parte de la tradición Clásica.

Técnicas de punción y la intención según el *Lingshu*

"Sostén la aguja como si fuera un tigre al que estuvieras sujetando."—Capítulo 54.

"Si un punto de acupuntura se pincha correctamente, la sensación será transmitida a los conductos." —Capítulo 4.

Esta cita se refiere a la sensación de Qi que se debería transmitir a lo largo del canal tras la manipulación del punto. P. ej., IG4 debería producir una sensación más allá de la muñeca, del codo y si es posible incluso más allá del hombro.

"Comprueba el pulso tras la inserción." —Capítulo 1.

Es solo mediante la comprobación del pulso tras la inserción de la aguja que podremos constatar que nuestra intención ha surtido efecto en el punto y en el canal.

Variedad de técnicas de punción analizadas en el *Lingshu*

Necesitaríamos un tratado muy extenso para poder hacer un análisis completo de las técnicas de punción incluidas en el *Lingshu*. Las nueve agujas y sus técnicas específicas aparecen en los capítulos 1, 7 y 78, y el análisis de las técnicas de punción aparece en los capítulos 3, 4, 23, 45, 51, 52, 54, 62 entre otros. Mucha de la teoría sobre la punción rebasa el propósito de este manual, especialmente las técnicas para los puntos Shù (腧) antiguos, los puntos Shū (輸) de espalda, , las zonas distales, los canales Primarios, los vasos sanguíneos, los puntos Xi-Hendidura, los abscesos, los transfixiados, la punción en el lado opuesto al lado afectado o el síndrome Bi Frío (la técnica de aguja caliente). En el capítulo 7 se analizan los estilos de punción: punción anterior y posterior, perseguir el Viento, puntos Ahshi, punción en difusión y *uniforme*, punción levantando la piel, punción para la fiebre, el síndrome Bi hueso, espasmos, punción izquierda y derecha simultánea, tratamiento del síndrome Bi mediante una aguja cercana a la zona de dolor, insertada lateralmente, punción de hinchazones dolorosas y mucho más. El capítulo 7 también detalla específicamente la punción de los canales Primarios de Pulmón, Corazón, Hígado, Bazo y Riñón. El capítulo 5 hace referencia a la elección de la técnica de punción en base a los pulsos, lo cual también de por sí podría ocupar un libro entero.

Técnicas de punción como extensión del tuina

La acupuntura es una extensión de la sofisticada técnica de masaje conocida como ànqiāo 按蹺 que posteriormente se desarrollaría como tuīná 推拿. De la misma manera que la acupuntura, el masaje es un sistema médico completo que requería una formación de diez años en la China antigua. Las técnicas manuales del masaje fueron desarrolladas con el objetivo de mover el Qi de una manera específica. Estas se han integrado en la acupuntura y se consiguen mediante técnicas de punción específicas. Existen 28 métodos de punción que se clasifican en cuatro categorías.

Cuatro categorías de punción

- *Jiàn* 健: para eliminar factores que debilitan a los órganos, por ejemplo, eliminar la Humedad para tonificar el Bazo.
- *Yì* 溢: para beneficiar al Qi, por ejemplo, ayudar al Bazo a transformar y transportar; para reforzar la dirección. Esta técnica se refiere generalmente al Pulmón y al Bazo. Incluye el rascado del mango de la aguja hacia arriba y hacia abajo. Para definir la dirección de un órgano se rasca hacia arriba. Se rasca hacia abajo para fortalecer un órgano. Por ejemplo, para hacer descender el Qi de Estómago se rasca

el mango de la aguja con un movimiento hacia arriba. Para fortalecer el Bazo y drenar la Humedad, se rasca hacia abajo.

- *Huí* 回: se relaciona con los Riñones. Se trata de la tonificación para devolver algo a su lugar de origen. Hay que empujar la aguja y hacerla girar hasta que la piel se concentra alrededor de la aguja. Esta técnica se utiliza para astringir el Yin y así poder anclar el Yang de Riñón.
- *Zhuàng* 壮: para vigorizar el Yang. Por ejemplo, en casos de impotencia e infertilidad. Se utiliza una aguja caliente/de fuego para llevar el Yang al interior. Se pincha superficialmente, se saca y se penetra, se obtiene el *Deqi*, se empuja hasta el nivel medio, se saca y se penetra, se empuja hasta el nivel profundo.

Técnicas de punción derivadas del tuina

1. *Náfǎ* 拿法 con *tíchāfǎ* 提插法 (agarrar) sacar y penetrar. Una técnica básica que penetra en una de las tres capas del Qi (Wei, Ying o Yuan).
    a. Para tonificar, hay que mantener la muñeca apartada del cuerpo. Se hace de manera suave; tonificar es estimular. Hay que utilizar movimientos lentos.
    b. Para dispersar, se apoya la muñeca sobre el cuerpo. El Qi reacciona a la sensación de pesadez en la superficie y se libera. Se utilizan movimientos rápidos.
    c. Se utiliza para impulsar algo hacia la superficie. Se puede utilizar en cualquiera de las tres capas.
2. *Cāfǎ* 擦法 con *niǎnzhuǎnfǎ* 捻转法 (frotar) girar y rotar. El brazo entero participa en movimientos rotatorios pequeños mientras se hace girar la aguja. Se utiliza para dispersar. Se utiliza en puntos Jing-Pozo y Ying-Manantial para dispersar problemas externos.
3. *Guāfǎ* 刮法 con *tuīfǎ* 推法 *(rascar).* Se pincha y se coloca el pulgar en la cabeza de la aguja y el índice detrás del mango. Se rasca la parte expuesta del mango con la uña del pulgar de la otra mano. Se apoya la parte de atrás de la aguja con un dedo de la otra mano mientras se rasca para que la aguja no se mueva. Se rasca hacia arriba para tonificar. Se rasca hacia abajo para dispersar. Se utiliza normalmente en puntos abdominales. *Nota*: la acción de rascado se realiza con la aguja apoyada de manera firme en un punto. Un rascado que no encuentra resistencia a la fuerza del rascado hace que la aguja se doble y no es lo que se pretende en esta técnica. El rascado transmite intención de direccionalidad a la aguja, algo que es relevante en puntos de Pulmón y Estómago. Si el rascado no hace que el paciente sienta una sensación de dirección, entonces en su lugar hay que hacer vibrar la aguja.
4. *Pāifǎ* 拍法 (golpeteo). Se sostiene la aguja y se le dan golpecitos en la cabeza hasta que la aguja alcance la profundidad deseada. O, se mantiene la aguja bien agarrada y se golpetea sin dejar que la aguja se mueva y se utiliza la intención para conseguir la profundidad de-

seada. Esta técnica dispersa el síndrome de obstrucción Bi.

5. *Tánfǎ* 弹法 (sacudida). Con la punta del dedo índice presionando en la yema del pulgar como haciendo un círculo (como en el signo de OK) se extiende el índice con impulso para provocar un golpe en seco del mango de la aguja con la aguja insertada provocando una vibración en la aguja. Se hace repetidamente. Agiliza el Qi, y la Sangre en particular. Se utiliza especialmente en B10. Se utiliza también en puntos más profundos o en puntos más Yin como los puntos He-Mar. Esta sacudida amplifica el efecto de un punto. Lleva el medio a la superficie. Agiliza los humores Yin. Por ejemplo, en una persona que se ha desmayado, la sacudida del mango de la aguja introducida en el punto IG4 precipita el aporte de sangre a la cara. La sacudida del mango de la aguja insertada en los puntos Ren3, Ren4, o Ren6 estimula el Qi en caso de impotencia.
6. *Fēizhēnfǎ* 飞针法 (hacer volar). Se hace girar la aguja y se suelta: los dedos vuelan. Se utiliza cuando resulta difícil obtener el Qi. Se utiliza para el nivel profundo donde es más difícil conectar con el Qi. También hace que la sensación se propague. Se utiliza en casos de parálisis. Se utiliza para dispersar el Qi de Pulmón en P7.
7. *Gǔnfǎ* 滚法 (hacer circular). Se sostiene y se agita la aguja, haciendo un semicírculo con el codo. Con movimiento en círculos pequeños se tonifica. Con círculos grandes se dispersa. Tomando la línea media del cuerpo como referencia se hace el círculo en el sentido de las agujas del reloj para tonificar y en el sentido inverso para dispersar. Se puede hacer sacando y penetrando la aguja. Hay que poner atención al sacar la aguja cuando se dispersa, y poner atención en la penetración al tonificar. Para empujar el Qi, se hace una especie de tornado con el movimiento descrito mientras se empuja la aguja hacia fuera. Para drenar hacia abajo, hay que agitar la aguja mientras se empuja. La técnica circular se puede utilizar para dispersar *gominolas*[8] o nódulos.
8. *Chànfǎ* 颤法 (hacer vibrar). Se sostiene la base de la aguja sobre la piel, se apoya la aguja inclinándola hacia la izquierda y hacia la derecha y se hace vibrar (con una leve agitación). Se agita hacia la izquierda (del paciente) para tonificar el Yang Qi y se agita hacia la derecha (del paciente) para tonificar el Yin Qi. O, se agita hacia la línea media para tonificar, o alejándose de la línea media para dispersar. O, se agita en la dirección del flujo del Qi del canal para tonificar, o en dirección contraria al flujo del Qi del canal para dispersar. Se utiliza en estancamientos.
9. *Ànfǎ* 按法 (presionar). Se inserta la aguja. Se agarra el extremo del mango y se dobla la aguja de tal manera que el mango queda perpendicular a la piel. Se presiona el mango hacia abajo para provocar presión en el punto. Esta técnica estabiliza el Qi en un punto.
10. *Tuīfǎ* 推法 (empujar, barrer). Mientras se gira la aguja, se empuja con la otra mano a lo

[8] NT: del inglés *gummies*, se refiere a los nódulos de diferentes consistencias que se pueden llegan a formar y cuya textura se asemeja a la de las gominolas.

largo de la piel con firmeza hacia el punto, para llevar la energía hacia allí en la tonificación. Para la dispersión, se barre la piel con la mano alejándose del punto mientras se hace girar la aguja. La técnica estimula el flujo del Qi en el punto y también ayuda a alejar el Viento y a dirigirlo hacia fuera del cuerpo.

Técnicas de punción generales de acupuntura avanzada

Tonificación y dispersión

1. Girando la aguja

Existen muchas maneras de tonificar o dispersar un punto. Cuando se habla de estas técnicas en términos de girar la aguja, se aplica la siguiente regla, que suele estar mal traducida.

Para tonificar un punto, la aguja se gira hacia la línea media del cuerpo.

Para dispersar un punto, la aguja se gira alejándose de la línea media del cuerpo.

Veamos los siguientes ejemplos con el acupuntor situado cara a cara con el paciente.

Para tonificar E25 a la derecha del cuerpo, la aguja se gira en el sentido de las agujas del reloj.

Para tonificar E25 a la izquierda del cuerpo, la aguja se gira en el sentido contrario a las agujas del reloj.

Para dispersar E25 a la derecha del cuerpo, la aguja se gira en el sentido contrario a las agujas del reloj.

Para dispersar E25 a la izquierda del cuerpo, la aguja se gira en el sentido de las agujas del reloj.

La misma regla se aplica a la espalda donde se toma la columna como línea media.

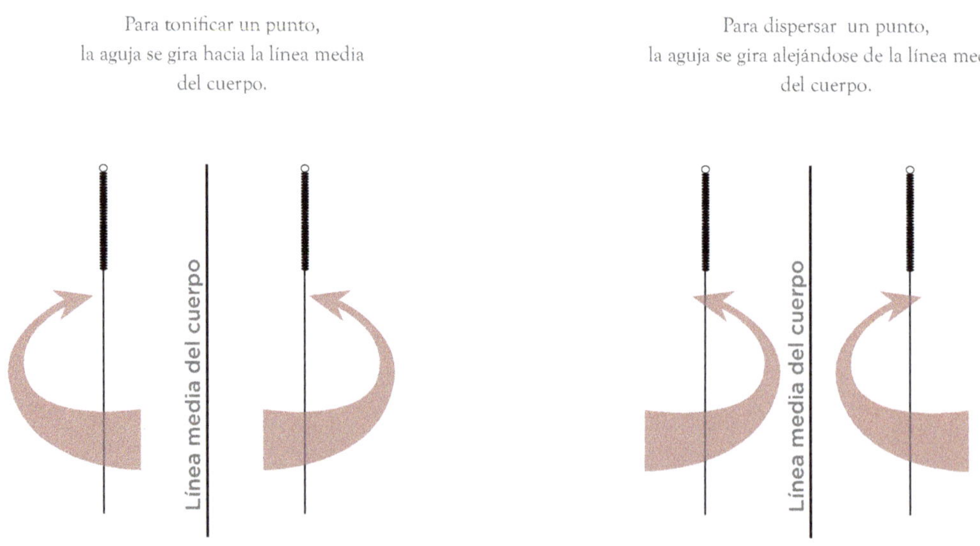

Al tonificar, hay que poner atención al pulgar y girar menos de 180º hacia la línea media.

Al dispersar, hay que poner atención al dedo índice y girar más de 360º alejándose de la línea media.

Nota: el concepto de ir en la dirección o en contra de la dirección de las agujas del reloj para la tonificación y la dispersión respectivamente resulta solamente relevante en la punción del canal de Vesícula Biliar por su localización en la línea media lateral del cuerpo.

Si en algún momento aparecen dudas en puntos de la pierna o el brazo, hay que imaginarse que el mango apunta directo hacia el suelo o el techo, el que esté más cerca, y tratarlo respecto a su relación con la línea media.

2. Usando la rapidez de inserción

El capítulo uno del *Lingshu* da las siguientes instrucciones:

Para tonificar: insertar la aguja despacio y sacarla rápidamente.

Para dispersar: insertar la aguja rápido y sacarla despacio[9].

Esta técnica se aplica a la acción de sacar y penetrar. Al tonificar, cada movimiento de penetración es lento y cada movimiento de retirada es rápido. Al dispersar, cada movimiento de penetración es rápido y cada movimiento de retirada es lento.

El capítulo 3 del *Lingshu* nos advierte que a menos que estemos tratando una condición de plenitud, la inserción rápida y la retirada lenta de la aguja provocarán un vacío.

3. Abriendo o cerrando el orificio

El capítulo 54 del *Lingshu* nos informa de que al tratar una plenitud, hay que dejar el orificio abierto tras la retirada de la aguja. Al tratar un vacío, hay que cerrar el orificio tras la retirada. De la manera clásica, esta técnica se realizaba manteniendo el dedo en el cuerpo de la aguja durante la retirada y suavemente deslizando el dedo en el punto de inserción.

4. Con la direccionalidad de la respiración[10]

El capítulo 62 del *Lingshu* da la siguiente instrucción:

Para dispersar: el acupuntor se concentra en el punto e inhala durante la inserción y exhala con la retirada, dejando el punto abierto.

Para tonificar: el acupuntor se concentra en el punto, exhala durante la inserción e inhala durante la salida.

Punción en relación a la profundidad

- *Qīngrèfǎ* 清热法 *Técnica Refrescante*: hay que conseguir llegar al nivel Yin/fresco del Qi, conectar con el Qi y llevarlo hasta la superficie para bajar la fiebre.
- *Shāoshānhuǒ* 烧山火 *Técnica de la Montaña de Fuego*: hay que pinchar a un nivel superficial, conectar con el Qi y llevarlo hacia abajo a un nivel más profundo para calentar el interior.

[9] El *Nanjing* nos da las instrucciones en sentido opuesto.

[10] Estas instrucciones son iguales en todos los textos.

- *Qīngnèirè* 清内热 *Eliminar el Calor Interno:* hay que pinchar a nivel Yin, conectar con el Qi y llevarlo hasta el nivel medio, hay que volver a conectar con el Qi a ese nivel medio y arrastrarlo al nivel superficial mientras el paciente espira. Esta técnica se utiliza para eliminar el Calor Interno.
- *Bǔyáng* 补阳 *Tonificar el Yang:* por ejemplo, el Yang de Riñón en R3. Hay que pinchar a nivel superficial, conectar con el Qi, empujar a nivel medio, volver a conectar con el Qi y empujar al nivel profundo.
- *Bǔyīn* 补阴 *Tonificar el Yin:* por ejemplo, el Yin de Riñón en R3, R6 o R9, hay que pinchar profundamente, conectar con el Qi, arrastrar la aguja hasta el nivel medio, volver a conectar con el Qi y arrastrarlo hasta el nivel superficial.
- *Bǔqì* 补气 *Tonificar el Qi:* hay que sacar y penetrar la aguja a nivel medio.
- *Shēngqì* 升气 *Hacer subir el Qi:* pellizcar la piel hacia arriba al insertar la aguja.
- *Jiàngqì* 降气 *Descender el Qi:* hay que insertar la aguja cuando el paciente inspira y luego presionar el tejido alrededor de la aguja.
- *Shàngqì* 上气 *Ascender el Qi:* hay que insertar la aguja cuando el paciente espira y luego agarrar la piel alrededor del punto.

El capítulo 3 del *Lingshu* nos advierte de que la punción demasiado profunda puede provocar que el Qi Pernicioso, Xiéqì 邪气, se desplace a un nivel más profundo.

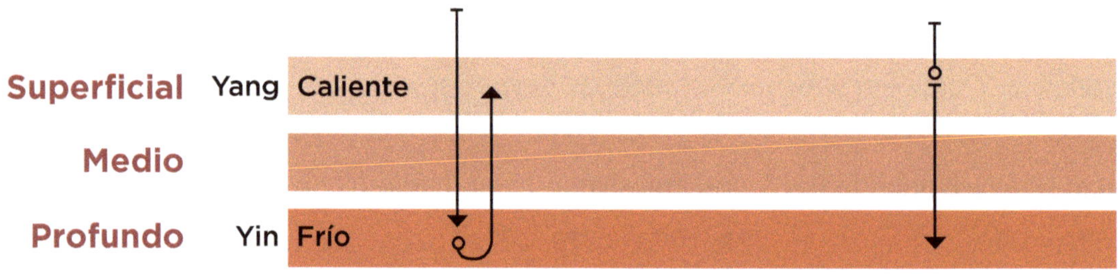

Técnica Refrescante: hay que conseguir llegar al nivel Yin del Qi, conectar con el Qi y llevarlo hasta la superficie para bajar la fiebre.

Técnica de la Montaña de Fuego: hay que pinchar a un nivel superficial, conectar con el Qi y llevarlo hacia abajo a un nivel más profundo para calentar el interior.

Punción con direccionalidad

Para dirigir el Qi:

- Hay que rascar el mango de la aguja en la dirección hacia la que se pretende dirigir el Qi (importante para los puntos de Pulmón y Estómago).
- Hay que pinchar, hacer vibrar el punto con la mano alrededor del punto. El paciente debería sentir una sensación de direccionalidad.

Técnicas de punción para la aguja de punta afilada de sección circular simulando las nueve agujas de la acupuntura Clásica

Actualmente utilizamos agujas de punta redonda-afilada (la aguja 6 de la página 2-3). Para poder generar el efecto distinto de cada una de las nueve agujas, se realizan diferentes técnicas con la aguja de punta redonda-afilada. Estas técnicas se aprenden mejor de manera presencial, con el maestro al lado. Según el capítulo 45 del *Lingshu*, es necesario que los hombros, codos y muñecas estén cultivados y abiertos para permitir que el Qi fluya a las manos de manera adecuada. La práctica formal del arte de la caligrafía es una manera excelente de desarrollar esta apertura.

1. Para simular la aguja cincel, se utiliza la técnica de cincelado. El brazo se mantiene firme desde el hombro hasta la aguja (el codo se mantiene recto) y se realizan pequeños movimientos hacia arriba y hacia abajo solo desde el hombro.
2. Para simular la aguja redonda se utiliza la técnica del rodillo. El centro del movimiento está en el codo y la muñeca con un movimiento a modo de gancho.
3. Para simular la aguja cuchara, hay que girar la aguja redonda-afilada de arriba a abajo y rascar con el mango utilizando los movimientos de muñeca.
4. La lanceta y el martillo de siete puntas también llamado flor de ciruelo reemplazan a la aguja lanza.
5. Para simular las técnicas de la aguja lanza y de la aguja grande, hay que usar la técnica de agitar (moviendo rápido de lado a lado).

7. y 9. Para simular la aguja cabello y la aguja grande, la aguja redonda lleva una serie de hilos. Se añaden otras agujas para crear una línea continua a modo de ensartado.

8. Las agujas largas, redondas y afiladas reemplazan a la aguja larga.

Nota: esta lista de números está relacionada con la lista de números en la pág. 2-3.

Contraindicaciones de la punción

El capítulo 23 del *Lingshu* nos indica que está contraindicado pinchar cuando los siguientes signos se manifiestan durante una enfermedad febril:

1. Ausencia de sudor con mejillas enrojecidas y arcadas.
2. Distensión abdominal con diarrea.
3. Visión nublada con fiebre constante.
4. Fiebre y abdomen distendido.
5. Ausencia de sudor con vómito de sangre.
6. Úlceras en la raíz de la lengua con fiebre constante.
7. Ausencia de sudoración, hemoptisis y epistaxis.
8. Fiebre en la Médula.
9. Fiebre con convulsiones, desviación de columna, cierre de mandíbula y ausencia del habla.

Los capítulos 51 y 52 nos alertan de no dañar ninguna estructura anatómica y no pinchar los órganos o arterias mayores (incluyendo aquéllas en la cara interna del muslo, los pies y cerca de los ojos).

Metales: oro, plata y acero inoxidable

Las agujas de oro tonifican. Las agujas de plata dispersan. Las agujas de acero inoxidable requieren el cultivo por parte del acupuntor para que la aguja pueda conectar y dirigir el Qi de manera efectiva.

Invasión por entidades durante la punción

En caso de preocupación ante la posibilidad de contraer algún tipo de entidad, hay que utilizar los escalenos como estabilizadores y mantener la mandíbula bien cerrada. Si llega a sentirse la entidad penetrando sencillamente hay que cerrar la mandíbula, dejar la muñeca y la mano firmes y empujarlas hacia atrás. La manera más efectiva de evitar entidades es sin duda alguna cultivar el desapego de la energía del paciente.

Técnicas de punción de los canales Complementarios

Lo que sigue a continuación es una selección de técnicas esenciales para la realización de los tratamientos de acupuntura detallados en este libro.

Punción del canal Tendinomuscular

La técnica para los canales Tendinomusculares se llama *cincelado*. El codo y la muñeca se mantienen totalmente rectos y se realizan movimientos de sacar y penetrar desde la parte alta del hombro. El movimiento de sacar y penetrar se mantiene en el nivel Wei por lo que el movimiento de la punta de la aguja es muy pequeño. Las agujas no se retienen.

Técnica alternativa: hay que insertar la aguja solo a la distancia que permite el tubo. Se gira la aguja un poco hasta que se agarra a la piel y se tira hacia fuera. No hay que tocar el orificio; hay que dejar que el Viento se escape. Esta técnica no es agradable y debería emplearse de manera prudente.

Punción del canal Luo

Estos tratamientos consisten en la punción con lanceta de la piel dejando salir una gota o dos de sangre. A veces el punto requiere un suave apretón tras la punción con lanceta para estimular la salida de sangre. Como mejor se realiza esta punción es con una lanceta fina.

Un método alternativo de lanceta es el martillo de flor de ciruelo. El acupuntor golpea suavemente la piel con una herramienta de mango largo que contiene un cabezal desechable que lleva de cinco a siete agujas incrustadas. Personalmente, considero esta técnica mucho más invasiva que la lanceta.

Punción del canal Distinto

Estos tratamientos precisan del contacto con el Wei Qi en el nivel Wei o en el nivel Yuan, arrastrándolo a su respectivo nivel opuesto y luego volviéndolo a llevar al nivel de origen. A esta técnica se le llama *profundo-superficial-profundo* (P-S-P) o *superficial-profundo-superficial* (S-P-S).

1. Para realizar la técnica S-P-S:
    a. Se inserta la aguja en el nivel Wei con un tubo. Eso significa que presionaremos la aguja a través del tubo dentro del punto a la profundidad que nos permita el tubo y no más. (V1 y VB1 se insertan siempre a pulso con una aguja de media pulgada. El nivel Wei para estos puntos es siempre relativo a la profundidad del punto, es decir, muy superficial).
    b. Se saca y se penetra la aguja dentro del nivel Wei para conectar con el Qi, lo que significa que la punta de la aguja se mueve hacia arriba y hacia abajo con movimientos muy pequeños. Se mantiene la aguja sujeta.
    c. Se empuja la aguja hacia dentro a una profundidad relativa al punto y se saca y se penetra al nivel Yuan para conectar con el Qi. Se mantiene la aguja sujeta.
    d. Una vez conectado el Qi, se arrastra la aguja hacia arriba de vuelta al nivel Wei y se saca y penetra a nivel Wei. Se deja la aguja insertada. Debería estar tan superficial que prácticamente se podría caer.

2. Para realizar la técnica P-S-P:
    a. Se inserta la aguja en el punto a una profundidad relativa al punto y se saca y se

penetra a ese nivel. Se mantiene la aguja sujeta.

b. Se arrastra la aguja hacia arriba al nivel Wei y se saca y se penetra a ese nivel. Se mantiene la aguja sujeta.

c. Se empuja la aguja de nuevo hacia dentro y se saca y se penetra la aguja esta vez en el nivel Yuan. Se deja la aguja en el nivel Yuan.

Si al llevar el Qi hacia el nivel inferior o superior se pierde la conexión, hay que volver al punto donde se ha perdido la conexión con el Qi, sacar y penetrar para reconectarse con el Qi y continuar con los movimientos más amplios de la aguja. Se sabe si se ha perdido el Qi porque la sensación de *arrastre* (que es normal cuando el Qi se ha conectado y es desplazado de nivel) desaparece. Cuando no se puede conectar con el Qi, la aguja se siente como si estuviera moviéndose a través de mantequilla.

Nota: el uso de agujas siliconadas no permite la conexión con el Wei Qi.

Técnicas alternativas de punción de los canales Distintos

En lugar de sacar y penetrar a los niveles Wei y Yuan (lo cual precisa de un enorme control), se puede utilizar la técnica circular en el nivel Wei y la técnica vibratoria en el nivel Yuan.

1. Para realizar la técnica Superficial-Profundo-Superficial:
   a. Se inserta la aguja en el nivel Wei y se conecta con el Qi mediante la técnica circular.
   b. Se mantiene la aguja sujeta.
   c. Se empuja la aguja hasta el nivel Yuan y se hace vibrar hasta conectar con el Qi.
   d. Se empuja la aguja hacia la superficie en el nivel Wei y se aplica la técnica circular.

2. Para realizar la técnica Profundo-Superficial-Profundo:
   a. Se inserta la aguja en el nivel Yuan y se conecta con el Qi mediante la técnica vibratoria.
   b. Se mantiene la aguja sujeta.
   c. Se empuja la aguja hacia arriba hasta el nivel Wei y se aplica la técnica circular hasta conectar con el Qi.
   d. Se empuja la aguja hasta el nivel Yuan y mediante la técnica vibratoria o sin necesidad de ninguna técnica en esta fase final, simplemente se vuelve al nivel profundo.

Punción de los Ocho canales Extraordinarios

Estos canales se pinchan con técnica vibratoria. Cuando aprendí esto de mi maestro, el movimiento que él realizaba resultaba imperceptible, así de suave era la frecuencia de la vibración.

a. Se pincha relativamente profundo para acceder al nivel Yuan.
b. Mientras se mantiene la aguja sujeta, se hace vibrar tan suave y rápidamente como sea posible, imaginando un murmullo a nivel profundo como el de un metro viajando bajo tierra, debajo del edificio en el que se encuentra nuestra consulta, o el leve murmullo de una abeja distante. El movimiento debería ser prácticamente imperceptible. La capacidad de realizar esta vibración se consigue mediante el cultivo a través de la práctica del qigong y el taichí. La técnica se utiliza en postura de pie:
    i. Estando de pie se hace vibrar desde las piernas, tobillos y talones.
    ii. Se detiene la vibración física, permaneciendo quieto y sintiendo las vibraciones continuadas en el interior.

Tras mucha práctica de ambos pasos, se utiliza el segundo paso cuando se utilice la técnica vibratoria con una aguja. Ver anexo sobre el cultivo personal en la página 408.

Diagnóstico y tratamiento

Toma de pulsos Clásica

La toma de pulsos es, sin lugar a dudas, el aspecto más importante de la formación en acupuntura. Un diagnóstico preciso mediante el análisis de los pulsos es imprescindible para decidir el tratamiento correcto.

Para aprender bien los pulsos se requiere instrucción práctica. El método tradicional es la formación mediante un periodo de aprendizaje. Existen grandes maestros de toma de pulsos Clásica que ofrecen clases y tutoriales prácticos. Algunos acupuntores en EEUU han creado grupos de estudio. Se puede perfeccionar la técnica de la toma de pulsos pidiendo permiso a acupuntores de nivel muy avanzado para poder realizar alguna sesión de observación y así poder calibrar las lecturas que uno realiza con las de los profesores.

Se suele considerar a la Medicina China como una disciplina que engloba una serie de modalidades tales como la acupuntura, la fitoterapia, el tuina, etc., pero la verdadera esencia de esta medicina va más allá de sus diversas modalidades y se basa en su marco teórico y sus métodos diagnósticos. El marco teórico es el conocimiento de la salud y la enfermedad, incluyendo la comprensión minuciosa del proceso de la enfermedad y los mecanismos de sanación. El diagnóstico es el arte de identificar el proceso en curso y en qué lugar de tal proceso se encuentra el paciente en particular, así como el contexto de sus complejidades y características individuales.

En el ámbito de la Medicina China, el diagnóstico se realiza a través de las sensaciones que emanan de los pulsos, observando la lengua, escuchando al paciente (incluyendo el tono y el contenido de lo que nos cuenta), observando la manera de moverse, etc. El arte de la toma de pulsos ha sido un aspecto destacado de manera continuada a lo largo de los diferentes periodos históricos de la medicina. El diagnóstico a través de la lengua se popularizó y se desarrolló a partir de dinastía Ming. Previamente, la lengua no era reconocida como una herramienta diagnóstica; el estado de la lengua en conjunto se consideraba meramente un signo.

La toma de pulsos tiene una larga historia e incluye muchos estilos y especialidades. Hay técnicas específicas de diagnóstico a través de los pulsos para cada categoría de canales y los métodos varían en función del linaje y la intención del acupuntor. Independientemente del método, ya se trate de Clásico o de la MTC moderna, el inicio del proceso de sanación ocurre en realidad no con la inserción de las agujas, sino durante la toma de los pulsos, lo que representa una auténtica oportunidad para conectar y dirigir la energía del paciente.

Tratamiento para generar el Qi del pulso (Shēngmài 生脈)

Cuando hay dificultad para localizar los pulsos, estos se pueden estimular mediante el siguiente tratamiento.

Ren12, E25, Ren17, P1 y **V12**, todos en tonificación.

Localización de los puntos mediante la palpación y el movimiento

En la práctica Clásica, los puntos de acupuntura son concebidos como acontecimientos vivos. Cambian y se mueven. Pueden llegar a desplazarse varios cun. Con frecuencia la localización correcta de un punto en términos de la anatomía viva de un paciente en concreto, puede llegar a ser bastante diferente a la localización estandarizada de los libros de texto (aunque conocer la localización según los libros de texto sigue siendo esencial). El hecho de que los puntos de acupuntura se muevan no implica que haya más margen de error, más bien todo lo contrario. Por ejemplo, los puntos Xi-Hendidura son literalmente hendiduras en la anatomía. Por esa razón, la localización del punto E34 es una experiencia muy diferente a la del simple hecho de recordar la localización del libro de texto. Comparativamente, el resultado de pinchar en la localización de la anatomía viva es diferente. Si extiendes tu mano y haces un círculo con tu dedo índice tocando con la punta la base del pulgar, ése es el margen de localización posible para muchos puntos del cuerpo. Evidentemente, V1 se localizará dentro de un área minúscula, pero otros puntos como E30 o VB37 y tantos otros podrían encontrarse alejados de la localización indicada en los libros de texto.

Para la localización de puntos de acuerdo a la anatomía viva hay que movilizar el cuerpo de varias maneras para que el punto se revele. Por ejemplo, V10 se encuentra extendiendo la cabeza, V40 flexionando la pierna, VB30 flexionando la cadera, TC10 flexionando el codo, IG15 elevando el brazo, IG5 extendiendo el pulgar, etc.

Frecuencia y duración del tratamiento

La frecuencia y duración del tratamiento de acupuntura varía según la tipología del canal a tratar.

Tipo de canal	Frecuencia de tratamiento básica	Duración del tratamiento
Tendinomuscular	Cada día de tres a cinco días. No más de 10 días.	No hay retención de aguja.
Luo	Días alternos durante 21 días (once tratamientos).	No hay retención de lancetas o de agujas para regular la Sangre.
Primarios	Varía entre días alternos y cada cinco días dependiendo de la relevancia del órgano dentro del tratamiento, (los tratamientos del canal Primario de Pulmón están en el rango de días alternos y los tratamientos del canal Primario de Hígado están al otro extremo del rango con un tratamiento cada cinco días), durante 30 días. No pueden usarse puntos de más de tres canales en un mismo tratamiento.	Veinte minutos y pocas agujas para tratamientos de tonificación. Cuarenta minutos y más agujas para tratamientos de dispersión.
Distintos	Tres días seguidos de tratamiento y tres días de descanso durante 18 días.	Veinte minutos para un SPS. Cuarenta minutos para un PSP. El tiempo cuenta a partir de la inserción del último de los puntos de encuentro.
Ocho Extraordinarios	Una vez a la semana durante doce semanas. Si la mejora es rápida, los tratamientos pueden ser reducidos a las semanas 1, 2, 3, 4, 6, 8 y 12.	Cuarenta minutos tras acabar de insertar los puntos marca.

Actualmente, en la consulta los pacientes nos visitan, por lo general, una vez a la semana cuando tienen un problema. Es correcto hacer cualquier tipo de tratamiento (incluso los tratamientos Tendinomusculares) una vez a la semana, pero técnicamente no podemos considerar que se trate de un tratamiento Clásico auténtico de ese canal, a excepción de los Ocho Extraordinarios.

En ocasiones en las que he realizado un tratamiento completo ciñéndome a las estipulaciones que acabo de mencionar arriba, los resultados han sido extraordinarios. No obstante, con la práctica, un tratamiento semanal de cualquier tipo de canal puede ser extraordinario. No hay que preocuparse por lo impracticables que puedan parecer estas frecuencias prescritas. Es importante conocerlas por un tema de contexto y por cuestión de formalidad y respeto.

Punción unilateral frente a punción bilateral

Tipo de canal	Lado
Tendinomuscular	Se pincha el lado del cuerpo afectado.
Luo	Se pincha con lanceta el punto Luo en el lado opuesto al pulso, es decir, E40 se pincha a la izquierda, H5 se pincha a la derecha. El resto del canal Luo se pincha bilateralmente, siguiendo por el lado del punto Luo por el que se ha empezado.
Primario	Unilateral o bilateral.
Distinto	Puntos de encuentro/confluencia bilateral, Jing-Pozo unilateral, puntos de apertura y trayecto unilateral o bilateral.
Ocho Extraordinarios	Unilateral. (Según Li Shizhen es irrespetuoso realizar una punción bilateral de los Ocho Extraordinarios). Se pincha el punto de apertura a la derecha en mujeres, a la izquierda en hombres, excepto en Ren y Du que se pinchan opuestos.

Respuestas fisiológicas a la punción unilateral

El debate sobre la punción unilateral y bilateral es complejo. Actualmente en mi consulta pincho unilateralmente siempre que puedo. Considero que la punción unilateral es muchísimo más potente que la punción bilateral. Ello se debe a que el efecto de la aguja en un punto provoca una respuesta muy potente, tan potente como la búsqueda de la simetría y el equilibrio en el cuerpo. Es por eso que cuando se crea un efecto en un punto de acupuntura en un lado del cuerpo, el cuerpo inmediatamente intenta generar el mismo efecto en el mismo punto del lado opuesto del cuerpo. Cuando esto sucede, la capacidad del cuerpo de sanarse a sí mismo se acelera enormemente porque no recibe el tratamiento servido en bandeja. Al contrario, tiene que esforzarse para generar la sanación por sí mismo. Esta es una de las cosas más extraordinarias de presenciar, el paciente experimentando el cambio, empezando a sentirse mejor allí mismo tumbado en la camilla.

Cicatrices

Las cicatrices generan interrupciones en los canales de energía y, por tanto, impiden el libre flujo del Qi. Debido a ello, las cicatrices alteran la efectividad de los tratamientos de acupuntura. Para optimizar la efectividad de los tratamientos de acupuntura, las cicatrices tienen que ser liberadas.

Tratamiento de las cicatrices

Los tratamientos de las cicatrices juegan un papel primordial en la liberación del flujo del Qi en cualquiera de los canales por los que pasa la cicatriz. Las cicatrices menores pueden ser tratadas con un tratamiento Tendinomuscular, pero en el caso de cicatrices más profundas debido a cirugías u otros traumatismos, o si la cicatriz es muy antigua, es necesario realizar un tratamiento más específico. El tratamiento de la cicatriz es necesario cuando:

1. al presionarla no se aprecia flexibilidad.
2. la flexibilidad de la cicatriz no es la misma que la de los tejidos próximos.
3. aparece cóncava o convexa.
4. aparece decolorada.
5. está inflamada, infectada, es dolorosa o molesta.

Protocolo de tratamiento de las cicatrices

1. Examina la cicatriz para determinar si es cóncava, es decir, hundida por debajo del nivel de la piel, o convexa, o sea, elevada por encima del nivel de la piel.
2. Técnica de punción:
    a. Todas las agujas se insertan bastante superficiales y muy próximas a la cicatriz, pero no directamente a través de ella.
    b. Las agujas alrededor de la cicatriz se insertan todas con cierta presión aplicada al mango de la aguja que hace que esta se doble en forma de media luna.
    c. Si la cicatriz es cóncava, hay que empujar la punta de la aguja hacia arriba bajo el perímetro de la cicatriz para levantarla.
    d. Si la cicatriz es convexa, la punta de la aguja se inserta curvándose hacia abajo en el perímetro de la cicatriz para llevar el tejido de la cicatriz hacia abajo.
3. Se toman 13 agujas de medio cun. Utilizando la técnica descrita arriba, se inserta una aguja a cada extremo de la cicatriz orientada hacia el extremo opuesto. Se añaden otras 11 agujas a la cicatriz, seis en un lado y cinco en otro. Pueden estar distribuidas por igual, o concentradas en áreas donde la cicatriz requiere más atención.
4. Se añade el punto Jing-Pozo que pertenece al canal en el cual se sitúa la mayor parte de la

cicatriz. Si la cicatriz atraviesa más de un canal, se elige el punto Jing-Pozo asociado a la parte más notable de la cicatriz.

5. Se retienen las agujas durante 20 minutos. Se retiran las agujas de la cicatriz, y luego la del punto Jing-Pozo.
6. Se le dan al paciente dos gotas de aceite de lavanda para aplicarse directamente sobre la cicatriz, una gota para cada uno de los dos días siguientes. Si la cicatriz es muy grande, se puede centrar el aceite en la parte más notable de la cicatriz.
7. Se repite el tratamiento si fuera necesario, en una semana. Un solo tratamiento de cicatriz es muy efectivo y puede liberar una cicatriz por completo. Sabremos que es así porque la cicatriz habrá cambiado de manera evidente y se habrá vuelto maleable o flexible.

Preguntas frecuentes sobre los tratamientos de las cicatrices

1. *Mi paciente se hizo una liposucción y la cicatriz atraviesa el abdomen de lado a lado. ¿Debería usar más de 13 agujas? Y ¿qué punto Jing-Pozo debería usar?* 13 agujas es suficiente. El mejor punto Jing-Pozo sería E45 porqué el canal de Estómago es abundante en Qi y Sangre.

2. *¿Qué Jing-Pozo se utiliza para una cicatriz en la línea media?* Si la cicatriz está en Renmai, E45 es el punto Jing-Pozo adecuado. Si está en Dumai optaremos por V67.

3. *¿Hay un límite en cuanto al tamaño de cicatriz que puede tratarse?* No.

4. *¿Cómo puedo conseguir que la aguja penetre la piel alrededor de la cicatriz cuando hay un queloide?* Hay que apartarse de la cicatriz hasta dar con la zona en la que la aguja puede entrar. No hay que alejarse demasiado de la cicatriz hasta el punto en que la aguja entre con facilidad.

5. *¿Por qué la cicatriz cambia de color y se vuelve roja durante el tratamiento?* Eso indica que el Qi y la Sangre fluyen para poder sanar la cicatriz.

6. *Mi paciente de 62 años tiene una cicatriz gruesa como una cuerda de una apendicectomía a la edad de cinco años. ¿Podría un tratamiento de cicatriz ablandar una cicatriz tan antigua?* Por supuesto.

7. *¿Puede afectar la libre circulación del Qi una cicatriz muy pequeña?* Sí.

8. *¿De qué manera varía el protocolo cuando la cicatriz es muy pequeña?* Se utilizan menos agujas. Tres sería lo mínimo.

9. *La cicatriz que estoy tratando no tiene extremos porque es circular. ¿Cómo varía el protocolo de tratamiento para una cicatriz sin extremos definidos?* Simplemente rodea la cicatriz con 13 agujas.

10. *¿Tengo que usar 13 agujas para que sea un tratamiento de cicatriz auténtico?* No. Menos de 13 está bien.

Desarrollo de la habilidad terapéutica con los canales Complementarios

Durante el aprendizaje de los canales Complementarios, podemos encontrarnos con la sensación de que en consulta puede ser difícil llegar a un diagnóstico en un espacio de tiempo concreto. Si bien es cierto que cualquier grupo de canales Complementarios puede tratar cualquier problema de salud, cuando se empieza a trabajar con ellos en consulta es mejor limitar las opciones terapéuticas para poder mantener la mente clara.

Recomiendo que durante el primer año aproximadamente de práctica se limiten las opciones de una o dos maneras:

O:

Se utilizan los canales Tendinomusculares para problemas agudos, los canales Luo para problemas emocionales, los canales Distintos para problemas crónicos, unilaterales e intermitentes y para temas de autoinmunidad, y los Ocho canales Extraordinarios para temas que tienen su origen en la infancia, o en temas que pertenecen al nivel Yuan.

O BIEN:

Se practica con un grupo de canales para todo tipo de problemas durante un tiempo, luego se cambia a otro tipo de canales durante un tiempo, por ejemplo, un mes de tratamientos solo con los Distintos seguido de un mes de tratamientos exclusivamente con los Luo, etc.

Estos dos métodos de organizar el pensamiento no solo ahorran tiempo, sino que ayudan a generar eficiencia y certeza. Personalmente prefiero el primer método, pero el último ayuda a desarrollar muy rápidamente las habilidades diagnósticas. Lo más importante es sumergirse en la práctica y utilizar estas valiosas herramientas.

Segunda Parte: Aplicación de los canales Complementarios

Los canales Complementarios desempeñan una función común que es la de mantener la patología alejada de los Zangfu. Un patógeno se encontrará primero con los canales Tendinomusculares que generan estornudos, sudor, tos, vómito, diarrea o micción frecuente para liberar el patógeno. También pueden generar tensión para mantener el patógeno en el exterior hasta el momento en que el cuerpo ha recabado suficientes recursos para poder liberarlo.

Aspectos de latencia de un factor patógeno

1. Si los Tendinomusculares fracasan, el patógeno se moverá o bien a los canales Distintos o a los canales Luo. Cuando estas posibilidades ya se han agotado, los Ocho canales Extraordinarios pueden absorber la patología. Cuando un patógeno se mantiene latente en los Luo, los Distintos o los Ocho Extraordinarios, no hay síntomas ni signos.

2. Si el Tendinomuscular Taiyang, la primera línea de defensa ante un factor patógeno externo, fracasa y los canales Luo no absorben el patógeno, este puede acceder al punto He-Mar del canal Primario de Vejiga. El cuerpo desplaza el patógeno del órgano de la Vejiga (a la que el punto He-Mar tiene acceso) a las articulaciones. El patógeno ha accedido a la secuencia del canal Distinto en ese punto.

3. Si los canales Luo están saturados debido a un déficit de Ying (Sangre o Fluidos), el patógeno puede desplazarse a los canales Distintos.

4. Si los canales Tendinomusculares fracasan debido a una insuficiencia de Yang, el patógeno puede desplazarse a las articulaciones. A medida que el Jing disminuye, se pierde latencia (los síntomas afloran al volverse visible el patógeno en las articulaciones) y surge la artritis.

5. Si el Ying acaba saturado por el Calor, el Jing intervendrá utilizando su frío natural para contener al patógeno. Cuando la capacidad de latencia que permite el Jing se agota, el Calor y la patología son liberados, lo que genera un pulso flotante en el Triple Calentador en su intento de eliminar la patología del Jing. El patógeno ya tiene acceso a los órganos y, por tanto, el cuerpo intentará encontrar a toda costa un reservorio alternativo de latencia.

6. Los canales Luo pueden vaciarse en el nivel Yuan-Fuente si se saturan de patología y no llegan a encontrar un Luo cercano que ocupar.

7. Los Luo pueden vaciarse en su canal Primario asociado o en un Luo próximo.

8. La patología en los Luo puede alcanzar a los Ocho canales Extraordinarios. El último Luo Yang (el Luo de Vesícula Biliar) puede vaciar su patología en E42 que conecta con Chongmai, y el último Luo Yin (el Luo de Hígado) puede vaciarse en Renmai al final de su trayecto, Ren2, consiguiendo acceso al nivel constitucional.

9. Dentro del terreno constitucional la patología puede ser desplazada a su reservorio principal, Daimai. Cuando el Daimai se llena, debería drenarse, pero en caso de no poder drenarse, utiliza el canal Distinto de Riñón para extender su campo de latencia.

10. Una vez alcanzado un canal Distinto, el patógeno puede desplazarse a través de la secuencia de los canales Distintos hasta que alcanza la última confluencia, los canales Distintos de Intestino Grueso y de Pulmón.

11. Al final de la secuencia de los canales Distintos, el patógeno puede llegar al ámbito de los canales Primarios a través de E12, pero el cuerpo intentará empujar la patología a Dabao en VB22 que es otro punto en el trayecto del canal Distinto de Pulmón. VB22 es también el Gran Luo de Bazo y el patógeno puede encontrar latencia allí en el terreno Luo.

12. Cuando el Gran Luo de Bazo se llena, la patología puede trasvasarse mediante el Canal Primario de VB o de Baomai a Daimai, una zona de contención importante.

13. Al final de la secuencia de los canales Distintos, el patógeno puede introducirse en Dumai a través de VB8.

14. Cuando la capacidad de sostener al patógeno en latencia se agota, el patógeno se desplaza a los órganos y la enfermedad se vuelve terminal.

Cómo conseguir la latencia de un factor patógeno

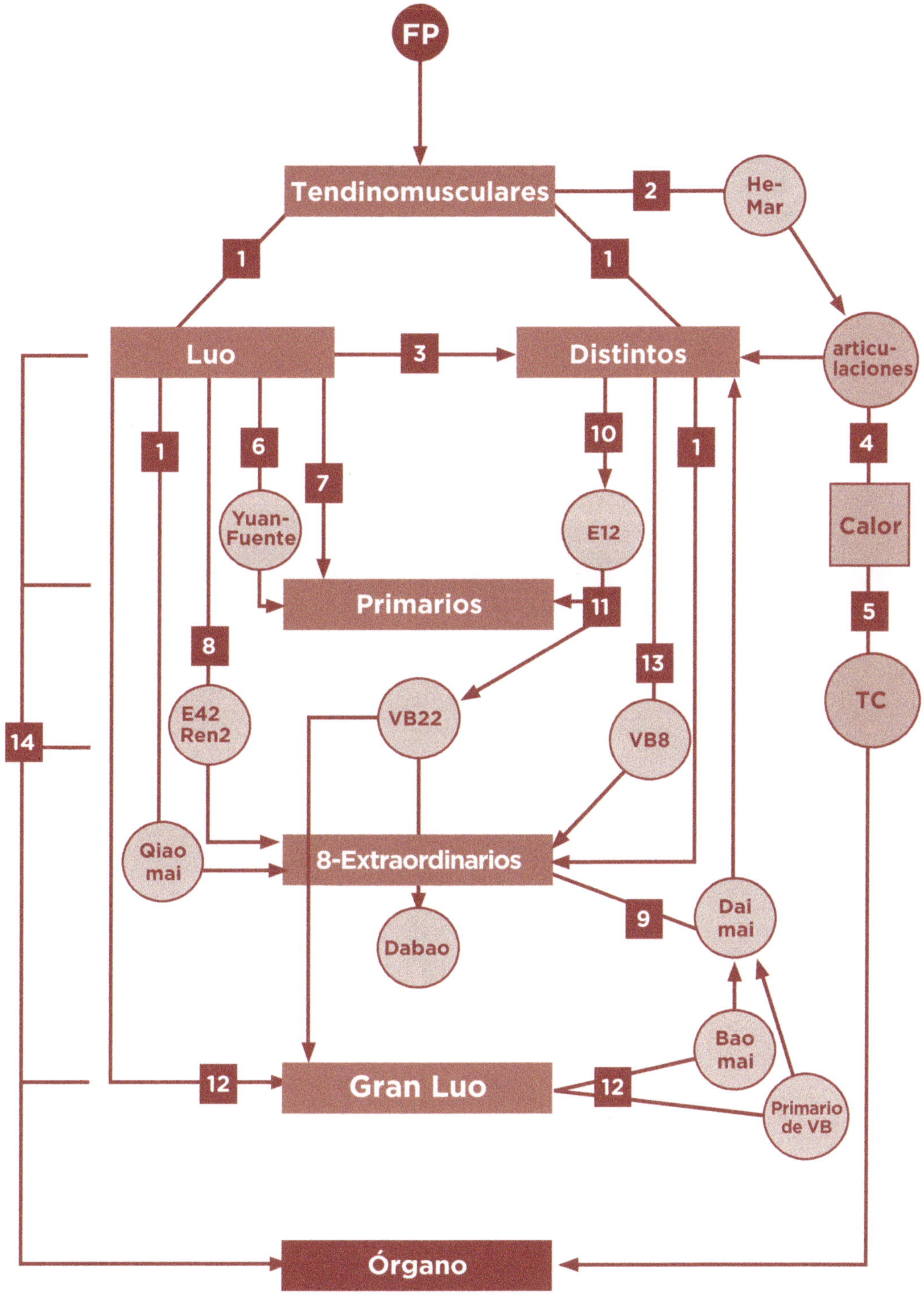

El cuerpo humano reconoce que la enfermedad de un órgano interno es la más grave de todas las enfermedades. Mediante el uso de sofisticadas estrategias (descritas por los canales Complementarios), el cuerpo desplaza un patógeno fuera de los canales Primarios para mantener a los órganos protegidos y en el caso de los canales Tendinomusculares, para prevenir incluso la penetración de los patógenos en los canales Primarios que conectan con los órganos. Ante la presencia de una enfermedad potencialmente letal, los canales Complementarios se encargan de mantener la enfermedad alejada de los Zangfu, y pueden crear una enfermedad diferente con tal de preservar las vísceras; desplazan un proceso agudo a un estado de latencia o crean una enfermedad *menor*. Los canales Complementarios están literalmente ahí presentes para preservar a la humanidad.

Organización y terreno de los canales Complementarios

Canal	Niveles del Qi		
	Wei	Ying	Yuan
12 Canales Tendinomusculares	✓		
6 Zonas cutáneas	✓		
12 Canales Primarios	✓	✓	
16 Canales Luo		✓	
12 Canales Distintos	✓		✓
8 Canales Extraordinarios			✓
2 Conexiones (biseccionales o transversales)		✓	✓

Terreno de los canales

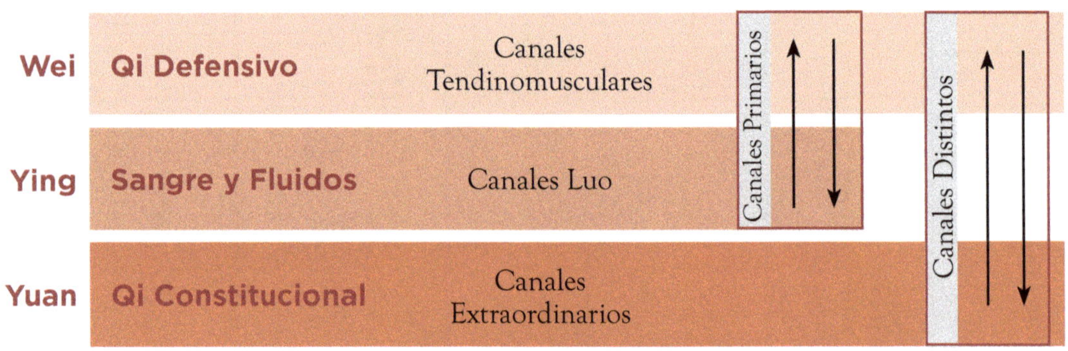

經筋

Los canales Tendinomusculares

TRATAMIENTOS DE LOS CANALES TENDINOMUSCULARES

Referencias históricas de los canales Tendinomusculares

En el capítulo 43 del *Suwen* se indica que la energía Wei Qi Defensiva se forma a partir de los alimentos y de los líquidos. Se dice que no circula por los vasos sanguíneos, sino entre la piel y los tendones. En el capítulo 13 del *Lingshu* se describen con detalle los trayectos de los canales Tendinomusculares. El mismo capítulo nos informa de que la patología en los Tendinomusculares causa dolor, tensión y flacidez. Luego nos describe la restricción del movimiento resultante. El capítulo 59 analiza la patología resultante del estancamiento y la acumulación de Wei Qi en el sistema Tendinomuscular.

La teoría de los canales Tendinomusculares

Los canales Tendinomusculares son conductos de la energía Wei Defensiva. Cubren la superficie entera del cuerpo, se solapan unos con otros en función de su proximidad y tienen un punto de acupuntura, el punto Jing-Pozo. Los canales Tendinomusculares existen aun en ausencia de patología ya que son los canales responsables de llevar información sobre el entorno exterior a los sentidos. Nos protegen del entorno porque cuando son estimulados por un factor patógeno (Frío, Viento o Humedad) provocan una respuesta defensiva que consiste en generar un estornudo y una sudoración o una fiebre. El Wei Qi es una subdivisión del Yang de Riñón; calienta y mueve. Proviene del Gu Qi; y concretamente de la parte turbia de los Fluidos de Estómago (Jin). La distribución del Wei Qi por la superficie del cuerpo es gobernada por el Pulmón, y es el Hígado el que determina la calidad del Wei Qi y su capacidad para moverse de manera fluida. Los canales Tendinomusculares se activan en V1 al abrir los ojos al despertarnos tras el descanso nocturno. El Wei Qi fluye a través de la secuencia de los canales Tendinomusculares durante las 24 horas que tarda en completar un ciclo entero.

La secuencia de los canales Tendinomusculares: V, VB, E, ID, TC, IG, B, P, R, C, H, Pc

En un principio, al ser confrontados por un factor patógeno externo, los Tendinomusculares suelen experimentar una serie de fenómenos: la parte posterior del cuello se tensa y sobrevienen los estornudos que provocan una micro-sudoración para expulsar el factor patógeno hacia el exterior. Si el cuerpo fracasa en su intento de generar esta respuesta y el patógeno permanece bloqueado en la zona por donde penetró en la superficie de la parte posterior del cuerpo, se dice entonces que el factor patógeno ha penetrado la zona Taiyang (el Tendinomuscular de Vejiga, e incluso puede que haya llegado a penetrar el Tendinomuscular de Intestino Delgado). Si el cuerpo sigue mostrándose incapaz de resolver el factor patógeno, este puede desplazarse de Taiyang a cualquier otro punto dentro de la secuencia de los Tendinomusculares, de Taiyang a Shaoyang, a Yangming, a Taiyin, a Shaoyin, y finalmente a Jueyin. Cada vez que el patógeno avanza, la zona donde se manifiesta la restricción de movimiento varía o se va extendiendo.

El objetivo de un tratamiento Tendinomuscular es liberar el factor patógeno atrapado y el Wei Qi obstruído en el canal Tendinomuscular, ya sea en Taiyang si está todavía en su fase inicial y no se ha extendido a otros canales o directamente desde el canal Tendinomuscular al que se ha transmitido. Los canales Tendinomusculares se pueden tratar para llevar el patógeno de vuelta en orden inverso desde la zona desde donde se ha extendido hasta Taiyang (la capa más externa).

Cuando el cuerpo se lesiona, el Wei Qi, vehiculado por medio de los Tendinomusculares, se acumula en el lugar de la lesión para generar de manera natural una hinchazón con el fin de inmovilizar la zona y evitar su uso y de esta manera facilitar la curación. El Wei Qi se acumula concentrando y generando un exceso de calor, que al igual que la hinchazón, representa una respuesta natural a una lesión. La concentración local de Wei Qi en la zona afectada no solo responde a la necesidad de más Qi para favorecer la recuperación de la zona dañada sino que también disminuye la posibilidad de propagación de la lesión a los Tendinomusculares adyacentes. Con movimientos suaves, tratamiento y mucho reposo, la resolución de la lesión debería ser completa. Sin embargo en nuestra cultura el hielo es un recurso muy habitual para tratar la mayoría de lesiones. La aplicación de hielo sobre las lesiones es extremadamente nociva pues con el frío el Wei Qi y la hinchazón son llevados hacia el interior paralizando la acción curativa del Wei Qi. De esta manera la libre circulación del Wei Qi una vez completada su función protectora permanece obstruida lo que aumenta las posibilidades de que la lesión se propague a los Tendinomusculares adyacentes. Una lesión a la que se le ha aplicado hielo, es muy probable que precise más tratamiento Tendinomuscular que una lesión a la que no se le haya aplicado hielo. Para una completa resolución de las lesiones hay que dejar de aplicar hielo y compresas frías. Es imprescindible informar a los pacientes que reciben tratamientos Tendinomusculares sobre la acción del Wei Qi y el hielo que con su efecto contribuye a prolongar considerablemente la lesión.

En los tratamientos de los canales Tendinomusculares es importante evaluar el tipo de dolor. Cuando el dolor irradia, el factor predominante es el Viento. Cuando el dolor es punzante o hay espasmos, el Frío es el factor predominante. Si el dolor es fijo, la Humedad es el factor predominante. Cuando hay Frío y Humedad, la moxa debe ser incluida en el tratamiento.

Si el Wei Qi es insuficiente, puede que la respuesta a la lesión no llegue hasta el fondo, y habrá que tonificar el Yang de Riñón para generar Wei Qi. El déficit de Wei Qi puede producir entumecimiento, debilidad y pérdida de sensibilidad. El exceso de Wei Qi puede dar como resultado una hipersensibilidad, enrojecimiento y dolor al contacto. Esto ocurre cuando el Wei Qi no se mueve adecuadamente. Los tratamientos Tendinomusculares corrigen la circulación del Wei Qi.

La cantidad de detalles de los Tendinomusculares y las características complejas de los Tendinomusculares Yin podrían ocupar un volumen del tamaño de este manual. Este capítulo es una introducción básica a los tratamientos de estos canales. Las ilustraciones de los canales Tendinomusculares muestran la zona central de los tendones en una tonalidad más oscura y las partes del Tendinomuscular que se solapan con los Tendinomusculares próximos aparecen en una tonalidad más clara. La zona entera coloreada que se muestra en cada página representa un único canal Tendinomuscular.

Canal Tendinomuscular de Vejiga

Punto Jing-Pozo: V67

Punto de confluencia: ID18

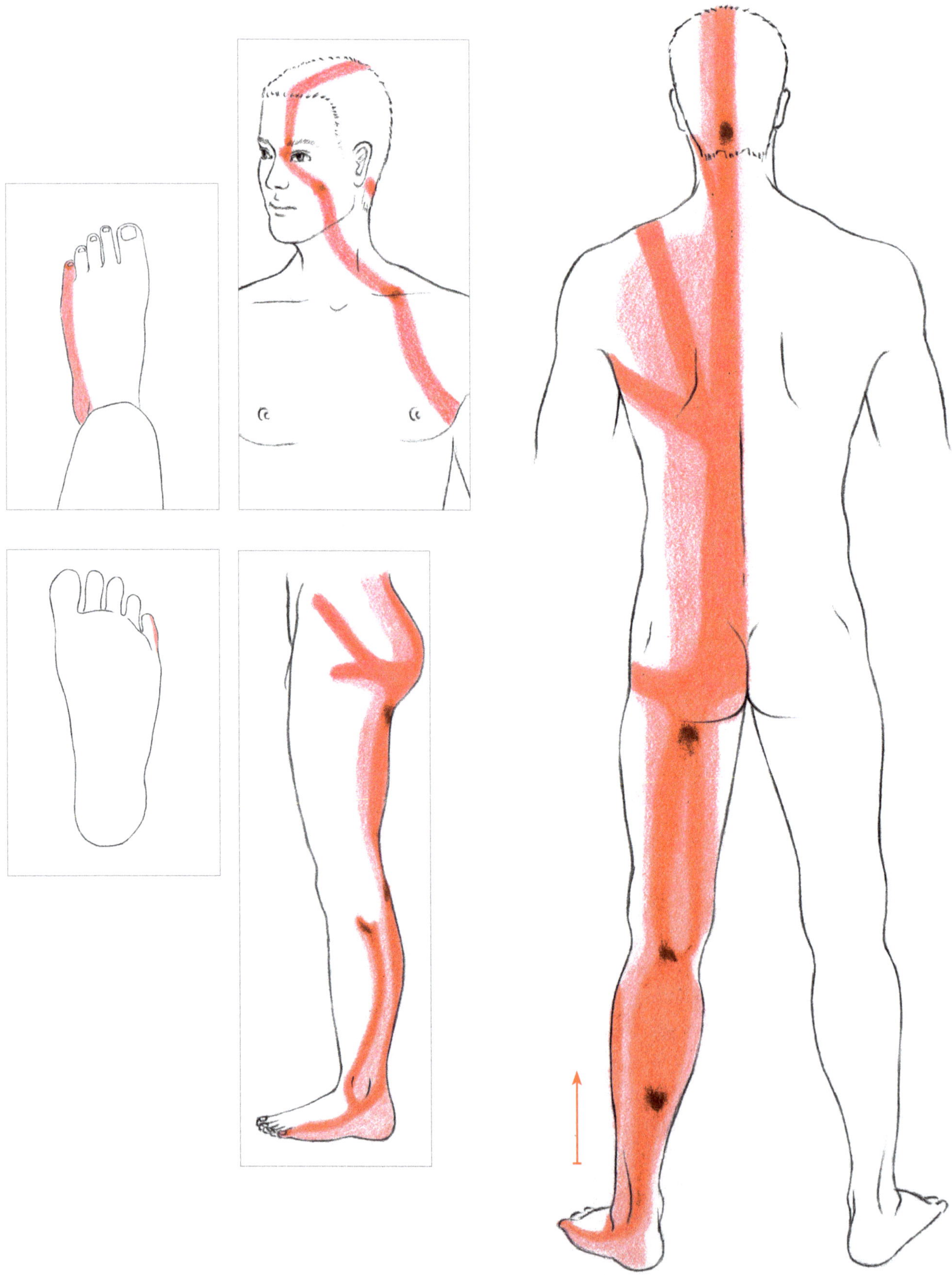

Punto Jing-Pozo: VB44

Punto de confluencia: ID18

Canal Tendinomuscular de Vesícula Biliar

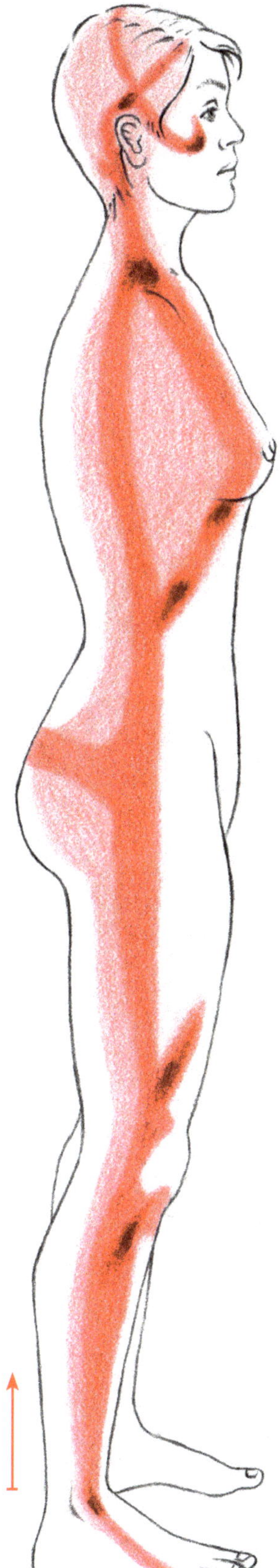

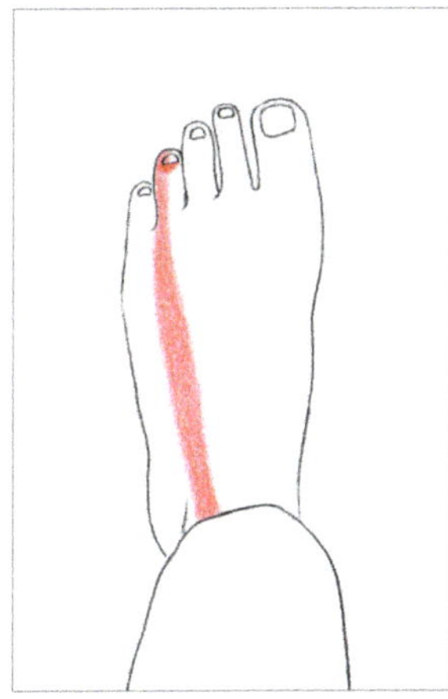

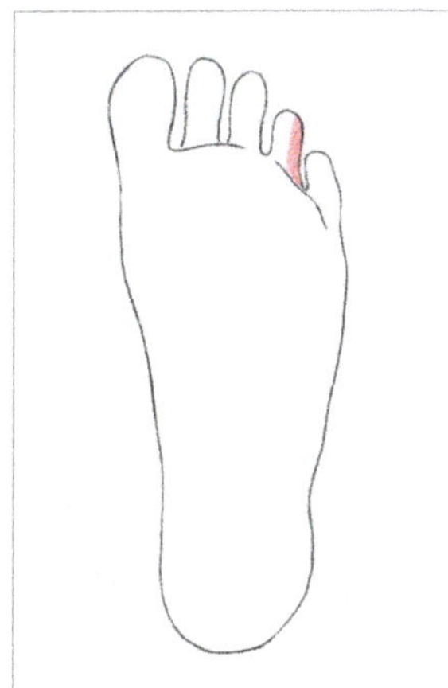

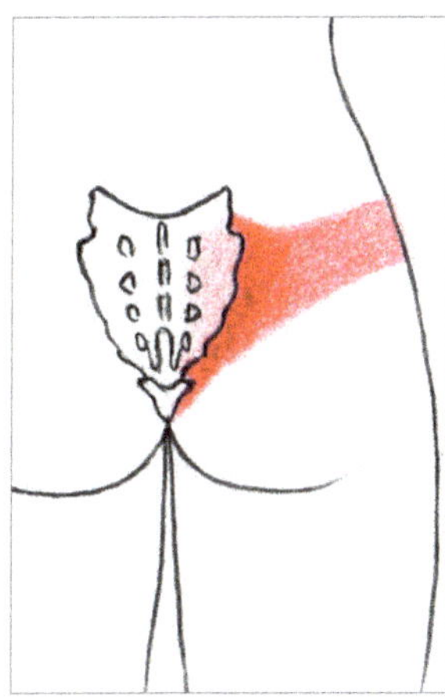

Canal Tendinomuscular de Estómago

Punto Jing-Pozo: E45

Punto de confluencia: ID18

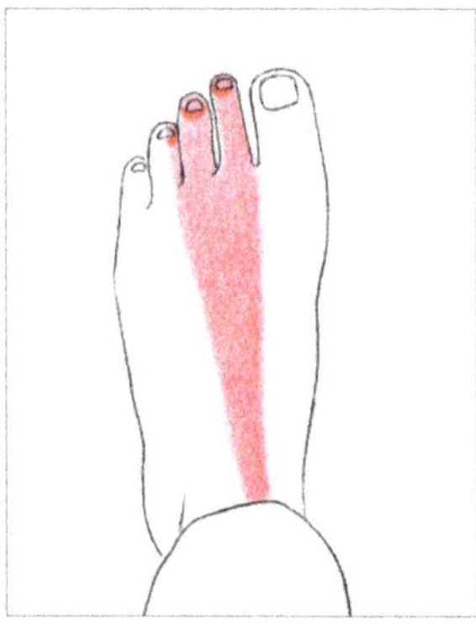

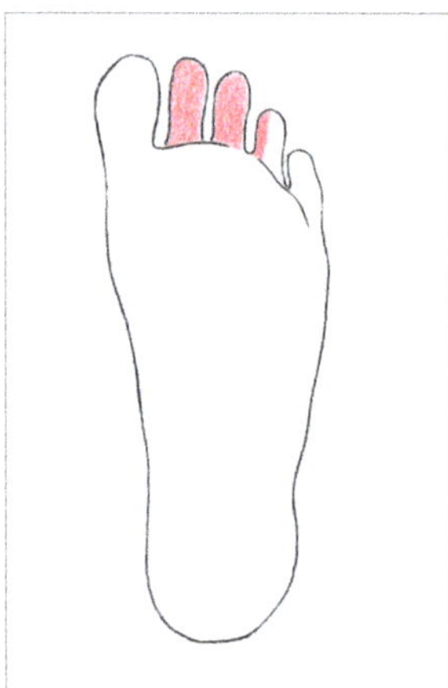

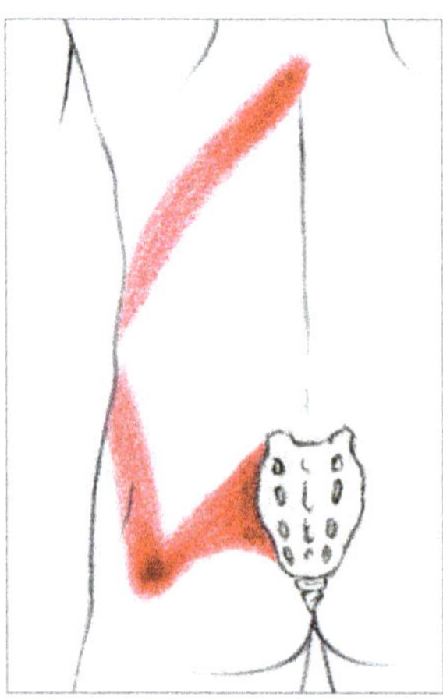

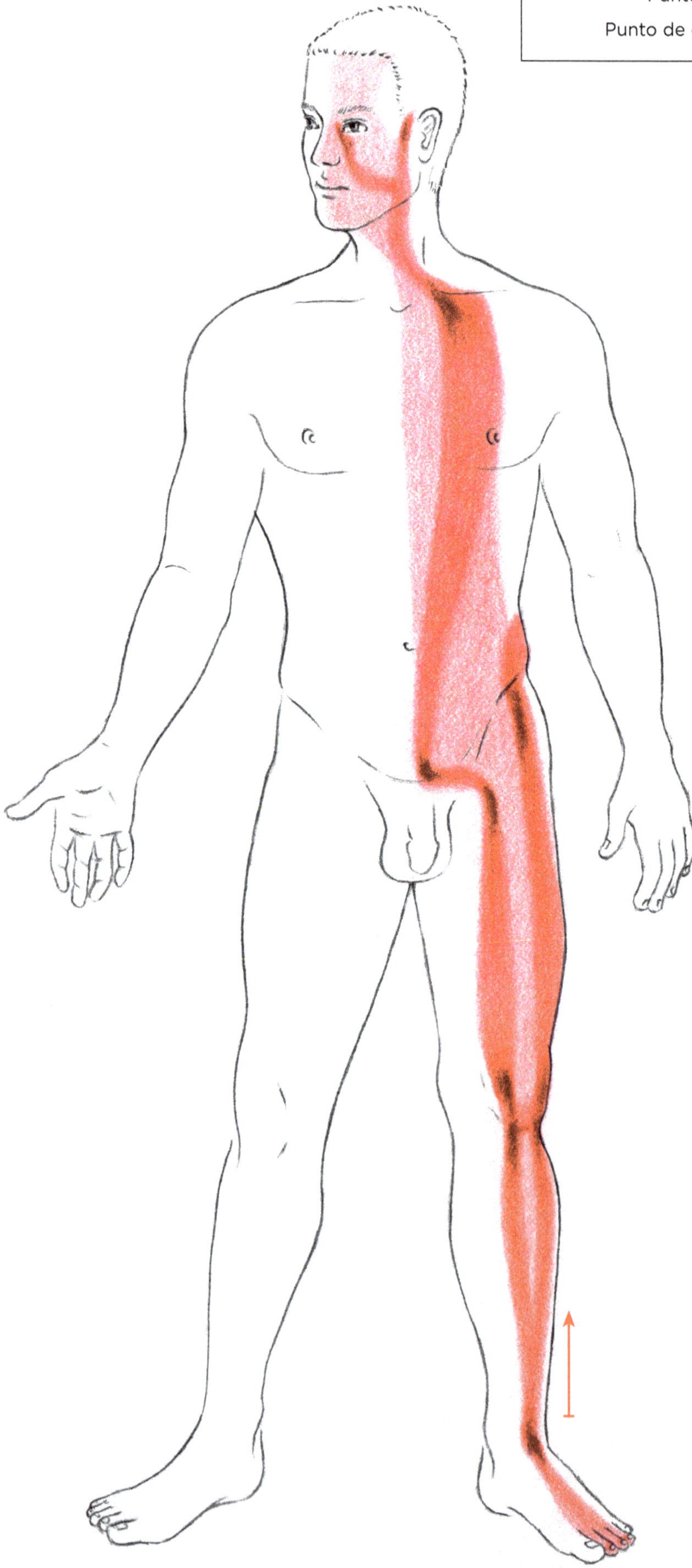

Punto Jing-Pozo: ID1

Punto de confluencia: E8

Canal Tendinomuscular de Intestino Delgado

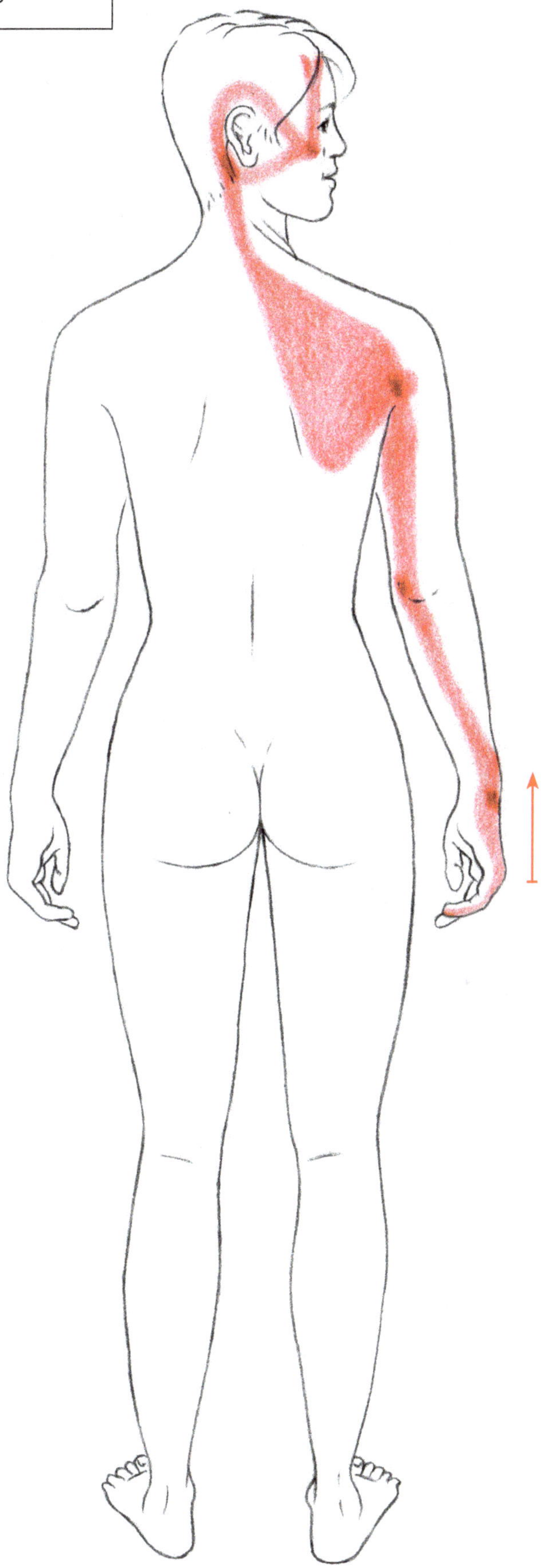

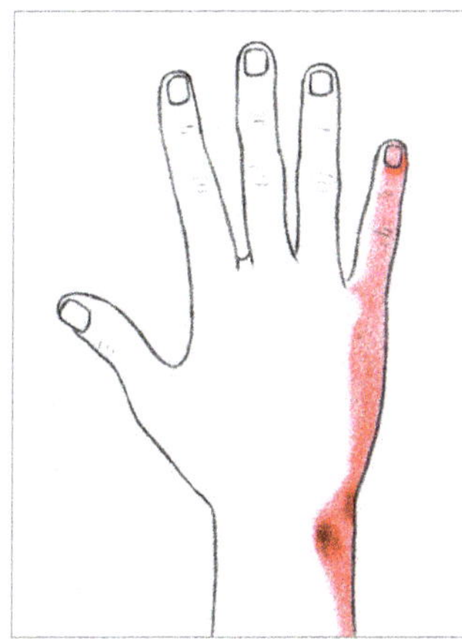

Canal Tendinomuscular de Triple Calentador

Punto Jing-Pozo: TC1

Punto de confluencia: E8

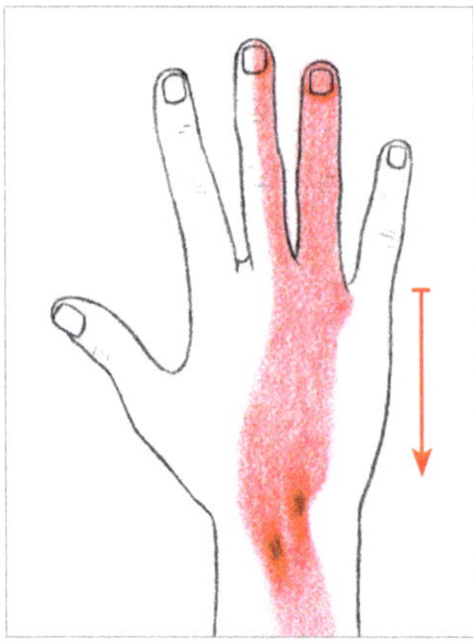

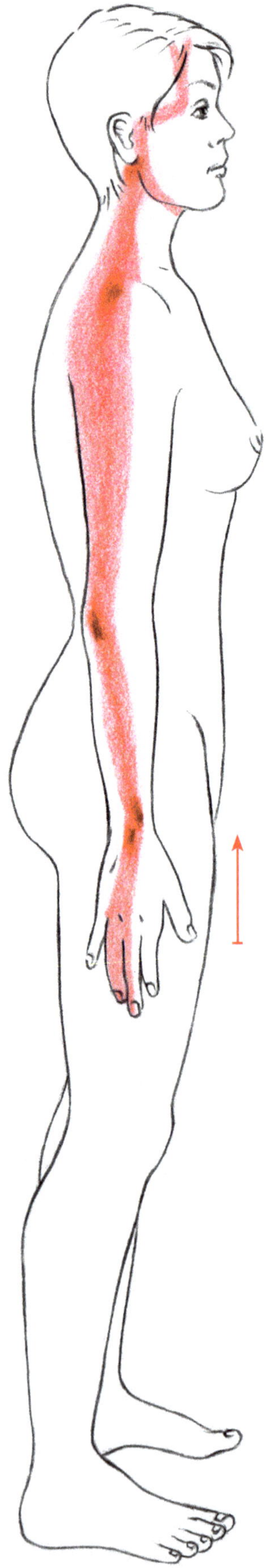

Punto Jing-Pozo: IG1
Punto de confluencia: E8

Canal Tendinomuscular de Intestino Grueso

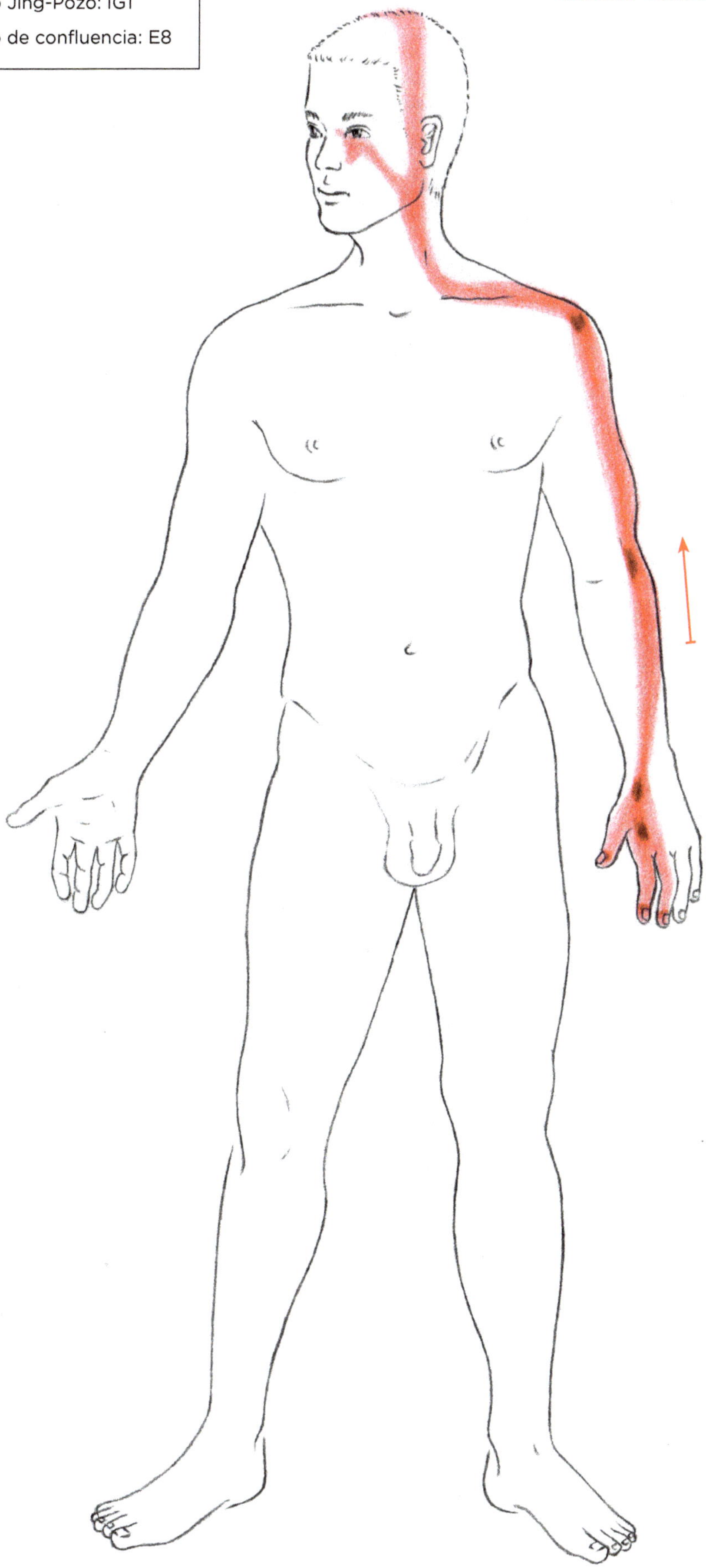

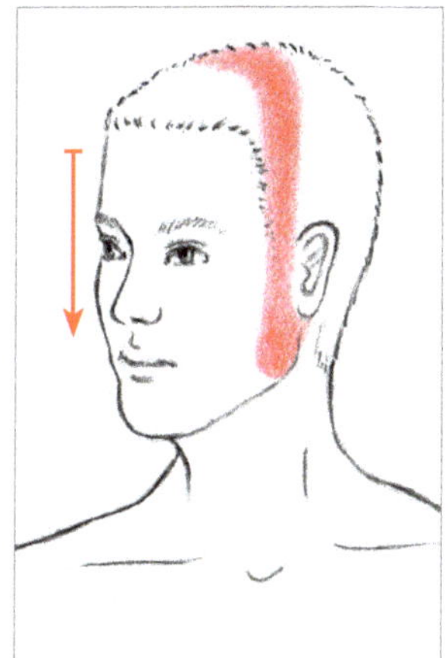

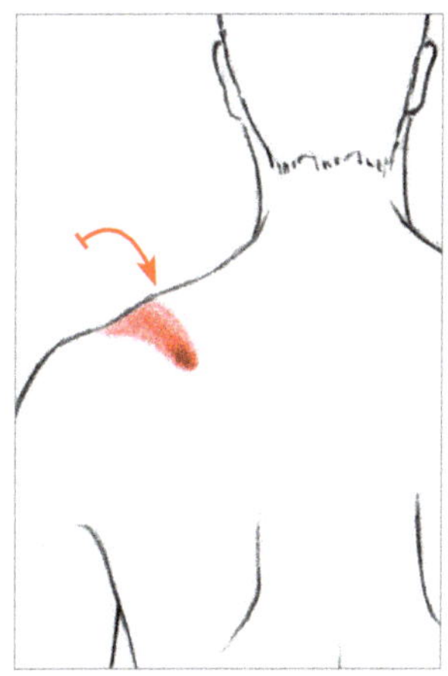

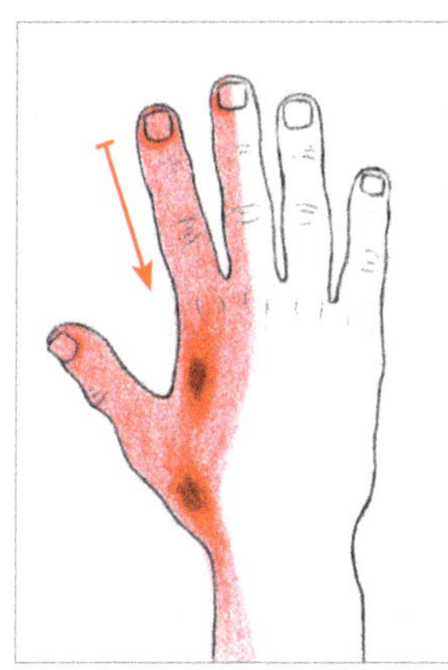

Canal Tendinomuscular de Bazo

Punto Jing-Pozo: B1

Punto de confluencia: Ren3

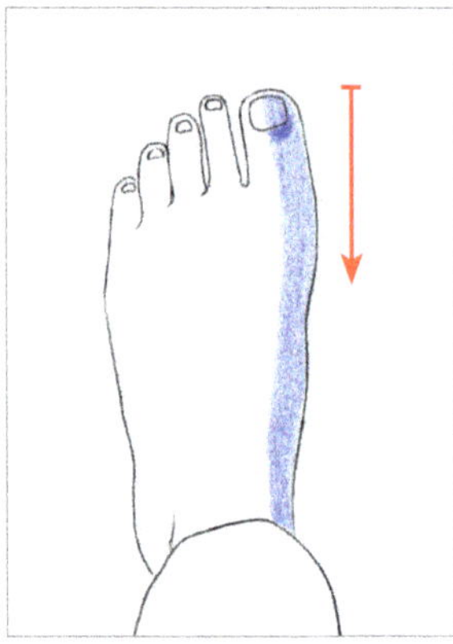

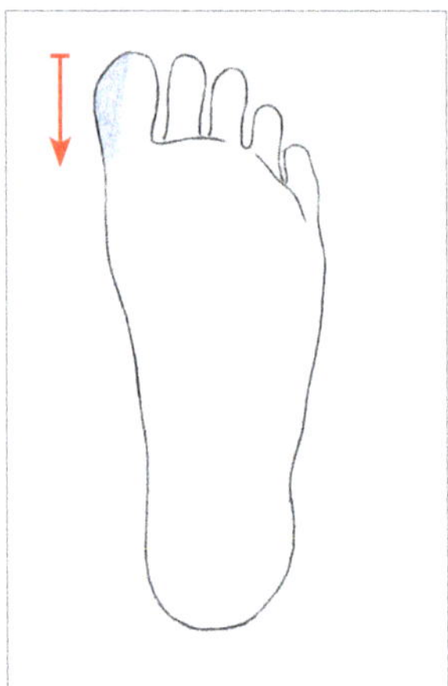

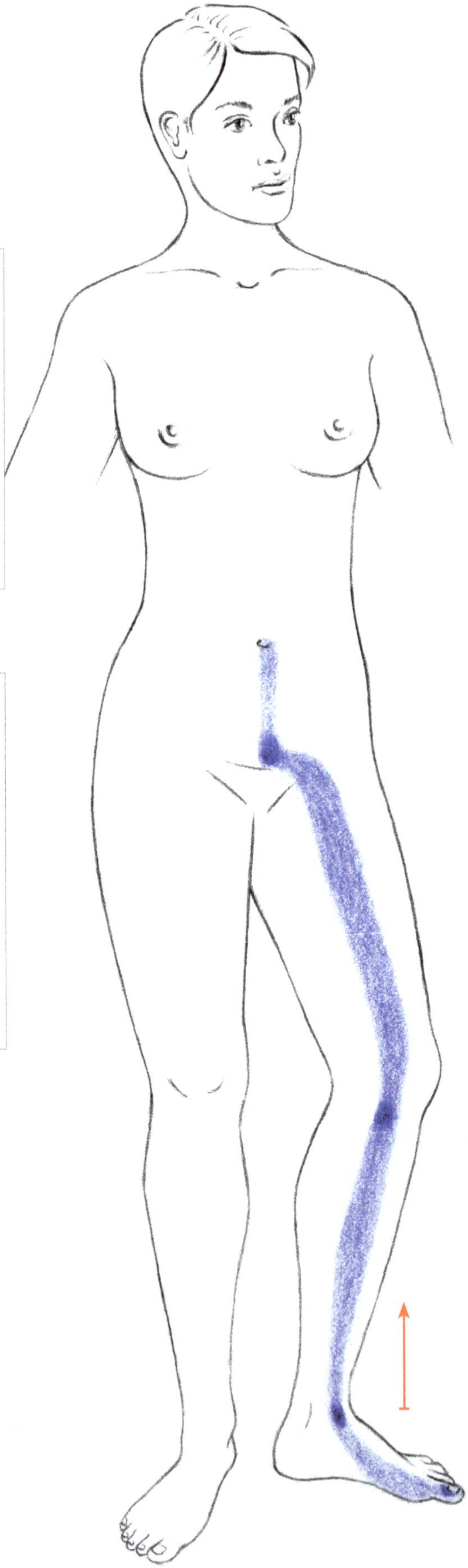

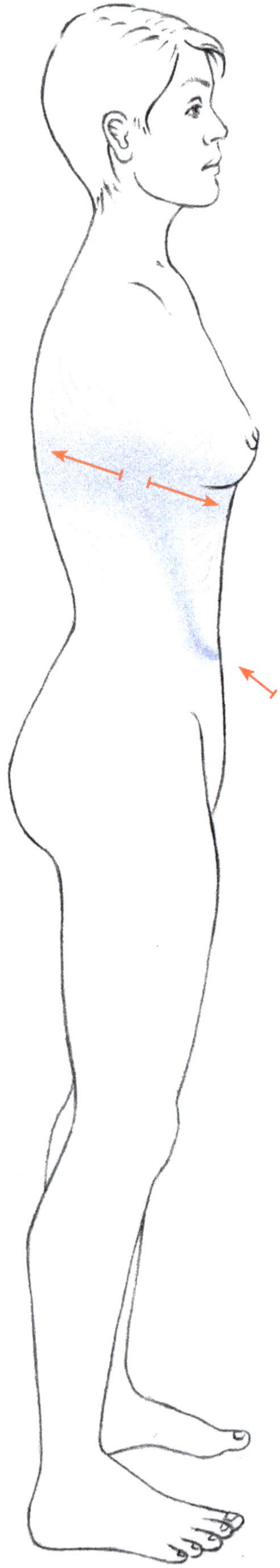

Canal Tendinomuscular de Pulmón

Punto Jing-Pozo: P11

Punto de confluencia: VB22

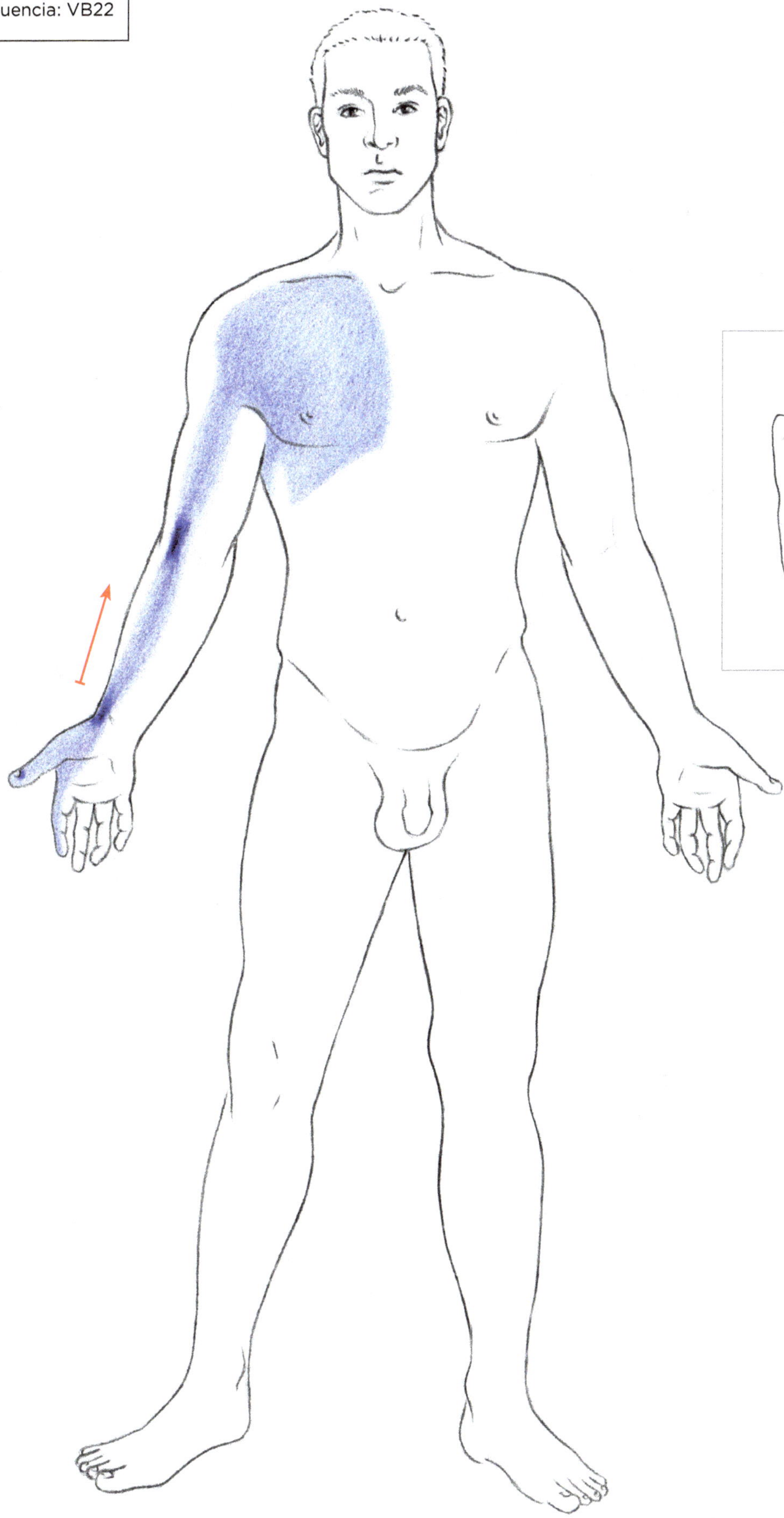

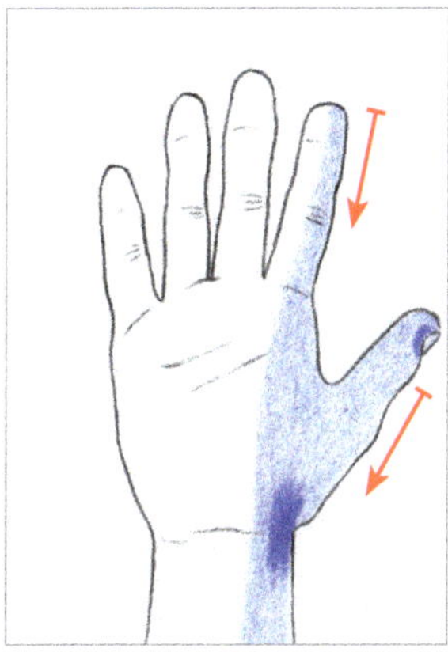

Canal Tendinomuscular de Riñón

Punto Jing-Pozo: R1

Punto de confluencia: Ren3

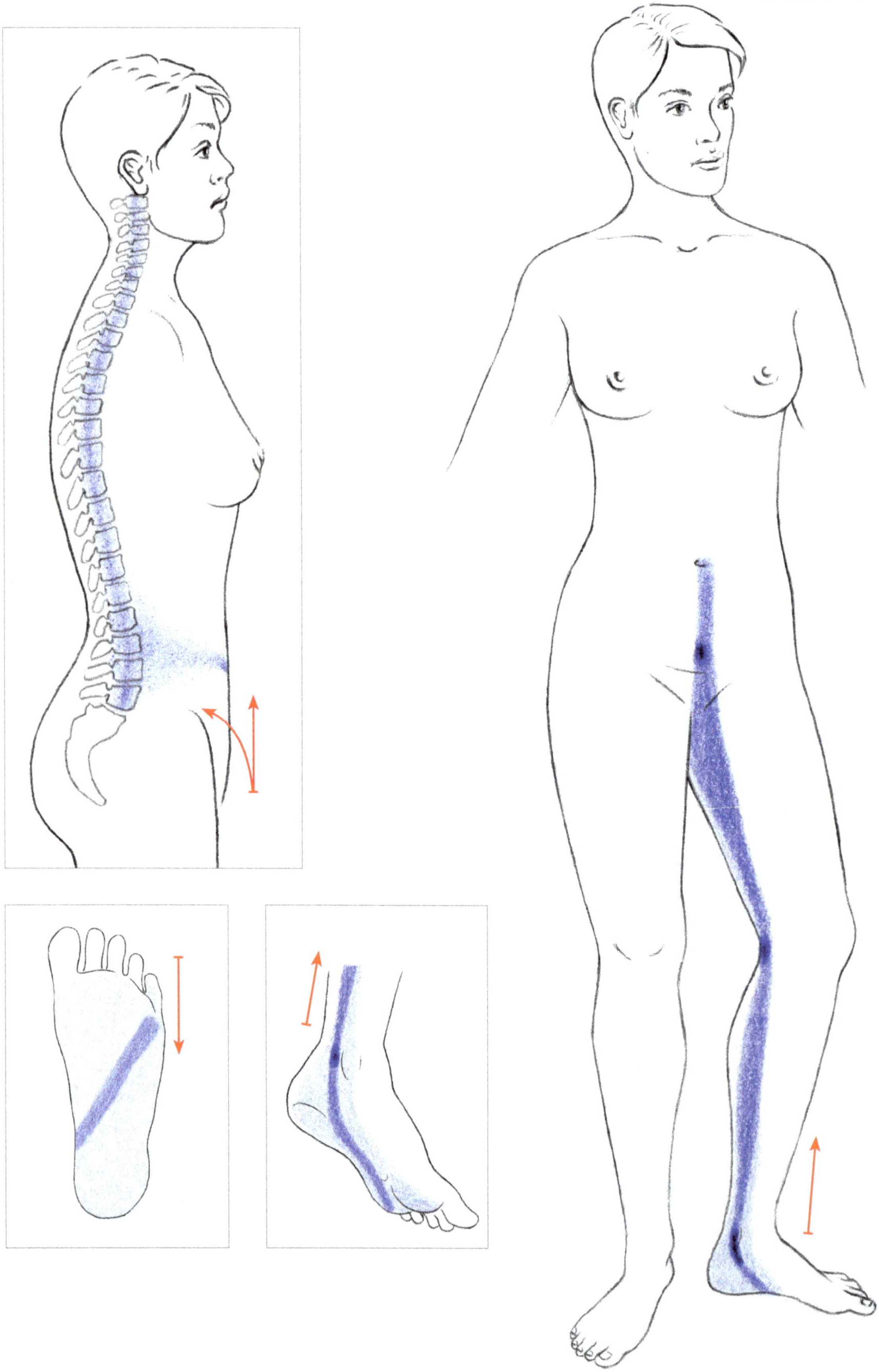

Punto Jing-Pozo: C9

Punto de confluencia: VB22

Canal Tendinomuscular de Corazón

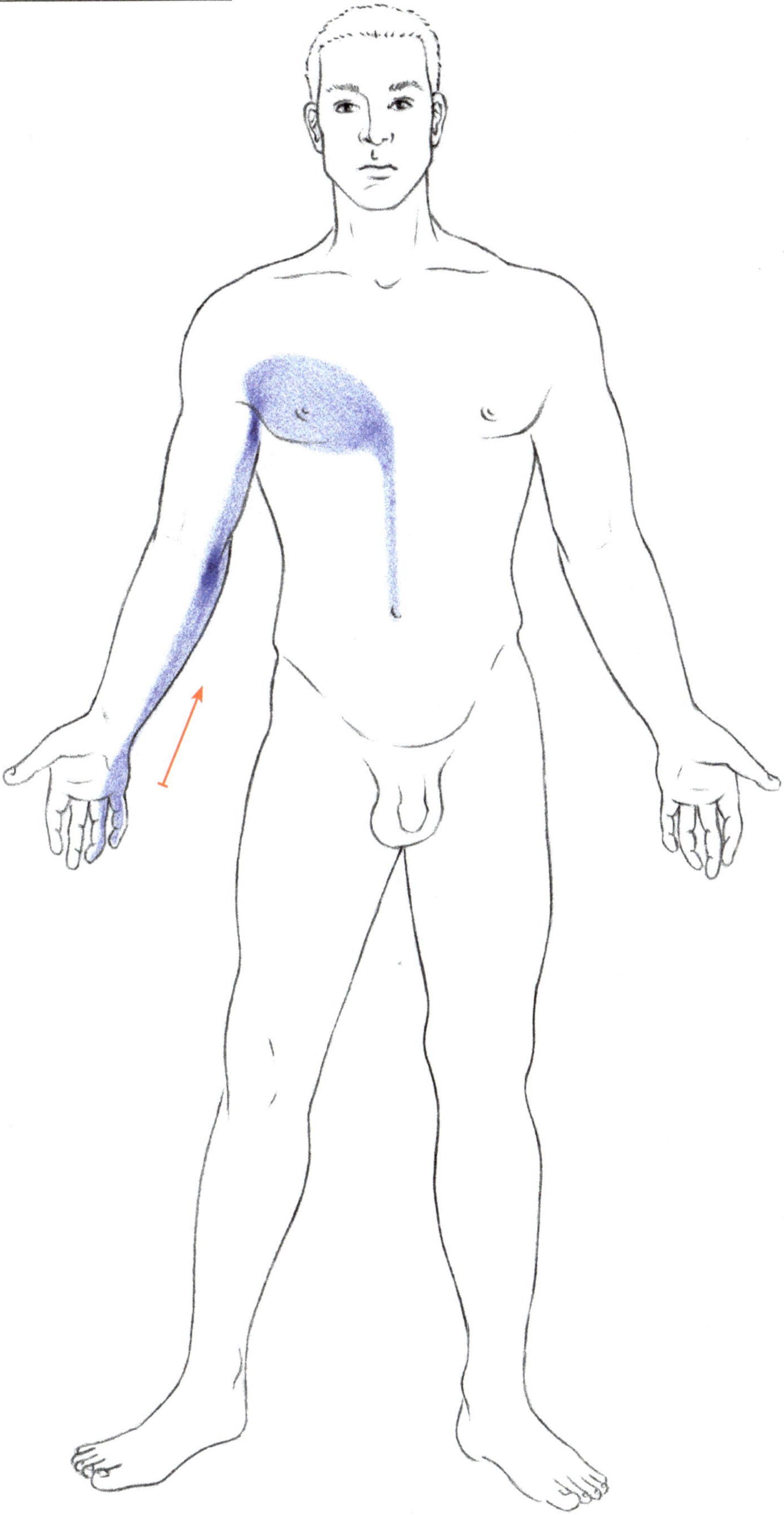

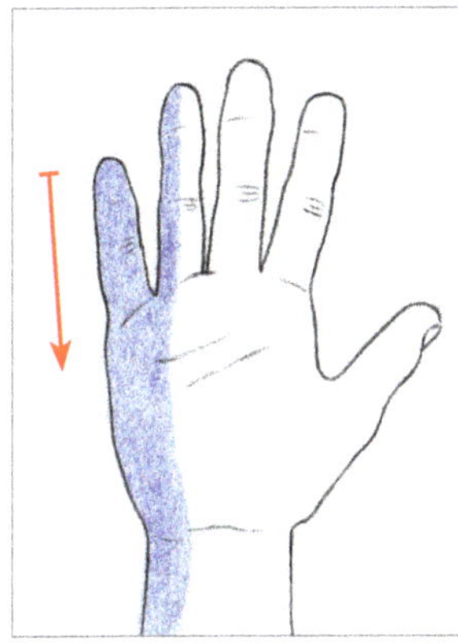

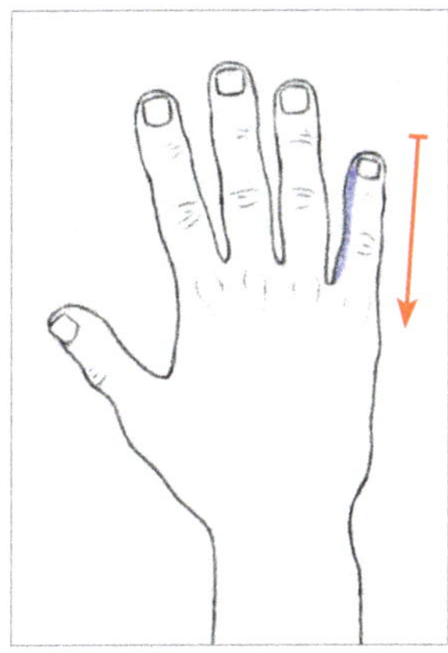

Canal Tendinomuscular de Hígado

Punto Jing-Pozo: H1

Punto de confluencia: Ren3

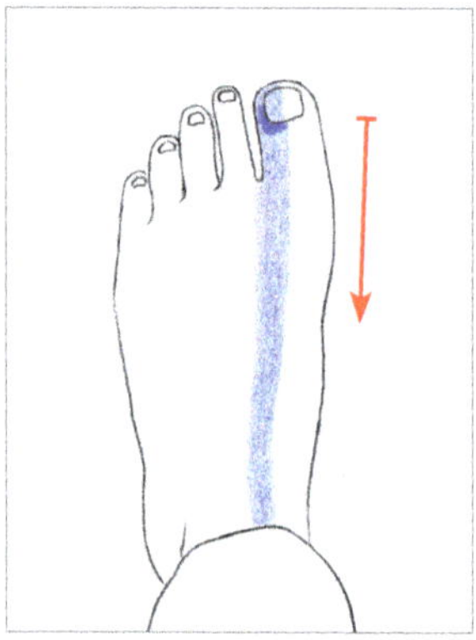

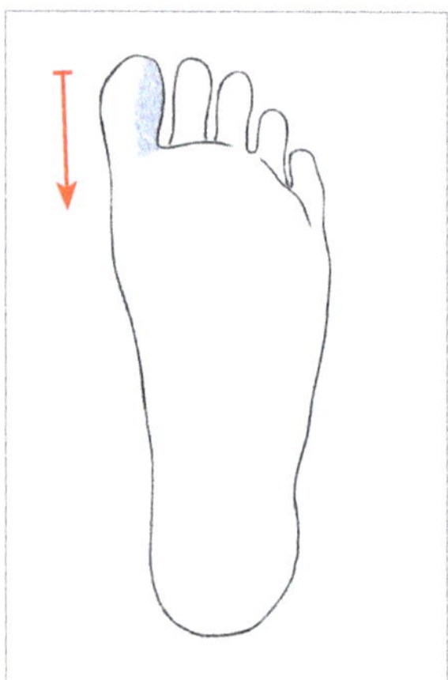

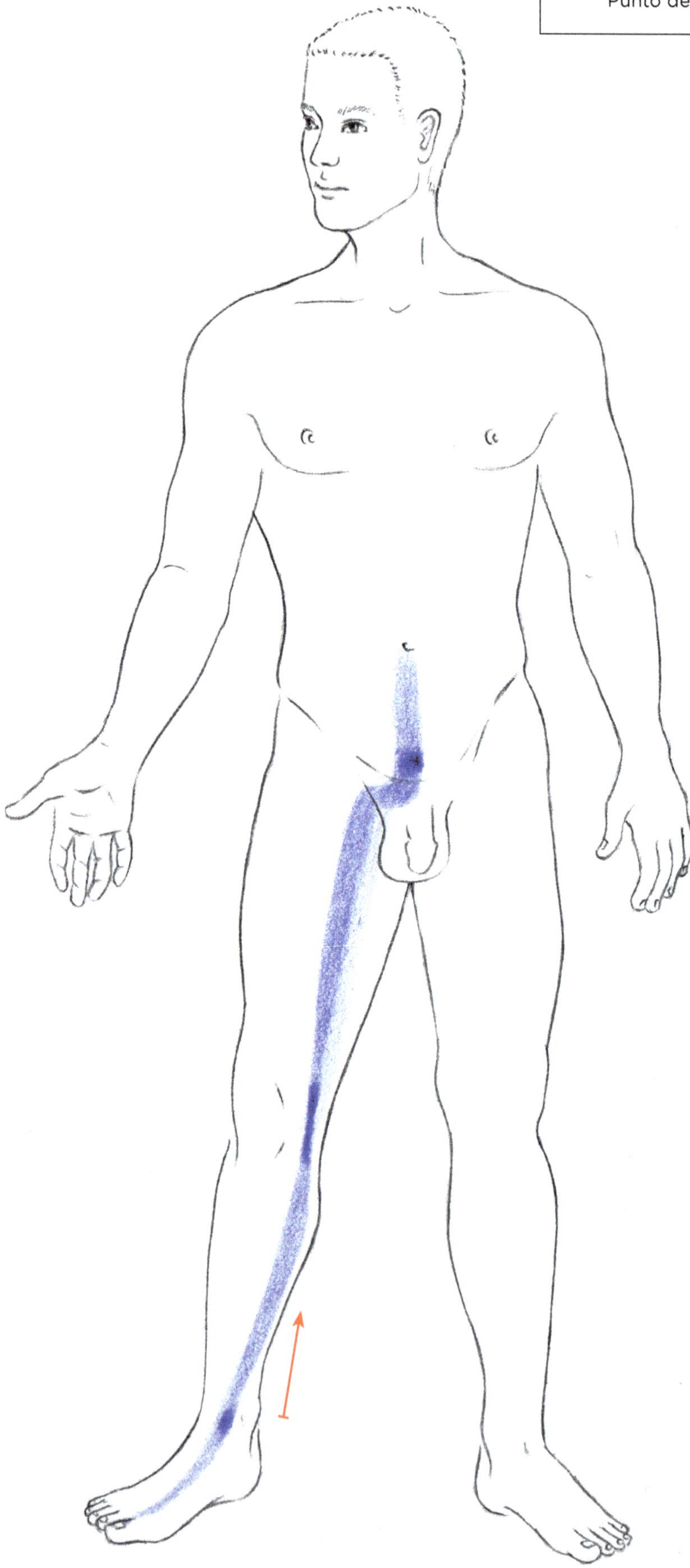

Punto Jing-Pozo: Pc9

Punto de confluencia: VB22

Canal Tendinomuscular de Pericardio

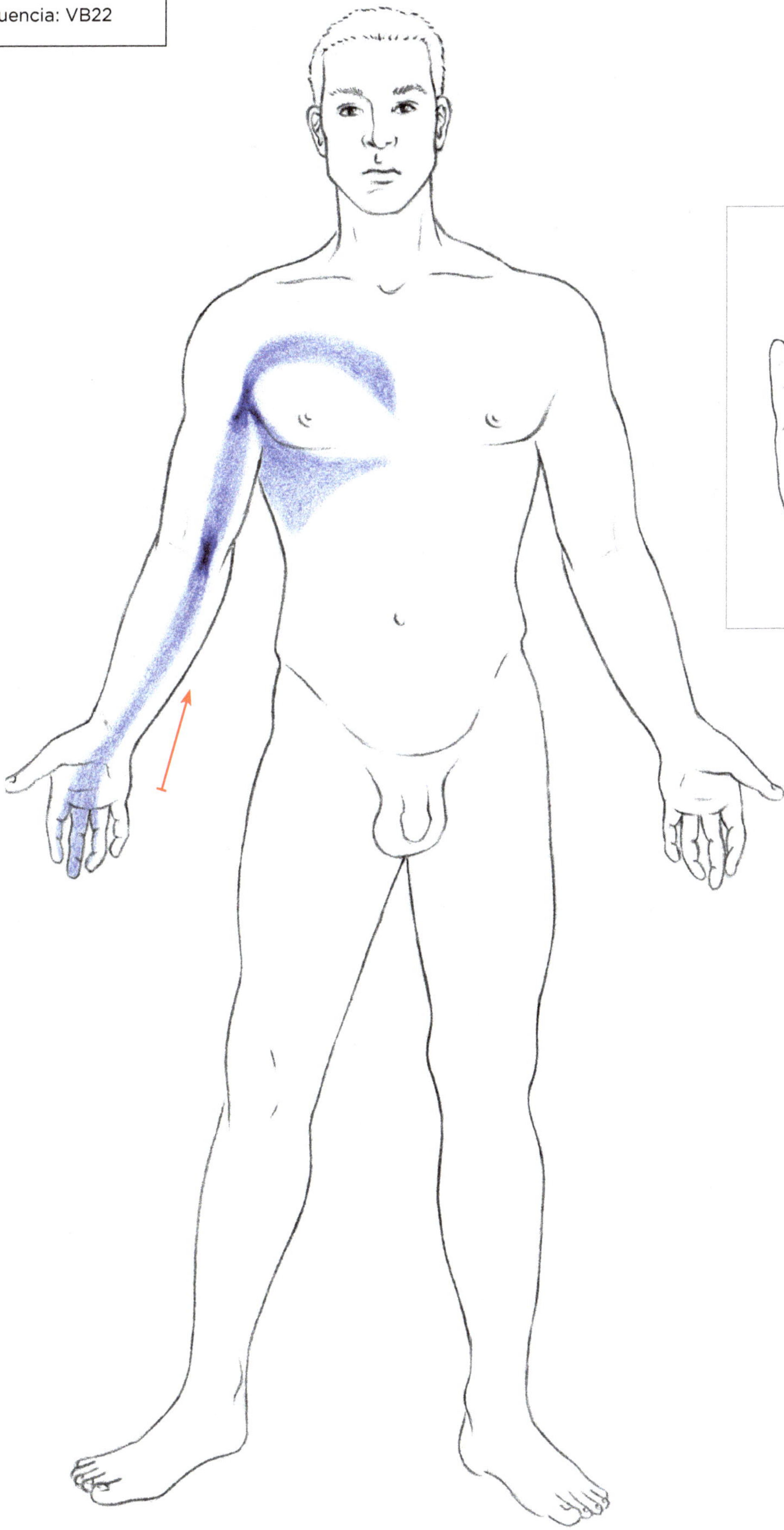

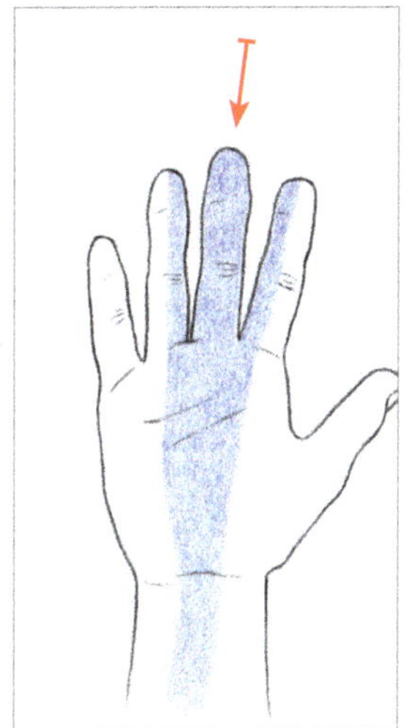

Indicaciones de los canales Tendinomusculares

- Los tratamientos Tendinomusculares liberan cualquier combinación de Frío, Humedad, Calor y Viento atrapada en el nivel Wei que provoca dolor, rigidez, tensión, entumecimiento, neuropatía, alergias, temas digestivos, trastornos anímicos e hipersensibilidad al clima y a la temperatura.
- El tratamiento Tendinomuscular es el tratamiento más indicado para lesiones agudas.
- El tratamiento Tendinomuscular está indicado también para lesiones crónicas, cicatrices o quemaduras nuevas, antiguas y muy antiguas y para alineaciones incorrectas de las articulaciones, como puede ser el caso de hallux valgus (juanetes). Los tratamientos Tendinomusculares aceleran notablemente la recuperación tras las lesiones, las cirugías, las quemaduras, las fisuras y las fracturas.

Etiología

Lesión, invasión de Viento-Frío, lesión inducida por estrés. La máxima cantidad de Wei Qi disponible para la expulsión del Viento-Frío se encuentra en el Tendinomuscular de Taiyang. Cuando el cuerpo no puede expulsar el patógeno a través de Taiyang, este puede propagarse a otros Tendinomusculares causando dolor.

Objetivo

El objetivo de un tratamiento Tendinomuscular es el de expulsar un factor patógeno atrapado y liberar el Wei Qi bloqueado en el canal Tendinomuscular. Los tratamientos Tendinomusculares alivian el dolor y restablecen el movimiento del Qi y la Sangre y el rango de movimiento.

Requisitos previos

Hay dos requisitos primordiales que deben tenerse en cuenta para conseguir que un tratamiento Tendinomuscular sea efectivo:

a. La evaluación según el movimiento
b. El tratamiento de el/los posible/s déficit/s subyacente/s.

Explicación

Evaluación por el movimiento

La evaluación por el movimiento es imprescindible porque indica el Tendinomuscular que está afectado. Es bastante habitual encontrarse con que el Tendinomuscular afectado no se corresponde a la zona donde se manifiesta la lesión. Los síntomas se han transferido al Tendinomuscular aparentemente afectado, pero la lesión permanece en el Tendinomuscular donde se originó el problema. Si tratamos el Tendinomuscular que está aparentemente afectado (aquel en el que se manifiestan los síntomas), puede que el tratamiento Tendinomuscular no resulte efectivo. También puede darse el caso de que la lesión haya migrado completamente a otro Tendinomuscular y haya dejado de estar presente en el Tendinomuscular afectado inicialmente (aunque podría haber dolor residual e hinchazón). En cualquier caso, la evaluación por el movimiento aporta una visión precisa de la localización actual de la lesión y, por tanto, es decisiva a la hora de enfocar el tratamiento.

Tratamiento del déficit subyacente

Los Tendinomusculares se lesionan a menudo debido a que el déficit de Qi impide al cuerpo la posibilidad de desviar o erradicar rápidamente el factor patógeno.

Guía de referencia para el tratamiento de los Tendinomusculares

1. Evaluación del pulso:

Hay que comprobar el estado de los cuatro déficits que de manera habitual contribuyen a un déficit de Wei Qi:

a. Yang de Riñón: ¿Qué fuerza tiene el pulso de Yang de Riñón?
b. Fluidos de Estómago: ¿Cuál es la amplitud del pulso de Bazo a nivel medio?
c. Desinhibición del Qi de Hígado: ¿Es tenso el pulso de Hígado? ¿Está afectada la libre circulación del Wei Qi?
d. Dispersión del Qi de Pulmón: ¿Hay dispersión en el pulso de Pulmón? ¿Al tomar el pulso, ¿sigue el pulso al dedo hasta la superficie al ir soltando lentamente la presión? ¿Puede el Pulmón dispersar el Wei Qi hacia la superficie?
e. Localización del pulso Tendinomuscular: ¿En qué posición se percibe el pulso tenso y superficial?

2. Evaluación por el movimiento

Permite distinguir el Tendinomuscular afectado preguntando al paciente por el movimiento que le es más difícil realizar o que le activa el dolor.

- Taiyang está afectado cuando la persona encuentra dificultad al realizar la extensión. Esto incluye la extensión lateral del brazo (abducción) y la extensión anterior a la que generalmente nos referimos como “flexión”. La limitación de movimiento se aprecia al caminar y al conducir. El dolor se activa con el movimiento de extensión.
- Shaoyang está afectado cuando la persona encuentra dificultad al realizar la rotación. Esto incluye el giro de la cabeza, el torso o la rotación de cualquier zona en general, incluyendo la cadera o los brazos. La flexión lateral de la cabeza es indicativo de Shaoyang.

- Yangming está afectado cuando la persona encuentra dificultad o siente dolor con la bipedestación sostenida, al sostener peso. Sujetar y sostener, sobre todo con el brazo extendido, la inclinación hacia adelante sobre la cadera y permanecer de pie son todos indicativos de afectación a nivel de Yangming. La diferencia entre el dolor a la extensión en Taiyang y Yangming es que el dolor que ocurre a la extensión en Yangming es con el cuerpo inmóvil mientras que el dolor que ocurre a la extensión en Taiyang es durante el movimiento.
- Taiyin está afectado cuando la persona encuentra limitación y/o dolor en la retracción, es decir, al llevar las manos, las rodillas o los pies hacia el cuerpo.
- Shaoyin está afectado cuando la persona siente dolor y/o encuentra dificultad en la rotación con un miembro doblado, por ejemplo, sentarse con el tobillo reposando sobre el muslo o al servir té.
- Jueyin está afectado cuando el dolor es permanente o si hay parálisis (pérdida de todo movimiento).

3. Las zonas de encuentro / confluencia de los canales Tendinomusculares

Los Tendinomusculares Yang de la pierna, los Yin de la pierna, los Yang del brazo y los Yin del brazo convergen en cuatro zonas.

- Los Tendinomusculares Yang de la pierna convergen en la zona de la mejilla.
- Los Tendinomusculares Yin de la pierna convergen en la zona por encima del hueso púbico.
- Los Tendinomusculares Yang del brazo convergen en la zona de las sienes.
- Los Tendinomusculares Yin del brazo convergen en la zona por debajo de la axila.

4. Puntos Ahshi

a. Puntos que aparecen flácidos
b. Puntos que aparecen tensos
c. Puntos que aparecen fríos
d. Puntos que aparecen calientes
e. Puntos dolorosos

5. Conexiones de fijación en los canales Tendinomusculares

Al observar las ilustraciones de los canales Tendinomusculares de este manual se pueden ver zonas donde el Tendinomuscular se une a las articulaciones mayores: los hombros, las caderas, las rodillas, y también el occipucio, la cara y los tobillos. Todas estas zonas están marcadas con una tonalidad más oscura en todo el canal Tendinomuscular. Las fijaciones son zonas donde el Tendinomuscular se conecta a los huesos o ligamentos. El Frío (tensión) puede concentrarse en estas zonas. Es importante liberar estos *frutos de los Tendinomusculares*[1] durante el tratamiento.

[1] Del original en chino guǒ 果 (fruto) en referencia a las zonas de fijación en las inserciones musculares o cerca de las cavidades del cuerpo que tienden a acumular patología y por tanto son zonas propensas al estancamiento.

6. Puntos Jing-Pozo

Son los únicos puntos de acupuntura en los canales Tendinomusculares y son de vital importancia como portales que facilitan la expulsión del patógeno. Como puede observarse en los dibujos, los Jing-Pozo no son puntos; se consideran áreas de descarga potencial y tienen forma de media luna. El punto óptimo para la punción dentro de la zona se localiza mediante un mecanismo de bombeo similar al de un pozo. Para localizar el punto Jing-Pozo, hay que apoyar la articulación interfalángica distal del paciente sobre el dedo índice y con el dedo pulgar de la misma mano apoyado en el extremo distal de la uña del paciente, se bombea la uña hacia arriba y hacia abajo varias veces. La zona alrededor de la base de la uña aparecerá roja. Esa es la localización real del punto Jing-Pozo. Al localizar P11 utilizando este mecanismo, por ejemplo, podríamos llegar a encontrarlo en el lado medial o lateral del dedo índice, o incluso en medio de la base de uña.

Técnica de punción Tendinomuscular

La técnica de punción de los Tendinomusculares se llama *cincelado*. La aguja se inserta a la distancia que permite el tubo (muy superficial, tanto si se utiliza tubo como si no). El codo y la muñeca se mantienen totalmente rectos y se realiza un movimiento de sacar y penetrar solo desde el hombro y solo dentro del nivel Wei, por lo que el movimiento de la punta de la aguja es muy pequeño. Se sigue sacando y penetrando hasta conectar con el Qi, y luego se retira la aguja. (No hay retención de aguja).

Técnica alternativa del "giro" (la que utilizo normalmente): Se inserta la aguja solo a la distancia que el tubo permite. Se gira la aguja alejándose de la línea media hasta que empieza a agarrarse un poco a la piel y se estira directamente la aguja hacia fuera. Se producirá un ligero abombamiento alrededor de la aguja. Esta técnica solo se puede aprender a través de una demostración. A pesar de ser extraordinariamente efectiva, la técnica del giro puede ser dolorosa y no debería utilizarse si el paciente la encuentra demasiado desagradable. El cincelado es mucho menos invasivo.

Protocolo de tratamiento de los canales Tendinomusculares

1. *Tomar los pulsos y anotar el resultado del punto 1 en el apartado anterior (evaluación del pulso).*
2. *Preguntar al paciente donde siente el dolor. O, en caso de que la lesión sea visible, anotar su localización.*
3. *Preguntar sobre el tipo de dolor:*
    a. *punzante* indica Frío
    b. *sordo* indica Humedad

TM

c. *irradiado* indica Calor

d. *itinerante* indica Viento. El Viento es el vehículo de todos los factores patógenos externos ambientales.

4. *Preguntar al paciente qué movimiento es el que le cuesta más realizar o el que le activa el dolor. Esta es la pregunta más importante en el diagnóstico de los Tendinomusculares.*

5. *Ahora debería haber uno o varios Tendinomusculares anotados en la lista:*

El Tendinomuscular detectado en la toma de pulsos.

El Tendinomuscular indicado por la evaluación del movimiento.

El Tendinomuscular relacionado con la localización del dolor.

El resultado podría darnos un solo Tendinomuscular, o podríamos llegar a tener anotados dos o incluso tres Tendinomusculares diferentes.

6. *Tratar el/los déficit/s subyacente/s que encontramos en la información obtenida mediante la toma de pulsos. Podría ser necesario hacer uno o más de los siguientes ajustes dependiendo de la evaluación del pulso:*

    1. Tonificar el Yang de Riñón
    2. Nutrir los Fluidos de Estómago
    3. Desbloquear el Hígado
    4. Dispersar el Qi de Pulmón

Si no se aborda alguno de estos déficits cuando el pulso así lo indica el tratamiento puede verse comprometido. Debe examinarse el pulso para verificar que cualquiera de los posibles déficits ha sido abordado de manera adecuada antes de proceder al tratamiento.

7. *Tratar primero el Tendinomuscular más interno teniendo en cuenta la secuencia de los canales Tendinomusculares:*

Más interno – Pc, H, C, R, P, B, IG, TC, ID, E, VB, V – Más externo

8. *Pincha el punto más tenso en la zona confluente con técnica de igualación.*

a. Cuando se trata un canal Yang de la Pierna, hay que palpar el pómulo y el área circundante para encontrar el punto más tenso.

b. Cuando se trata un canal Yin de la Pierna, hay que palpar el área localizada un cun por encima del hueso púbico para encontrar el punto más tenso.

c. Cuando se trata un canal Yang del Brazo, hay que palpar las sienes y el área alrededor de E8 y VB13 para encontrar el punto más tenso.

d. Cuando se trata un canal Yin del Brazo, hay que palpar el área por debajo de la axila y alrededor de VB22 para encontrar el punto más tenso.

9. *Palpar el canal Tendinomuscular (entero o una parte) desde la zona más próxima al dolor o tensión y recorriendo el canal hasta el punto Jing-Pozo intentando localizar los puntos Ahshi, de manera subjetiva (el paciente es el que dice "Sí, ahí duele") o de manera objetiva (es el terapeuta el que encuentra puntos de flacidez, tensión, frío o calor) o de ambas maneras, objetiva y subjetivamente.*

10. *Pinchar el punto Ahshi a medida que se va recorriendo el canal utilizando la técnica de cincelado o la técnica del giro.*

11. *Desbloquear las zonas de fijación a medida que se va recorriendo el canal.*

12. *Aplicar ventosa o hacer deslizar la ventosa si es necesario para mover el estancamiento.*

13. *Las agujas no se retienen, ya que estamos tratando el Viento.*

14. *Aplicar moxa en las zonas de tensión, frío o flacidez. Se puede moxar mientras se recorre el canal o tras haber terminado con la punción. Hay que pinchar el punto Ahshi en cuestión, y seguidamente aplicar moxa en el lugar de la inserción.*

15. *Al llegar al final del canal Tendinomuscular, pinchar el punto Jing-Pozo correspondiente al canal Tendinomuscular que se está tratando y retirar la aguja para poder liberar el factor patógeno. Solo hay que insertar la aguja orientada distalmente y retirarla inmediatamente. En los puntos Jing-Pozo no hay que utilizar las técnicas de cincelado o de giro.*

16. *Repetir el mismo procedimiento para todos los Tendinomusculares que figuren en el diagnóstico, en dirección opuesta a la de la progresión (de más interno a más externo). Por ejemplo, si la lesión se localiza en Taiyang, pero se ha desplazado a Yangming, habría que tratar Yangming primero y Taiyang al final.*

17. *Utilizar el tiempo sobrante para volver a las áreas en las que se ha aplicado moxa, para asegurarse de que se mantienen calientes. Si no siguen calientes hay que volver a moxarlas.*

Tonificación de los canales Tendinomusculares

Cuando la flacidez en el Tendinomuscular provoca la dislocación repetitiva de una articulación, o una debilidad está causando una falta de integridad en la estructura, en lugar de desbloquear se tonificará el canal Tendinomuscular.

1. Pinchar la zona de confluencia.
2. Pinchar el punto Jing-Pozo con la aguja orientada hacia arriba (próxima) al canal.
3. Palpar desde el punto Jing-Pozo proximalmente subiendo por el canal. Hay que encontrar las áreas flácidas, insertar la aguja, cincelar y retirar la aguja inmediatamente y cubrir el orificio con un movimiento deslizante con el dedo de tal manera que la apertura hecha por la aguja no quede expuesta. Empezar desde el punto Jing-Pozo e ir subiendo a lo largo del canal.

Algunas zonas pueden presentar exceso (de Frío, Humedad o Calor) en cuyo caso hay que tratar esas zonas tal y como lo haríamos con el protocolo de desbloqueo.

Frecuencia de los tratamientos

La lesión mejorará radicalmente con la primera sesión. A menudo puede darse una remisión total. Si solo podemos ver al paciente una vez por semana el tratamiento será igualmente efectivo, aunque puede alargarse más. En estos casos podemos recomendar la aplicación de ciertos linimentos (véase más abajo) aunque si los tratamientos se realizan correctamente no es necesario. (Se pueden prescribir linimentos si ambos terapeuta y paciente resuenan con este método).

Prescripción Clásica

Los tratamientos Tendinomusculares deberían realizarse tres días seguidos, hasta un máximo de tres veces al día.

Nota práctica: se debería advertir al paciente de la conveniencia de mantenerse caliente y cubierto, de tomar baños con sales de Epsom o sal marina, de evitar alimentos fríos o crudos y de evitar la aplicación de hielo y compresas frías. En la mayoría de ocasiones un solo tratamiento puede producir un efecto extraordinario. Es posible conseguir una remisión total con un solo tratamiento incluso en el caso de antiguas lesiones Tendinomusculares crónicas instauradas desde hace décadas.

Expectativas generales: debido a la frecuencia típica de visitas actual de los pacientes a razón de una vez por semana, la mayoría de lesiones pueden requerir varios tratamientos semanales.

Tratamiento de los canales Tendinomusculares con aceites esenciales

El tratamiento de los canales Tendinomusculares con aceites esenciales se hace con linimentos, ya que estos canales solo tienen un punto y son muy extensos. Por norma general el linimento se mezcla según el diagnóstico, por lo que obtendremos diferentes linimentos según se trate de Viento-Frío, Viento-Calor o Viento-Humedad, aunque podemos encontrar fácilmente en linimentos de uso comercial la mezcla de aceites para cada una de las situaciones posibles. Es mejor tener a mano los tres tipos de aceite por separado cuando es uno mismo quien realiza las mezclas. La mezcla de linimentos de aceites esenciales para tratamientos Tendinomusculares es muy compleja y va más allá del propósito de este libro. Hay que elegir el aceite correcto para abordar cada uno de los déficits subyacentes y las direccionalidades implicadas, así como tener en cuenta si hay pérdida de sensibilidad, dolor o implicación de la Sangre. No obstante, para completar el tema se adjunta una lista de aceites que estimulan las seis zonas. Se mezclan entre un 1% y un 5% en aceites base seleccionados cuidadosamente según los déficits de base y teniendo en cuenta el diagnóstico.

Taiyang:	Abeto negro, albahaca
Shaoyang:	Romero, apio, limón
Yangming:	Naranja amarga, naranjo amargo (o petitgrain)
Taiyin:	Eucalipto de Smith (o Smithii) / mentolado, gálbano
Shaoyin:	Benjuí, salvia
Jueyin:	Salvia romana, manzanilla alemana

Recomendaciones de seguimiento

Los baños de sales de Epsom o sales marinas refuerzan considerablemente cualquier tratamiento Tendinomuscular. Un baño caliente de al menos veinte minutos con uno o dos litros de sales de Epsom es un complemento idóneo. (Hay que tener precaución en caso de hipertensión).

Consecuencias curativas

Existe el riesgo de que una lesión en un canal Tendinomuscular se desplace a otro canal adyacente sobre todo si durante el tratamiento se omite el punto confluente.

Resolución de problemas

El tratamiento no ha dado resultados.

Hay que asegurarse de que se han tratado previamente los déficits de base. Omitir este paso es el motivo más frecuente por el que un tratamiento Tendinomuscular puede no resultar efectivo. Ver sección de Preguntas Frecuentes para algunos consejos terapéuticos.

No hay mejoría (ni en dolor ni en flexibilidad) después del tratamiento durante la evaluación mediante el movimiento.

Indica una estasis de Sangre que se debe corregir.

El dolor se ha desplazado, pero no ha desaparecido.

Lo más probable es que se haya omitido el punto confluente o el punto Jing-Pozo, o quizás no se han tratado los canales en el orden adecuado de más interno a más externo.

Hay mejoría considerable, pero todavía hay dolor agudo.

Probablemente no se ha utilizado moxa en las zonas de dolor o de tensión. Hay que utilizar moxa y ventosas deslizantes y hay que asegurarse de liberar el punto Jing-Pozo.

No he podido conseguir conectar con el Qi a través de la aguja girándola o llevándola hacia arriba y penetrándola.

Seguramente se ha utilizado un tipo de aguja inadecuada. Ver la sección Material en el anexo, página 404.

TM

Preguntas frecuentes

1. *¿Es posible resolver el/los déficit/s de base y realizar un tratamiento Tendinomuscular completo en el transcurso de una sola sesión?*

Sí, con algo de práctica se pueden tratar con éxito las causas subyacentes en la misma hora en que se realiza un tratamiento Tendinomuscular. No es habitual encontrarse todos los déficits en un mismo paciente. Al empezar a trabajar con los Tendinomusculares es recomendable programar sesiones más largas. Durante la consulta hay que ceñirse a preguntas que son relevantes para los Tendinomusculares y tomar los pulsos al inicio de la consulta.

2. *No consigo estimular suficiente Yang de Riñón en los pulsos antes de realizar un tratamiento Tendinomuscular. ¿Qué puedo hacer?*

Se puede aplicar moxa en Du4 y Du14.

3. *No consigo generar suficientes Fluidos de Estómago en el pulso antes de realizar un tratamiento Tendinomuscular. ¿Qué es lo debería hacer?*

Se debería tonificar E42 y TC2. Hay que tener un vaso de agua templada y una cañita de beber a mano para que el paciente pueda tomar fluidos.

4. *Lo he intentado, pero no consigo liberar el pulso de Hígado. ¿Qué debo hacer?*

Se puede pinchar V17 en la posición Hua Tuo[2] bilateralmente y, a continuación, calentar el punto con moxa. También se puede dispersar H14, o H6 y P6.

5. *No consigo que el Qi de Pulmón se disperse en el pulso antes de realizar un tratamiento Tendinomuscular. ¿Qué puedo hacer?*

Se puede pinchar P7 con la técnica voladora (ver en el nº 6 del apartado sobre técnicas de punción derivadas del tuina en la sección sobre Agujas y técnicas de punción en la página 7).

6. *Si el Wei Qi está atrapado en las articulaciones, ¿cómo puede alcanzar la aguja el Wei Qi cuando su inserción tiene tan poca profundidad?*

Las técnicas de cincelado o giro conectan con el Wei Qi de manera muy específica, por lo que incluso cuando la aguja no alcanza más profundidad que la que permite el tubo al insertar inicialmente la aguja, la técnica se dirige al Wei Qi y lo lleva a la superficie desde cualquier profundidad en la que se encuentre.

7. *¿Qué es una liberación Tendinomuscular? ¿Tengo que hacerla?*

Una liberación Tendinomuscular es una técnica manual clásica sin empleo de agujas que libera una serie de músculos del cuerpo y que forman parte de la tradición Wàikē 外科. Es una técnica muy difícil de describir en palabras debido a su alto grado de sutileza. Requiere tiempo por parte del terapeuta, pero resulta verdaderamente milagrosa. Para quienes estén familiarizados con esta técnica, la liberación del cuello (Du14) y de Du4 con la técnica de

[2] La posición Hua Tuo se localiza a 0,5 cun lateral a la línea media de la espalda y aproximadamente a 1 cun medial de la línea interna del canal de Vejiga.

liberación Tendinomuscular resulta muy útil antes de realizar un tratamiento Tendinomuscular. Debe realizarse siempre antes de la inserción de las agujas. De todos modos, siguiendo el protocolo descrito, los tratamientos Tendinomusculares sin liberaciones manuales siguen siendo enormemente efectivos.

Caso clínico

Un hombre acude a la consulta con una lesión de tobillo. Mientras daba un paso desde la alcantarilla hacia la acera resbaló con el hielo y se torció el tobillo. Se acababa de duchar y corría hacia el autobús, lo cual le hizo sudar. Hay hinchazón a lo largo de la cara lateral de la pierna y el pie desde V59 a V62. El dolor es agudo. El movimiento que presenta mayor limitación es la rotación.

Diagnóstico:

Viento-Frío en los Tendinomusculares de Vesícula Biliar y Vejiga.

Razonamiento:

1. Hay lesión visible en el Tendinomuscular de Vejiga.
2. El dolor que genera la rotación indica que la lesión se ha desplazado y se localiza ahora en Shaoyang lo que significa que el canal Tendinomuscular de Vesícula Biliar está afectado.

Tratamiento:

1. Se pincha el punto más tenso (Ahshi) alrededor de ID18.
2. Hay que palpar para encontrar puntos Ahshi a lo largo del canal de Vesícula Biliar y se tratan mediante la técnica de giro o cincelado.
3. Hay que moxar las áreas frías, tensas o hinchadas a medida que nos vamos desplazando.
4. Se pincha VB44 y se retira la aguja.
5. Se pincha en la hinchazón a lo largo del canal de Vejiga y se trata con la técnica de giro o cincelado.
6. Se moxa la hinchazón a medida que uno se va desplazando por el canal.
7. Se pincha V67 y se retira la aguja.
8. Hay que comprobar que las zonas moxadas conservan cierto grado de calor. El tiempo restante se emplea para moxar esas zonas.

Nota: prefiero pinchar el punto Jing-Pozo justo después del punto de confluencia y pincharlo de nuevo al final del tratamiento. De esta manera, puedo focalizar mi intención, ya que cuando ambos puntos, el Jing-Pozo y el confluente, están pinchados simultáneamente, el cuerpo entiende de manera inequívoca que lo que se está activando son los canales Tendinomusculares.

TM

經絡

Los canales Luo

TRATAMIENTOS DE LOS CANALES LUO

Análisis de los capítulos 10, 21, 22, 27, 39, 48 y 62 del *Lingshu* y el capítulo 18 del *Suwen*

Origen de los canales Luo

"Los canales Primarios no son visibles; hay que tomar el pulso en la muñeca para poder diagnosticarlos. Los canales visibles son los canales Luo".

—Capítulo 22, *Lingshu*

Los canales Luo son colaterales de los canales Primarios. Son reservorios visibles de patología y los genera el cuerpo en respuesta a la presencia de un factor patógeno. Presentan una gama amplia de formas que abarca desde las arañas vasculares a las varices y pueden generar hinchazones y nódulos. La función de los canales Luo es la de mantener la patología en el nivel Ying, lejos de los órganos, utilizando la Sangre como medio.

Los canales Luo (también conocidos como *canales de conexión*) no existen en ausencia de patología. Los factores patógenos representan una amenaza para el sistema de defensa del cuerpo. Pueden ser factores climáticos externos (viento, frío, humedad), y factores internos: los efectos de una dieta inadecuada y de estilos de vida poco saludables, de factores ecológicos (contaminación, virus, bacterias, hongos, parásitos), toxinas (por ejemplo, amianto, metales pesados) y emociones. La patología relacionada con la dieta y los hábitos de vida no es ni exclusivamente interna ni exclusivamente externa. Los factores emocionales son internos, lo que significa que en un inicio afectan a lo interno, y en especial al terreno Luo ya que es la Sangre la que conduce las emociones. Las emociones son: la ira, el miedo (incluyendo el shock y el pánico), la preocupación y el exceso de pensamiento (al que nos referimos hoy en día como pensamiento obsesivo), ansiedad y tristeza.

Cuando un canal Luo retiene patología y hace un intento de vaciarlo el Qi se rebela. El cuerpo genera calor con el fin de movilizar el Qi patológico hacia arriba y hacia fuera. Veremos en las funciones de los canales Luo una forma de tratar el Qi rebelde (eliminando la patología); el Calor interno (mediante la eliminación del Calor de la Sangre y de los órganos); los trastornos musculoesqueléticos (mediante los trayectos de los canales); todas las patologías de la Sangre (moviendo y regulando la Sangre) así como las emociones (ya que es la Sangre la que conduce el Shen).

Referencias históricas de los canales Luo

El capítulo 10 del *Lingshu* describe los trayectos y enumera los signos y síntomas de los canales Luo. Nos informa de que los Luo son visibles y no penetran las articulaciones. Nos indica que hay que sangrar los Luo a días alternos para poder liberar la patología y nos advierte de que el hecho de no hacerlo permite que la patología se vacíe desde los canales Luo al nivel Yuan causando reumatismo. El capítulo 19 recomienda el tratamiento de los Luo cuando la Sangre es visible y recomienda continuar con el tratamiento hasta la remisión de la enfermedad.

El capítulo 21 analiza el empleo de los puntos Luo para tratar el Qi rebelde. El capítulo 22 del *Lingshu*, un capítulo destacado por su lenguaje singular, describe los signos y síntomas y los protocolos de tratamiento. Uno podría basar su trabajo clínico entero en este capítulo. El capítulo 27 describe el vaciado de los canales Luo, las enfermedades que aparecen a consecuencia y el protocolo de tratamiento para el vaciado de Luo. En el capítulo 39 se detallan las diferentes apariencias de la Sangre durante el tratamiento y se analiza la relación entre la Sangre y los Fluidos. Se describe la Sangre que es negra y turbia, la Sangre que emerge con fuerza o que parece savia del árbol, cualidades que vemos a menudo durante el tratamiento en consulta. El capítulo 48 describe el tratamiento profiláctico de los canales Luo. En el capítulo 62 se dice que cuando los Luo están obstruidos, la patología permanece retenida en los 4 miembros, bloqueando de esta manera los puntos Shu Antiguos e impidiendo que el tratamiento de los canales Primarios pueda ser efectivo. El capítulo 18 del *Suwen* nos describe en detalle el Gran Luo de Estómago. Los capítulos 23 y 26 del *Nanjing* identifican 15 canales Luo. El capítulo 26 nos informa de que se localizan en el lado opuesto a su correspondiente canal Primario.

Terminología Luo longitudinal y transversal

La nomenclatura de los Luo es imprecisa ya que cada uno de los canales Luo es una sola unidad que abarca un aspecto longitudinal y otro aspecto transversal. Los Luo longitudinales y los Luo transversales incluyen signos y síntomas dispares pero no son entidades separadas. Es en la sección transversal de un canal Luo donde la enfermedad penetra a un nivel más profundo.

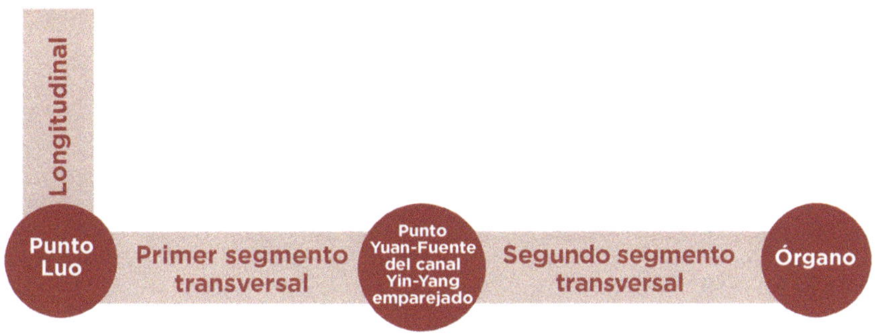

Los Luo se pueden visualizar como una unidad en forma de "L" con el punto Luo situado en el vértice.

Los Luo longitudinales se denominan así porque tienen su origen en el punto Luo y porque tienen un trayecto propio, que puede ser distal o proximal, a lo largo de las extremidades del cuerpo.

Los Luo transversales se llaman así porque es en este terreno en el que la patología se desplaza del nivel Ying al nivel Yuan debido a que el cuerpo ya no puede seguir manteniendo la patología latente en el canal Luo longitudinal. Al trazar este desplazamiento en el cuerpo podemos observar que el movimiento es relativamente transversal (ver las ilustraciones).

Los canales Luo circulan proximalmente des del punto Luo, a excepción de los canales Luo de Pulmón y de Vesícula Biliar. El Luo de Pulmón tiene un recorrido distal en un intento de movilizar la patología de vuelta al exterior. La Vesícula Biliar tiene un recorrido distal hacia E42, punto a partir del cual entra en contacto con el nivel Yuan-Fuente a través del quinto trayecto de Chongmai, vertiendo la patología emocional y fisiológica en el terreno constitucional. A la inversa, esta misma apertura le permite al Luo de Vesícula Biliar expulsar patógenos constitucionales al nivel Ying.

Los Luo transversales se representan a menudo con líneas simples que podemos trazar con un dedo, por ejemplo, de E40 a B3. No obstante estos pequeños trayectos son simplemente representaciones de profundos trayectos internos potenciales conectados al nivel Yuan-Fuente. Algunos de estos trayectos profundos se muestran en verde claro en las ilustraciones.

Si la patología Luo se trata en cualquier punto de su progresión, puede revertirse el desarrollo de la patología y conseguir de esta manera iniciar un proceso de curación completa.

Definiciones: vasos Luo visibles y canales Luo

Por lo general, los términos canal y vaso se utilizan indistintamente. En este manual el término canal Luo se refiere al trayecto Luo entero con su origen en el punto Luo y el término vaso Luo indica vasos sanguíneos visibles o manchas.

Un vaso Luo puede ser varias cosas:

- Arañas vasculares
- Varices
- Morados
- Vasos sanguíneos de color morado, azul oscuro o negro
- Vasos sanguíneos que sobresalen
- Zonas descoloridas por sangre ocluida (que acostumbran a ser rojas, azules o moradas)

"Cuando los vasos son azules indica Frío. Cuando los vasos son rojos indica Calor o fiebre. Cuando hay Frío en el Estómago, la eminencia tenar es azul. Cuando la eminencia tenar es negra, el Frío se ha estancado y hay mucho dolor".

Capítulo 10, *Lingshu*

"Un vaso Luo puede ser fino como una aguja, o largo como un tendón".

Capítulo 39, *Lingshu*

Los Luo en la secuencia de los canales Complementarios

Cuando no hay patología, la fisiología natural se mantiene bajo la influencia de los canales Primarios. Cuando las dificultades se resuelven y/o se dejan pasar a medida que se van presentando la patología no aparece.

La mayoría de las dificultades agudas con las que el cuerpo se encuentra son gestionadas a nivel de los Tendinomusculares. Los innumerables factores patógenos externos a los que estamos expuestos de manera constante a través de la respiración, la alimentación y el contacto con la piel tales como virus (Frío) y bacterias (Calor) son neutralizados por el Wei Qi-Defensivo. El Wei Qi Defensivo reside en la parte externa del cuerpo y en el intestino y está gobernado por los canales Tendinomusculares. Si el Wei Qi Defensivo es deficiente debido a las posibles debilidades sistémicas (detalladas en el capítulo de los Tendinomusculares) puede fracasar en su intento de resolver una situación patogénica, lo cual significa que no ha podido generar una respuesta curativa para expulsar el patógeno del cuerpo.

Los canales Tendinomusculares empiezan en los puntos Jing-Pozo. Si los Tendinomusculares fracasan, se dice del patógeno que *ha penetrado más allá del punto Jing-Pozo*, es decir, más allá del nivel de los Tendinomusculares.

Una vez traspasado el umbral Tendinomuscular, el patógeno puede penetrar hacia el interior; se desplaza más allá de los canales Primarios y se encuentra con el punto Shu-Arroyo: el punto de conexión entre el ámbito exterior y el ámbito interior. El punto Shu-Arroyo es como una compuerta de un embalse; puede conducir al patógeno hacia fuera. Si el patógeno traspasa el punto Shu-Arroyo, podemos decir que se ha desplazado al interior.

Nota: un factor patógeno externo que se ha desplazado al interior no es lo mismo que un factor patógeno interno. Un factor patógeno interno se ha generado en el interior, y se consideran como tales los emocionales y los que son debidos a la dieta y a los hábitos de vida.

En cualquier punto en el proceso de invasión de la patología, el canal Primario puede hacer frente al avance del patógeno, pero los factores patógenos no son la principal prioridad de los canales Primarios por lo que generalmente trasladan al patógeno a un punto con capacidad de reserva para mantenerlo en reposo. El primero de tales puntos con capacidad de reserva con el que se encontrará es el punto Yuan-Fuente. Si el Qi Yuan-Fuente es incapaz de contener al patógeno, el patógeno puede instalarse en el punto Yuan-Fuente. No obstante, utilizar el punto Yuan-Fuente como fondo de latencia comporta cierto riesgo para el cuerpo ya que en caso de posible amenaza en los puntos Yuan-Fuente y ante la posibilidad de que estos fueran incapaces de seguir conteniendo al patógeno, el patógeno conseguiría acceder directamente al nivel Yuan, y por consiguiente a los órganos. Los órganos tienen que estar protegidos a toda costa. Es por ello que el cuerpo tiende a trasladar al patógeno más allá del punto Yuan-Fuente en el canal Primario, hasta el punto Luo. El patógeno encuentra al punto Luo y lo penetra. El cuerpo crea entonces una reserva de Sangre, un canal Luo (longitudinal), para contener al factor patógeno. La función de los Luo longitudinales es la de mantener la patología en las extremidades, bien alejada de los órganos.

En este escenario, la intención del cuerpo es la de utilizar el Ying Qi (la Sangre) como una barrera de contención que contenga al patógeno y de esta manera detener su avance más allá del punto Luo. Si consiguiera traspasar el punto Luo y llegar al punto He-Mar, podría llegar a alcanzar a los órganos.

Los factores patógenos internos pueden ser también desplazados a los Luo. Las emociones afectan a los órganos y para poder evitar estrés o daño a los órganos, el cuerpo puede generar vasos Luo y desplazar la patología emocional a esos vasos para mantener al órgano libre de la carga que genera esa emoción. Esto puede ocurrir tanto en el caso de una emoción de intensidad abrumadora concentrada en un corto espacio de tiempo, como en el caso de una emoción sostenida a largo plazo que no ha sido resuelta. Y es que los Luo son puntos empíricos para cualquier tema no resuelto relacionado con la Sangre. Otros factores internos, incluidos los de la dieta, pueden ser desplazados a los vasos Luo. El Qi pernicioso puede ser trasladado a un vaso Luo como puede ser, por ejemplo el de una intoxicación alimentaria derivada de una almeja en mal estado que el Estómago, por carecer de suficiente Wei Qi Defensivo, no ha podido purgar.

Los vasos Luo se forman

- **Cuando los canales Tendinomusculares han fracasado en su intento de defender al cuerpo contra un patógeno externo.**
- **Cuando un factor patógeno interno aparece, el cuerpo no tiene suficientes recursos para expulsarlo, y el cuerpo elige la Sangre como zona de contención entre los órganos y el factor patógeno.**

Indicaciones de los canales Luo

Un tratamiento Luo está indicado en casos:

1. en los que hay vasos sanguíneos visibles.
2. en los que la Sangre se acumula visiblemente causando descoloración (de un tono rojizo o azul/violáceo), o en los que la linfa o la Humedad se acumula generando hinchazón o nódulos.
3. en los que están implicados signos y síntomas de carácter emocional, psicológico o psiquiátrico, que pueden ser agudos o crónicos, ya que es en la Sangre donde reside el Shen.
4. de patología de la Sangre, incluidas las enfermedades de la Sangre, Fuego Tóxico en la Sangre, temas circulatorios, estancamiento de la Sangre, Sangre ocluida.
5. de patología de Corazón.

Terminología de la plenitud y el vaciado de Luo

A medida que el punto Luo se va agotando por el esfuerzo prolongado para contener a la patología va creando más espacio de latencia generando arañas vasculares a lo largo del canal en el nivel medio de los tejidos, mediante el proceso de angiogénesis. Con el tiempo, las arañas vasculares se van haciendo visibles al *emerger* hacia la superficie en un intento de liberar (mediante sangrado) su patología a través del nivel Wei. Cuando los vasos Luo se hacen visibles se les da el diagnóstico de *Luo en plenitud*.

El término *Luo en plenitud* no significa que el Luo no pueda aceptar más patología, sino simplemente que el vaso Luo se ha hecho visible.

Para liberar la patología en esta fase del proceso debería realizarse un tratamiento de Luo en plenitud. (Ver detalles en la página 86). El punto Luo, que es donde el canal quiere liberar la patología, tiene que ser sangrado para poder *vaciar los Luo*. Una serie de tratamientos de Luo en plenitud facilitará la salida de la patología a la superficie, liberando completamente de patología, en el mejor de los casos, o como mínimo, liberando espacio en el vaso Luo para poder ampliar margen donde acoger más patología y de esta manera conseguir retardar el avance de la enfermedad.

Si la patología no se libera, el vaso Luo puede seguir expandiéndose pero en algún momento alcanzará un grado de saturación y no podrá seguir conteniendo más patología. El patógeno volverá entonces al canal Primario. Llegados a este punto se dice que el canal Luo *se ha vaciado*. Los vasos Luo que previamente se habían hecho visibles (arañas vasculares) pueden desaparecer debido a que la Sangre en el vaso Luo y la patología que está conteniendo son vertidos en el

LUO

canal Primario. La patología está ahora dispersada en el canal Primario. Es entonces cuando el cuerpo intentará proteger el punto Fuente del canal generando Yin mediante el punto Yuan-Fuente y depositando ese Yin en el canal con el fin de crear nódulos para bloquear el flujo de más patología hacia el punto Yuan-Fuente. Los quistes pueden aparecer localmente en el punto Luo, el punto Fuente, distales al punto Luo, o a lo largo del trayecto entero del canal Primario, debido a que los Fluidos (el otro componente del Ying Qi) se espesa como una cuajada en un intento de bloquear la penetración profunda de más patología. Llegados a este punto habría que realizar un tratamiento de vaciado de Luo (descrito en detalle en la página 60). Durante el tiempo que puede transcurrir en el proceso de vaciado pueden darse simultáneamente signos y síntomas de plenitud y de vaciado de Luo, ya que el Luo está *medio lleno y medio vacío*. En estos casos hay que tratarlo como un vaciado de Luo.

El objetivo de un tratamiento de vaciado de Luo aquí es liberar espacio en el canal Luo y proveer suficiente Yang para que la patología pueda ser desviada de nuevo al punto Luo. Los vasos Luo pueden hacerse nuevamente visibles (las arañas vasculares pueden reaparecer) a medida que la patología es devuelta al canal Luo.

Los quistes y nódulos mantienen el patógeno bajo control en el canal Primario; bloquean la patología para impedir que alcance a los órganos. Cuando la patología aumenta y ya no puede ser contenida por la Humedad en el canal Primario por más tiempo, empiezan a aparecer signos y síntomas pertenecientes al Luo transversal. Son signos de Calor que aparecen cuando el cuerpo detecta que la capacidad de latencia se ha agotado y genera Calor para intentar mover la patología hacia fuera. Si el intento acaba siendo fallido, y con un escenario de escasez de Qi y Sangre de fondo, el Calor, junto con la patología, empieza a desplazarse hacia el órgano.

Los signos y síntomas del Luo transversal son señales de que el órgano está empezando a verse afectado y es probable que el cuerpo comience a desplazar la patología a otro canal. La siguiente opción en cuanto a zonas de latencia es el punto Yuan del par emparejado Yin-Yang. El objetivo de un tratamiento de Luo transversal es sacar la patología del nivel Yuan-Fuente y al mismo tiempo vaciar el espacio en el canal Luo longitudinal. (Los Luo transversales están detallados en la página 112).

La siguiente progresión puede ocurrir en cuestión de horas (en casos de Qi pernicioso) o de varias décadas. Se pueden dar múltiples variaciones en el escenario que se detalla debajo. La patología se puede detener en cualquier momento a lo largo del desarrollo patológico. Se podría llegar a estabilizar en cualquier punto Luo o Yuan de la secuencia. El diagnóstico se realiza a partir del análisis de los signos, síntomas y pulsos.

En ausencia de patología, los canales Luo no existen.

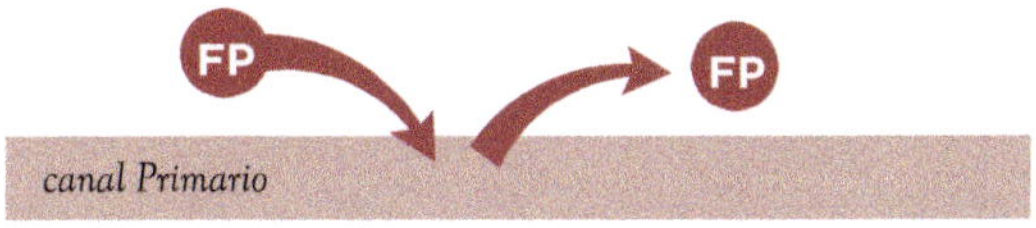

Los canales Primarios funcionan normalmente y las dificultades son enfrentadas, resueltas y/o liberadas.

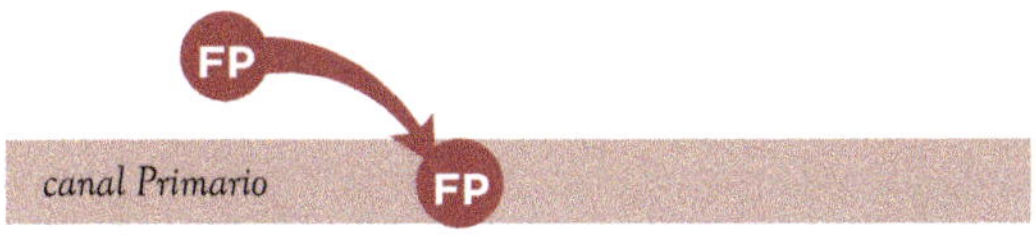

La dificultad surge: un factor patógeno penetra el cuerpo y no es erradicado mediante la función de los canales Tendinomusculares.

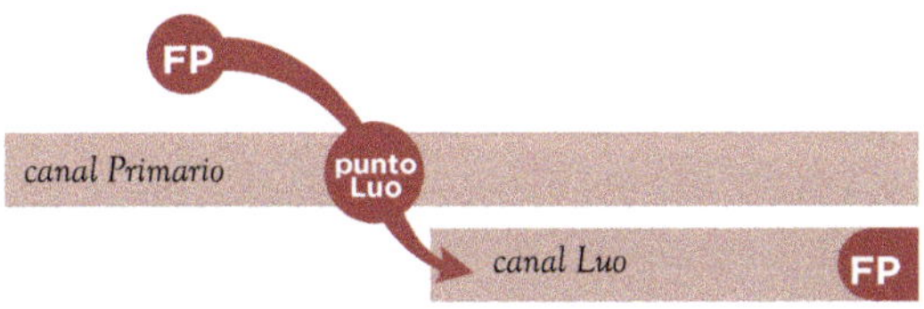

Formación del Luo longitudinal: el patógeno progresa hasta el punto Luo donde el cuerpo genera un reservorio de Sangre al que denominamos Luo longitudinal.

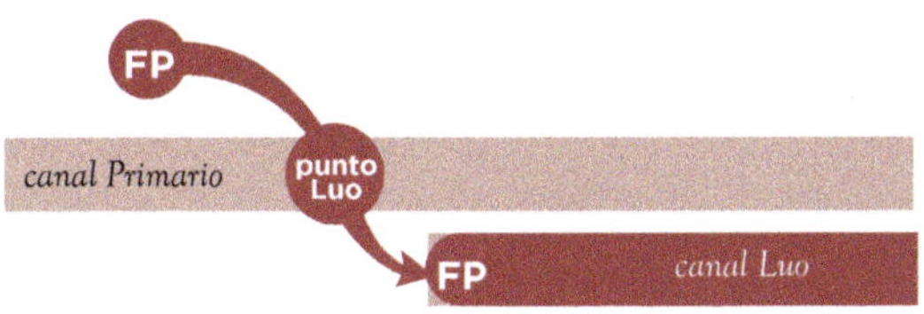

El canal Luo longitudinal se satura: si no se trata en su momento y si el factor patógeno sigue penetrando, el cuerpo crea arañas vasculares, o capilares para contener la Sangre que mantiene el factor patógeno en latencia o bien en el punto Luo o en cualquier punto del trayecto del canal Luo longitudinal. Cuando los vasos Luo se hacen visibles se dice que están en plenitud. Es entonces cuando aparecen signos y síntomas del *Luo en plenitud*. Llegados a este punto, un tratamiento de *Luo en plenitud* permite o bien *vaciar los Luo* y eliminar la patología, o bien conseguir más espacio para absorber más patología si el cuerpo lo requiere.

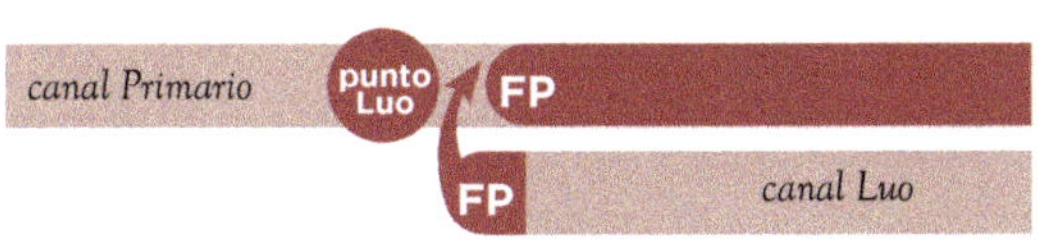

El vaciado de Luo longitudinal en su propio canal Primario: cuando el vaso Luo alcanza la plenitud y ya no le queda capacidad para absorber más patología, se desborda vertiendo su contenido en el canal Primario. Se dice entonces que el canal Luo se ha *vaciado*. Se forman quistes, tumores, nódulos o hinchazones para poder contener la patología en el canal Primario y así impedir que pueda acceder a los órganos. Las arañas vasculares desaparecen parcialmente o por completo. Llegados a este punto, se realizaría un tratamiento de vaciado de Luo para *vaciar los Luo y tonificar el canal Primario*. Este tratamiento arrastra la patología del canal Primario para enviarla de vuelta al canal Luo.

Diagnóstico del canal Luo

Los diagnósticos se realizan a partir de examinar:

1. La localización de los canales Luo visibles (arañas vasculares, a veces denominadas capilares visibles) que nos informan de la *plenitud* del canal Luo. Se hace el análisis utilizando los diagramas de los canales Luo como guía. Hay que buscar arañas vasculares y cualquier otro vaso sanguíneo visible o descoloración. Por supuesto no todas las arañas vasculares se encuentran exactamente a lo largo del trayecto del canal. Los canales Luo son más bien como áreas. A veces se pueden encontrar arañas vasculares justo en el punto Luo, o en el punto Yuan, o en el canal, pero otras veces se localizan de manera difusa o se disponen de forma aparentemente aleatoria. El trabajo del terapeuta será decidir a qué canal Luo están más próximas estas arañas vasculares. También se puede utilizar otro criterio diagnóstico (fisiológico y psicológico, descrito más adelante) para poder corroborar los signos visuales.
2. La localización de los nódulos que indican el *vaciado* de Luo. Los nódulos se pueden generar en cualquier parte del canal Primario que corresponde al Luo afectado.
3. El sentimiento, la emoción o la disposición. Este análisis se hace estableciendo una correlación entre el cuadro del paciente y los signos y síntomas de los Luo en el modelo Luo psicosocial (descrito más adelante).
4. La patología de acuerdo con el cuadro de signos y síntomas clásicos de los Luo longitudinales. Esta valoración surge de la correlación entre el cuadro del paciente y los signos y síntomas del Luo longitudinal.
5. La patología de acuerdo con el cuadro de signos y síntomas de los Luo transversales. Se establece una correlación entre el cuadro del paciente y los signos y síntomas de los Luo transversales.

Principios terapéuticos de los canales Luo

Luo en plenitud:	vaciar el Luo.
Vaciado de Luo:	vaciar el Luo y tonificar el canal Primario.
Luo transversal:	tonificar el punto Fuente del canal Primario y vaciar el Luo, o dispersar el punto Yuan-Fuente del canal Primario emparejado y tonificar (sangrar y moxar) el Luo.

Técnica de punción Luo

Los tratamientos Luo requieren el sangrado con lanceta fina. Algunas de las lancetas que se comercializan pueden resultar demasiado gruesas para ese propósito y otras en cambio, pueden resultar demasiado finas. Es conveniente probar con diferentes tipos hasta encontrar la adecuada.

En la mayoría de ocasiones los Luo visibles son muy superficiales. A penas requieren una mínima incisión con la punta de la lanceta para sangrar. En otras ocasiones los Luo pueden estar localizados a nivel más profundo; se pueden ver pero aparecen difuminados u ocultos. Al estirar un poco la piel, la punta de la lanceta llegará hasta estos vasos Luo. A veces la punción genera un sonido de leve crujido o una sensación similar a una crepitación. Esto es normal sobre todo cuando el paciente se está medicando con sedantes o tranquilizantes. En el caso de los puntos y vasos Luo más resistentes hay que dar un ligero giro a la lanceta para poder propiciar el sangrado.

Un método alternativo al sangrado con lanceta es el martillo de siete puntas (también denominado martillo de flor de ciruelo) que en mi opinión es mucho más invasivo pero que puede ser apropiado para movilizar la Sangre en un área decolorada y difusa. Se aplican leves golpeteos en la zona hasta que el color cambia.

Pinchar en lugar de sangrar un punto Luo no constituye un tratamiento Luo. Para que un tratamiento Luo resulte efectivo, la sangre debe emerger de la superficie del cuerpo en el punto Luo, aunque solo sea una gota diminuta. Igualmente, el sangrado de vasos Luo visibles sin el sangrado previo del punto Luo del trayecto afectado tampoco puede considerarse un tratamiento Luo.

Los 15 puntos Luo y los 16 canales Luo

Existen 16 canales Luo, 15 de los cuales emanan de los puntos Luo. El Gran Luo de Estómago –descrito en el capítulo 18 del *Suwen*– no tiene puntos y se describe como un vaso pulsátil lo cual podría referirse al pulso cardíaco.

P7	列缺	Lièquē	Relámpago. Escisión del centro (el pecho).
E40	丰隆	Fēnglóng	Abundancia de la tierra
IG6	偏历	Piānlì	Pasaje del desvío
B4	公孙	Gōngsūn	Abuelo nieto
C5	通里	Tōnglǐ	Irrupción. Penetrando la distancia
ID7	至正	Zhìzhēng	Rama correcta (derecha)
V58	飞扬	Fēiyáng	Tomar el vuelo
R4	大钟	Dàzhōng	Gran campana
PC6	内关	Nèiguān	Barrera interna
TC5	外关	Wàiguān	Barrera externa
VB37	光明	Guāngmíng	Claridad visual radiante
H5	蠡沟	Lígōu	Surco del insecto

Ren15	鸠尾	Jiūwěi	Cola de la tórtola
Du1	长强	Chángqiáng	Larga persistencia
B21	大包	Dàbāo	Gran envoltura

Nota: localizado a tres cun, no seis, por debajo de la axila. En el *Lingshu*, el Gran Luo de Bazo se localiza allí donde nosotros localizamos el punto VB22.

Gran Luo de Estómago 虚里 Xūlǐ La *milla vacía* **Un lǐ 里 equivale a la mitad de un quilómetro y a un tercio de milla.*

Localización de los puntos Luo

Los puntos Luo se encuentran en pequeñas depresiones del cuerpo. Tienen un tacto especial como si estuvieran situados en medio de bandas elásticas. Cuando se localiza un punto Luo es conveniente consultar el manual de referencia y no hay que presionar en el punto. En lugar de presionar hay que deslizar el dedo sobre el punto y buscar hasta sentir una hendidura o huella. En caso de no encontrar ninguna huella, la localización que describe el manual nos indicará el entorno del punto Luo. La localización anatómica real para esta persona es posible que esté cercana. Deslizando de manera suave con el dedo cerca de la localización que se indica en el manual encontraremos una leve depresión. Normalmente los puntos Luo son claramente visibles, o bien porque hay un vaso Luo o una decoloración en el punto, o bien porque hay una depresión visible.

Los puntos Luo se encuentran habitualmente en zonas con las siguientes características:

P7*	en una hendidura estrecha.
IG6	en una depresión amplia y diagonal como un plato sujeto por bandas.
E40	en una depresión superficial como un plato.
B4	en una estrecha depresión.
C5	en una depresión muy profunda.
ID7	en una pequeña depresión que al palpar se percibe como una irregularidad en el músculo.
V58*	en una depresión amplia y mullida.
R4	en una depresión en forma de luna pegada al tendón.
Pc6*	a la altura de la parte más elástica de los tendones.
TC5	en una depresión circular. (Hay que asegurarse de estar en el lado radial del extensor).
VB37	en una depresión notable pegada al (anterior a) tendón peroneo.
H5*	en una hendidura palpable en el hueso.
Ren15	en una depresión justo debajo de la apófisis xifoidea.
Du1	en una depresión justo debajo de la base del coxis.
B21*	en un espacio intercostal estrecho, tres cun (según el *Lingshu*) por debajo de la axila.

*Estos puntos solo se hacen evidentes después de palparlos con una cierta presión.

Sangrado unilateral de los Luo

El capítulo 26 del *Nanjing* indica que los canales Primarios están en el mismo lado del cuerpo en el que localizamos el pulso y que los canales Luo se encuentran en el lado opuesto.

El *Nanjing* especifica que los puntos Luo se sangran en el lado opuesto al pulso, ya se trate de hombre o mujer.

Es por ello que se sangran en el lado derecho los siguientes puntos Luo: C5, ID7, H5, VB37, V58, R4.

En el lado izquierdo se sangran los siguientes puntos Luo: P7, IG6, B4, E40, TC5, Pc6.

Trayectos de los canales Luo longitudinales

Luo longitudinal	Trayecto según el *Lingshu*	Trayecto según el *Suwen*
Pulmón	P7, P10, Pc8.	
Intestino Grueso	IG6, IG11, IG15, E5, se bifurca en dos ramas, a E4 y a ID19.	IG6, IG15, los dientes, se bifurca hacia la oreja y hacia el canal Primario de Intestino Grueso.
Estómago	E40, E13, Du20, E9 en el lado opuesto.	
Bazo	B4, intestinos, Estómago en Ren12	
Corazón	C5, C1, P2, E11, V1. Dos ramas: desde C1 al órgano Corazón, y desde E1 a través de E5 a E11.	C5, Ren17, Ren14, Ren23.
Intestino Delgado	ID7 a IG15.	ID7, ID8, IG15.
Vejiga	V58, R4, y sigue el recorrido del Luo longitudinal de Riñón a Du4	
Riñón	R4, R21, Ren14, Du4.	R4, genitales, columna lumbar.
Pericardio	Pc6, C1, Pc1, órgano Corazón, los tres Jiaos.	Pc6 a Ren17
Triple Calentador	TC5, IG15, P2, P1, Ren15, los tres Jiaos.	TC5, IG15 o VB21, E17, Ren17. En ediciones posteriores se añadió Ren12.
Vesícula Biliar	VB37 a E42.	
Hígado	H5, Ren2.	H5 a los genitales.

Luo longitudinal	Trayecto según el *Lingshu*	Trayecto según el *Suwen*
Renmai	Ren15, se extiende por el abdomen.	
Dumai	Du1 se divide en dos ramas que siguen paralelas a ambos lados de la columna. Al llegar a V10 se divide de nuevo, una rama pasa por la cabeza hasta V1 y la otra penetra en los músculos paravertebrales (el canal Tendinomuscular de Vejiga).	
Gran Luo de Bazo		Tiene origen tres cun por debajo de la axila y se extiende por el pecho y las costillas.
Gran Luo de Estómago		Tiene origen en el Estómago, penetra el diafragma, pasa por debajo del pecho izquierdo y termina en el vaso pulsátil (el pulso cardíaco).

Puntos adicionales a lo largo del trayecto Luo longitudinal

Durante un tratamiento Luo se pueden añadir puntos a lo largo del trayecto si se considera que su función puede ayudar a potenciar el tratamiento. En mi práctica clínica, considero que el mero sangrado del punto Luo y los vasos visibles a lo largo del trayecto así como el uso de la guasha para liberar las obstrucciones a lo largo del canal es más que suficiente. Más abajo se incluye una lista de los trayectos de los canales Luo. Es importante recordar que el punto Luo es el único a lo largo del trayecto. Los Luo recorren zonas difuminándose y dispersándose hacia fuera a lo largo del trayecto. *Los puntos de la lista (ver debajo) se han incluido meramente a modo de marcadores para poder trazar el trayecto.* No obstante, los puntos también se pueden tratar (mediante el sangrado). No es necesario tratar ninguno de los puntos mencionados más abajo para poder realizar un tratamiento Luo efectivo.

Canal Luo de Pulmón: empieza en P7, desde allí pasa a través de las zonas próximas a P10 y Pc8 (incluyendo estos puntos).

P10: Calor en Pulmón y Estómago, dolor de garganta, hambre, tos, fiebre, sed, epistaxis, afonía, sudoración profusa, reflujo.

Pc8: alteración del Shen, Viento interno, Humedad-Calor, Calor en la Sangre, halitosis.

Canal Luo de Intestino Grueso: empieza en IG6, desde allí pasa a través de las zonas próximas a IG15, E5, E4 e ID19 (incluyendo estos puntos).
IG15: Viento-Humedad en las articulaciones, especialmente de los hombros y las extremidades superiores, inflamación de los hombros y brazos.
E5: trismos, dolor de dientes, trastornos de la articulación temporomandibular (ATM), imposibilidad de abrir la boca o los ojos.
E4: dificultad para comer, cerrar los ojos o hablar.
ID19: abre los oídos y los ojos. Trata la locura.

Canal Luo de Estómago: empieza en E40, desde allí pasa a través de las zonas próximas a E31, E13 y E9 (incluyendo estos puntos).
E31: atrofia de las extremidades inferiores debido al Viento-Frío, dificultad en la extensión de las piernas.
E13: libera el Calor y trata la plenitud y distensión de pecho.
E9: libera el Calor, regula el Qi y la Sangre, trata la disnea y la tez rojiza.

Canal Luo de Bazo: empieza en B4, desde allí pasa a través de la zona próxima a Ren12 (incluyendo este punto).
Ren12: regula el sistema digestivo entero.

Canal Luo de Corazón: empieza en C5, desde allí pasa a través de las zonas próximas a (puntos seleccionados) C1, P2, E11 y V1 (incluyendo estos puntos).
C1: abre el pecho, la garganta, trata la sed.
P2: abre el pecho, libera el Calor en el pecho y en la garganta.
E11: trata el Qi rebelde de garganta y Estómago, bocio.
V1: lleva los Fluidos a los ojos.

Canal Luo de Intestino Delgado: empieza en ID7, desde allí pasa a través de la zona próxima a IG15 (incluyendo este punto).
IG15: obstrucción Bi de Viento-Humedad en las articulaciones, Calor en los hombros.

Canal Luo de Vejiga: empieza en V58, desde allí pasa por R4, y luego sigue el trayecto del canal Luo de Riñón.
R4: estreñimiento y obstrucción urinaria. Armoniza la Sangre. Trata la tos sanguinolenta, sangre en el esputo, en las heces, en la orina y en el vómito.

Canal Luo de Riñón: empieza en R4, desde allí pasa a través de las zonas próximas a R21 y Du4 (incluyendo estos puntos).

R21: armoniza el Bazo y el Estómago, distensión abdominal y diafragmática, vómito, diarrea, dolor de pecho con irradiación a la zona lumbar.
Du4: conserva la Esencia, relaja los tendones, armoniza la Sangre, trata la rigidez de columna, la impotencia y la pérdida de semen.

Canal Luo de Pericardio: empieza en Pc6, desde allí pasa a través de las zonas próximas a Pc1 y Ren17 (incluyendo estos puntos).
Pc1: trata la dificultad para mover las extremidades, dolor y opresión en el pecho, tos con flema abundante.

Canal Luo de Triple Calentador: empieza en TC5, desde allí pasa a través de la zona próxima a Ren15 (incluyendo este punto), y luego pasa por los tres Jiaos.
Ren15: transforma el Viento-Flema, trata la epilepsia, la manía (locura), las palpitaciones por pánico, nutre el Yin.

Canal Luo de Vesícula Biliar: empieza en VB37, desde allí pasa a través de la zona próxima a E42 (incluyendo este punto).
E42: transforma la Humedad, promueve la digestión, estabiliza el Shen, trata la hinchazón en la parte superior del cuerpo, especialmente en la cabeza.

Canal Luo de Hígado: empieza en H5, desde allí pasa a través de la zona próxima a Ren2 (incluyendo este punto).
Ren2: calienta el Yang, fortalece el Riñón, regula la menstruación, detiene las fugas en el Jiao inferior.

Canal Luo de Renmai: empieza en VC15, desde allí se dispersa por todo el abdomen.
No tiene puntos de trayecto.

Canal Luo de Dumai: empieza en Du1, desde allí pasa a través de la zona próxima a V10 (incluyendo este punto).
V10: disipa el Viento-Frío, calma los tendones, trata la pesadez de cabeza, la rigidez de cuello.

Canal del Gran Luo de Bazo: empieza en B21 (3 cun por debajo de la axila según el *Lingshu*) y se dispersa lateralmente sobre el pecho.
No tiene puntos de trayecto.

Canal del Gran Luo de Estómago: empieza en el Estómago, penetra el diafragma, sigue por debajo del pecho izquierdo y termina en el vaso pulsátil (el pulso cardíaco).

Canal Luo de Pulmón

Punto Luo: P7
- Luo longitudinal
- Primer segmento transversal
- Segundo segmento transversal

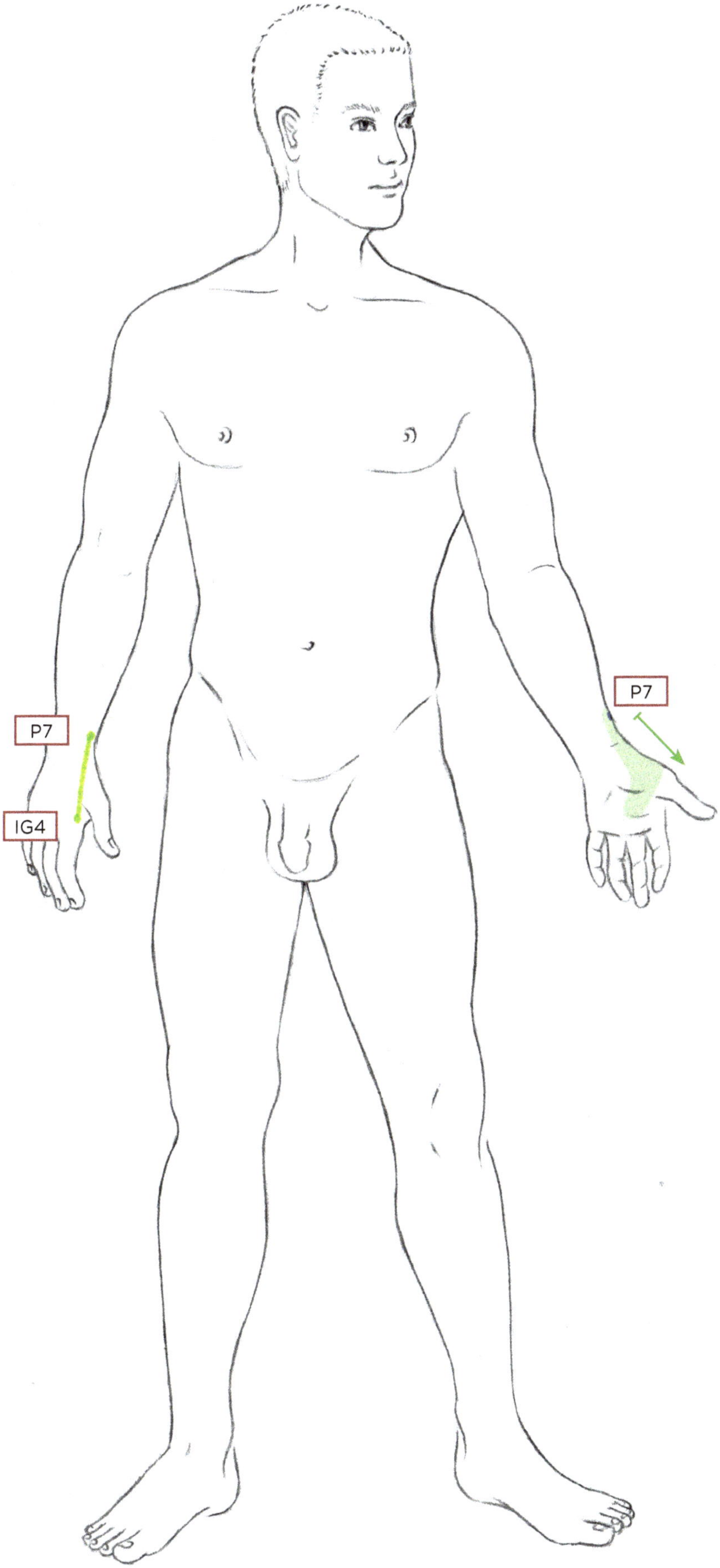

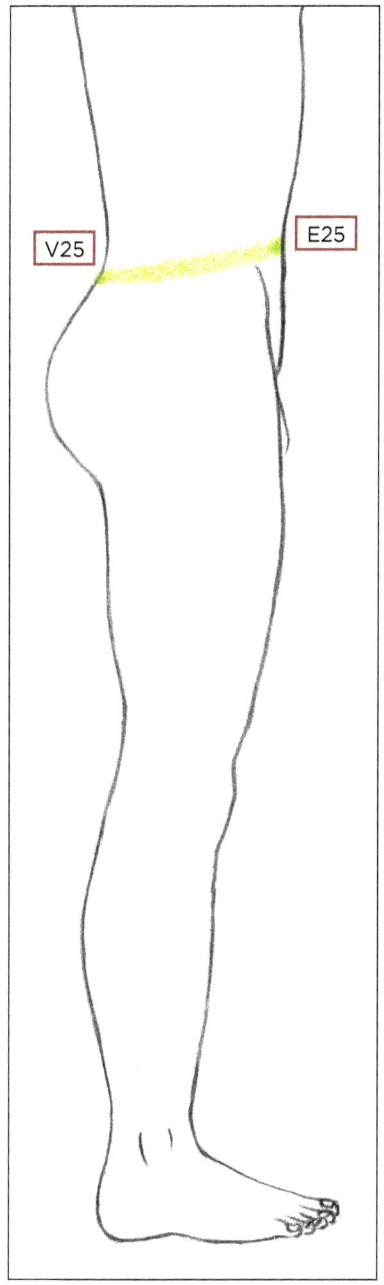

Canal Luo de Intestino Grueso

Punto Luo: IG6

Luo longitudinal

Primer segmento transversal

Segundo segmento transversal

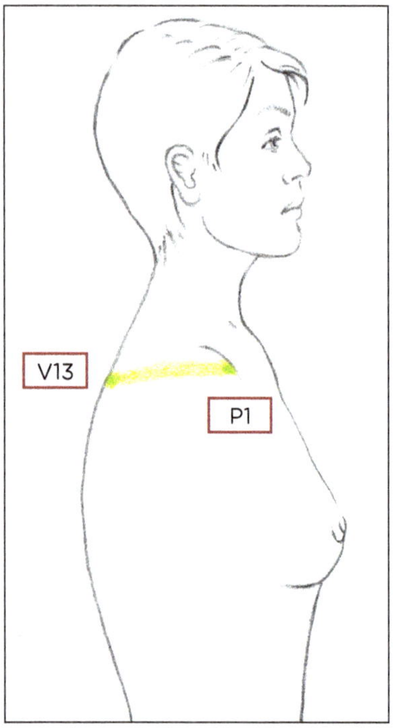

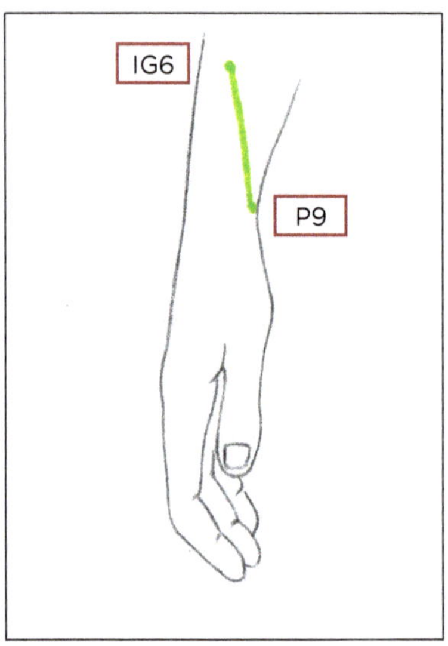

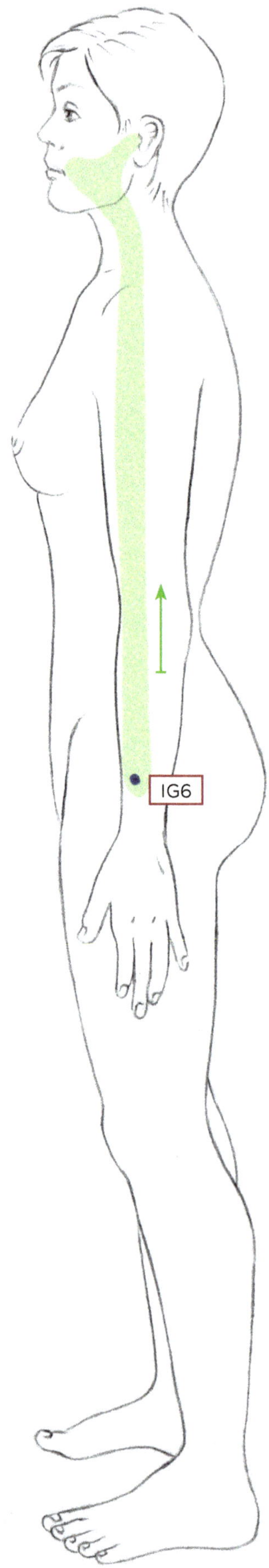

Canal Luo de Estómago

Punto Luo: E40

Luo longitudinal

Primer segmento transversal

Segundo segmento transversal

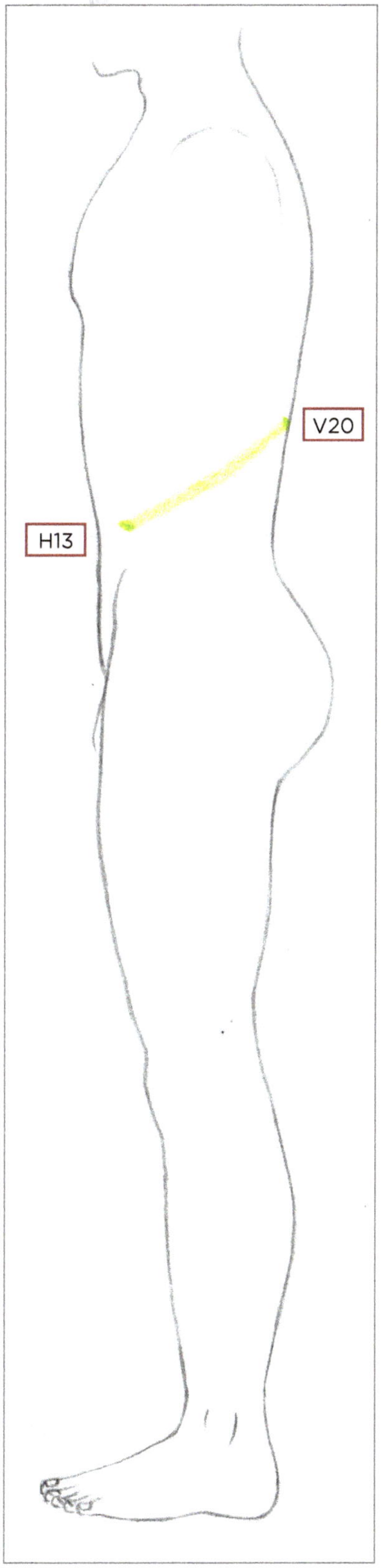

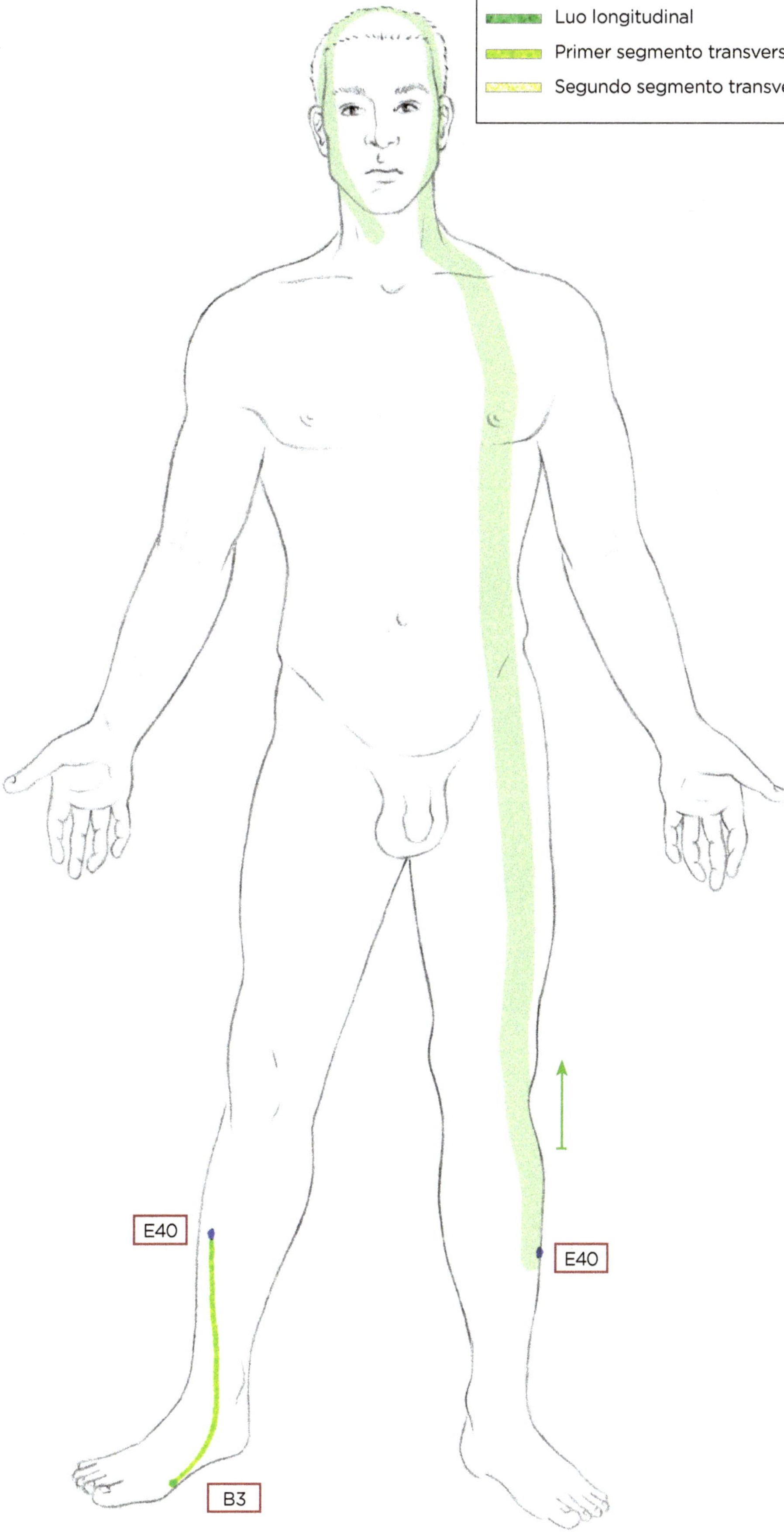

Canal Luo de Bazo

Punto Luo: B4
Luo longitudinal
Primer segmento transversal
Segundo segmento transversal

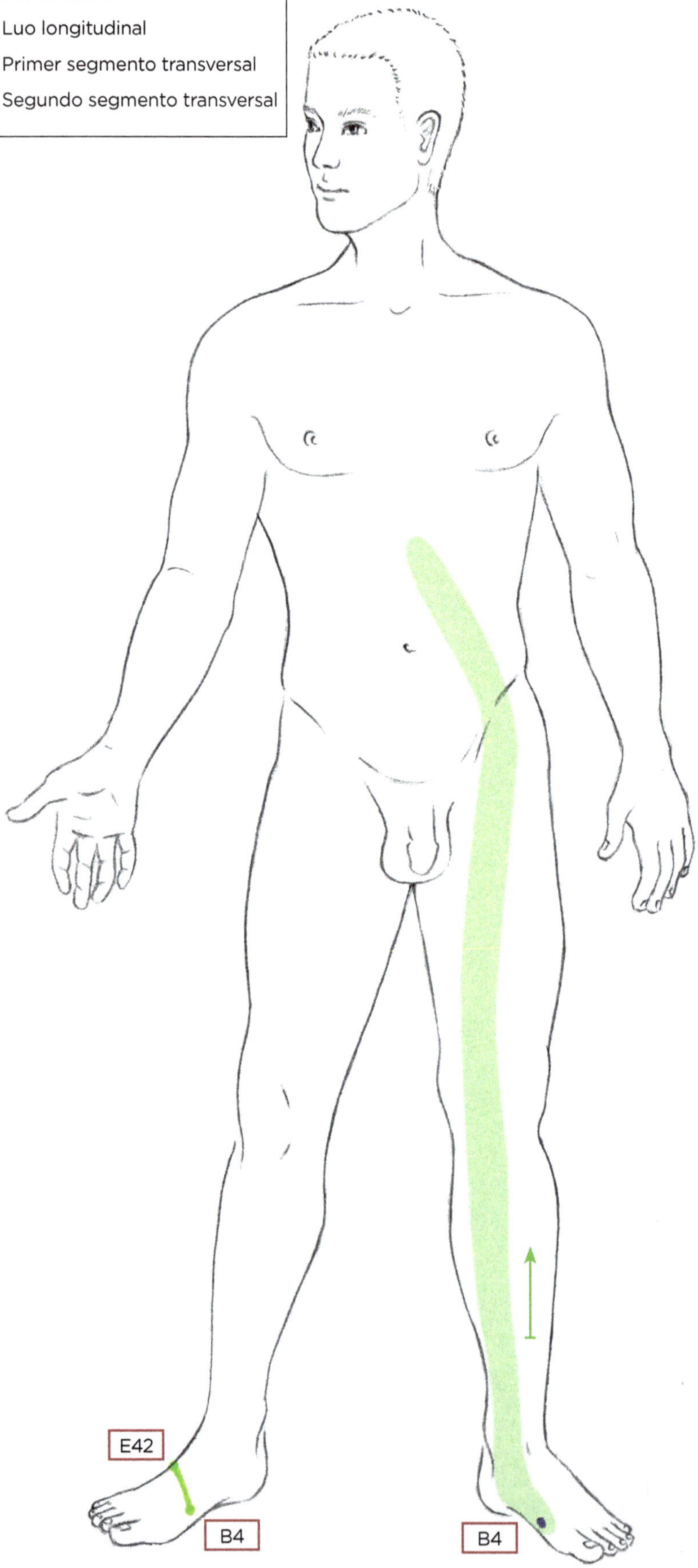

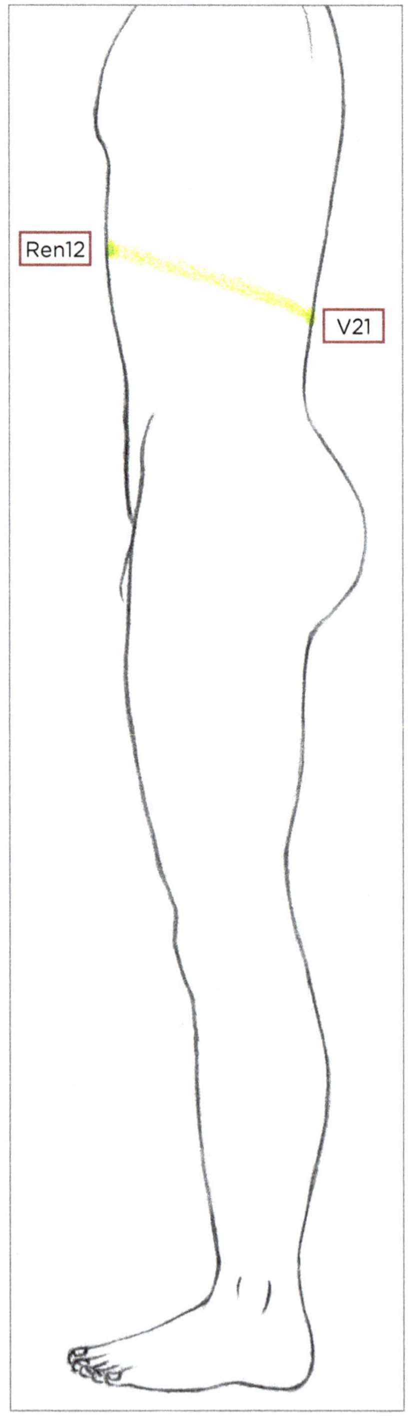

Canal Luo de Corazón

Punto Luo: C5

Luo longitudinal

Primer segmento transversal

Segundo segmento transversal

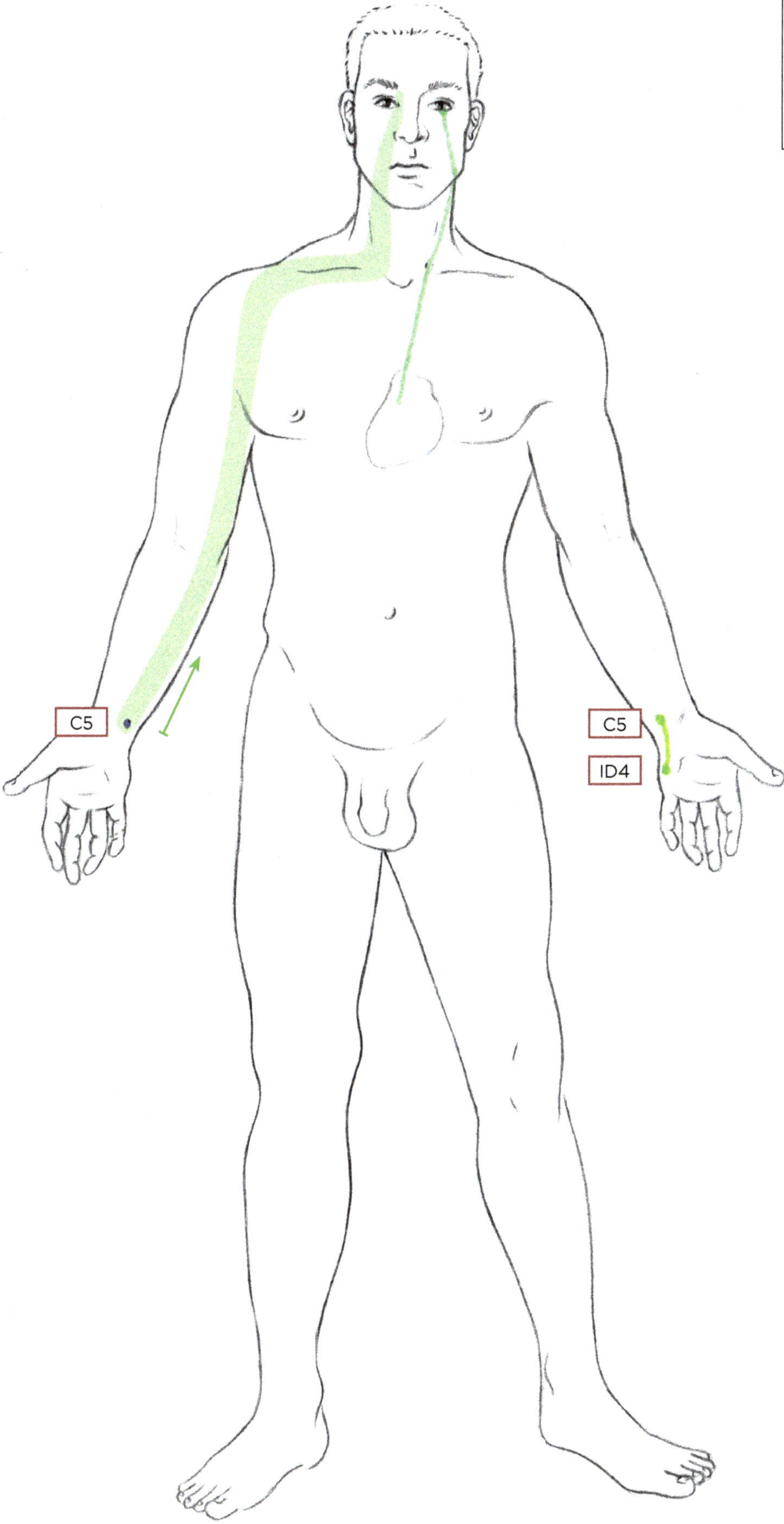

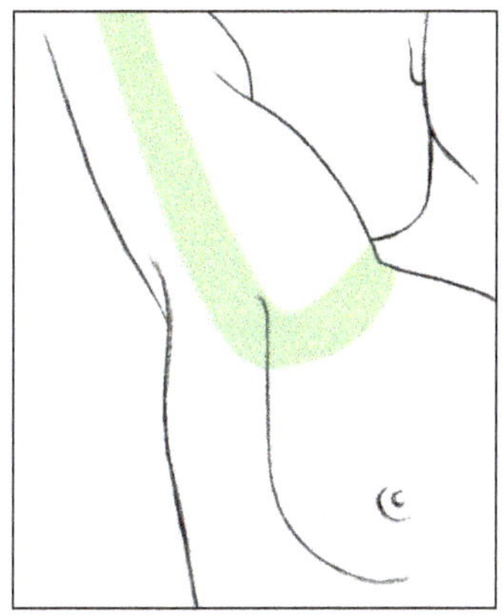

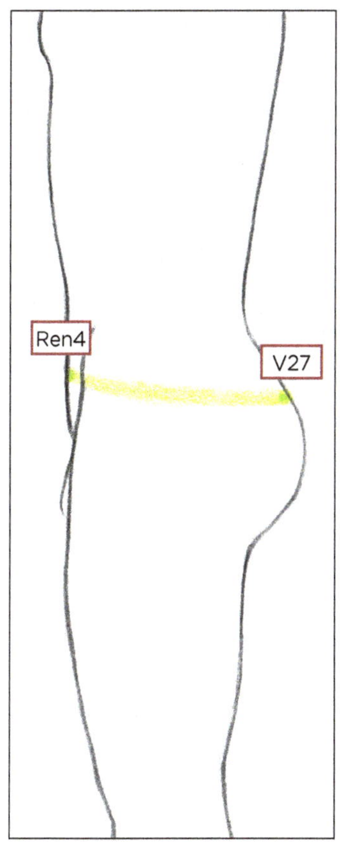

Canal Luo de Intestino Delgado

Punto Luo: ID7

- Luo longitudinal
- Primer segmento transversal
- Segundo segmento transversal

LUO

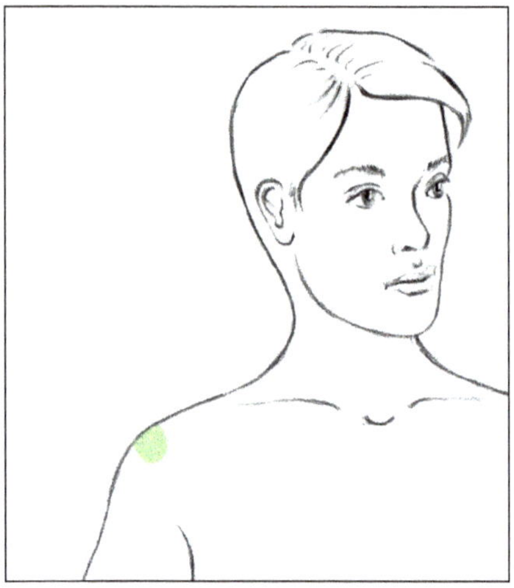

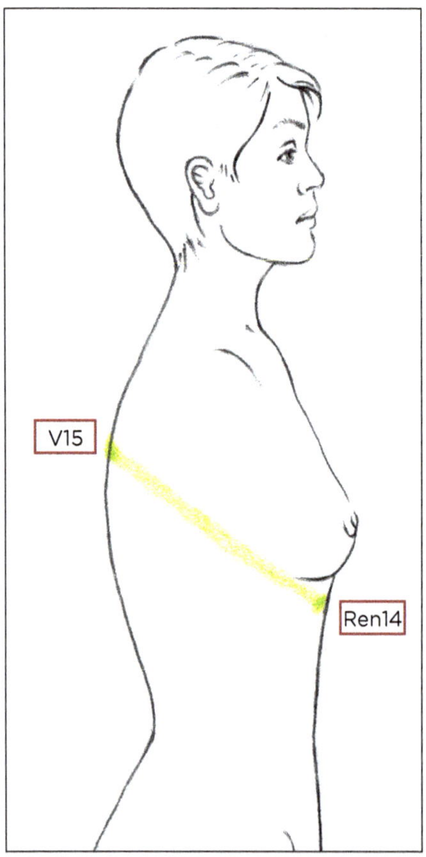

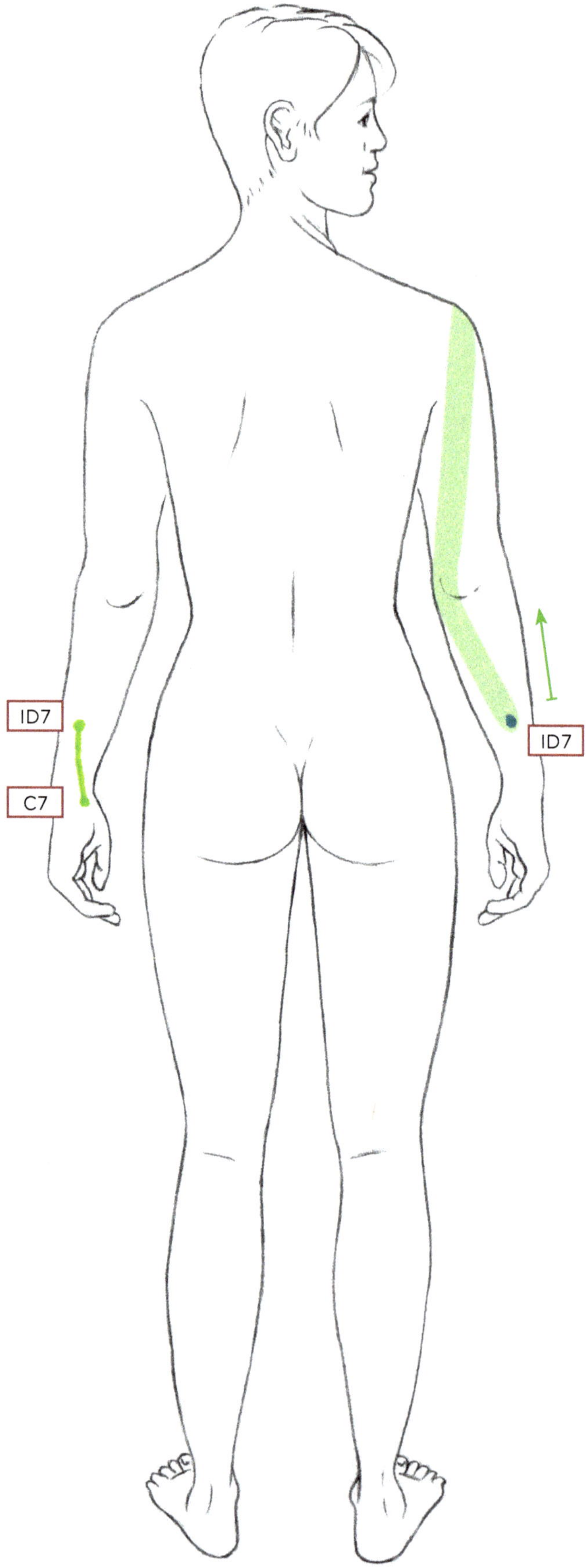

Canal Luo de Vejiga

Punto Luo: V58

Luo longitudinal

Primer segmento transversal

Segundo segmento transversal

LUO

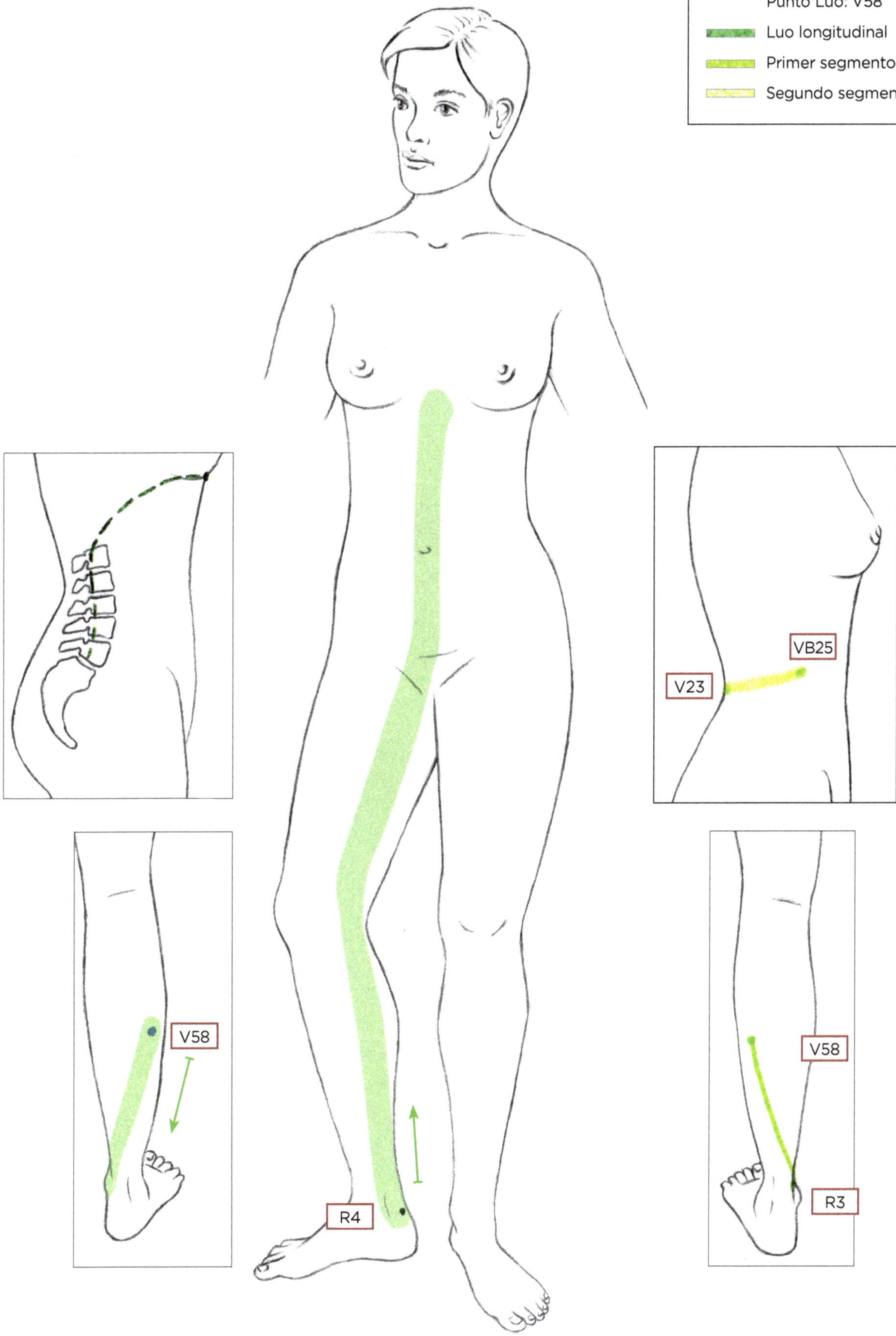

Canal Luo de Riñón

Punto Luo: R4
- Luo longitudinal
- Primer segmento transversal
- Segundo segmento transversal

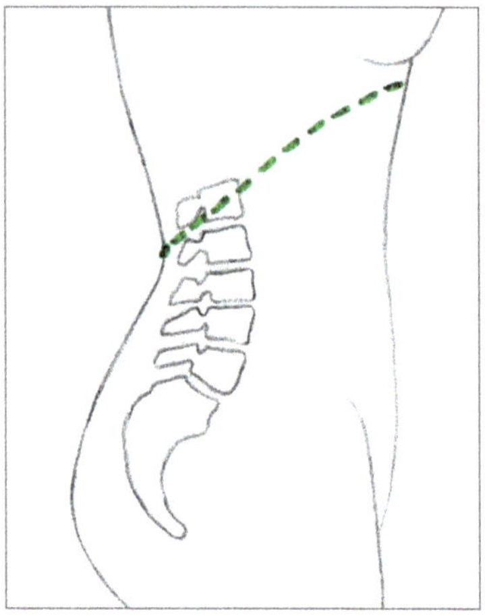

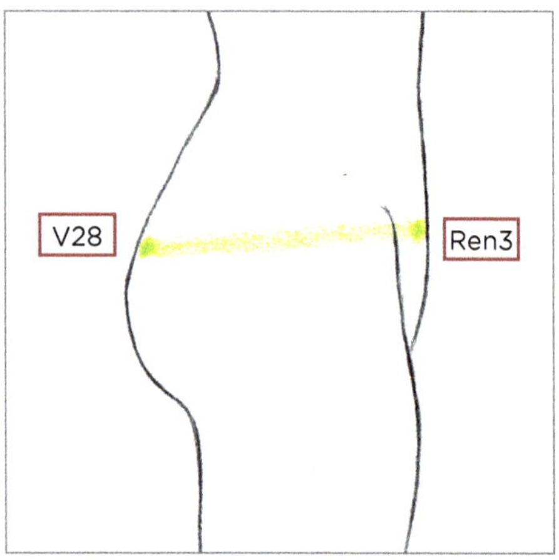

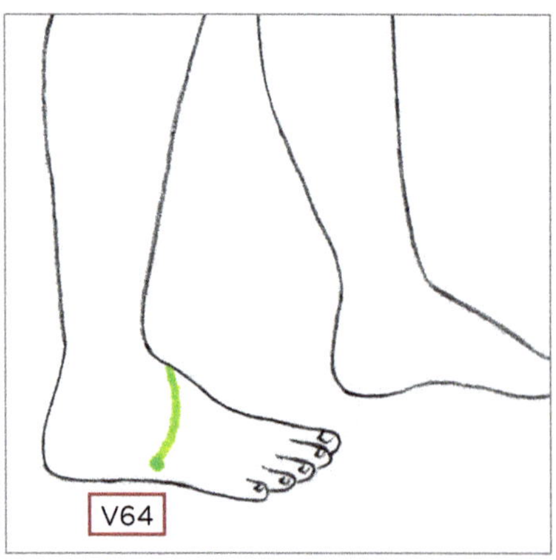

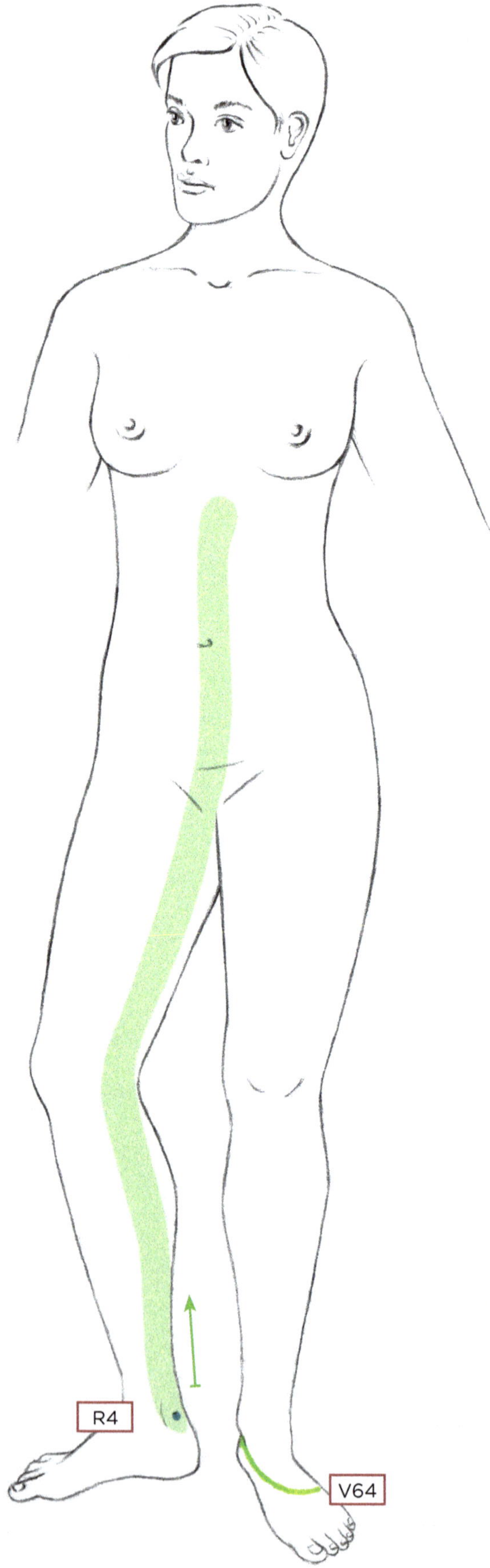

Canal Luo de Pericardio

Punto Luo: Pc6

- Luo longitudinal
- Primer segmento transversal
- Segundo segmento transversal

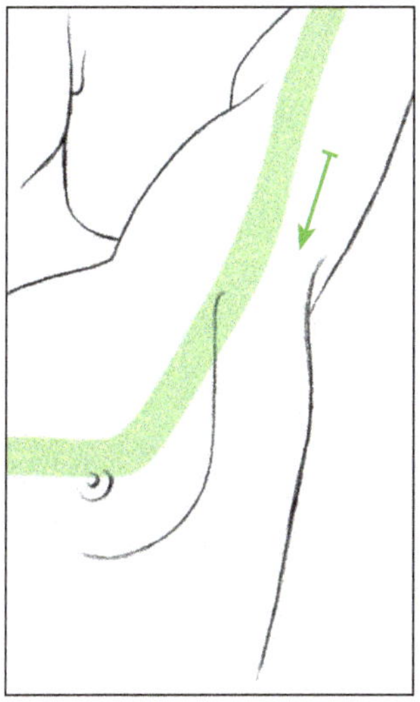

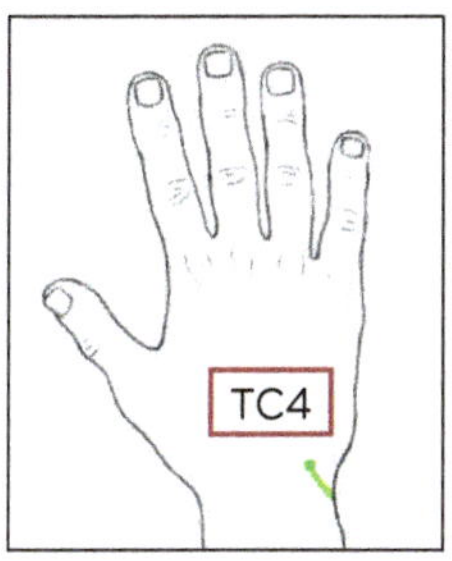

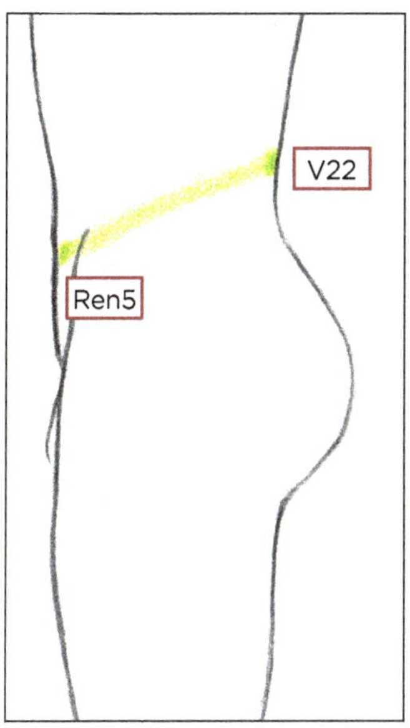

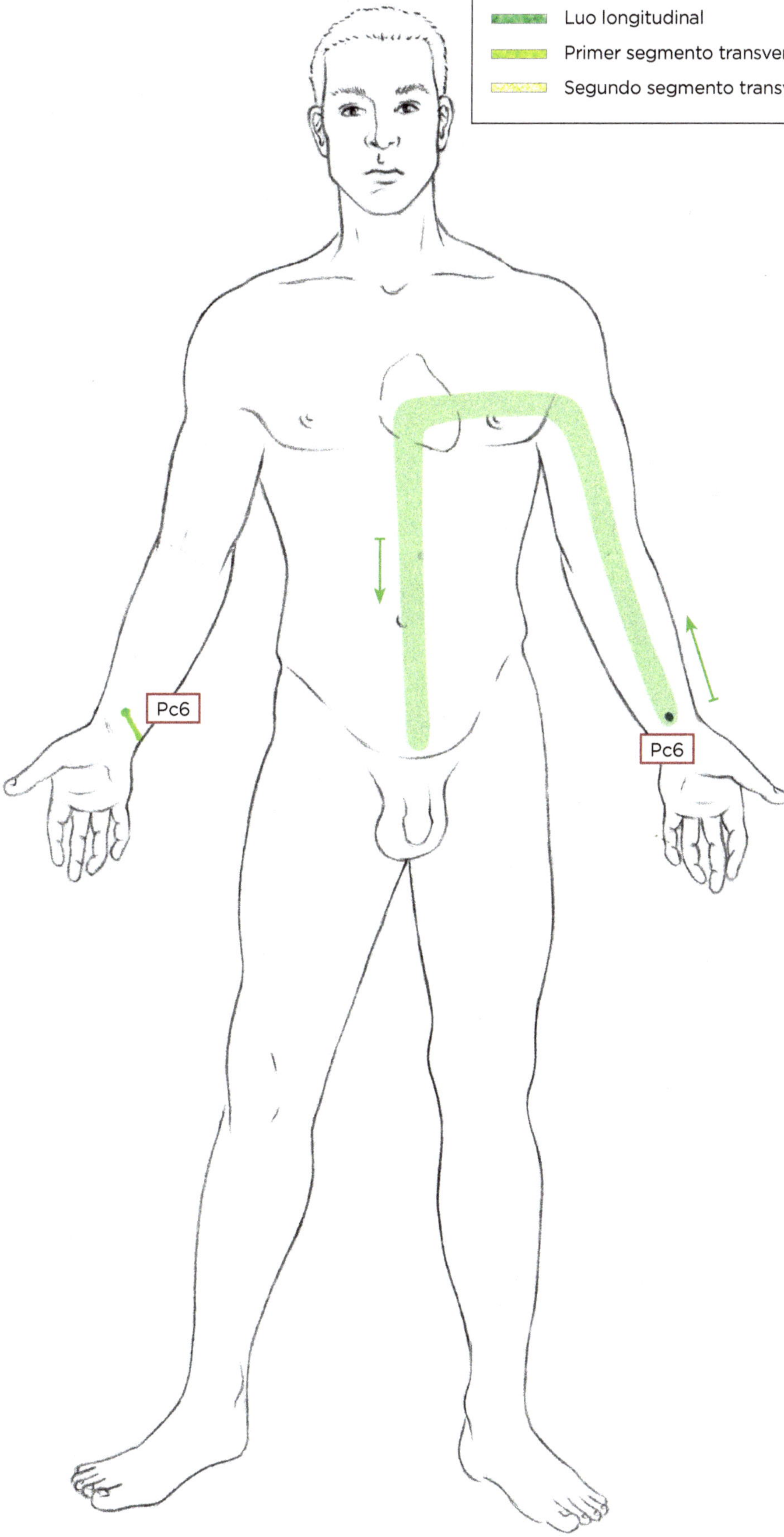

LUO

Canal Luo de Triple Calentador

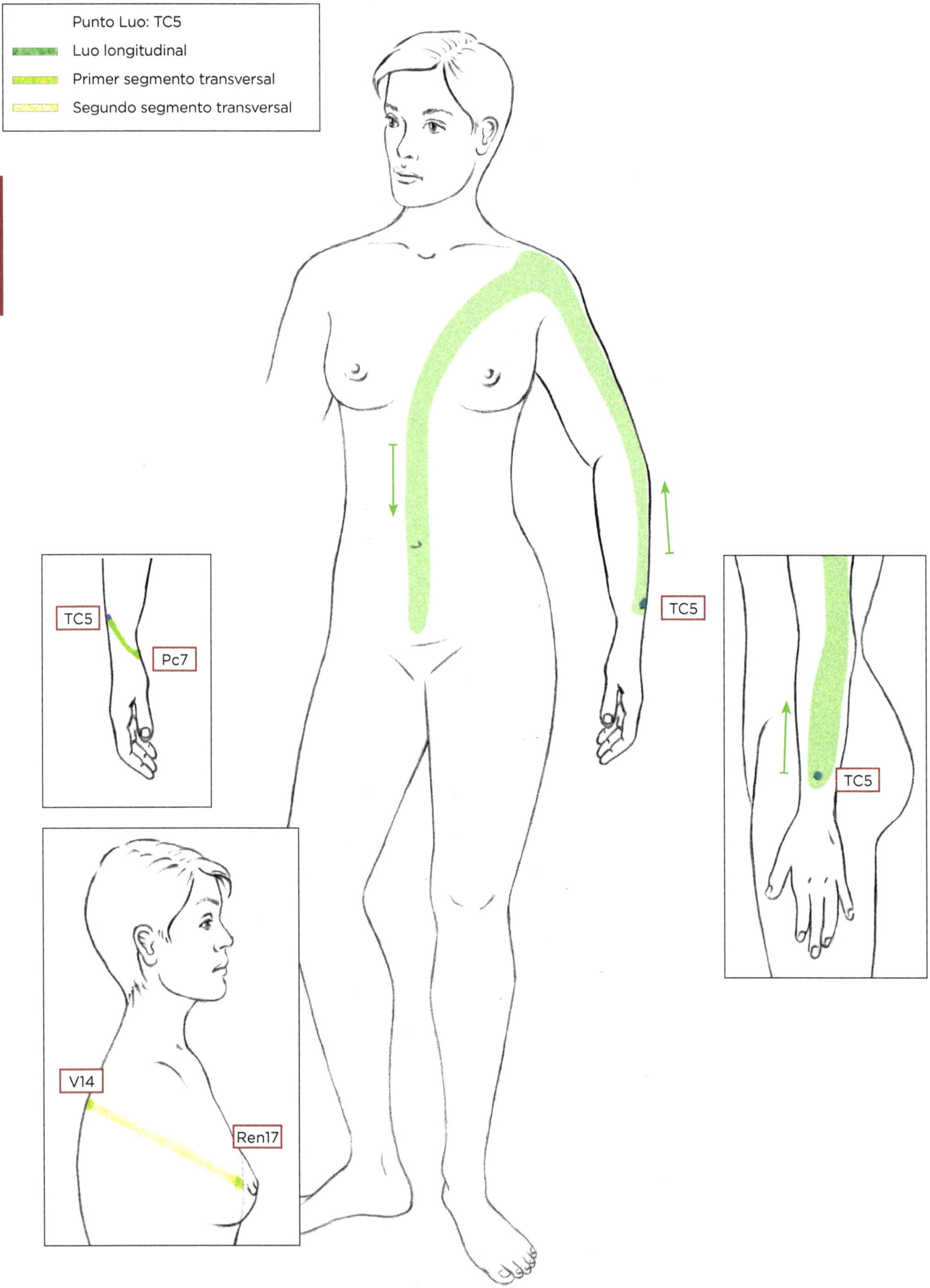

Canal Luo de Vesícula Biliar

Punto Luo: VB37

Luo longitudinal

Primer segmento transversal

Segundo segmento transversal

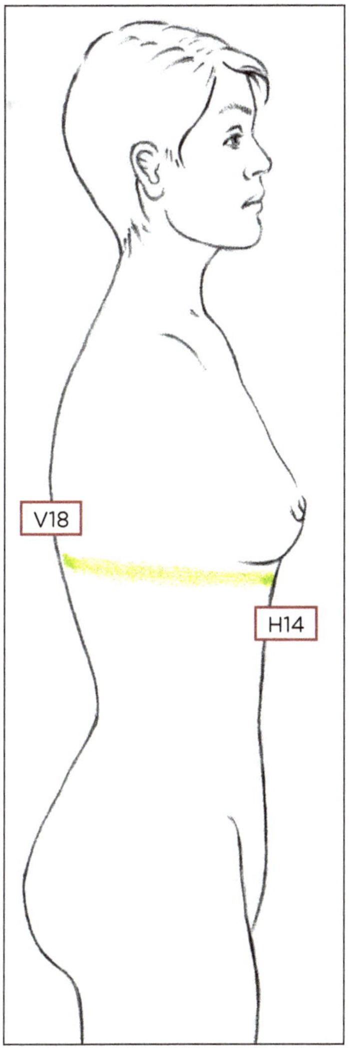

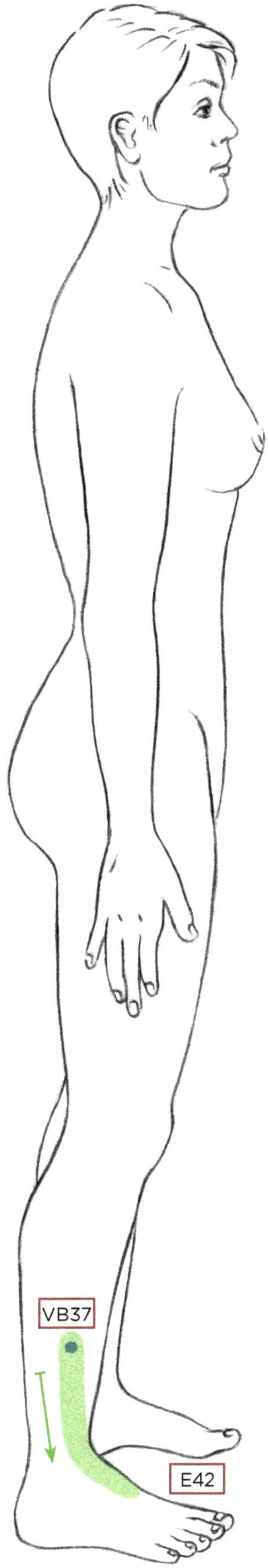

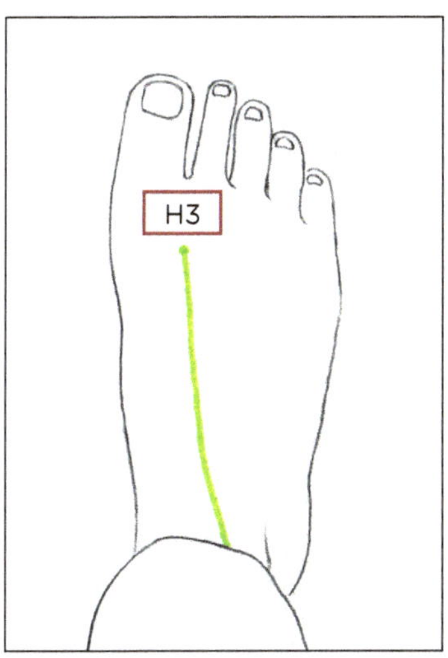

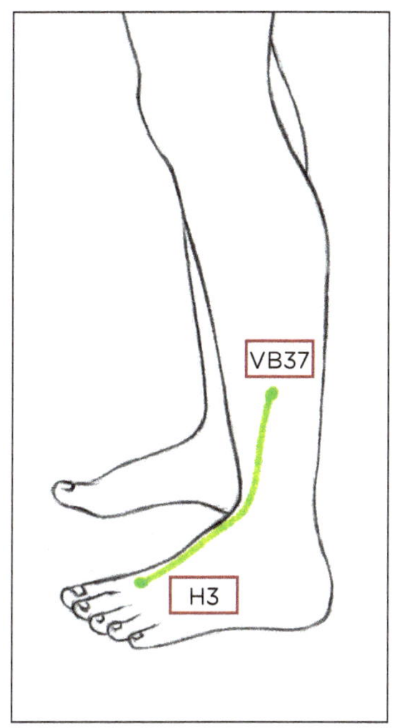

Canal Luo de Hígado

	Punto Luo: H5
(verde oscuro)	Luo longitudinal
(verde claro)	Primer segmento transversal
(amarillo)	Segundo segmento transversal

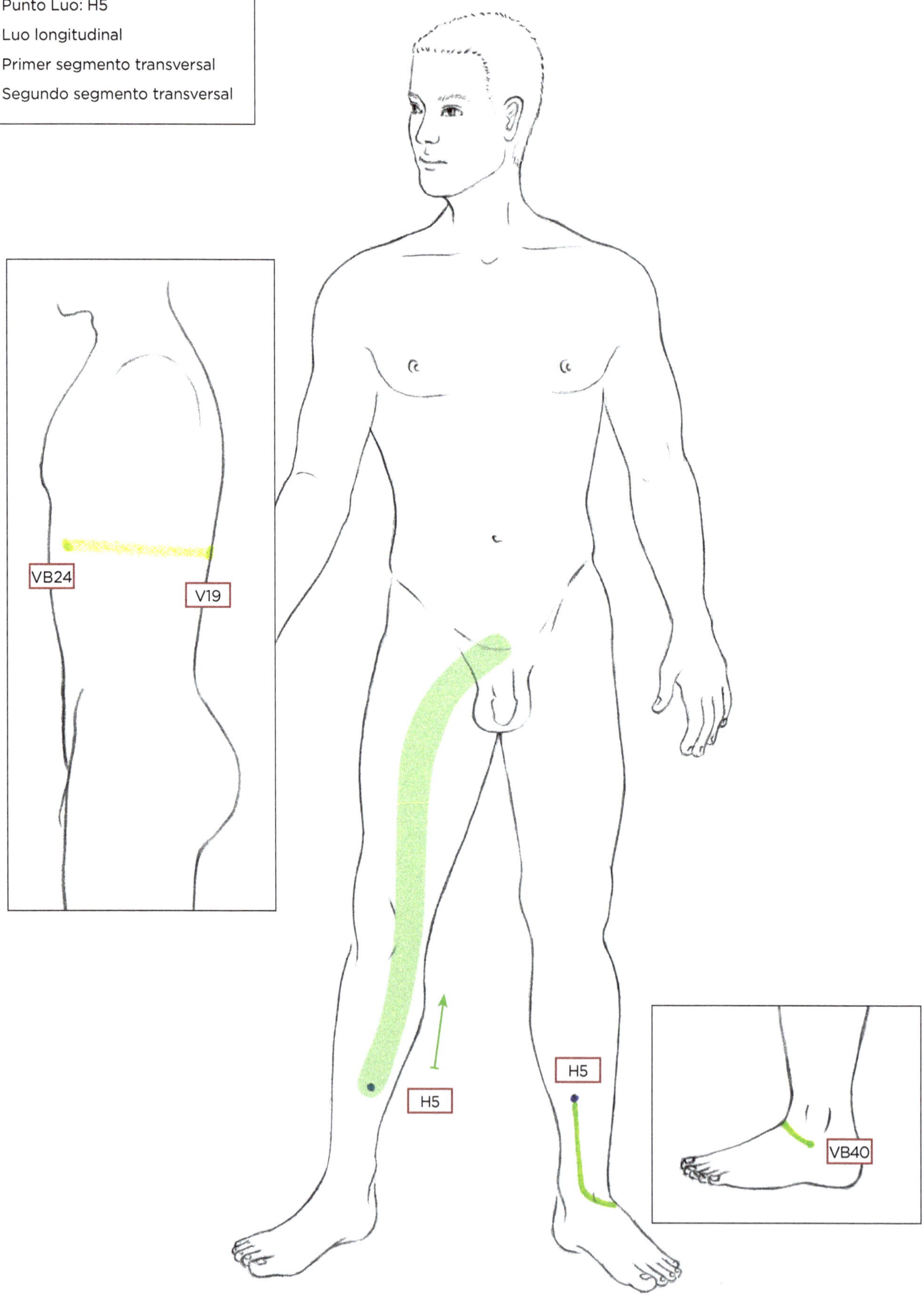

Canal Luo de Renmai

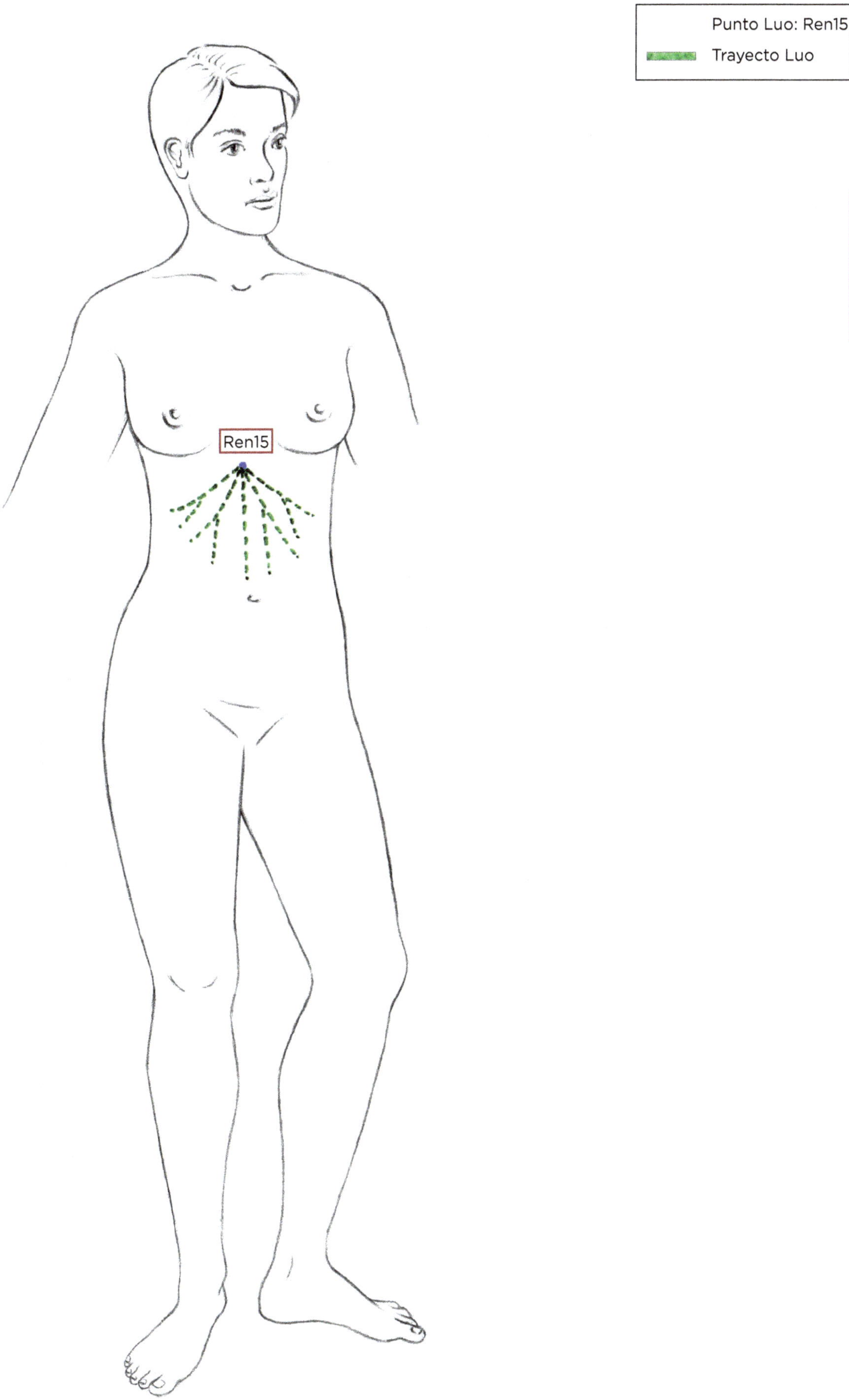

Canal Luo de Dumai

Punto Luo: Du1
Trayecto Luo
Rama 1
Rama 2

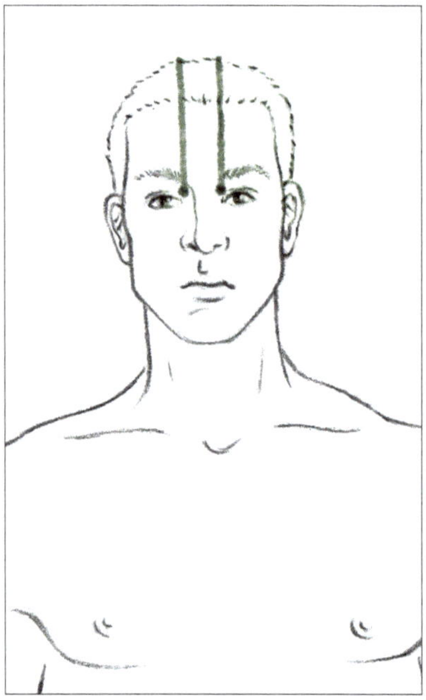

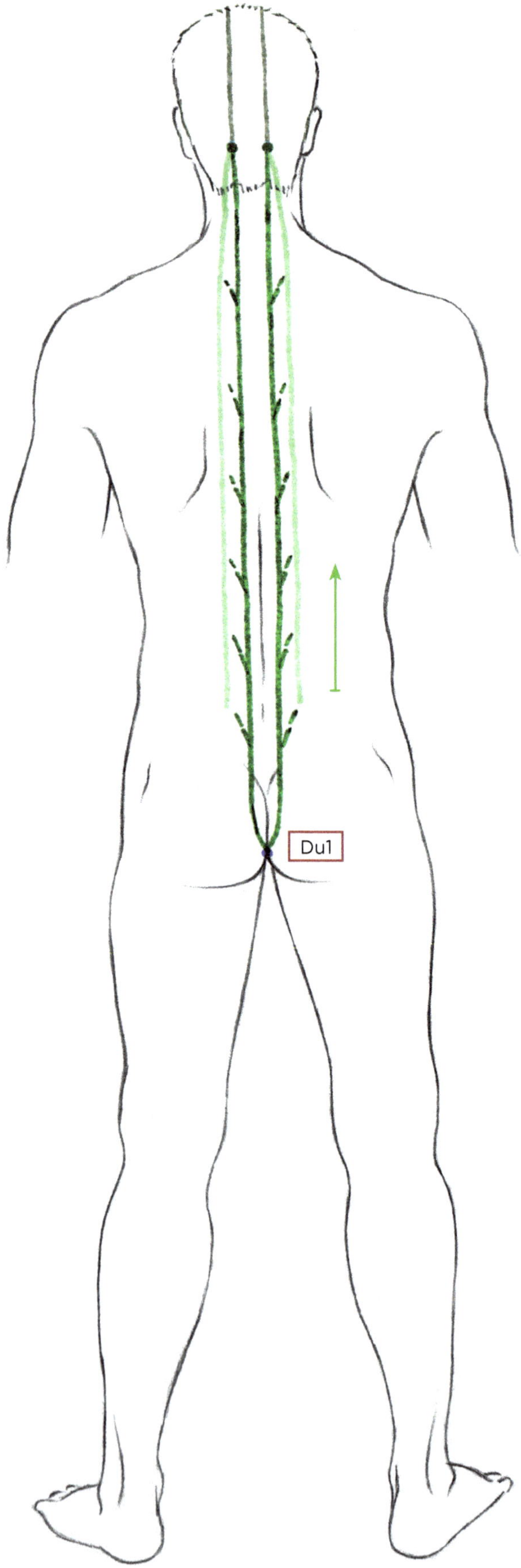

Canal del Gran Luo de Bazo

Punto Luo: VB22

Luo longitudinal

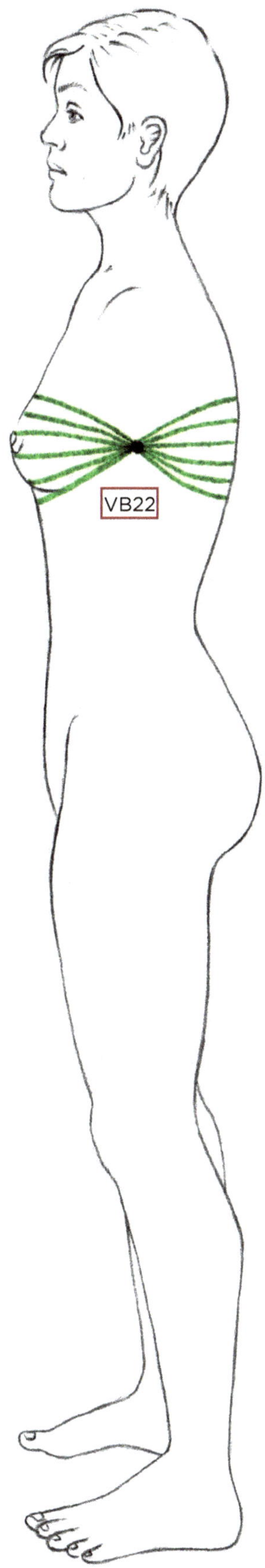

Canal del Gran Luo de Estómago

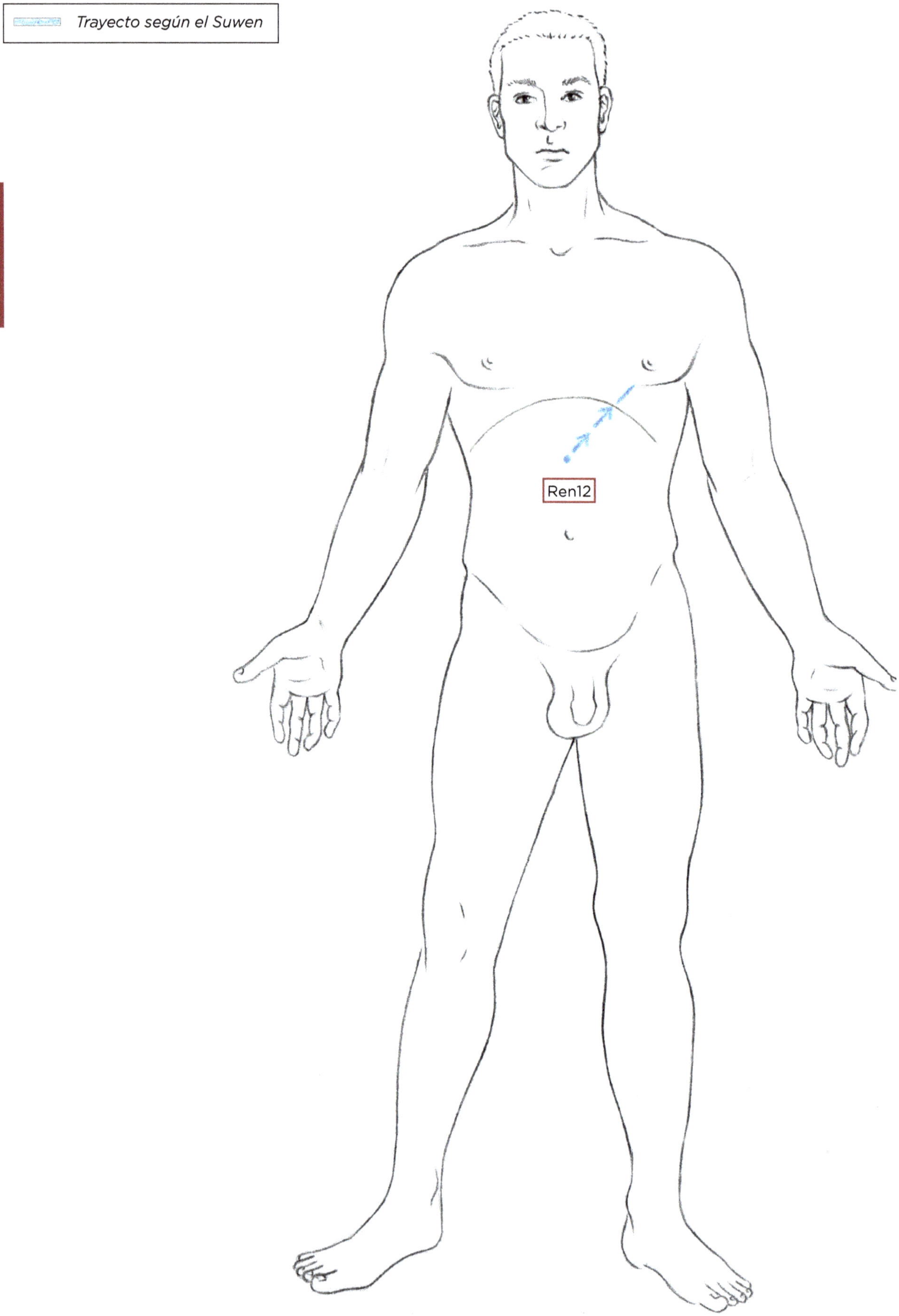

LUO

Guía para el tratamiento Luo

1. *Puntos Luo*

2. *Vasos Luo*
Se localizan allí donde la Sangre es visible e incluyen los capilares, varices y decoloraciones a lo largo del trayecto o en zonas con las que el trayecto conecta. No es necesario sangrar todos los Luo visibles. Algunos acupuntores empiezan por los más finos, pero mi preferencia después de sangrar el punto Luo, es sangrarlos en el siguiente orden:

  a. Los más oscuros
  b. Los Luo abultados
  c. Intersecciones de Luo: lugares donde se unen dos o más capilares.
  d. Varices con ramificaciones y filamentos
  e. Arañas vasculares finas

Dependiendo del paciente, los pulsos y la tolerancia de este al tratamiento, lo normal es que después de pinchar los Luo más oscuros, o las intersecciones no se necesite pinchar más. La liberación de un solo Luo abultado o una serie de capilares finos (arañas vasculares) puede tener un gran efecto curativo. Con la práctica uno va viendo en qué momento hay que parar. Hay que estar atento a la respiración del paciente y observar cuando se produce una liberación importante (un suspiro o una gran respiración). Por norma general, ese es un buen momento para detener el sangrado.

3. *Puntos Yuan-Fuente,* si es necesario

4. *Puntos armonizadores*
Son puntos inmediatamente proximales al punto He-Mar.
Los puntos armonizadores normalizan la circulación de la Sangre.
P4, IG12, E35, B10, C2, ID9, V38, R11, Pc2, TC11, VB33, H9.

5. *Puntos del trayecto*
En un tratamiento Luo no es necesario pinchar ningún punto del trayecto. En el caso de que se pretenda potenciar la intención del tratamiento con el uso de estos puntos, estos deberían pincharse con técnica de igualación.

6. *Puro de moxa indirecto*
Es necesario en los tratamientos de vaciado de Luo. Si se utiliza moxa sin humo por razones prácticas hay que asegurarse de que el puro es sólido y no hueco.

7. *Guasha*
Puede ser útil para atraer la Sangre hacia la superficie y facilitar el sangrado. La guasha es esencial para eliminar obstrucciones (acumulaciones) en el trayecto del canal Luo.

Protocolos terapéuticos

"Si los vasos Luo alrededor del punto y a lo largo del canal están en plenitud y la Sangre es visible, hay que liberar Sangre para acabar con la enfermedad. Hay que parar cuando el color de la Sangre cambia." **—Capítulo 22,** *Lingshu*

Protocolo de tratamiento de la plenitud de Luo

1. Analizar el Luo que está afectado a partir del criterio diagnóstico (ver el diagnóstico de los canales Luo en la página 62 y los signos y síntomas, páginas 92-109).
2. Sangrar el punto Luo. Esperar a que el color cambie o se aclare (de 2 a 5 gotas).
3. Sangrar cualquier vaso Luo visible.
4. Palpar el canal. Frotar con guasha para disolver las obstrucciones y tensiones que aparezcan. Liberar el canal entero.
5. Regular la Sangre pinchando un punto proximal al punto He-Mar del canal Primario asociado con técnica de igualación. Una vez conectado el Qi, retirar la aguja. El punto regulador no necesita retención.

"Si la enfermedad del canal Luo es por vaciado, hay que armonizarlo con moxa"
—Capítulo 27, *Lingshu*

Protocolo de tratamiento del vaciado de Luo

1. Analizar el Luo que está afectado a partir del criterio diagnóstico (ver el diagnóstico de los canales Luo en la página 62 y los signos y síntomas, páginas 92-109).
2. Encender un puro de moxa sólido y sostenerlo en una mano.
3. Sangrar el punto Luo con la otra mano.
4. Moxar inmediatamente el punto hasta que el paciente nos indique que el punto está caliente. Repetidamente, retirar y volver a estimular el punto con la moxa hasta que el paciente refiera calor en el punto. Esto puede tardar varios minutos.
5. ADVERTENCIA: a veces el paciente no siente que el punto se está calentando. Tras dos segundos hay que preguntarle si siente el calor. Después de otros dos segundos hay que preguntarle si va notando que el calor aumenta. Hay que seguir repitiendo la pregunta. Si el paciente puede sentir que el punto se va calentando poco a poco es probable que nos indique que lo siente caliente cuando en realidad está caliente. Si no lo siente o si el punto debiera estar más caliente de lo que el paciente refiere entonces es mejor parar de moxar cuando sean los *dedos de protección* (son nuestros propios dedos situados a cada lado y cerca de la zona que moxamos) los que sintamos calientes. Podríamos quemar gravemente a un paciente sin que este notara nada. Es importante minimizar cualquier tipo de riesgo para el paciente.

6. Sangrar y moxar los nódulos a lo largo del trayecto o romper el nódulo con una técnica vigorosa de dispersión. Esto puede tardar un poco. Típicamente se utiliza la técnica de la Tortuga: se rodea el nódulo con cuatro agujas, se coloca una en medio del nódulo y se dispersan vigorosamente todas ellas.
7. Frotar con guasha cualquier obstrucción o tensión en el canal. Ayuda a liberar el canal entero.
8. Armonizar la Sangre pinchando un punto proximal al punto He-Mar del canal Primario asociado con técnica de igualación. Una vez conectado el Qi, retirar la aguja. El punto regulador no necesita retención.

Ciclo de tratamiento

"Trata los canales Luo a días alternos. Armoniza la Sangre tras el sangrado"
–Capítulo 10, *Lingshu*

1. Tratar los Luo a días alternos durante 21 días (11 tratamientos).
2. Si se utilizan aceites esenciales para continuar con el ciclo Luo, aplicar el aceite en el punto Luo a días alternos durante 21 días.
3. Si no se puede seguir la frecuencia de tratamiento a días alternos, no se puede considerar técnicamente un tratamiento Luo como tal. La aplicación del aceite esencial apropiado forma parte del tratamiento Luo.
4. Al final del ciclo Luo, si no hay cambio en los signos y síntomas, se dice entonces que la persona es resistente (sin verbalizarlo, naturalmente). Esto nos indica que hay estancamiento en todos los Luo. (Habría que reconsiderar el diagnóstico también).
5. Si se quiere hacer más tratamiento Luo, realizar el siguiente tratamiento (primero) combinándolo con el tratamiento inicial a días alternos durante 21 días.
    a) Utilizando una sola lanceta, sin martillo de siete puntas, pinchar el Gran Luo de Bazo, B21, tres cun por debajo de la axila, (no seis).
    b) Regular B10 con técnica de igualación.

Observaciones subjetivas asociadas a los tratamientos Luo

Lo que los pacientes experimentan en la camilla durante tratamientos de Luo abarca un amplio espectro de posibilidades:

Algunos pacientes:

1. experimentan una profunda liberación emocional en la camilla.
2. no sienten para nada la punción con lanceta.
3. sienten una quemazón extrema con la inserción de la lanceta incluso cuando la

inserción es muy superficial.

4. disfrutan de la sensación de sangrado y sienten un inmenso alivio de forma inmediata.
5. sienten cambios internos de temperatura.
6. sienten náusea al liberar el Qi rebelde.
7. sienten una sensación de líquido fluyendo del punto Luo cuando en realidad solo ha salido una pequeña gota.
8. sienten un intenso hormigueo por unos instantes después del tratamiento.

Por lo general todos los pacientes experimentan de manera uniforme la sensación de alivio justo después del sangrado.

Reacciones curativas

Algunas de estas reacciones son posibles y son curativas.

1. La aparición y proceso de memorias reprimidas.
2. Sueños intensos.
3. Cambios notablemente positivos en el tono y dinámica de las relaciones.
4. Purgas con o sin un fuerte hedor, tales como vómito, diarrea, tos, estornudos, sudoración, aumento de las evacuaciones, orina concentrada. Las purgas pueden incluir el deseo de limpiar el lavabo o de mudarse.
5. Si el paciente está fuerte, si tiene suficiente Yang Qi, los Luo podrían vaciarse en los canales Tendinomusculares. En este caso podría aparecer una rigidez súbita o una limitación en un arco de movilidad. Se trata simplemente del patógeno moviéndose hacia la superficie para ser liberado. En estos casos sería conveniente realizar un tratamiento Tendinomuscular.

Modelo Luo psicosocial

Desarrollo de la patología Luo

La teoría de los Luo podría llenar varios libros. Más abajo se detalla una parte de la teoría de los Luo a la que en este libro denominamos *modelo Luo psicosocial*. Refleja la manera minuciosa y altamente sofisticada en que la Medicina China describe y aborda los temas emocionales que surgen en el transcurso del desarrollo humano desde el nacimiento hasta la muerte, y los efectos que produce la patología al ser alojada en la Sangre. Cabe destacar que aunque un tema emocional puede progresar y afectar a todos los canales Luo, también puede permanecer latente en el canal asociado a esa fase de desarrollo. Lo que sigue a continuación es una introducción a modo de referencia clínica.

El modelo Luo psicosocial sigue la secuencia de los canales Primarios ya que los canales Luo son colaterales que emergen de los canales Primarios. La secuencia se divide en tres niveles energéticos.

1) Energética de la supervivencia: P, IG, E, B
2) Energética de la interacción: C, ID, V, R
3) Energética de la diferenciación: Pc, TC, VB, H

La función de los canales Primarios es el desarrollo, mientras que los canales Luo son generados para contener la emoción que surge de las dificultades no resueltas que se presentan en el transcurso del desarrollo humano desde el momento del nacimiento hasta la muerte. Estas dificultades pueden aparecer en cualquier parte de la secuencia. No tienen porqué aparecer al principio. A medida que estas retenciones emocionales aumentan en cantidad, los canales Luo se van llenando. Esto puede suceder en el transcurso de días o de años.

Wei	P, IG, E, B
Ying	C, ID, V, R
Yuan	Pc, TC, VB, H

Los canales Luo del primer nivel energético

Emociones a nivel de SUPERVIVENCIA
Desarrollo de la percepción, la sensación y el pensamiento

Los signos y síntomas son válidos igual para niños que para adultos. Todos estos signos y síntomas aparecen en el capítulo 10 del *Lingshu*.

Lo que se describe a continuación es la progresión de la patología Luo. En esta página se ha tomado el Luo de Pulmón como ejemplo explicado en detalle a modo de introducción al proceso. En la siguiente sección se pueden encontrar todas las progresiones con todo el contenido pero de forma resumida. No todos los signos y síntomas tienen que estar presentes para justificar un diagnóstico. Solo hace falta que un signo esté presente en el contexto emocional correcto para poder justificar un diagnóstico concreto.

Progresión del canal Luo de Pulmón

En condiciones normales el canal Primario de Pulmón se manifiesta con una apertura desinhibida hacia el mundo que se refleja en la respiración. Existe una disposición fluida hacia el mundo exterior a través del medio común, la respiración. El canal de Pulmón se activa al nacer.

La dificultad surge: la típica dificultad es la imposibilidad de vincularse. Al nacer, el vínculo con la matriz materna no se hace de manera inmediata; la reconexión con la madre a través del abrazo y el amamantamiento llega tarde o está afectado o impedido. Como consecuencia hay un deseo exagerado de vincularse. Con el tiempo el niño probablemente será erróneamente diagnosticado como un niño *muy demandante*. También, puede que el vínculo inicial con el pecho haya sido débil, condicionado, limitado por horarios o inexistente y el resultado acabe siendo una profunda falta de sentido de cercanía, que afectará a la interacción con el mundo. *Tratamiento:* establecer el vínculo con la madre. Empezar el proceso de relactancia. Colocar al bebé en un portabebés cara a cara, dar el pecho a demanda hasta que el bebé empiece a caminar. Si la relactancia no es posible, colocar al bebé en un portabebés todo el tiempo, cara a cara, con el máximo contacto piel con piel.

*La formación del Luo de Pulmón y el proceso de plenitud***:** si no se trata debidamente la patología progresa y como niño o adulto, la necesidad de vínculo y conexión se vuelve obsesiva. Al ser negada esta necesidad de manera repetida, emergen emociones de una profunda tristeza y frustración. Cuando la tristeza y la frustración se hacen incontenibles, el cuerpo crea un reservorio, un Luo longitudinal en el punto Luo que retiene la Sangre que contiene esas emociones para mantenerlas apartadas de la circulación. Con el tiempo, el vaso Luo se llena y se hace visible.

*Plenitud del canal Luo de Pulmón***:** el Luo longitudinal se llena y empiezan a manifestarse signos de plenitud del Luo: aparecen vasos Luo en el punto o cerca del punto y/o a lo largo del canal Luo.

Signos y síntomas: palmas calientes, necesidad constante de tocar algo, necesidad de estímulo constante, dificultad para mantenerse quieto al estar sentado.

Tratamiento: tratamiento de plenitud de Luo

i. Sangrar P7.
ii. Sangrar los vasos Luo a lo largo del trayecto del Luo longitudinal.

iii. Frotar con guasha las obstrucciones a lo largo del trayecto del Luo longitudinal.
iv. Armonizar la Sangre con el punto situado un punto proximal al punto He-Mar.

El Luo de Pulmón se vacía en el canal Primario de Pulmón: cuando el vaso Luo se llena por completo, empieza a desbordarse y se vierte en el canal Primario (desde donde la patología había sido inicialmente enviada al canal Luo que se generó para apartar de la circulación la patología contenida en la Sangre).

Vaciado del Luo de Pulmón: todas o la mayoría de varices desaparecen parcial o totalmente porque la Sangre ya no puede seguir manteniendo la patología en estado de latencia. La necesidad está ahora puesta en el proceso de interiorización. Se generan nódulos en el trayecto del canal Primario de Pulmón al ser movilizado el Yin para evitar la penetración de esta patología emocional en el nivel Yuan-Fuente en el momento en que el canal Primario está intentando desplazar la patología a algún otro lugar.

Signos y síntomas del vaciado del Luo de Pulmón: falta de interés en el contacto y en el estímulo, falta de sentido de lo que es estimulante en esta vida, falta de interés en la vida.
Tratamiento: tratamiento de vaciado de Luo.

i. Sangrar y moxar P7.
ii. Sangrar y moxar los nódulos a lo largo del trayecto Luo longitudinal de Pulmón.
iii. Sangrar y moxar los nódulos a lo largo del canal Primario de Pulmón.
iv. Armonizar la Sangre.

Nota: al consultar las siguientes páginas es importante tener en cuenta que la información que aquí se detalla se encuentra en un amplio espectro de posibilidades dentro de la propia naturaleza de cada uno de los Luo. Dicho de otra manera, los signos y síntomas pueden parecer discretos o exagerados cuando se comparan con el cuadro del paciente. Con la práctica, se va afinando la apreciación de cada Luo en particular con sus grados y matices sin necesidad de ser interpretados de manera tan literal.

Debajo, en las siguientes listas se utiliza la palabra *literal*, en vez de *físico*, para señalar que estos signos aquí descritos tienen una intención metafórica en los textos clásicos (aunque estos signos y síntomas aparecen con frecuencia en un sentido físico). De la misma manera, los signos y síntomas descritos dentro de la categoría *literal* pueden ser interpretados como metáforas de la psique.

Significado de la secuencia de los Luo

En la siguiente sección se utiliza la secuencia de los Luo dentro del modelo psicosocial de los canales Luo que es una continuación de la de los canales Primarios. No obstante, los Luo longitudinales se describen también en el capítulo 10 del *Lingshu* como una progresión anatómica de los canales Yin del brazo a los canales Yang del brazo siguiendo por los canales Yang de la pierna a los canales Yin de la pierna y finalmente a los canales Luo constitucionales. Por este orden, se observa como los Luo regresan al pecho donde la Sangre debe volver para ser puesta en circulación y refrescada. El orden no afecta las posibilidades diagnósticas y se incluye aquí porque aparece en los textos clásicos. El orden anatómico de los canales Luo: P, C, Pc, ID, IG, TC, V, VB, E, B, R, H, Renmai, Dumai, Gran Luo de Bazo, Gran Luo de Estómago.

El orden de los canales Luo que se muestra más abajo sitúa a los Luo constitucionales (los Luo de Renmai y de Dumai) antes del Gran Luo de Bazo y el Gran Luo de Estómago. Los temas emocionales no resueltos serán depositados en última instancia en los Luo de Renmai y de Dumai para una resolución futura en la siguiente vida. H5 va a Ren2, y VB37 va a Chongmai desde E42. No obstante, es el Gran Luo de Bazo el que controla a todos los Luo. Esta responsabilidad se mantiene mientras siga habiendo actividad en el Gran Luo de Estómago (el ritmo cardíaco). Es por eso que se considera al Gran Luo de Estómago como el último de los Luo.

Signos y síntomas del canal Luo y protocolos de tratamiento

Progresión del canal Luo de Pulmón

1. **El canal Primario de Pulmón funciona de manera normal** cuando la persona experimenta una apertura libre hacia el mundo mediante la respiración.
2. **La dificultad surge y no se resuelve.** Esto sucede con frecuencia debido a un vínculo fallido. El vínculo inicial con el pecho fue insuficiente o inexistente y el resultado es una profunda falta de sentido de proximidad que afecta a la interacción con el mundo.
3. **Plenitud del Luo de Pulmón;** los vasos Luo aparecen en P7 o cerca del punto y/o a lo largo del canal Luo longitudinal de Pulmón.

   Psique: necesidad constante de estar tocando algo, necesidad de estímulo constante. Incapacidad de mantenerse quieto cuando se está sentado, intranquilidad, inquietud, incomodidad, desasosiego.

   Literal: palmas calientes, Calor en las palmas, picor en las palmas.
4. **Vaciado del Luo de Pulmón:** aparecen nódulos en el canal Primario de Pulmón.

Psique: falta de interés en el contacto y la estimulación. Falta de sentido de estímulo en la vida. Pérdida de interés en la vida.

Literal: bostezos abundantes para provocar la apertura del pecho y facilitar la liberación del patógeno interno. Micción frecuente como intento del Wei Qi, controlado por los Pulmones, de movilizar el patógeno mediante los Fluidos.

Tratamiento

Protocolo de tratamiento para la plenitud del Luo longitudinal de Pulmón

i. Sangrar P7.
ii. Sangrar los Luo visibles a lo largo del trayecto del Luo longitudinal de Pulmón.
iii. Frotar con guasha las obstrucciones en el trayecto del Luo longitudinal de Pulmón.
iv. Armonizar la Sangre con P4 con técnica de igualación.

Protocolo de tratamiento para el vaciado del Luo longitudinal de Pulmón

i. Sangrar y moxar inmediatamente P7.
ii. Romper los nódulos y frotar con guasha las obstrucciones a lo largo del trayecto del Luo longitudinal de Pulmón.
iii. Romper los nódulos y frotar con guasha las obstrucciones a lo largo del trayecto del canal Primario de Pulmón.
iv. Armonizar la Sangre con P4 con técnica de igualación.

Progresión del canal Luo de Intestino Grueso

1. **El canal Primario de Intestino Grueso funciona de manera normal** cuando la persona tiene capacidad para asimilar las experiencias más allá de la respiración.
2. **La dificultad surge y no se resuelve.** Las emociones que pueden generar un destete prematuro o demasiado estímulo o el hecho de intentar asimilar demasiado. El alimento sólido se introduce de manera temprana y el bebé tiene que desarrollar la dentición más rápido para poder ser capaz de procesar el exceso de estímulo intestinal. La presencia de muchos colores brillantes en la habitación del niño. El niño tiene muchos juguetes que emiten sonidos. Hay un televisor en la habitación del niño. El niño juega con pantallas electrónicas, juegos, teléfonos y ordenadores. El exceso de información sensorial puede resultar excesivo para poder ser procesado y digerido a tan temprana edad. Es por ello que el contacto con las pantallas resulta abrumador para un niño muy pequeño.
3. **Plenitud del Luo de Intestino Grueso:** aparecen vasos Luo en IG6 o cerca del punto y/o a lo largo del canal Luo longitudinal de Intestino Grueso.

Psique: el sobre-estímulo conduce a una desconexión y una falta de respuesta.

Literal: necesidad de ver la misma cosa repetidamente. Repetición de los mismos gestos. Dolor dental como rebelión de los dientes ante una demanda precoz. Posibilidad de sordera aguda o autismo cuando se aparta al niño del estímulo.

4. **Vaciado del Luo de Intestino Grueso:** aparecen nódulos en el canal Primario de Intestino Grueso.

Psique: dificultad en la asimilación de estímulos. Dificultad para conectar con los sentimientos y aquello que emana del Corazón.

Literal: sensación de frío en los dientes (hipersensibilidad). Entumecimiento diafragmático (dificultad para sentir la expansión y contracción del diafragma que provoca una respiración atípicamente superficial).

Tratamiento

Protocolo de tratamiento para la plenitud del Luo longitudinal de Intestino Grueso

i. Sangrar IG6.
ii. Sangrar los Luo visibles a lo largo del trayecto del Luo longitudinal de Intestino Grueso.
iii. Frotar con guasha las obstrucciones en el trayecto del Luo longitudinal de Intestino Grueso.
iv. Armonizar la Sangre con IG12 con técnica de igualación.

Protocolo de tratamiento para el vaciado del Luo longitudinal de Intestino Grueso

i. Sangrar y moxar inmediatamente IG6.
ii. Romper los nódulos y frotar con guasha las obstrucciones a lo largo del trayecto del Luo longitudinal de Intestino Grueso.
iii. Romper los nódulos y frotar con guasha las obstrucciones a lo largo del trayecto del canal Primario de Intestino Grueso.
iv. Armonizar la Sangre con IG12 con técnica de igualación.

Progresión del canal Luo de Estómago

1. **El canal Primario de Estómago funciona de manera normal** y rige las preferencias y los gustos así como la intuición[1]. El Estómago no tiene capacidad para juzgar las preferencias y las intuiciones.

1 NT: el término *gut feeling*, del original en inglés hace referencia a la implicación del estómago como parte del intestino, *gut* en el fenómeno de la intuición, el instinto, la corazonada o el presentimiento. Según la RAE, la intuición es la habilidad para conocer, comprender o percibir algo de manera clara e inmediata, sin la intervención de la razón. En Medicina China se considera una función propia de Estómago.

2. **La dificultad surge y no se resuelve.** Los sentimientos son negados, devaluados o reprimidos de manera habitual.
3. **Plenitud del Luo de Estómago:** aparecen vasos Luo en E40 o cerca del punto y/o a lo largo del canal Luo longitudinal de Estómago.

   Psique: la mente racional no puede dominar las emociones. El paciente actúa por impulso y con poco razonamiento, *pierde los papeles.* Hay una sensación de exceso de estímulo. Ataque de locura, enajenación mental aguda.

   Literal: berrinche, histeria, dermatitis del pañal, manchas alrededor de la cavidad oral.
4. **Vaciado del Luo de Estómago:** aparecen nódulos en el canal Primario de Estómago.

   Psique: el deseo de explorar queda afectado. Falta de sentido de dirección en la vida. Sensación de que no hay conclusiones a lo largo del recorrido vital. Miedo escénico. Falta de satisfacción personal.

   Literal: debilidad o atrofia de las extremidades inferiores, rigidez de los pies, languidez, letargo, sensación de adormecimiento en la garganta acompañada de signos y síntomas asociados al Qi rebelde, pérdida súbita de voz.

Tratamiento

Protocolo de tratamiento para la plenitud del Luo longitudinal de Estómago

i. Sangrar E40.
ii. Sangrar los Luo visibles a lo largo del trayecto del Luo longitudinal de Estómago.
iii. Frotar con guasha las obstrucciones en el trayecto del Luo longitudinal de Estómago.
iv. Armonizar la Sangre con E35 con técnica de igualación.

Protocolo de tratamiento para el vaciado del Luo longitudinal de Estómago

i. Sangrar y moxar inmediatamente E40.
ii. Romper los nódulos y frotar con guasha las obstrucciones a lo largo del trayecto del Luo longitudinal de Estómago.
iii. Romper los nódulos y frotar con guasha las obstrucciones a lo largo del trayecto del canal Primario de Estómago.
iv. Armonizar la Sangre con E35 con técnica de igualación.

LUO

Progresión del canal Luo de Bazo

1. **El canal Primario de Bazo funciona de manera normal** y controla el Yi (los pensamientos), el raciocinio, la habituación y la habilidad.
2. **La dificultad surge y no se resuelve.** El paciente cavila y razona demasiado.
3. **Plenitud del Luo de Bazo:** aparecen vasos Luo en B4 o cerca del punto y/o a lo largo del canal Luo longitudinal de Bazo.

    Psique: falta de control de las emociones. Las emociones parecen no tener fin. Obsesión. Pensamiento obsesivo.

    Literal: dolores de barriga agudos, en los intestinos y la zona media abdominal.

4. **Vaciado del Luo de Bazo**: aparecen nódulos en el canal Primario de Bazo.

    Psique: repetición de los pensamientos. Adicciones. Presencia de una voz interna persistente.

    Literal: distensión abdominal como piel de tambor, ascitis.

Tratamiento

Protocolo de tratamiento para la plenitud del Luo longitudinal de Bazo

i. Sangrar B4.
ii. Sangrar los Luo visibles a lo largo del trayecto del Luo longitudinal de Bazo.
iii. Frotar con guasha las obstrucciones en el trayecto del Luo longitudinal de Bazo.
iv. Armonizar la Sangre con B10 con técnica de igualación.

Protocolo de tratamiento para el vaciado del Luo longitudinal de Bazo

i. Sangrar y moxar inmediatamente B4.
ii. Romper los nódulos y frotar con guasha las obstrucciones a lo largo del trayecto del Luo longitudinal de Bazo.
iii. Romper los nódulos y frotar con guasha las obstrucciones a lo largo del trayecto del canal Primario de Bazo.
iv. Armonizar la Sangre con B10 con técnica de igualación.

Los canales Luo del segundo nivel energético

Emociones a nivel de INTERACCIÓN

Emociones que rigen la capacidad de vivir una vida coherente con los demás

Progresión del canal Luo de Corazón

1. **El canal Primario de Corazón funciona de manera normal** y aporta ánimo. Establece y luego formula los objetivos. El canal Primario de Corazón controla las relaciones.
2. **La dificultad surge y no se resuelve.** Surge el desengaño. El Corazón se enfrenta al dolor por no haber conseguido aquello que anhelaba. El paciente se siente traicionado porque alguien imponiendo su ética y su moral le negó el derecho a expresarse.
3. **Plenitud del Luo de Corazón:** los vasos Luo aparecen en C5 o cerca del punto y/o a lo largo del canal Luo longitudinal de Corazón.

    Psique: la persona aspira a aquello que ya no está disponible. Desengaño. Sensación de sueños rotos.

    Literal: dolores de pecho, sensación de opresión y pesadez de pecho. Dolor de corazón. Sensación de ahogo.
4. **Vaciado del Luo de Corazón:** aparecen nódulos en el canal Primario de Corazón.

    Psique: pérdida del habla por inhibición o represión. No sabe qué decir. No es capaz de expresar aquello que piensa o siente y a consecuencia siente el corazón oprimido y el pecho pesado. Incapacidad para conectar con la voz interior; imposibilidad de ser uno mismo y expresarse plenamente.

    Literal: pérdida del habla, dislexia, síndrome de Tourette, tartamudeo, problemas de lenguaje, pérdida de implicación. La persona siente que nada va a cambiar aunque diga lo que piensa.

Tratamiento

Protocolo de tratamiento para la plenitud del Luo longitudinal de Corazón

i. Sangrar C5.
ii. Sangrar los Luo visibles a lo largo del trayecto del Luo longitudinal de Corazón.
iii. Frotar con guasha las obstrucciones en el trayecto del Luo longitudinal de Corazón.
iv. Armonizar la Sangre con C2 con técnica de igualación.

Protocolo de tratamiento para el vaciado del Luo longitudinal de Corazón

i. Sangrar y moxar inmediatamente C5.
ii. Romper los nódulos y aplicar la guasha sobre las obstrucciones a lo largo del trayecto del Luo longitudinal de Corazón.
iii. Romper los nódulos y frotar con guasha sobre las obstrucciones a lo largo del trayecto del canal Primario de Corazón.
iv. Armonizar la Sangre con C2 con técnica de igualación.

Progresión del canal Luo de Intestino Delgado

1. **El canal Primario de Intestino Delgado funciona de manera normal** y separa lo puro de lo impuro. El Intestino Delgado crea el sistema propio de valoración, un sistema personal que revisa y compara y que le permite a la persona decirse a sí misma que lo está haciendo bien. Genera dignidad y crítica. El Intestino Delgado tiene inteligencia.
2. **La dificultad surge y no se resuelve**. Aparece una necesidad constante de compararse y auto-examinarse.
3. **Plenitud del Luo de Intestino Delgado**: aparecen vasos Luo en ID7 o cerca del punto y/o a lo largo del canal Luo longitudinal de Intestino Delgado.

   Psique: necesidad de aprobación constante. Diálogo interno permanente, volviendo de manera fastidiosa siempre al mismo pensamiento. Intenta controlar a la gente como un amante obsesivo. Pensamiento abrumadoramente obsesivo. Busca el reconocimiento de sí mismo a través de la opinión de los demás. El paciente puede llegar a volverse agresivo y violento.

Nota: a diferencia del Intestino Grueso en el Intestino Delgado está implicada la inteligencia.

   Literal: articulaciones laxas y que se luxan con facilidad, atrofia del codo. Atrofia articular generalizada.

4. **Vaciado del Luo de Intestino Delgado**: aparecen nódulos en el canal Primario de Intestino Delgado.

   Psique: pérdida de la capacidad de discernimiento; el sistema de autoanálisis empieza a fallar. Duda e incertidumbre sobre aquello de lo que la persona necesita desprenderse. Volver a la misma cosa de manera repetida con crítica y juicio. Diálogos internos con uno mismo: ¿Qué tal lo hice? Búsqueda constante de la opinión sobre sí mismo. Incertidumbre, duda sobre decisiones que conciernen a la persona. Tiende a idear una multitud de posibilidades.

Nota: el Luo de Bazo no tiene este diálogo, simplemente piensa en una línea continua sin una variedad de situaciones posibles que surgen de los pensamientos. A diferencia del Intestino Delgado que evalúa los actos, el Luo de Bazo no evalúa.

Literal: pérdida de la capacidad de separar lo puro de lo impuro; heces duras como bolitas. Pequeñas inflamaciones escamosas que producen picor (infecciones fúngicas).

Tratamiento

Protocolo de tratamiento para la plenitud del Luo longitudinal de Intestino Delgado

i. Sangrar ID7.
ii. Sangrar los Luo visibles a lo largo del trayecto del Luo longitudinal de Intestino Delgado.
iii. Frotar con guasha las obstrucciones en el trayecto del Luo longitudinal de Intestino Delgado.
iv. Armonizar la Sangre con ID9 con técnica de igualación.

Protocolo de tratamiento para el vaciado del Luo longitudinal de Intestino Delgado

i. Sangrar y moxar inmediatamente ID7.
ii. Romper los nódulos y frotar con guasha las obstrucciones a lo largo del trayecto del Luo longitudinal de Intestino Delgado.
iii. Romper los nódulos y frotar con guasha las obstrucciones a lo largo del trayecto del canal Primario de Intestino Delgado.
iv. Armonizar la Sangre con ID9 con técnica de igualación.

Progresión del canal Luo de Vejiga

1. **El canal Primario de Vejiga funciona de manera normal** y controla el exterior. Pone una barrera a las condiciones externas.
2. **La dificultad surge y no se resuelve.** La persona recibe demasiada reacción del entorno. Los límites del sistema de respuesta se ven sobrepasados.
3. **Plenitud del Luo de Vejiga:** aparecen vasos Luo en V58 o cerca del punto y/o a lo largo del canal Luo longitudinal de Vejiga.

   Psique: pánico. Se activa el sistema de alarma; el cuerpo empieza a reaccionar para repeler la crítica. El paciente boicotea las relaciones para poder volver a centrarse en sí mismo. (Este es el motivo por el que el canal Luo de Vejiga va al punto Luo de Riñón; el Riñón contiene el ser). El paciente está siempre al borde de una crisis. Las crisis se suceden continuamente. La línea que separa la respuesta de la no respuesta es muy fina; hay mucha reactividad.

Literal: congestión nasal, alergias, sinusitis, dolor de cabeza y dolor lumbar. Estrés post-traumático. El reflejo de sobresalto[2] está activo.

4. **Vaciado del Luo de Vejiga:** aparecen nódulos en el canal Primario de Vejiga.

Psyche: el umbral de tolerancia a la crítica externa se desintegra y el sistema de alarma se desactiva por sobreestímulos. El comportamiento adictivo aparece acompañado de la incapacidad de poner límite o frenar el comportamiento. Falta de emoción, vulnerabilidad, necesidad constante de ser querido. Aparecen fetiches y la persona no puede controlarlos. No sabe poner límites. El paciente no puede conectar emocionalmente con aquello que hace ni puede atribuirle un valor.

Literal: mucosidades líquidas, sangrado nasal.

Tratamiento

Protocolo de tratamiento para la plenitud del Luo longitudinal de Vejiga

i. Sangrar V58.
ii. Sangrar los Luo visibles a lo largo del trayecto del Luo longitudinal de Vejiga.
iii. Frotar con guasha las obstrucciones en el trayecto del Luo longitudinal de Vejiga.
iv. Armonizar la Sangre con V38 con técnica de igualación.

Protocolo de tratamiento para el vaciado del Luo longitudinal de Vejiga

i. Sangrar y moxar inmediatamente V58.
ii. Romper los nódulos y frotar con guasha las obstrucciones a lo largo del trayecto del Luo longitudinal de Vejiga.
iii. Romper los nódulos y frotar con guasha las obstrucciones a lo largo del trayecto del canal Primario de Vejiga.
iv. Armonizar la Sangre con V38 con técnica de igualación.

Progresión del canal Luo de Riñón

1. **El canal Primario de Riñón funciona de manera normal** y rige la Voluntad (Zhi) de manera efectiva. (La Voluntad significa la fuerza para direccionarse: el impulso).
2. **La dificultad surge y no se resuelve.** La Voluntad se descontrola y se desvía.
3. **Plenitud del Luo de Riñón:** aparecen vasos Luo en R4 o cerca del punto y/o a lo largo del canal Luo longitudinal de Riñón.

2 El reflejo de sobresalto o reflejo de Moro, en inglés *startle reflex*, se refiere a una respuesta defensiva inconsciente debido a un estímulo súbito y amenazador.

Psique: aparece un comportamiento obsesivo y compulsivo que condiciona al paciente. En su versión más extrema es el deseo de morir: el paciente se expone repetidamente a situaciones de riesgo. Incapacidad de soltar nada.

Literal: estancamiento en los orificios inferiores, bloqueo de los orificios inferiores, estreñimiento y/o anuria.

4. **Vaciado del Luo de Riñón:** aparecen nódulos en el canal Primario de Riñón.

Psique: paranoia extrema. Temor a uno mismo y temor a la pérdida. Miedo a quedarse solo. Miedo extremo, susto. Depresión. El paciente siente que está en situaciones de peligro inminente y que no tiene escapatoria. (Aquí el desencadenante es desconocido. No hay que confundir con el pánico o el estrés post-traumático en el que la persona puede identificar el desencadenante).

Literal: dolor en la región de Riñón o dolor en la zona genital debido a un agotamiento suprarrenal.

Tratamiento

Protocolo de tratamiento para la plenitud del Luo longitudinal de Riñón

i. Sangrar R4.
ii. Sangrar los Luo visibles a lo largo del trayecto del Luo longitudinal de Riñón.
iii. Frotar con guasha las obstrucciones en el trayecto del Luo longitudinal de Riñón.
iv. Armonizar la Sangre con R11 con técnica de igualación.

Protocolo de tratamiento para el vaciado del Luo longitudinal de Riñón

i. Sangrar y moxar inmediatamente R4.
ii. Romper los nódulos y frotar con guasha las obstrucciones a lo largo del trayecto del Luo longitudinal de Riñón.
iii. Romper los nódulos y aplicar la guasha sobre las obstrucciones a lo largo del trayecto del canal Primario de Riñón.
iv. Armonizar la Sangre con R11 con técnica de igualación.

Los canales Luo del tercer nivel energético

Emociones a nivel de DIFERENCIACIÓN
Gestión de las emociones y desarrollo de la capacidad de afrontar el estrés

Progresión del canal Luo de Pericardio

1. **El canal Primario de Pericardio funciona de manera normal** y protege al Corazón. El canal de Pericardio actúa como un mecanismo de adaptación. Gestiona el estrés, protege la cordura, genera empatía, gestiona las emociones y utiliza la inteligencia al servicio del raciocinio.
2. **La dificultad surge y no se resuelve.** Hay una percepción de traición o trauma en el Espíritu. El paciente experimenta el fracaso en la consecución de sus metas.
3. **Plenitud del Luo de Pericardio:** aparecen vasos Luo en Pc6 o cerca del punto y/o a lo largo del canal Luo longitudinal de Pericardio.

   Psique: *dolor* en el Corazón. La incapacidad de controlar las emociones que son verbalizadas o somatizadas. Doble personalidad. No puede evitar mentir constantemente. Incapacidad de sentir remordimiento.

   Literal: palpitaciones, ansiedad, dolor de Corazón.
4. **Vaciado del Luo de Pericardio:** aparecen nódulos en el canal Primario de Pericardio.

   Psique: incapacidad para interactuar debido a la dificultad para controlar las emociones. Auto-mutilación, la incapacidad de ver opciones, incapacidad de experimentar el dolor de otra persona, incapacidad de sentir culpabilidad. Comportamiento sociopático. Ausencia de empatía.

   Literal: rigidez y dolor de cuello y cabeza.

Tratamiento

Protocolo de tratamiento para la plenitud del Luo longitudinal de Pericardio

i. Sangrar Pc6.
ii. Sangrar los Luo visibles a lo largo del trayecto del Luo longitudinal de Pericardio.
iii. Frotar con guasha las obstrucciones en el trayecto del Luo longitudinal de Pericardio.
iv. Armonizar la Sangre con Pc2 con técnica de igualación.

Protocolo de tratamiento para el vaciado del Luo longitudinal de Pericardio

i. Sangrar y moxar inmediatamente Pc6.
ii. Romper los nódulos y frotar con guasha las obstrucciones a lo largo del trayecto del Luo longitudinal de Pericardio.
iii. Romper los nódulos y frotar con guasha las obstrucciones a lo largo del trayecto del canal Primario de Pericardio.
iv. Armonizar la Sangre con Pc2 con técnica de igualación.

Progresión del canal Luo de Triple Calentador

1. **El canal Primario de Triple Calentador funciona de manera normal** y hay un control efectivo del temperamento. El Triple Calentador se encarga de cambiar aquello que somos, auto-examina y genera la capacidad de aceptar la responsabilidad de los propios actos. El Triple Calentador encuentra opciones, gestiona situaciones analizando desde varios ángulos y utiliza la intuición y el ingenio para encontrar nuevas posibilidades.
2. **La dificultad surge y no se resuelve.** La persona está desconectada de su intuición e ingenuidad debido a unos padres sobreprotectores o debido al uso excesivo de pantallas (juegos en pantallas electrónicas, ordenadores), por desmotivación, o falta de apoyo.
3. **Plenitud del Luo de Triple Calentador:** aparecen vasos Luo en TC5 o cerca del punto y/o a lo largo del canal Luo longitudinal de Triple Calentador.

   Psique: rigidez, testarudez, incapacidad de cambiar las propias reacciones.

   Literal: rigidez, espasmos y rampas en los codos. Luxación de los codos.
4. **Vaciado del Luo de Triple Calentador:** aparecen nódulos en el canal Primario de Triple Calentador.

   Psique: la persona se niega a observar el propio temperamento. Indiferencia, insensibilidad, incapacidad de reacción con uno mismo.

   Literal: debilidad, pérdida de tonicidad de los codos, dificultad al doblar el codo al sostener peso. Flacidez muscular.

Tratamiento

Protocolo de tratamiento para la plenitud del Luo longitudinal de Triple Calentador.

i. Sangrar TC5.
ii. Sangrar los Luo visibles a lo largo del trayecto del Luo longitudinal de Triple Calentador.
iii. Frotar con guasha las obstrucciones en el trayecto del Luo longitudinal de Triple Calentador.
iv. Armonizar la Sangre con TC11 con técnica de igualación.

Protocolo de tratamiento para el vaciado del Luo longitudinal de Triple Calentador

i. Sangrar y moxar inmediatamente TC5.
ii. Romper los nódulos y frotar con guasha las obstrucciones a lo largo del trayecto del Luo longitudinal de Triple Calentador.
iii. Romper los nódulos y frotar con guasha las obstrucciones a lo largo del trayecto del canal Primario de Triple Calentador.
iv. Armonizar la Sangre con TC11 con técnica de igualación.

Progresión del canal Luo de Vesícula Biliar

1. **El canal Primario de Vesícula Biliar funciona de manera normal** y controla de manera efectiva la capacidad de decisión.
2. **La dificultad surge y no se resuelve.** Cuando aparece la pérdida de certeza y la toma de decisiones se vuelve complicada.
3. **Plenitud del Luo de Vesícula Biliar:** aparecen vasos Luo en VB37 o cerca del punto y/o a lo largo del canal Luo longitudinal de Vesícula Biliar.

   Psique: incapacidad de contemplar opciones. Desesperación, falta de esperanza, introversión, aislamiento. Falta de coraje para afrontar la adversidad o enfrentarse a sí mismo. Negación extrema de algún rasgo de la propia personalidad. La sensación de que las cosas solo pueden ser de una manera. Frustración.

   Literal: aparecen varios signos de déficit debido a un déficit de Yang de base, por ejemplo pies fríos, déficit de Qi de Bazo.
4. **Vaciado del Luo de Vesícula Biliar:** aparecen nódulos en el canal Primario de Vesícula Biliar.

   Psique: sensación de que no hay ninguna destinación y por tanto la persona ni siquiera intenta caminar. Introversión profunda, estado catatónico, pérdida de motivación, depresión profunda, indiferencia ante la posibilidad de enfermedad grave, soledad, un *cadáver deambulante* (el Shen está aparentemente ausente), tendencias suicidas.

   (Estos signos y síntomas son muy similares aunque más graves que en la plenitud de Luo).

   Literal: debilidad y parálisis de las extremidades inferiores. Dificultad para levantarse después de estar sentado. Extremidades *heladas*.

Tratamiento

Protocolo de tratamiento para la plenitud del Luo longitudinal de Vesícula Biliar

i. Sangrar VB37.
ii. Sangrar los Luo visibles a lo largo del trayecto del Luo longitudinal de Vesícula Biliar.
iii. Frotar con guasha las obstrucciones en el trayecto del Luo longitudinal de Vesícula Biliar.
iv. Armonizar la Sangre con VB33 con técnica de igualación.

Protocolo de tratamiento para el vaciado del Luo longitudinal de Vesícula Biliar

i. Sangrar y moxar inmediatamente VB37.
ii. Romper los nódulos y frotar con guasha las obstrucciones a lo largo del trayecto del Luo longitudinal de Vesícula Biliar.
iii. Romper los nódulos y frotar con guasha las obstrucciones a lo largo del trayecto del canal Primario de Vesícula Biliar.
iv. Armonizar la Sangre con VB33 con técnica de igualación.

Progresión del canal Luo de Hígado

1. **El canal Primario de Hígado funciona de manera normal** y de manera efectiva genera creatividad, capacidad de fijar objetivos e interés en el mundo exterior.
2. **La dificultad surge y no se resuelve.** Aparece el desinterés. El paciente pierde interés en los resultados y los logros.
3. **Plenitud del Luo de Hígado:** aparecen vasos Luo en H5 o cerca del punto y/o a lo largo del canal Luo longitudinal de Hígado.

   Psique: pérdida de contacto con la realidad. Deseo de ser otra persona. La persona oye voces, ve cosas, habla consigo mismo. Esquizofrenia con personalidad múltiple. *Versión Leve*: ensoñación.

   Literal: excitación sexual anormal, erecciones inadecuadas. Bultos testiculares que son el resultado del deseo frustrado de crear algo.
4. **Vaciado del Luo de Hígado:** aparecen nódulos en el canal Primario de Hígado.

   Psique: personalidad múltiple de carácter destructivo. Por ejemplo: "estaba poseído y me indujeron a matar". El suicidio, en su versión extrema. Intolerancia hacia uno mismo.

   Literal: prurito genital intenso debido a la incapacidad de crear aquello que desea. Hinchazones genitales, testiculares, vaginales, escrotales, uterinas. Enfermedades de transmisión sexual incluido el herpes. En su forma más extrema, la embolia.

Tratamiento

Protocolo de tratamiento para la plenitud del Luo longitudinal de Hígado

i. Sangrar H5.
ii. Sangrar los Luo visibles a lo largo del trayecto del Luo longitudinal de Hígado.
iii. Frotar con guasha las obstrucciones en el trayecto del Luo longitudinal de Hígado.
iv. Armonizar la Sangre con H9 con técnica de igualación.

Protocolo de tratamiento para el vaciado del Luo longitudinal de Hígado

i. Sangrar y moxar inmediatamente H5.
ii. Romper los nódulos y frotar con guasha las obstrucciones a lo largo del trayecto del Luo longitudinal de Hígado.
iii. Romper los nódulos y frotar con guasha las obstrucciones a lo largo del trayecto del canal Primario de Hígado.
iv. Armonizar la Sangre con H9 con técnica de igualación.

Canal Luo de Renmai

Plenitud del Luo de Renmai: vasos Luo aparecen en Ren15 o cerca del punto y/o a lo largo del canal Luo longitudinal de Renmai. Dolor abdominal.

Vaciado del Luo de Renmai: aparecen nódulos en Renmai. Picor abdominal.

El Luo de Renmai contiene la acumulación de karma de los Luo Yin.

Las emociones no resueltas son depositadas por los Luo en el Jing para ser procesadas en una próxima vida. Es la parte física de la herencia del karma. En otras palabras, la resistencia a la vida estanca la Sangre y, al mismo tiempo, la Sangre es donde reside el Shen, el Espíritu. Por tanto, el Shen también acaba contaminado por la experiencia vital. Es por ello que cada vida representa para uno mismo una oportunidad para liberarse de todas las vidas pasadas.

Tratamiento

Protocolo de tratamiento para la plenitud del Luo de Renmai

i. Sangrar Ren15.
ii. Sangrar los Luo visibles a lo largo del trayecto del Luo de Renmai (que se dispersa por el abdomen).
iii. Frotar con guasha las obstrucciones en el trayecto del Luo de Renmai.
iv. Armonizar la Sangre con B10 con técnica de igualación. (En ausencia de un punto regulador de la Sangre en Renmai, se utiliza B10 como punto regulador).

Protocolo de tratamiento para el vaciado del Luo de Renmai

i. Sangrar y moxar inmediatamente Ren15.

ii. Romper los nódulos y aplicar la guasha sobre las obstrucciones a lo largo del trayecto del Luo del Renmai.

iii. Armonizar la Sangre con B10 con técnica de igualación.

LUO

Canal Luo de Dumai

Plenitud del Luo de Dumai: aparecen vasos Luo en Du1 o cerca del punto y/o a lo largo del canal Luo. Rigidez de columna.

Vaciado del Luo de Dumai: aparecen nódulos en Dumai. Pesadez de cabeza con temblores.
El canal Luo de Dumai contiene la acumulación de karma de los Luo Yang. Las emociones no resueltas son depositadas en el Jing para ser procesadas en una próxima vida. Renmai y Dumai conectan con Chongmai. Chongmai modifica el programa de la próxima encarnación y la próxima generación con la patología Luo no resuelta proporcionada por los Luo de Renmai y Dumai. De ahí que aquello que haya quedado sin resolver en el momento en que entregamos nuestro Jing para poder generar la concepción, será transmitido a la siguiente generación.

Tratamiento

Protocolo de tratamiento para la plenitud del Luo de Dumai

i. Sangrar Du1.

ii. Sangrar los Luo visibles a lo largo del trayecto del Luo de Dumai.

iii. Frotar con guasha las obstrucciones en el trayecto del Luo del Dumai.

iv. Armonizar la Sangre con B10 con técnica de igualación. (B10 se utiliza como un regulador de la Sangre en ausencia de un punto regulador de la Sangre de Dumai).

Protocolo de tratamiento para el vaciado del Luo del canal Du

i. Sangrar y moxar inmediatamente Du1 con cuidado apartando las nalgas.

Nota: en caso de preocupación por la proximidad del calor en este punto, sangrar Du1, y seguidamente insertar una aguja de 2 cun a medio cun de profundidad aproximadamente hasta que la aguja se sostenga, apartar las nalgas en la zona de Du1 y calentar la aguja con puro de moxa.

ii. Romper los nódulos sobre las obstrucciones a lo largo del trayecto del Luo de Dumai.

ii. Frotar con guasha las obstrucciones a lo largo del trayecto del Luo de Dumai.

iii. Armonizar la Sangre con B10 con técnica de igualación.

Gran Luo de Bazo

1. **El Gran Luo de Bazo funciona de manera normal** y controla todo el sistema Tendino-muscular.
2. **La dificultad surge y no se resuelve.** Aparece una sensación de sufrimiento insoportable.
3. **Plenitud del Gran Luo de Bazo:** aparecen vasos Luo en VB22 o cerca del punto y/o a lo largo del canal del Gran Luo de Bazo.

   Psique: deseo de autolesionarse de una forma visible. El paciente siente un impulso de hacerse daño a sí mismo. Se siente sobrepasado por las dificultades que la vida le plantea hasta el punto de sentirse incapacitado. Se siente vencido, victimizado. Depresión profunda. Se siente mártir. Pérdida total del control mental. Esquizofrenia, odio hacia sí mismo. Se desfigura a sí mismo haciéndose cortes en la garganta o en los ojos.

   Literal: dolor generalizado por todo el cuerpo. Fibromialgia, síndrome de fatiga crónica

4. **Vaciado del Gran Luo de Bazo:** aparecen nódulos en el canal del Gran Luo de Bazo, el cinturón alrededor del pecho.

   Psique: falta de ganas de vivir. Tendencia suicida.

   Literal: laxitud en todas las articulaciones al haberse desplazado la patología a las articulaciones. El cuerpo la mantiene allí y para ello requiere de las Médulas que a consecuencia sufrirán un desgaste. Falta de integridad y fuerza en la estructura.

Tratamiento

Protocolo de tratamiento para la plenitud del Gran Luo de Bazo

i. Sangrar VB22 (localizado 3 cun por debajo de la axila).
ii. Sangrar los Luo visibles a lo largo del trayecto del Gran Luo de Bazo.
iii. Frotar con guasha las obstrucciones en el trayecto del Gran Luo de Bazo.
iv. Armonizar la Sangre con B10 con técnica de igualación.

Protocolo de tratamiento para el vaciado del Gran Luo de Bazo

i. Sangrar y moxar inmediatamente VB22 (3 cun por debajo de la axila).
ii. Romper los nódulos y frotar con guasha las obstrucciones a lo largo del trayecto del Gran Luo de Bazo.
iii. Armonizar la Sangre con B10 con técnica de igualación.

Gran Luo de Estómago

Al Gran Luo de Estómago se le conoce como ritmo cardíaco, el Qi que conduce el flujo de la Sangre. Empieza en el Estómago y finaliza en los Pulmones. El Gran Luo de Estómago se vacía directamente en Chongmai. El *Lingshu* se refiere al Gran Luo de Estómago como la *Milla vacía*, cuyo nombre refleja el déficit de Sangre de base que genera una escasez de energía, un vacío. Según el *Lingshu* empieza "en el diafragma, en el área del pecho izquierdo, donde se siente el vaso pulsátil".

Plenitud del Gran Luo de Estómago: respiración rápida e irregular. Congestión de pecho, insuficiencia cardíaca congestiva.

Vaciado del Gran Luo de Estómago: palpitaciones, fibrilaciones, taquicardia.

Tratamiento del Gran Luo de Estómago

El Gran Luo de Estómago no tiene puntos y se trata mediante los 8 Canales Extraordinarios, y en concreto mediante los canales Chongmai (segundo trayecto) y Yin Weimai.

Tratamiento de los Luo longitudinales con aceites esenciales

Los aceites esenciales se pueden utilizar de manera eficaz conjuntamente a los tratamientos de acupuntura. Los tratamientos con aceites no precisan agujas y son tópicos (se aplican en la piel). Al no haber inserción, los pacientes pueden aplicarse el aceite en casa. El acupuntor selecciona un aceite y unos puntos, de acuerdo a la teoría médica china, y luego le explica al paciente como utilizar el aceite en casa entre tratamiento y tratamiento. El terapeuta hace un seguimiento de la evolución del paciente mediante la lectura del pulso y lo que el paciente describe en la siguiente sesión de acupuntora.

Lo más importante que hay que saber respecto a la aplicación de los aceites esenciales es que *menos es más*. Es sumamente importante que la cantidad de aceite que se aplica en el punto sea muy pequeña, ya que los receptores en el cuerpo se pueden saturar fácilmente cuando están repletos de aceite lo que provocará que se desconecten, comprometiendo la efectividad del tratamiento. De las diferentes modalidades de terapia alternativa, la terapia con aceites esenciales es de las peor utilizadas y más incomprendidas debido principalmente a que las cantidades de aceite necesarias para producir un efecto terapéutico por lo general no se acaban de interpretar correctamente. Utilizados de manera correcta, los aceites esenciales representan una medicina altamente efectiva.

En los tratamientos de los canales Luo, el aceite es aplicado solo en el punto Luo[3]. En primer lugar se elige el aceite que resuena con el canal. Se enseña al paciente a mojar la punta de un palillo común de cocina con el aceite para seguidamente tocar con el palillo el punto Luo. El punto puede marcarse (si el paciente lo pide) con un bolígrafo fino de cirujano mediante un círculo del tamaño de un céntimo y no un punto que sería fácilmente borrado al entrar en contacto con el aceite. La regulación de la Sangre se consigue realizando masaje de acupresión en el punto que está a un cun proximal al punto He-Mar. Estos puntos pueden marcarse también en el paciente.

Si el paciente está recibiendo tratamientos semanales, hay que intentar programar la acupuntura de tal manera que siempre se haga en un día impar, manteniendo un día de descanso entre tratamientos (en los días pares).

Un programación terapéutica podría parecerse a lo siguiente:

Día 1, acupuntura; día 3, 5, 7, los aceites esenciales se aplican en casa.

Día 9, acupuntura; día 11, 13, 15, los aceites esenciales se aplican en casa.

Día 17, acupuntura; día 19 y 21, los aceites esenciales se aplican en casa.

Método de aplicación de los aceites esenciales

Los aceites esenciales deben aplicarse con debida precaución. Pueden llegar a ser agresivos y nunca deben entrar en contacto con el ojo.

a. Humedecer el palillo en el aceite.

b. Si se forma una gota visible de aceite en el palillo, dejarla caer de vuelta al frasco.

c. Tocar con el palillo el/los punto/s a tratar.

d. No usar el dedo para aplicar aceite esencial. Es una medicina cuyo efecto puede llegar a ser muy potente y si el aceite se utiliza en exceso afectará a las articulaciones.

e. El paciente puede guardar su palillo en una bolsita pequeña con cierre y puede reutilizarlo.

f. Esperar 48 horas hasta el siguiente tratamiento.

Aceites esenciales para la aplicación sobre los puntos Luo

Los canales Luo de las emociones relacionadas con la supervivencia

Desarrollo de la percepción, la sensación y el pensamiento

Plenitud del Luo de Pulmón	Ravensara, mirto
Vaciado del Luo de Pulmón	Pino
Plenitud del Luo de Intestino Grueso	Naranja, árbol del té
Vaciado del Luo de Intestino Grueso	Clavo

[3] También pueden aplicarse mezclas de aceites esenciales en los vasos Luo visibles aunque este es un tema que sobrepasa el propósito de este libro.

Plenitud del Luo de Estómago	Mimosa
Vaciado del Luo de Estómago	Cedro
Plenitud del Luo de Bazo	Palo de rosa[4], hoja / madera de alcanfor
Vaciado del Luo de Bazo	Cilantro, pachuli

Los canales Luo de las emociones relacionadas con la interacción

Desarrollo de las habilidades sociales y la capacidad de convivencia con los demás

Plenitud del Luo de Corazón	Hierbaluisa
Vaciado del Luo de Corazón	Violeta
Plenitud del Luo de Intestino Delgado	Cebolla
Vaciado del Luo de Intestino Delgado	Comino
Plenitud del Luo de Vejiga	Benjuí de Sumatra
Vaciado del Luo de Vejiga	Albahaca
Plenitud del Luo de Riñón	Niaulí / MQV
Vaciado del Luo de Riñón	Anís

Los canales Luo de las emociones relacionadas con la diferenciación

Instinto de conservación y gestión de las emociones

Plenitud del Luo de Vesícula Biliar	Romero
Vaciado del Luo de Vesícula Biliar	Vetiver
Plenitud del Luo de Hígado	Manzanilla alemana / azul
Vaciado del Luo de Hígado	Semilla de zanahoria
Plenitud del Luo de Renmai	Sándalo
Vaciado del Luo de Renmai	Niaulí / melaleuca quinquenervia
Plenitud del Luo de Dumai	Hinojo
Vaciado del Luo de Dumai	Nardo
Plenitud del Gran Luo de Bazo	Rosa
Vaciado del Gran Luo de Bazo	Ajo

El Gran Luo de Estómago se puede tratar con los aceites que se prescriben para los Ocho canales Extraordinarios, en los puntos de apertura, concretamente Yin Weimai y Chongmai. Ver página 281 y 241.

[4] El palo de rosa está en peligro de extinción. La hoja del alcanfor se puede utilizar como sustituto.

TRATAMIENTOS DE LOS LUO TRANSVERSALES

Definición

La teoría nos indica que un Luo transversal es el recorrido entre un punto Luo y un órgano que conecta con la energía Fuente elemental. Estos canales no son ni visibles ni palpables. Se representan como la conexión entre un punto Luo de un canal y el punto Yuan de su canal emparejado Yin-Yang, por ejemplo, E40 y B3. No obstante el ámbito que ocupan los Luo transversales es mucho más extenso.

Importancia de los Luo transversales

La importancia del tratamiento de los Luo transversales reside en su capacidad de liberar el exceso de Calor, de restablecer el Qi Yuan-Fuente y de restituir el vigor de los canales Primarios.

Aparición de los Luo transversales

Los Luo transversales se activan cuando el Luo longitudinal se vacía vertiendo la patología en el canal Primario y el canal Primario es incapaz de contener la patología mediante el uso de Yin en forma de hinchazones, quistes, nódulos y otras formas de Yin patológico. Con la incapacidad incipiente del canal Primario para controlar la patología el órgano empieza a verse afectado. Comienzan a aparecer signos y síntomas del Luo transversal. No obstante, hay que tener en cuenta que la aparición de signos y síntomas del Luo transversal no es indicativa de que la patología haya alcanzado los Luo transversales, sino que son señales de aviso de que el órgano está en riesgo de verse afectado por la patología, e indica que el cuerpo está considerando la posibilidad de trasladar la patología al segmento transversal del canal Luo, o de que ese traslado es inminente.

Si llegados a ese punto no se actúa, el cuerpo empieza a trasladar la patología al Luo transversal, el primer segmento del cual se extiende desde el punto Luo del canal debilitado al punto Yuan-Fuente del canal emparejado Yin-Yang. Lo ideal sería que el punto Fuente pudiera contener la patología manteniéndola inmóvil hasta que el canal Luo de origen pudiera liberar algo de espacio (durante el tratamiento) para poder volver a alojar la patología. Por otro lado, el cuerpo podría crear una conexión entre el punto Fuente donde la patología se aloja al punto Luo del mismo canal y retenerla allí. Si en lugar de esto, la patología permanece en el punto Fuente y no es trasladada, o si se desplaza al Luo y luego genera una conexión Luo-Fuente regresando al punto Fuente del canal inicial completando una figura de ocho tipos de recorrido (ver diagrama en página 122), la patología irá avanzando a un nivel más profundo del cuerpo en el segundo segmento del Luo transversal.

A partir de ahí, la patología podría penetrar en el Triple Calentador[5], o en los recorridos internos de los canales Primarios y en ambos casos eso le daría acceso a los órganos. Es por ello que los signos de los Luo transversales son los mismos que los signos de los recorridos internos de los canales Primarios. (Si estos avances hacia la Fuente no son interceptados por otro canal, probablemente los canales Distintos, y posiblemente también los Ocho canales Extraordinarios, la patología puede acabar siendo mortal).

Por ejemplo, en caso de una imposibilidad funcional del Luo longitudinal de Bazo y luego del canal Primario de Bazo, el patógeno se desplaza de B4 a E42. Se trata de una conexión Luo transversal. A esta conexión la llamaremos *primer segmento del Luo transversal*. El cuerpo intenta movilizar la patología al punto Fuente del canal emparejado Yin-Yang porque cuando un miembro del par Yin-Yang está debilitado, es muy probable que su canal emparejado se encuentre en un estado relativamente más fuerte. El Qi de los puntos Fuente es denso y lento y por tanto la patología tiene muchas posibilidades de ser retenida allí bajo una cierta calma. Los puntos Fuente son relativamente distales además, y cuando el cuerpo finalmente hace acopio de recursos para expulsar el patógeno del cuerpo, la capa exterior ya no le queda muy lejos. La patología puede alojarse en este segmento del Luo transversal durante un periodo que puede abarcar desde unas horas a varias décadas.

Cuando la patología migra al Luo transversal, una cantidad considerable de Calor junto con la patología se desplaza del Luo longitudinal al Luo transversal. Esto se debe a que la patología alojada en el Luo longitudinal con el tiempo genera mucho estancamiento. A medida que la Sangre se estanca, el cuerpo moviliza el Yang para crear Calor y poder movilizarla.

En términos generales, un tratamiento de Luo transversal se realiza para poder liberar espacio para trasladar la patología de regreso al punto Luo. Si en esta fase no intervenimos, lo siguiente será la incapacidad funcional del punto Yuan-Fuente del canal emparejado Yin-Yang para o bien movilizar la patología que está reteniendo o para seguir conteniéndola por más tiempo. En ese momento, la patología avanza del primer segmento del Luo transversal a lo que llamamos *segundo segmento del Luo transversal*. El segundo segmento tiene lugar cuando la patología se desborda del punto Yuan del canal emparejado Yin-Yang. Lo más probable sería que la patología se trasladara al punto Luo de ese mismo canal. Cuando ese Luo se llene y se vacíe (lo cual podría suceder en un transcurso de tiempo muy variado), se trasladará de regreso al punto Fuente del canal inicial mediante la conexión Fuente-Luo.

[5] El mecanismo del Triple Calentador tiene su origen en Mìngmén 命门 y sigue un trayecto ascendente por medio de los puntos Hua Tuo adyacentes a la columna, distribuyendo el Qi Yuan-Fuente a cada órgano. Desde el momento en que la patología afecta al Triple Calentador tiene acceso directo a los órganos.

Como ese canal ya estaba débil inicialmente, la patología se trasladará desde ese punto al órgano. (La patología también podría permanecer en el punto Fuente del segundo canal y desplazarse internamente desde ese punto Fuente).

Desde el punto Fuente, la patología puede desplazarse a las ramas internas de los canales Primarios que conectan con los órganos, o desplazarse al Triple Calentador que conecta con los puntos Shu del canal de Vejiga y desde allí acceder a los órganos. (Los órganos se representan en las ilustraciones como puntos Mu). Cuando los Luo transversales se desbordan de patología, la barrera entre la patología y el órgano ya ha superado su límite. El Calor se ha interiorizado y aparecen las inflamaciones. Se convierten en inflamaciones crónicas, primero de la membrana que recubre al órgano, y al final la inflamación acaba afectando al mismo órgano. Es por ello que cualquier tipo de inflamación de los Zangfu nos conduce a los Luo transversales. En términos occidentales, estos trastornos incluyen infecciones de los órganos: pleuritis, gastritis, colitis, enteritis, colecistitis, cistitis, pancreatitis, hepatitis, pericarditis, pielonefritis y miocarditis, y todos los trastornos de los órganos causados por Calor. En cuanto a los pulsos, en este tipo de afecciones encontraremos pulsos rápidos en el nivel Yuan. Un paciente puede presentarse con infecciones crónicas que afectan a los órganos de manera intermitente. Llegados a este punto, si no se aplica tratamiento la enfermedad puede ser terminal.

Cabe destacar que lo más probable es que, entre el primer y el segundo segmento de los Luo transversales, los Distintos o los Ocho canales Extraordinarios intercepten la patología y la pongan en latencia utilizando sus mecanismos. También puede que la patología sea desplazada a las *terminaciones*[6], en un intento de ser erradicada a través de los orificios sensoriales, la cabeza, el pecho, el abdomen y los puntos Jing-Pozo de los canales Yang de los pies. La patología puede ser erradicada incluso por las zonas, por ejemplo, una vez el Calor ha llegado al interior, la zona Yangming puede intentar movilizar el Calor hacia fuera mediante Shaoyang y luego Taiyang. Para el cuerpo la prioridad es siempre la de mantener la patología alejada del órgano y para ello agotará todas las vías posibles con el fin de protegerlo.

Rutas posibles de los Luo transversales

Los Luo transversales se extienden desde los puntos Luo a los puntos Fuente del canal emparejado Yin-Yang y luego terminan en los órganos. No son ni visibles ni palpables. Son depósitos de los canales Luo longitudinales. A los canales Luo de Renmai y Dumai se los considera como canales Luo transversales porque a ese nivel, el de los Ocho canales Extraordinarios, la patología está contenida en el nivel Yuan-Fuente.

[6] Las raíces y terminaciones son un tema que sobrepasa el enfoque de este libro. B1 termina en Ren12; H1 termina en Ren18 y luego Ren17; R1 termina en Ren22 y Ren23; E45 termina en E8; VB44 termina en VB8; V67 termina en V1.

Efecto de los tratamientos Luo transversales

Los tratamientos Luo transversales alejan la patología del nivel Yuan cuando los signos y síntomas aparecen indicando que existe un riesgo a ese nivel y la movilizan de vuelta a los canales Luo longitudinales. Los tratamientos generan espacio en el canal y Qi para permitir que la patología se mueva. De ahí que el principio terapéutico sea el de *despejar el Luo*. Después de un tratamiento transversal o de vaciado de Luo, la patología puede desplazarse de vuelta al canal Luo longitudinal otra vez. Ese es el objetivo del tratamiento.

Agudo versus crónico

Los Luo transversales pueden ser utilizados para cualquier patología aguda o crónica, en la que interviene el Calor interno. La patología Luo puede tener un avance muy rápido o puede tardar décadas en desarrollarse, dependiendo del estado del Ying y del Qi Yuan-Fuente. Se puede recurrir a los Luo transversales para eliminar patología perniciosa que ha afectado a los órganos de manera directa y/o aguda. El virus de la hepatitis sería un ejemplo. Los Luo transversales pueden desplazar la patología del órgano (el nivel Yuan) y llevarla hacia el nivel Luo, que debería ser sangrado para eliminar el Calor del órgano. La selección del punto se hace en función de los síntomas que presente el paciente. El empleo de los canales Luo para tratar el Calor que afecta a los órganos implica el tratamiento de los Luo transversales ya que los Luo longitudinales no conectan con los órganos (a excepción del Corazón y del Pericardio).

Los Luo y su relación con la psicología y la psiquiatría

En cualquier estado de salud, la distribución del Qi Yuan-Fuente permite a los órganos expresar sus respectivas emociones. Dado que la Sangre contiene las emociones, en el momento en que alguna patología de transmisión sanguínea penetra al nivel Yuan-Fuente, las emociones expresadas por ese órgano pueden volverse también, patológicas. Si esto persiste durante mucho tiempo, la patología se convierte en parte de la personalidad del individuo, y con el tiempo, si no se resuelve, llegará a formar parte de su constitución. Por eso los vasos Luo representan mi primera opción terapéutica cuando se trata de abordar problemas psicológicos o psiquiátricos, ya sean agudos o crónicos.

Signos y síntomas de los Luo transversales

Los síntomas incluyen dolor a lo largo del trayecto del canal Primario, incluyendo los trayectos externos e internos. El dolor abdominal podría ser el síntoma del Luo transversal de varios órganos. Por ejemplo, el trayecto interno de Pulmón se extiende desde Ren12 a E25,

El primer segmento de los Luo transversales se extiende desde el punto Luo al punto Yuan del canal emparejado Yin-Yang.

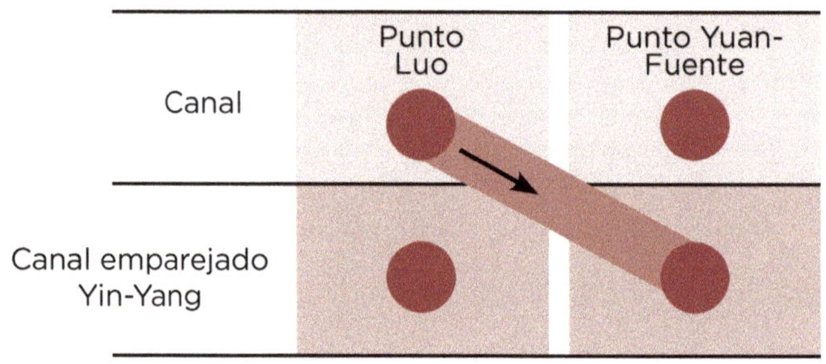

El segundo segmento de los Luo Transversales puede ser cualquier trayecto desde el punto Yuan-Fuente al órgano original.

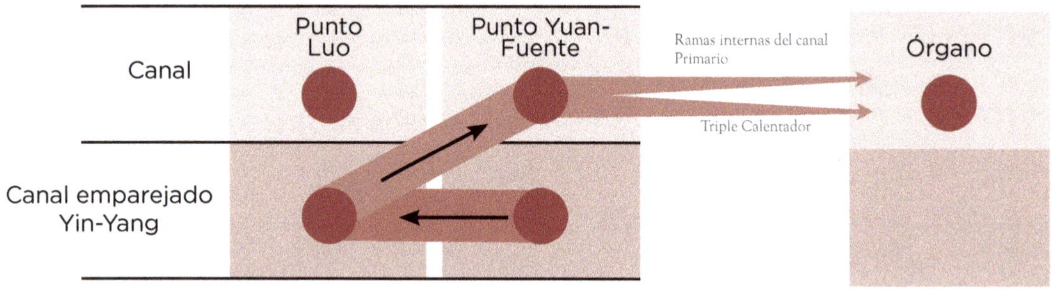

1. El segundo segmento generalmente representa un circuito que va desde el punto Yuan-Fuente del canal emparejado y luego vuelve al punto Yuan del canal inicial desde el cual se desplaza:
   a. a las ramas internas del canal Primario que conecta con el órgano.
   b. al Triple Calentador que conecta con los puntos Shu del canal de Vejiga y desde allí conecta con el órgano (representado en las ilustraciones como puntos Mu)

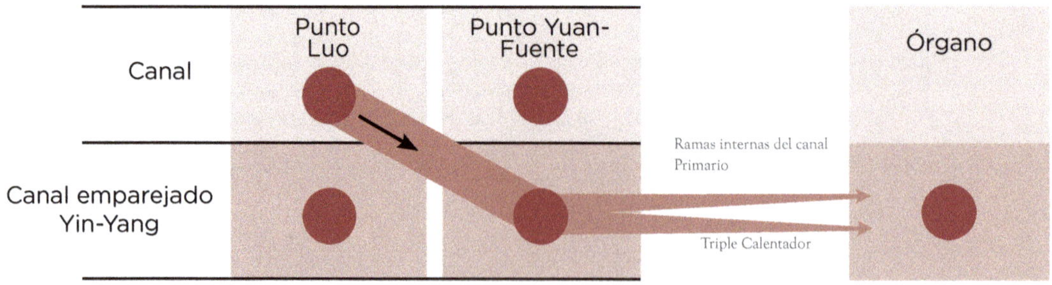

2. La patología puede desplazarse a a. o b. directamente desde el punto Yuan-Fuente emparejado en cuyo caso los signos y síntomas serán, en su lugar, los del Luo transversal del órgano emparejado Yin-Yang.

a Ren13 antes de ir hasta P1. Los Luo transversales no son visibles porque la patología se ha desplazado al interior.

Esta es una lista cronológica de síntomas de Luo transversal que se manifiestan cuando la patología se transmite a través de las zonas. Si el punto Fuente de Pulmón no consigue contener la patología, la patología avanza hacia el interior. Llegados a ese punto, afecta, por definición, a Yangming que es el primer nivel del terreno interno. Si no es resuelto externamente a través de las zonas Yang, avanza más hacia el interior, en este caso a los órganos. Este orden de la transmisión que se incluye es teórico y variará en función de los puntos débiles y puntos fuertes que son propios y únicos para cada individuo.

Signos y síntomas físicos de los Luo transversales. Secuencia teórica basada en los trayectos internos de los canales Primarios

Luo transversal de Pulmón: plenitud de pecho, tos, sibilancias.

Luo transversal de Estómago: fiebre con sudoración, distensión y ardor epigástrico, Flema, dolor a lo largo del trayecto, los cuatro signos principales de Yangming: fiebre alta, sed, pulso desbordado (hóng 洪); agitación, irritabilidad. El Calor asciende a la parte superior afectando a los otros canales Luo:

Luo transversal de Intestino Grueso: labios y boca secos, daño a los Fluidos que se manifiesta en la lengua, garganta seca.

Luo transversal de Triple Calentador: sudoración, fiebre, dolor a lo largo del trayecto.

Luo transversal de Intestino Delgado: problemas de oído, acufenos, sordera, hinchazón submaxilar, problemas de la ATM, hinchazón de las glándulas salivares.

Luo transversal de Vesícula Biliar: sudoración, fiebre, dolor y molestias articulares.

Luo transversal de Vejiga: síntomas oculares, esclerótica amarillenta, glaucoma, ojos llorosos, secreción ocular. Inflamación crónica, cefalea occipital, dolor de cuello crónico, hemorroides, problemas intestinales crónicos.

Luo transversal de Bazo:	dolor de corazón, dolor en la lengua, problemas de habla, rigidez de cuerpo, diarrea, opresión en el pecho, depresión.
Luo transversal de Hígado:	náusea, vómitos, pérdida de apetito, constricción diafragmática, incontinencia, anuria, dolor de pecho, depresión, malestar existencial, falta de deseo de comer, falta de apetito, fatiga, heces blandas, tensión debajo del esternón, déficit de Qi de Bazo.
Luo transversal de Pericardio:	dolor de corazón, depresión, calor en las palmas, problemas circulatorios, extremidades frías.
Luo transversal de Riñón:	frío y entumecimiento en las piernas, neuropatías, diarrea (a primera hora de la mañana con restos de comida no digerida), depresión-introversión, letargo, retraimiento, propensión a los desmayos, *síndrome Qi del cochinillo que corre*[7], manos frías.
Luo transversal de Corazón:	esclerótica amarilla, dolor a lo largo del trayecto, alteraciones del Shen, pérdida de brillo en los ojos, enfermedad terminal.

Se puede detener la patología y darle un retroceso de manera que una remisión completa se puede conseguir a partir de cualquier punto en el desarrollo de la enfermedad. Los tratamientos de los Luo transversales son especialmente beneficiosos al estar tratando la rama interna del canal Primario consiguiendo de esta manera una mejor distribución del Qi Yuan-Fuente que ayudará a reestablecer la integridad del canal.

Tratamiento de los Luo transversales

Para poder revertir el desarrollo de una patología, hay que realizar un tratamiento Luo transversal cuando las signos y síntomas propios de un Luo transversal son evidentes. El paciente tiene que presentar signos de Luo transversal para que el tratamiento sea pertinente, a menos que la intención sea la de provocar una crisis curativa, pues el tratamiento Luo transversal movilizará del nivel Yuan-Fuente la patología que está en latencia.

[7] Del original en chino Bēntún 奔豚 se refiere a una sensación ascendente que se manifiesta de manera súbita desde el abdomen inferior al pecho y la garganta, y que va generalmente acompañado de un dolor abdominal opresivo, con sensación de opresión en el pecho, con respiración rápida, mareo, palpitaciones, y angustia. Este cuadro se considera una de las cinco acumulaciones, y es resultado de un rebrote de Qi Yin Frío de Riñón o del Fuego de Hígado. En inglés "Running Piglet Syndrome". Aquí lo hemos traducido como "Síndrome Qi del cochinillo que corre".

Propósito del tratamiento de los Luo transversales

El propósito de un tratamiento Luo transversal es proteger o tonificar el Qi Yuan-Fuente y despejar el punto Luo sangrándolo para desplazar la patología del nivel Yuan-Fuente de vuelta al nivel Ying (al punto Luo) donde no representa una amenaza directa para los órganos. Si la patología se originó en el nivel Yuan-Fuente, se dispersa el punto Yuan-Fuente para liberar la patología haciéndola retroceder al nivel Ying para ser expulsada y para ello se sangra y se moxa el punto Luo del canal emparejado Yin-Yang.

Diagnóstico y tratamiento de los Luo transversales

De la observación de los signos y síntomas se determina cual es el Luo transversal que está afectado. El pulso será rápido en la posición que corresponde al órgano afectado y en el nivel Yuan (más profundo) del pulso. Es posible que haya restos de nódulos en el canal primario asociado al órgano, que corresponden a la fase en que el cuerpo intentó mantener la latencia en el canal Primario. Cuando ambos canales emparejados Yin-Yang están afectados hay que determinar el origen de la patología e identificar si el canal está en déficit o en exceso. Si el canal donde se inició la patología se encuentra en exceso, hay que dispersar el punto Yuan-Fuente del canal de origen y tonificar el punto Luo del canal emparejado Yin-Yang sangrando el punto y seguidamente moxándolo. Este es un tratamiento de transferencia de energía que facilita el regreso de la patología a su canal de origen. A cualquier tratamiento que se le dé al Luo (ya sea dispersión mediante el sangrado o tonificación con moxa), se le aplicará el tratamiento opuesto a la Fuente.

En casos avanzados puede ser muy difícil a veces determinar el canal Luo en que se originó la patología. En estos casos, se toma el pulso de ambos miembros emparejados Yin Yang, por ejemplo, Pulmón e Intestino Grueso, y se determina cuál de los dos está en déficit. Se moxa el punto Yuan-Fuente del canal que presenta déficit y se sangra el punto Luo del canal emparejado. Se moxa IG4, se sangra P7 y se armoniza la Sangre con P4. O se moxa P9, se sangra IG6 y se armoniza la Sangre con IG12. Los tratamientos recogidos para cada Luo transversal siguen este formato.

Ejemplos

Un paciente acude a consulta con un historial de gases e hinchazón de larga evolución. Presenta fiebre y sudoración, distensión y ardor epigástricos e irritabilidad. El pulso es débil en la posición de Bazo. Hay que tonificar o moxar B3 y sangrar E40.

Un paciente presentaba dolor dental tras haber contraído un resfriado poco antes. El pulso de Pulmón es débil. Esta es una situación Fuente-Luo del Pulmón y el Intestino Grueso. P9 es el origen (los Pulmones no consiguieron detener al patógeno) e IG6 sería el Luo (el Luo de Intestino Grueso recorre la zona de los dientes). Hay que tonificar o moxar P9 y sangrar IG6.

Un paciente presenta un factor patógeno no resuelto y ha desarrollado dolores generalizados (Vesícula Biliar) y dolor de cabeza (Vejiga). Hay que moxar los puntos Yuan-Fuente del canal emparejado Yin-Yang: H3 y R3 y luego sangrar los puntos Luo de los canales afectados, VB37 y V58. Hay que señalar que el punto Yuan-Fuente se tonifica porque seguramente el punto Yuan-Fuente de uno u otro de los canales emparejados Yin-Yang no consiguió realizar de manera efectiva su función de barrera de contención lo cual permitió el avance patológico hacia el interior.

Protocolos de tratamiento de los Luo transversales

Hay que moxar el punto Yuan-Fuente del canal en estado de déficit (Pulmón o Intestino Grueso). Hay que sangrar el punto Luo del canal emparejado.

Luo transversal de Pulmón

Hay que moxar IG4, sangrar P7 y armonizar la Sangre con P4,
o moxar P9, sangrar IG6 y armonizar la Sangre con IG12.

Luo transversal de Intestino Grueso

Hay que moxar P9, sangrar IG6 y armonizar la Sangre con IG12,
o moxar IG4, sangrar P7 y armonizar la Sangre con P4.

Luo transversal de Estómago

Hay que moxar B3, sangrar E40 y armonizar la Sangre con E35,
o moxar E42, sangrar B4 y armonizar la Sangre con B10.

Luo transversal de Bazo

Hay que moxar E42, sangrar B4 y armonizar la Sangre con B10,
o moxar B3, sangrar E40 y armonizar la Sangre con E35.

Luo transversal de Corazón

Hay que moxar ID4, sangrar C5 y armonizar la Sangre con C2,
o moxar C7, sangrar ID7 y armonizar la Sangre con ID9.

Luo transversal de Intestino Delgado
Hay que moxar C7, sangrar ID7 y armonizar la Sangre con ID9,
o moxar ID4, sangrar C5 y armonizar la Sangre con C2.

Luo transversal de Vejiga
Hay que moxar R3, sangrar V58 y armonizar la Sangre con V38,
o moxar V64, sangrar R4 y armonizar la Sangre con R11.

Luo transversal de Riñón
Hay que moxar V64, sangrar R4 y armonizar la Sangre con R11,
o moxar R3, sangrar V58 y armonizar la Sangre con V38.

Luo transversal de Pericardio
Hay que moxar TC4, sangrar Pc6 y armonizar la Sangre con Pc2,
o moxar Pc7, sangrar TC5 y armonizar la Sangre con TC11.

Luo transversal de Triple Calentador
Hay que moxar Pc7, sangrar TC5 y armonizar la Sangre con TC11,
o moxar TC4, sangrar Pc6 y armonizar la Sangre con Pc2.

Luo transversal de Vesícula Biliar
Hay que moxar H3, sangrar VB37 y armonizar la Sangre con VB33,
o moxar VB40, sangrar H5 y armonizar la Sangre con H9.

Luo transversal de Hígado
Hay que moxar VB40, sangrar H5 y armonizar la Sangre con H9,
o moxar H3, sangrar VB37 y armonizar la Sangre con VB33.

Variaciones en el desarrollo de la latencia gestionada en el terreno Luo

- La patología podría no dar el salto inicial a través del canal emparejado sino que podría asentarse directamente en el punto Yuan del canal inicial, especialmente si el Qi Yuan-Fuente está débil.
- Tras haberse trasladado al punto Yuan del canal emparejado, es probable que la patología sea parcialmente enviada al punto Luo de este segundo canal generando otro Luo longitudinal. Por ejemplo, del punto B4 inicial se desplaza al canal emparejado a E42 y de ahí a E40 en ese mismo canal, generando a su paso una plenitud de ese Luo. Posteriormente

y a consecuencia del agotamiento del punto Luo del canal emparejado se podría acabar generando un Luo transversal de E42 a B3 que se encontrará para entonces mucho más debilitado.

- Si no hay Sangre suficiente para generar un vaso Luo sólido, el vaso Luo podría no llenarse y la patología podría migrar al punto Yuan emparejado sin haber conseguido llenar el vaso Luo del canal de origen.

- Si la patología llega al punto Yuan y acaba saturando el punto y el cuerpo no puede hacer nada para movilizar la patología entonces crea un Luo transversal.

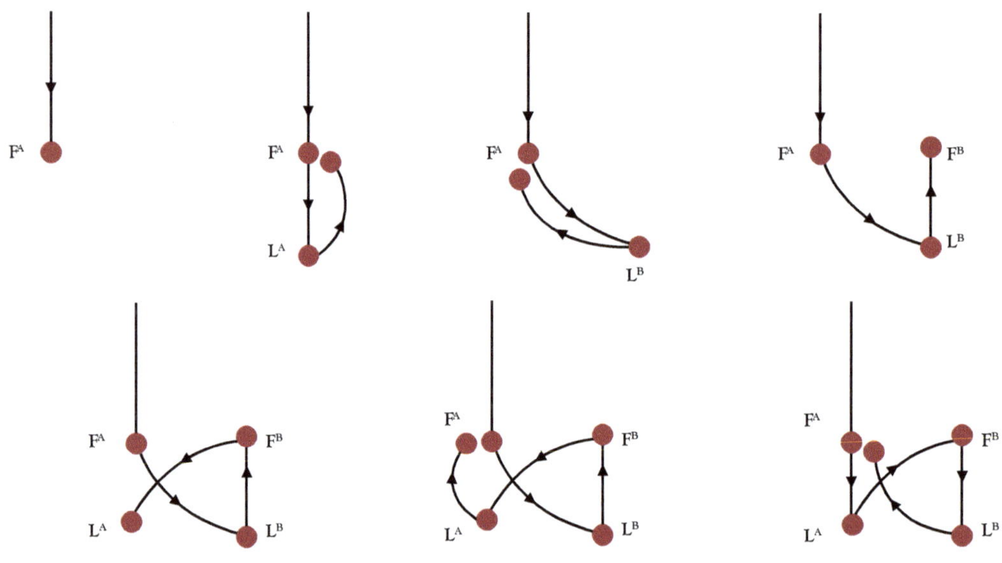

Algunas de las rutas posibles entre la patología Luo y el punto Yuan-Fuente.

Acceso de la patología al nivel constitucional

La patología pasa a ser constitucional cuando se asienta en el punto Fuente, lo cual puede suceder en otros escenarios más allá del de un Luo transversal.

1. La patología puede vaciarse en la constitución de la persona al haber penetrado en el nivel Yuan mediante el punto Yuan, accediendo al terreno de los Ocho canales Extraordinarios.
    a. La patología puede vaciarse en los Luo de Renmai y de Dumai. Según el *Lingshu*, los Luo de Renmai y de Dumai representan la suma de toda la patología de los Luo. Renmai y Dumai se comunican con Chongmai. Chongmai modifica el programa para la siguiente encarnación y la siguiente generación con la patología

Luo no resuelta proveniente del Luo de Renmai y del Luo de Dumai. Es por eso que aquello que no se haya resuelto en el momento en que ofrecemos nuestro Jing para la concepción será transmitido a la siguiente generación. De la misma manera, aquello que no resolvemos a lo largo de esta vida lo encontraremos de nuevo en nuestra próxima encarnación.

b. La patología puede vaciarse en los Qiaos (de acuerdo al capítulo 26 del *Nanjing*). La patología de los Luo Yin se vacía en Yin Qiaomai y la patología de los Luo Yang se vacía en el Yang Qiaomai. Los canales Qiao controlan la estructura. es por ello que nuestra historia emocional se manifiesta en nuestra postura. (Este podría ser el tema de un extenso volumen).

2. Cuando la patología se traslada al órgano, los canales Distintos pueden activarse y desplazar la patología del órgano a las articulaciones para proteger al órgano.

Otras aplicaciones de los Luo transversales

En los anteriores apartados, el análisis se ha centrado en la utilización de los canales Luo transversales en el tratamiento de enfermedades graves y en la eliminación del Calor en un órgano. En este tipo de tratamientos hay que sangrar los puntos Luo. Sin embargo, los puntos Luo se pueden utilizar en su versión más simple como puntos de conexión que se pueden emplear para equilibrar la energía en dos canales relacionados con un mismo elemento mediante la entrada de Luo a Fuente. En estos casos se pincha el punto Luo en lugar de sangrar porque el objetivo es el de nivelar el exceso de Qi de uno de los canales del mismo par con el canal que está en déficit. Un ejemplo simple sería un problema de Fuego de Estómago que acaba generando un déficit de Bazo. Pinchando B3 y E40 se podria equilibrar la balanza, desplazando el exceso de Qi hacia allí donde se necesita.

Aquí abajo se incluyen de forma breve cuatro tipos diferentes de tratamientos Luo transversales pertenecientes cada uno de ellos a diferentes tradiciones.

1. Tratamiento Luo transversal de déficit Yin-Yang. Se dice que un déficit concreto afecta a la Fuente de ese canal y al Luo de su canal emparejado Yin-Yang. Por ejemplo, un déficit de Qi de Corazón afecta a C7 e ID7. Ambos se tonifican.

2. Tratamiento Luo transversal de transferencia de energía. Un déficit de base se considera como la causa de un problema Luo. Por ejemplo, un estancamiento de Qi que afecta al Hígado con un déficit de base que se manifiesta en el Bazo. Se dispersa H3, se tonifica VB37 Y ADEMÁS, se tonifica B3 y se dispersa E40. Todo con agujas.

3. Modelo narrativo en el que la cronología es importante. La Fuente representa el origen de la patología y se dispersa, y el Luo representa el invitado y se tonifica. Si ambos están en exceso, se dispersan. Si ambos están en déficit, se tonifican. En este modelo no es necesario que los canales estén emparejados.
4. Conexión interna-externa: el modelo Luo transversal. Si la patología ha conseguido entrar en el interior (mediante la Fuente), significa que está en Yangming y que los signos de Calor interno prevalecen. En este modelo se sangra el punto Luo y se tonifica el punto Fuente.

Ejemplos del modelo narrativo

Ejemplo 1

El paciente salió el viernes por la noche y tras comerse una cantidad enorme de pollo frito, se despertó con un dolor intenso en la zona abdominal derecha y una capa gruesa y amarillenta en la lengua. La comida frita sobrecargó la Vesícula Biliar que tuvo que producir mucha bilis, por lo cual consideraríamos que la Vesícula Biliar es el origen. Hay que dispersar VB40 y tonificar H5.

Ejemplo 2

La paciente tuvo una pelea con su jefe y estaba muy enfadada. Estaba tan enfadada que salió y comió demasiado pollo frito. Se despertó la mañana siguiente con un dolor intenso en la zona abdominal derecha y con una gruesa capa amarillenta en la lengua. El Hígado sería el origen, porque fue la ira, como emoción, la que desató el problema. Hay que dispersar H3 y tonificar VB37.

Otras aplicaciones de los canales Luo

Los siguientes tratamientos son simples pero pueden ser tan efectivos como cualquiera de los tratamientos Luo aparentemente más complicados.

"Cuando hay aflujo contrario del Qi, hay que examinar los canales Luo y sangrarlos."

—Capítulo 21, ***Lingshu***

Se puede optar por tratar los Luo cuando se observan estos signos de Qi rebelde. Simplemente se sangra el punto Luo del canal, cualquier vaso Luo visible, y se regula la Sangre.

P7	bostezos continuos, micción frecuente
IG6	deposiciones frecuentes, flatulencia, gases
B4	dolor intestinal, hinchazón

E40	náuseas, vómitos
C5	palpitaciones, taquicardias, arritmias
ID7	reflujo gastrointestinal (hernia de hiato)
V58	anuria (falta de orina)
R4	sibilancias (ruidos inspiratorios o espiratorios)
Pc6	palpitaciones
TC5	alternancia de frío y calor
VB37	alternancia arriba y abajo, por ejemplo, náuseas arriba, diarrea abajo.
H5	mareo, dolor de cabeza

Modelo Luo simple de los tres niveles emocionales

Esta es la variedad de tratamientos Luo más simple porque no contempla el concepto de plenitud o el de vaciado. Aun así, son tratamientos muy eficaces. En este modelo hay que discernir si la emoción a tratar es un sentimiento (gǎn 感), una emoción (qíng 情), o el resultado del temperamento, una emoción derivada del plano constitucional (xìng 性).

Un sentimiento es visto como el resultado de la energía de un entorno que ha penetrado el nivel Wei y que conduce a un estado emocional que queda atrapado en el nivel Wei (el nivel del Qi que percibe y siente el entorno). Puede que el paciente sea consciente del sentimiento pero no puede atribuir una causa específica que lo provoque. Los sentimientos son agudos y no tienen proyección. Por ejemplo, "estoy enfadado, no sé el porqué". Incluso cuando el paciente es consciente de su sentimiento, siente que no tiene control sobre este.

Se considera una emoción como un sentimiento que ha penetrado la Sangre, lo que permite que la emoción pueda ser explicada o expresada. En este sentido, las emociones tienen una proyección. Por ejemplo: "estoy enfadado con mi jefe".

El temperamento, o la personalidad innata (que emana de la propia constitución), se considera como el resultado de la forma en que el Qi Yuan-Fuente es distribuido en el individuo al nacer mediante el mecanismo de Triple Calentador. Debido a que el temperamento es una parte innata del paciente, estos sentimientos son negados a menudo por el propio paciente porqué no tiene manera de percibir estas emociones en sí mismo. El temperamento incluye también las tendencias innatas y las alteraciones sobre el temperamento como resultado de las experiencias registradas durante el primer ciclo de siete y ocho años de vida de la persona. Las emociones que pueden tratarse son patológicas, obsesivas, emociones no resueltas que el paciente intenta mantener latentes. Estas emociones pueden estar latentes y aun así ser visibles, por lo que resultarán detectables para el terapeuta. Pueden estar profundamente latentes o reprimidas, provocando que el paciente actúe conforme a patrones de ira o tristeza, por ejemplo, sin llegar a reconocerlos en sí mismo.

Una emoción se vuelve patológica si no se experimenta y se libera, si permanece en el paciente y este se siente controlado o movido por esta emoción. Puede ser nutrida o acogida por el paciente o, por el contrario, puede ser reprimida como intento de evitar temas incómodos o desagradables.

Los niveles de emociones patológicas

Un **sentimiento** patológico es un sentimiento vago que nos persigue sin motivo.
Una **emoción** patológica puede ser expresada por el paciente aunque resulta persistente y es indeseada. El paciente reprime la emoción.
Una **emoción patológica derivada de la constitución** es un sentimiento reprimido y que con frecuencia el paciente niega en sí mismo pero que el terapeuta puede detectar. Puede ser también un sentimiento cuya presencia el paciente puede percibir pero que siente que es incapaz de interpretar o de llevar al nivel de expresión consciente.

Las emociones patológicas que impiden la expresión vital más completa en el paciente pueden ser tratadas en todos los niveles. Estos tratamientos no pretenden cambiar el temperamento, sino liberar al paciente para que exprese su verdadero yo.

Los **sentimientos** ocurren en el nivel Wei.
Las **emociones** ocurren en el nivel Ying.
Las **emociones derivadas del temperamento** ocurren en el nivel Yuan.

El **nivel Wei** es controlado por el Pulmón que controla la cantidad de Wei que es distribuido al exterior y por el Hígado cuya función es la regulación del flujo uniforme o la calidad del Wei Qi.

El **nivel Ying** es controlado por el Bazo que contiene a la Sangre en sus márgenes y el Corazón que hace circular la Sangre.

El **nivel Yuan** es controlado por los Riñones que conservan el Qi Yuan-Fuente y por el Triple Calentador que es responsable de su distribución.

Diagnóstico en el modelo Luo simple de los tres niveles emocionales

1. Se elije el nivel en el que está alojada la emoción:

Nivel Wei	Sentimiento
Nivel Ying	Emoción (el paciente reconoce y expresa la emoción).
Nivel Yuan	Emoción constitucional (el paciente no es consciente de la emoción o niega su presencia).

2. Se etiqueta la emoción predominante en un sentido básico:

   Tristeza
   Rumiación excesiva
   Ansiedad, sobre-excitación
   Miedo
   Ira

Protocolo del modelo Luo simple de los tres niveles emocionales

1. Sangrar en el lado opuesto al pulso los dos puntos Luo relacionados con el nivel sobre el que se basa el diagnóstico:

Nivel Wei	P7 y H5	Sentimiento
Nivel Ying	B4 y Pc6	Emoción
Nivel Yuan	R4 y TC5	Emoción constitucional/temperamento

2. Sangrar en el lado opuesto al pulso uno de los cinco puntos Luo Yang de la lista de abajo. Por ejemplo, IG6 se sangra en el lado izquierdo e ID7 se sangra en el lado derecho:

IG6	Tristeza
E40	Rumiación
ID7	Ansiedad, sobre-excitación
V58	Miedo
VB37	Ira

3. Tonificar el punto Fuente del canal Yin emparejado. Por ejemplo, si se sangra IG6, se tonifica P9 con moxa o con la técnica de sacar y penetrar la aguja.

Tratamiento Luo para problemas musculoesqueléticos y lesiones

El protocolo Luo para temas musculoesqueléticos sirve para tratar lesiones donde hay hematomas y obstrucción Bi (dolor causado por estancamiento de Qi y Sangre en el sistema Tendinomuscular). El tratamiento aporta Sangre para nutrir los tendones.

LUO

ADVERTENCIA: **las compresas frías y las aplicaciones de hielo empujan al Wei Qi al interior de los huesos. Esto acabara produciendo lo que en términos occidentales se conoce como una artritis o incluso un reumatismo. El motivo es que el cuerpo intenta movilizar el Wei Qi de nuevo a la superficie generando Calor en el hueso para romper el Frío. El cuerpo genera una hinchazón para llevar el Qi y la Sangre a la zona para que pueda ser reparada y al mismo tiempo para inmovilizar toda la zona afectada de tal manera que no pueda utilizarse durante el proceso de resolución de la lesión. La hinchazón es parte fundamental de la curación. Aplicar hielo a la hinchazón provocada por una lesión equivale a anular la capacidad de respuesta natural del cuerpo considerándola como incorrecta. La respuesta del cuerpo es correcta. El uso de compresas frías y/o hielo representa un obstáculo para la efectividad del tratamiento.**

Etiologías

1. Lesiones traumáticas o no traumáticas. La lesión favorece que factores climáticos penetren en la zona de la lesión. La lesión se debe a un déficit de Wei Qi de base. La lesión responde a un factor climático.
2. Origen emocional, la lesión no tiene explicación. El paciente no recuerda haberse lesionado. La lesión no responde a un factor climático. El estancamiento de Qi y de Sangre se debe normalmente a un factor patógeno interno. Se considera que la lesión tiene un origen emocional cuando el paciente no recuerda haberse lesionado. Esto se conoce también como coraza emocional; el cuerpo contiene y bloquea emociones. Si los cambios de temperatura (aplicaciones de calor o frío) no afectan al dolor muscular, se considera que la lesión es de origen emocional.

Principios diagnósticos	Técnicas de tratamiento
El Viento se manifiesta como un dolor itinerante.	Insertar la aguja y retirarla inmediatamente.
El Frío se manifiesta como un dolor agudo.	Moxar.
La Humedad se manifiesta como pesadez.	Pinchar y moxar.

Protocolo de tratamiento musculoesquelético con los canales Luo

Día A:

1. Golpear con el martillo de flor de ciruelo el Luo del Tendinomuscular lesionado con un movimiento a modo de recogedor (la mano va formando círculos perpendiculares a la piel) hacia la zona de la lesión, y luego moxarlo.
2. Pinchar el punto proximal al punto He-Mar para tonificar la Sangre.

3. Realizar una valoración según el movimiento utilizando los protocolos diagnósticos del capítulo de los Tendinomusculares. Puede que la valoración diagnóstica coincida con el canal en el que se manifiesta la lesión, pero el diagnóstico podría conducirnos a cualquier otro canal Tendinomuscular.
4. Realizar un tratamiento Tendinomuscular completo del canal Tendinomuscular en cuestión. Esto incluye el punto de confluencia, los puntos Ahshi a lo largo del trayecto y el punto Jing-Pozo correspondiente.
5. Moxar el punto Jing-Pozo de ese Tendinomuscular para restablecer el Wei Qi.

Nota: en los días pares no se realizan tratamientos. Esto permite que el cuerpo asimile el tratamiento.

Día B:

6. Dos días más tarde, golpear con el martillo de flor de ciruelo el Luo del Tendinomuscular distalmente desde la zona lesionada para movilizar la Sangre.
7. Pinchar con técnica de igualación el punto proximal al punto He-Mar. Esto empujará a la zona la Sangre fresca que reemplazará a la Sangre estancada.
8. Si la lesión persiste, alternar el tratamiento con los días uno y tres hasta que se produzca alivio. El tratamiento puede prolongarse hasta 21 días si es necesario. El tratamiento correspondiente a los días A se realiza los días 1, 5, 9, 13, 17, 21. El tratamiento correspondiente a los días B se realiza los días 3, 7, 11, 15, 19.

Ejemplo:

El paciente se lesionó en un accidente de coche y presenta un gran hematoma cerca de VB34.

Día A:

1. Golpear con martillo de flor de ciruelo VB37 hacia VB34. Moxar VB37.
2. Tonificar VB33.
3. Realizar una evaluación según el movimiento. El paciente refiere dificultad al caminar, por tanto se considera el Tendinomuscular de Vejiga como canal afectado.
4. Pinchar ID18 y los puntos Ahshi a lo largo de todo el canal Tendinomuscular de Vejiga. Pinchar V67 y retirar la aguja.
5. Moxar V67 para restablecer el Wei Qi.

Dia B:

6. Dos días más tarde golpear VB37 con martillo de flor de ciruelo distalmente (es decir alejándose de VB34).
7. Pinchar VB33 con técnica de igualación.
8. Si la lesión persiste, alternar días A y B hasta su remisión. El tratamiento se realiza en días alternos.

Preguntas frecuentes sobre los Luo y resolución de problemas

1. *¿Por qué no puedo simplemente pinchar un punto Luo?* Si el punto Luo no se sangra, no se puede considerar que se haya realizado un tratamiento de canal Luo. Para que se considere como tal es imprescindible el sangrado del punto Luo. Solo se necesita que al sacar la lanceta una pequeña gotita de sangre se haga visible en el punto. No es necesario que emanen grandes gotas de sangre del punto. Pinchar en lugar de sangrar un punto Luo no trata patología emocional o relacionada con la Sangre, porque la patología está contenida en la Sangre.

2. *¡No consigo que el punto sangre ni lo más mínimo!* A veces en un tratamiento de vaciado de Luo y ocasionalmente en un tratamiento de plenitud de Luo, al pinchar el punto Luo con lanceta la sangre no emerge a la superficie. En estos casos hay que utilizar la ventosa y la guasha sobre el punto e intentarlo de nuevo. Si aun así no se consigue que emerja la sangre, hay que estimular B10. Si a pesar de todos los esfuerzos la sangre sigue sin aparecer, puede que se trate de un caso de déficit de Sangre importante o puede que el paciente no esté preparado para una transformación emocional profunda.

3. *¿Puede estar un Luo vaciado solo a medias?* Sí, un Luo puede estar vaciado y en plenitud al mismo tiempo. En estos casos hay que tratar con el protocolo de vaciado de Luo.

4. *La sangre que emerge es densa, pegajosa y casi negra. ¿Qué debería hacer?* Hay que dejar que el punto sangre hasta que el color cambie y aparezca sangre roja lo cual podría ocurrir después de dejar sangrar de 3 a 5 gotas.

5. *¡Ayuda! He sangrado un punto Luo y la sangre en lugar de salir a la superficie se está acumulando debajo de la piel.* Aplicar fuerte presión en la zona inmediatamente. Mantener la presión firme durante unos minutos. Al soltarlo, el hematoma será plano y la piel aparecerá morada. Aplicar una pequeña cantidad de mirra en un 2% de dilución[8] y regular la Sangre con el punto proximal al punto He-Mar. Esto ocurre en pacientes que tienen un Qi de Pulmón insuficiente que no consigue movilizar la Sangre a la superficie, o cuando el paciente no está todavía preparado para liberar la patología.

6. *A veces sangro un Luo y no ocurre nada pero después de un rato vuelvo al punto y está sangrando. ¿Por qué?* Es un signo de estancamiento de Qi, probablemente de Pulmón.

[8] En estos casos es importante tener a mano una preparación de 1 gota de mirra disuelta en 50 gotas de aceite de almendras.

7. *He sangrado un punto Luo y en lugar de salir sangre gota a gota ha salido despedida en forma de chorro. ¿Qué significado tiene?* Esto significa que había una gran cantidad de presión en el vaso. El tratamiento podría haber evitado un infarto.

8. *A veces en la camilla los pacientes refieren una sensación como si del punto Luo brotara sangre a borbotones mucho después de haberlo sangrado e incluso cuando del punto Luo solo había salido una diminuta gota de Sangre. ¿Es normal?* Esto sucede con frecuencia. Es la sensación del Qi moviéndose hacia fuera después del movimiento de la Sangre. El Qi sigue a la Sangre y la Sangre sigue al Qi.

9. *¿Qué pasa si no he armonizado la Sangre después de un tratamiento Luo?* Si se omite el punto armonizador puede que al paciente le cueste encontrar sentido a las emociones que se están liberando. Puede que aparezcan moratones.

10. *E35 es el punto armonizador del Luo de Estómago pero tiene una característica diferente al resto de los puntos reguladores. ¿Por qué?* E35 es el único punto regulador distal a la articulación mayor.

11. *¿Por qué es V38 el punto armonizador del Luo de Vejiga en lugar de V39?* V39 es el punto He-Mar Inferior del Triple Calentador. Además no es proximal a V40.

12. *¿Por qué el Gran Luo de Bazo se localiza a tres cun por debajo de la axila y no a seis?* El *Lingshu* sitúa el Gran Luo de Bazo "tres cun por debajo de la axila". El *Nanjing* localiza el Gran Luo de Bazo tres cun por debajo de VB22, lo cual nos lleva a B21. El *Nanjing* y el *Lingshu* no coinciden en este punto. Tres pulgadas por debajo de la axila se encuentra un punto que es clave en los canales Distintos cuya función es la de mantener la patología al margen de la Fuente cuando los Luo han fracasado en su intento de evitarlo. En los tratamientos Luo descritos en este capítulo, el Gran Luo de Bazo se localiza tres cun por debajo de la axila.

13. *¿Por qué el Gran Luo de Bazo está por detrás de Renmai y Dumai en la secuencia de los Luo?* Porque ambos, el Gran Luo de Bazo y el Gran Luo de Estómago controlan a todos los Luo. Cuando se encuentran múltiples Luo afectados, se puede optar por el tratamiento de un Gran Luo.

14. *¿Qué punto tengo que sangrar para tratar el Gran Luo de Estómago?* El Gran Luo de Estómago se trata mediante los Ocho canales Extraordinarios.

15. *Tras haber realizado un tratamiento Luo observo ahora que el pulso de Hígado es muy fino en el nivel medio. ¿Qué es lo que debería hacer?* Si el pulso manifiesta un déficit de Sangre después del tratamiento hay que nutrir la Sangre. Por ejemplo: H3, H8, H13, V17, V18, V20, etc. La Mansión de la Sangre genera Sangre (B21, C1, H13).

16. *Mi paciente tiene un déficit de Sangre extremo. ¿Puedo realizar algún tratamiento Luo?* Sí, se pueden realizar tratamientos Luo en caso de déficit de Sangre, incluso en casos de déficit extremos, aunque en ambos tratamientos la regulación de la Sangre resulta imprescindible. Es muy importante tomar el pulso después del tratar al paciente para ver si es necesario un tratamiento para generar Sangre. Los tratamientos Luo son de gran ayuda en casos de déficit de Sangre porque para estimular la producción de Sangre, la Sangre tiene que movilizarse.

17. *¿Se puede tratar el déficit de Sangre con los tratamientos Luo?* Sí, un tratamiento Luo puede mejorar un déficit de Sangre porque para generar Sangre primero hay que movilizarla.

18. *Mi paciente está tomando anticoagulantes. ¿Puedo realizarle un tratamiento Luo?* Al realizar un tratamiento Luo a un paciente que toma medicación anticoagulante, hay que sangrar un punto cada vez, aplicar presión al punto o vaso Luo, y esperar hasta asegurarse de que el punto ha dejado de sangrar antes de proceder a sangrar otro punto. Hay que tratar pocos puntos. El tratamiento ayudará a liberar la patología que está siendo inhibida por la medicación.

19. *¿Es necesario generar Sangre siempre después de un tratamiento Luo?* No. Pero si se trata de una paciente embarazada, o un paciente anciano, con déficit de Yin, con menopausia, con la menstruación, con mareos o débil, después de un tratamiento Luo la Sangre debería ser no solamente regulada sino también generada.

20. *Mi paciente está embarazada. ¿Puedo realizarle un tratamiento Luo?* Sí, si su caso lo requiere. No se debe sangrar ni el Jiao medio ni el Jiao inferior.

21. *Una variz, ¿es un tipo de vaso Luo?* Sí. El término *vaso Luo* se refiere a las decoloraciones, las arañas vasculares y las varices de cualquier tipo, sí, ¡incluso aquellas que son grandes, gruesas, tensas y/o anudadas!

22. *Mi paciente tiene tantos vasos Luo por todas partes que mi diagnóstico es plenitud de todos los vasos Luo que recorren las piernas. ¿Debería sangrarlos todos?* Se podría, pero en este caso hay que considerar la posibilidad de sangrar los Qiaomai. Se sangran los puntos que pertenecen al trayecto de los Qiaomai ya que cuando todos los Luo alcanzan un punto de saturación se vierten en los Qiaos. Los Luo Yin se vierten en Yin Qiaomai y los Luo Yang se vierten en Yang Qiaomai. Esta es una clara expresión del vaciado de los Luo a la Fuente. Sangrar los Qiaomai ayudará a reducir la presión en los Luo. En tratamientos posteriores se puede volver a los Luo y sangrarlos.

23. *Mi paciente tiene docenas de arañas vasculares a lo largo del canal. ¿Cuántas de ellas debería sangrar?* Se pueden sangrar tantas como se considere apropiado mientras se detenga el flujo de sangre en el momento en que esta cambia de color (generalmente después de que hayan salido entre una y tres gotas) y se regule la Sangre al finalizar el sangrado.

24. *Cuando la patología alcanza a los órganos, ¿de qué manera les afecta?* En principio, el patógeno afecta a los órganos provocándoles una inflamación de las membranas que los rodean (el gāohuāng 膏肓), por lo que se observará inflamación o infección del órgano o muchos signos de Calor. A medida que la patología avanza más allá de la membrana el órgano empieza a degenerar.

25. *Mi tratamiento de vaciado de Luo de Pericardio no funcionó. ¿Por qué?* El pecho no está abierto. Hay que realizar un tratamiento Tendinomuscular del canal Tendinomuscular de Pulmón para ayudar a que el Pulmón pueda conducir la patología hacia el exterior.

26. *¿Existe un límite con respecto al número de canales Luo que podemos tratar en una misma sesión?* No, mientras pueda justificarse un diagnóstico en base a los signos y síntomas presentes o en base a la visibilidad de los Luo.

27. *Si utilizo un punto Luo fuera del contexto de los canales Luo, ¿debería sangrarlo?* No.

28. *Mi paciente se siente sobrepasado por las emociones que ha liberado durante la sesión. ¿Qué debería hacer?* Se puede tratar el primer trayecto de Chongmai, o VB42, para enraizar al paciente.

29. *Al diagnosticar un vaciado de Luo, ¿debería tener en cuenta los quistes, nódulos o tumores en los órganos?* No, lo que interesa son las masas palpables en los canales Primarios.

LUO

30. *Los nódulos e hinchazones, ¿se consideran vasos Luo?* No, en el contexto de los canales Luo, estos son una respuesta al fallo de los Luo longitudinales.

31. *Al palpar a lo largo del canal noto la presencia de pequeños nódulos granulosos en diferentes tramos del canal. ¿Se considerarían estos como los nódulos propios de un problema de vaciado de Luo?* Sí.

32. *Al palpar el canal Primario encuentro algunos nódulos, pero al preguntar a mi paciente dice que no recuerda que en algún momento hubieran habido arañas vasculares en esa zona. ¿Es condición necesaria un estado previo de vasos Luo antes de la aparición de nódulos en el canal Primario para que pueda considerarse un problema de vaciado de Luo?* Los vasos Luo se forman en el nivel medio del tejido y luego emergen a la superficie. Si no hay suficiente Qi para conducirlos hacia un estado de visibilidad, podrían alcanzar la plenitud a un nivel justo por debajo de la superficie y luego progresar hacia el vaciado sin llegar a ser visibles. De todos modos, no es algo habitual.

33. *¿Hay recomendaciones en cuánto al tratamiento diferenciado para hombres o mujeres para el sangrado unilateral en la teoría Luo?* No.

34. *Si observo signos de Calor, ¿cómo sé que tengo que diagnosticar un problema de Luo transversal?* El Calor interno que afecta a los órganos se puede tratar utilizando los Ocho Extraordinarios o también mediante los canales Distintos. Cualquier problema se puede abordar desde cualquier grupo de canales Complementarios. Los signos de Calor en el órgano pueden conducir a un diagnóstico de Luo transversal cuando hay información adicional que corrobora la conveniencia del tratamiento.

35. *Algunos de los signos y síntomas que se describen en los Luo transversales parecen guardar relación con otros canales. ¿Son en realidad los síntomas descritos exclusivamente atribuibles a los Luo transversales?* No, no hay ningún signo o señal que pertenezca a una sola categoría de canales Complementarios. La elección del canal a tratar se realiza tras recabar los diversos datos diagnósticos.

經別

Los canales Distintos

TRATAMIENTOS DE LOS CANALES DISTINTOS

Análisis del capítulo 11 del *Lingshu* y el capítulo 63 del *Suwen*

Referencias históricas de los canales Distintos

El capítulo 11 del *Lingshu* nos presenta los canales Distintos y nos describe todos sus trayectos. El capítulo 1 del tomo 2 del *Jiayijing* también analiza los canales Distintos (traducidos a veces como *Divergentes*). Tanto en el *Lingshu* como en el *Jiayijing*, los canales Distintos se describen como ramas de los canales Primarios. El capítulo 63 del *Lingshu* no utiliza concretamente el término *Distinto*, pero dice que los canales movilizan los factores patógenos y los desvían de los Zangfu (vísceras) a las articulaciones para impedir que la enfermedad se manifieste en los Zangfu.

El *Lingshu*, en forma de diálogo, nos recomienda:

> **"Estudia los Distintos primero y ejercítate en su práctica hasta el final. El terapeuta inexperto cree que son fáciles de comprender, mientras que el experto conoce su complejidad. El terapeuta capacitado no les concede demasiada importancia mientras que el experto los considera imprescindibles. Escucha bien estas palabras".** —*Lingshu*, capítulo 11

Mucho antes de que se escribiera el *Lingshu*, los acupuntores eruditos habían iniciado una tradición oral que abarcaba una enseñanza exhaustiva de los canales Distintos, su teoría y sus aplicaciones clínicas. El material que sigue a continuación representa una introducción detallada al estudio de los canales Distintos, un estudio de gran complejidad y que podría fácilmente ocupar varios volúmenes. Confío en que sirva como material para el cultivo del terapeuta y la salud de sus pacientes.

Descripción de los canales Distintos

Los canales Distintos pueden emplearse de manera eficaz para tratar una gran variedad de enfermedades degenerativas crónicas. La respuesta natural del cuerpo para prevenir el desarrollo de una enfermedad más grave puede ser la de generar una enfermedad de progresión más lenta o una enfermedad crónica leve. Es lo que se conoce como la *teoría de la némesis de la enfermedad*[1]. Los canales Distintos son clave en este proceso. Solo están activos cuando hay

[1] La teoría de la némesis de la enfermedad es un concepto propuesto y un término acuñado por Jeffrey Yuen.

patología. En ausencia de esta no es necesario recurrir a ellos.

La función de los canales Distintos (también traducidos a veces como *Divergentes*) es la de desviar el patógeno alejándolo de los órganos Zangfu, donde su efecto podría resultar fatal, y enviarlo a las articulaciones (la capa más profunda de la anatomía externa) para que permanezca latente (oculto). Por tanto, los canales Distintos comunican los niveles Wei y Yuan, el nivel Wei que es el nivel a través del cual el patógeno penetra en el cuerpo y el nivel Yuan que es el nivel en el cual el cuerpo contiene al patógeno y lo mantiene silenciado. El factor patógeno permanece en latencia hasta que el cuerpo intenta eliminarlo, o hasta que la capacidad de latencia se agota.

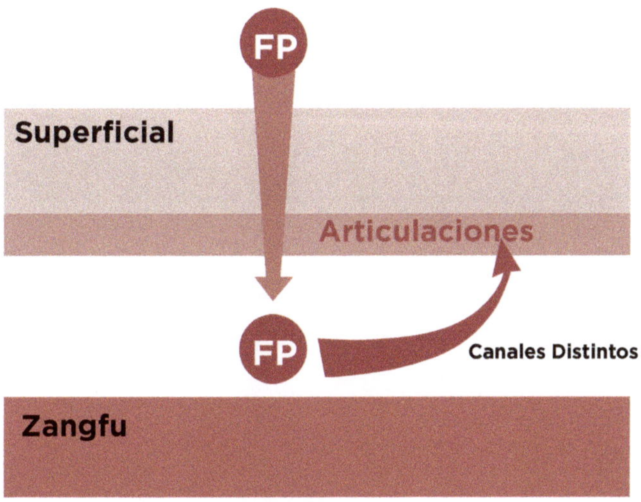

Caso clínico: una mujer de 46 años de edad que dice estar "saturada y falta de sueño" llegó a la consulta presentando dolor articular intenso sobre todo en la cadera izquierda, el codo izquierdo y el pulgar izquierdo. Refiere un empeoramiento progresivo de temas digestivos como el reflujo gástrico y la gastritis. Comenta que sufre de artritis desde hace años. Durante el interrogatorio menciona un episodio que ocurrió hace unos diez años en el que tuvo que pasar días en cama por lo que ella dice que fue una "gripe de estómago", durante la cual estuvo vomitando y defecando fluidos verduzcos. Los pulsos mostraban un carácter marcadamente fino en el nivel medio de la posición guan en ambos lados. Ninguno de los pulsos era flotante. Su lengua era seca con una fisura en la línea media. El diagnóstico era "déficit de Fluidos de Estómago y Wei Qi atrapado en las articulaciones provocando una obstrucción Bi". La etiología más probable fue la siguiente: la infección viral que le afectó al Estómago fue interceptada en ese órgano por el canal Distinto y fue desplazada a las articulaciones mayores, las caderas y hombros. La paciente se recuperó de la gripe estomacal, pero no consiguió liberarse por completo del patógeno. Durante los diez años posteriores, el cuerpo fue capaz de mantener el patógeno en latencia en las articulaciones mayores, mientras

los recursos de la paciente fueron decayendo de manera gradual debido a su estilo de vida (exceso de trabajo y falta de sueño). Llegados a este punto, la capacidad de latencia del canal Distinto fue disminuyendo, lo que permitió que el patógeno emergiera de su estado latente y volviera a los órganos de los que había sido desviado, provocando los problemas gástricos. La estrategia terapéutica consistió en restablecer los recursos y devolver al patógeno a su estado de latencia en espera de que el cuerpo recabara suficientes recursos para erradicarlo de una vez por todas (en este caso, se utilizó la confluencia E/B PSP). La paciente fue tratada durante tres días consecutivos, estuvo descansando y estuvo tomando sopas y caldos consistentes y, aunque se encontraba cansada, los signos y síntomas que presentaba en un inicio remitieron al cuarto día. Este es el signo de que el patógeno había sido redirigido a las articulaciones. En el cuarto día se le desencadenó un dolor lumbar y una infección sinusal, lo cual era indicativo de que el patógeno se había desplazado a la primera confluencia. Los Distintos de V/R completaron la eliminación del patógeno.
Resultado: el paciente ya no sufre ni de artritis ni de problemas gástricos.

Un factor patógeno se define como una amenaza para el sistema de defensa del cuerpo. Puede ser un factor climático (Viento, Frío, Humedad), un factor alimentario, un factor ecológico (contaminación, virus, bacteria, hongos, parásito), una toxina (amianto, metales pesados) o una emoción.

En el momento en que los canales Distintos han desviado el factor patógeno a las articulaciones, el mantenimiento de la latencia depende totalmente de la Esencia-Jing para contenerlo en ese punto. A medida que la Esencia-Jing se va sobrecargando, el cuerpo reclama la asistencia de otros Fluidos y recursos para que apoyen a la Esencia-Jing, y lo hace en el siguiente orden: Sangre, Fluidos (exocrinos) Claros-Jin, los Fluidos (endocrinos) Densos-Ye, el Qi y el Yang. El arte de saber utilizar los canales Distintos parte de una evaluación del nivel de desgaste de estos recursos, de saber identificar la localización del patógeno y de la regeneración minuciosa de los recursos para poder seguir manteniendo la latencia o para reforzar y empoderar al cuerpo y que este pueda erradicar el factor patógeno de manera definitiva.

Los Distintos son mencionados en los clásicos bajo el término Sūn Luò 孙络, Luo Nietos, porqué están a dos pasos de los Tendinomusculares. Cuando la patología penetra el nivel Wei y no es gestionada por los Tendinomusculares, el siguiente nivel mediante el cual el cuerpo intentará gestionarla será el de los canales Luo. Si estos no consiguen contener la patología, esta puede progresar mediante los Luo tranversales al nivel Yuan-Fuente. Es por ello que se considera que el nivel Yuan de latencia se encuentra a dos generaciones del encuentro patológico en referencia al nivel Wei a través del cual el patógeno penetra inicialmente. Se podría considerar también que ha habido dos transiciones (dos generaciones, por así decirlo) del patógeno después del encuentro a nivel Luo, uno de Luo a Yuan, y el otro de Yuan a las articulaciones. Sin embargo, hay ocasiones en las que un factor patógeno es desplazado directamente del nivel Wei al nivel Yuan, sin llegar a alcanzar para nada el nivel Luo. Este escenario podría ocurrir en situaciones de déficit de Sangre y Fluidos. En este caso lo que ocurre en realidad es que el cuerpo no tiene ni suficiente Sangre ni recursos fluidos para financiar la latencia en el nivel Ying.

Otra manera de conceptualizar la formación de canales Distintos es considerando otro escenario en que los canales Primarios fracasan en su intento de gestionar el factor patógeno. En términos clásicos, los canales Primarios se consideran vías de agua. Su función Yang, al encontrarse con un factor patógeno es la de generar una sudoración para que este pueda ser expulsado. Cuando se genera un canal Distinto significa que los canales Primarios se han visto superados e incapaces de provocar una sudoración para eliminar el patógeno.

Por ejemplo: si el canal de Vejiga (Taiyang) no consigue expulsar el patógeno mediante el sudor, el factor patógeno, si no es interceptado en el punto Luo, se desplazará a lo largo del canal y penetrará en el punto He-Mar (V40). En este punto el patógeno tiene acceso al Qi Yuan-Fuente y, por tanto, el cuerpo activa su estrategia para poner el patógeno en latencia. Es decir, de esta manera evitará que el patógeno progrese más allá a lo largo del canal y alcance los órganos. Es por ello que se considera a V40 como el primer punto de la progresión de los canales Distintos.

Otra forma en la que el canal Distinto traslada al patógeno para mantenerlo en latencia es mediante el uso de los pares zonales. Los Distintos zonales conectan a pares de Distintos que están relacionados por zonas. Por ejemplo, los distintos de Taiyang, Vejiga e Intestino Delgado, conectan el uno con el otro. Los tratamientos zonales abarcan las regiones cutáneas, que son áreas de la superficie anatómica que conectan con las zonas emparejadas. Las regiones cutáneas (imaginadas) son liberadas (mediante guasha), ya que el patógeno las utiliza para cruzar a la zona emparejada del canal Distinto provocando el empeoramiento de un problema musculoesquelético. Por ejemplo, un paciente con un sacro tenso (Taiyang de la pierna) podría referir la aparición de un dolor súbito similar en el hombro. Este es un ejemplo de transferencia de un patógeno a su zona emparejada (Taiyang del brazo).

DISTINTOS

Las seis confluencias de los canales Distintos

Existen doce canales Distintos organizados en seis pares o confluencias, cuyo nombre se debe al hecho de que los dos canales miembros del par de cada confluencia tienen cuatro puntos importantes en común (los puntos de confluencia o de encuentro). El orden de estos pares responde a la progresión de la enfermedad. El mismo orden invertido representa el orden de resolución de la enfermedad.

1ª confluencia:	Canales Distintos de Vejiga y Riñón
2ª confluencia:	Canales Distintos de Vesícula Biliar e Hígado
3ª confluencia:	Canales Distintos de Estómago y Bazo
4ª confluencia:	Canales Distintos de Intestino Delgado y Corazón
5ª confluencia:	Canales Distintos de Triple Calentador y Pericardio
6ª confluencia:	Canales Distintos de Intestino Grueso y Pulmón

Técnica de punción e intención de los canales Distintos

En los tratamientos Distintos el acupuntor tiene que decidir cómo va a dirigir al cuerpo en su gestión del factor patógeno, es decir, dirigir al cuerpo para erradicar el patógeno o encontrar latencia para el patógeno. Una vez tomada la decisión, el Wei Qi y el Yuan Qi son dirigidos de tal manera que puedan promover la intención de erradicar el patógeno, o la intención de restablecer la latencia para este. Los tratamientos Distintos consisten en la captación del Wei Qi al nivel Wei o al nivel Yuan, para luego ser llevado hacia su nivel polar opuesto y finalmente ser llevado otra vez al nivel inicial. Esta técnica se denomina *profundo-superficial-profundo* (PSP) o *superficial-profundo-superficial* (SPS).

El objetivo de la punción con técnica PSP es el de movilizar la patología hacia la zona más densa y Yin del cuerpo, las articulaciones. Los tratamientos Distintos PSP logran este propósito aumentando el medio en esa confluencia (ese nivel o par de canales Distintos) para poder apoyar a la Jing-Esencia. Con ello se prolonga la capacidad del cuerpo de mantener la latencia del patógeno. El mensaje que un tratamiento PSP le da al patógeno es el de permanecer en el nivel profundo (en latencia). Las articulaciones afectadas en la patología de los Distintos son principalmente las articulaciones mayores: las caderas y los hombros. A medida que la patología avanza, se verán afectadas más articulaciones.

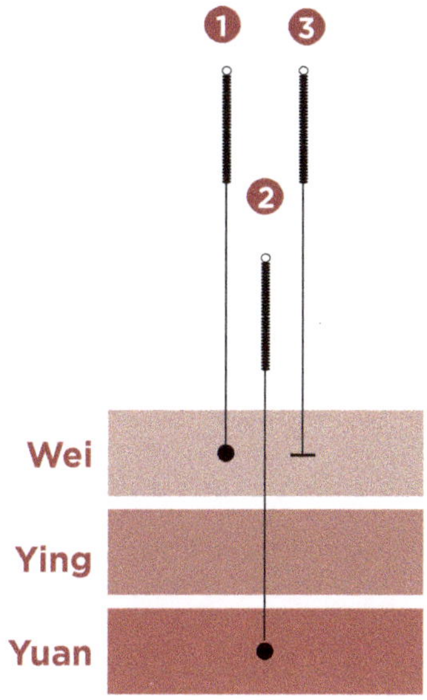

SPS

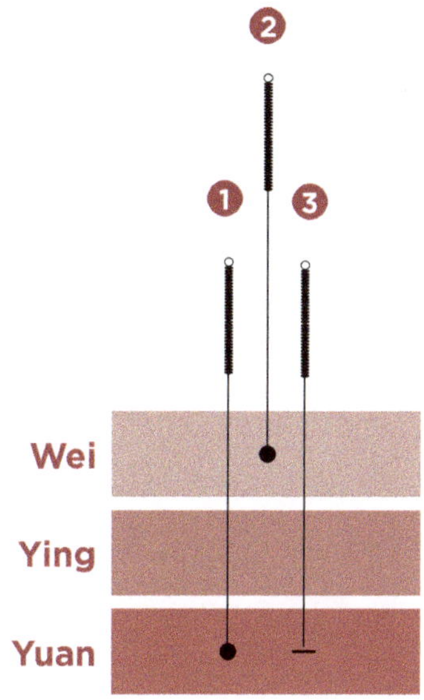

PSP

En los tratamientos SPS, se estimula el nivel Wei Qi para poder abrir la superficie, seguidamente se profundiza la aguja para conectar con el Wei Qi que está atrapado en el nivel Yuan junto con el patógeno. A continuación, se lleva la aguja de nuevo a la superficie donde el nivel Wei Qi es estimulado otra vez para que el Wei Qi atrapado y el patógeno estén en condiciones para ser liberados. Los tratamientos SPS están indicados para la liberación de un patógeno retenido por el Wei Qi.

En los tratamientos PSP, se estimula el nivel Yuan para hacerlo receptivo llevando la aguja al nivel más profundo, seguidamente la aguja se lleva hasta la superficie donde conecta con el Wei Qi. A continuación, se lleva la aguja de nuevo al nivel Yuan donde el Wei Qi regresa a su origen (Yang Qi). Los tratamientos PSP consolidan. El Yang es devuelto al interior para mantener el patógeno latente. La intención es llevarlo al nivel Wei arrastrando el factor patógeno y conduciéndolo al nivel Yuan. Los tratamientos PSP también refuerzan el medio y, por tanto, el factor patógeno queda retenido y silenciado en el nivel Yuan.

Funcionamiento de la técnica Profundo-Superficial-Profundo

a. Insertar una aguja a nivel profundo del punto (profundidad relativa al punto específico).
b. Sacar y penetrar con movimientos muy pequeños en ese nivel profundo (Yuan). Si se prefiere, se puede utilizar la técnica vibratoria en el nivel Yuan.
c. Arrastrar la aguja hacia la superficie hasta el nivel Wei y sacar y penetrar en ese nivel. Si se prefiere, se puede utilizar la técnica circular en el nivel Wei.
d. Empujar la aguja hacia abajo y sacar y penetrar la aguja otra vez en el nivel Yuan. Si se prefiere, se puede utilizar la técnica vibratoria en el nivel Yuan.

Cuando se utiliza la técnica SPS, el objetivo es el de movilizar el factor patógeno desde el nivel Yuan de nuevo al exterior para poder ser eliminado.

Funcionamiento de la técnica Superficial-Profundo-Superficial

a. Insertar una aguja en el nivel Wei con un tubo. Esto significa que golpearemos la aguja dentro del tubo en el punto a la profundidad que permite el tubo y no más (V1 y VB1 se insertan siempre manualmente y con una aguja de medio cun. Para estos puntos el nivel Wei es relativo a la profundidad del punto, es decir, muy superficial).
b. Sacar y penetrar en el nivel Wei para conectar con el Qi. Esto significa que la punta de la aguja se mueve hacia arriba y hacia abajo con movimientos muy pequeños. Si se prefiere, se puede utilizar la técnica circular en el nivel Wei.
c. Empujar la aguja profundamente (con una profundidad relativa al punto) en el punto y sacar y penetrar a nivel Yuan para conectar con el Qi. Si se prefiere, se puede utilizar la técnica vibratoria en el nivel Yuan.
d. Al conectar con el Qi a nivel Yuan hay que arrastrar la aguja de nuevo al nivel Wei y se saca y se penetra a nivel Wei. Se deja la aguja insertada de modo tan superficial que casi quede colgando. Si se prefiere, se puede utilizar la técnica circular en el nivel Wei.

Cuando se utilizan las técnicas vibratoria y circular en tratamientos SPS los movimientos deberían ser rápidos. En los tratamientos PSP, los movimientos son lentos. Hay que conectar con el Qi a cada nivel. Si se pierde la conexión con el Qi al desplazarse hacia la superficie o hacia el nivel profundo, hay que volver al punto en que se ha producido la desconexión con el Qi y sacar y penetrar la aguja para reconectar con el Qi y proseguir con los movimientos más amplios de la aguja. La focalización del terapeuta es primordial para mantener la conexión con el Qi a través de la manipulación de cada aguja.

En el escenario más simple uno puede optar por tratar todos los puntos seleccionados para un tratamiento SPS con técnica SPS, y todos los puntos seleccionados para un tratamiento PSP con técnica PSP. No obstante, a medida que se va adquiriendo experiencia con los Distintos es probable que uno decida tratar algunos de los puntos con la técnica opuesta a la que utiliza en los puntos de confluencia dependiendo de la intención para cada uno de los puntos. Se puede incluso optar por pinchar un punto simplemente de manera superficial o simplemente de manera profunda.

Indicaciones de los canales Distintos

Los canales Distintos están indicados para signos y síntomas crónicos, intermitentes y unilaterales, y para signos y síntomas que alternan de un lado a otro.

APLICACIÓN CLÍNICA DE LOS CANALES DISTINTOS

Guía de referencia para el tratamiento de los canales Distintos

1. Los puntos de confluencia[2]

También son conocidos como *puntos de encuentro* y actúan como puntos transportadores. Como tales, su función es la de movilizar el Wei Qi. Cada par de canales Distintos comparte una serie de cuatro puntos de confluencia. Cuando se pinchan en conjunto la señal que recibe el cuerpo es la de que se está efectuando un tratamiento Distinto. A su vez indican la confluencia que se va a tratar. Los puntos de confluencia son de aplicación obligada siempre para cualquier tratamiento Distinto, ya sea elemental o zonal. Siempre se pincharán mediante una de las dos técnicas, SPS o PSP. En casos muy excepcionales podría suceder que un punto de confluencia esté ocluido por algún tipo de obstrucción, por ejemplo, en el caso de un bocio localizado en IG18, en cuyo caso se omitirá el punto en cuestión y se utilizarán solo los tres puntos de confluencia restantes.

Puntos de confluencia de los canales Distintos y sus nombres clásicos

V/R	V10	天柱 Tiānzhù Pilar celestial	V40	委中 Wěizhōng, Centro de la curva
VB/H	VB1	瞳子髎 Tóngzǐliáo Agujero óseo del niño virgen	Ren2	曲骨 Qūgǔ Hueso curvado
E/B	V1	精明 Jīngmíng Claridad de los ojos	E30	气冲 Qìchōng Vía principal del Qi
ID/C	V1	精明 Jīngmíng Claridad de los ojos	VB22	渊腋 Yuānyè Abismo de la axila
TC/Pc	TC16	天牖 Tiānyǒu Órbita celestial	Ren12	中脘 Zhōngwǎn Vaso central
IG/P	IG18	扶突 Fútū Soporte de la chimenea	E12	缺盆 Quēpén Plato roto

Nota: los puntos de los canales Distintos son comunes a los de los canales Primarios. Al referirnos a los canales Distintos mediante puntos numerados, utilizamos la numeración correspondiente a los canales Primarios, pero sería igualmente válido numerar los puntos de los canales Distintos de manera específica. Por ejemplo, se podría llamar al punto V40 punto del canal Distinto de Vejiga número 1, CDV1.

2. Punto de cruce

Es un simple punto de acupuntura en la línea media que se utiliza solo en los tratamientos SPS. Su función es la de estimular al Wei Qi a cruzar hacia el lado del cuerpo donde está el punto Jing-Pozo. No están en el trayecto del canal Distinto. El punto de cruce se inserta superficialmente sin manipulación y orientado hacia el lado del cuerpo donde está el punto Jing-Pozo. El más común de los puntos de cruce es Du20.

[1] Las funciones de los puntos de confluencia de los canales Distintos se detallan en el apéndice II, página 390

3. Puntos de apertura

Se utilizan para diferenciar los dos canales Distintos de cada confluencia. En el canal Distinto de Vejiga y en el canal Distinto de Estómago, los puntos de apertura son los mismos que los puntos de confluencia inferiores.

Puntos de apertura:			
CD de V	V40	CD de R	R10
CD de VB	VB30	CD de H	H5
CD de E	E30	CD de B	B12
CD de ID	ID10	CD de C	C1
CD de TC	Du20	CD de Pc	VB22
CD de IG	IG15	CD de P	P1

4. Puntos de trayecto

Son aquellos puntos en el canal Distinto que ni son puntos de confluencia ni puntos de apertura. Refuerzan y ajustan la intención de un tratamiento Distinto. Normalmente en un tratamiento Distinto no es necesario utilizar todos los puntos del trayecto. En realidad, es bastante desaconsejable utilizar todos los puntos a menos que se trate de canales con muy pocos puntos en su trayecto como el canal Distinto de Corazón. Se eligen los puntos del trayecto que son apropiados en función de los signos y síntomas que presenta el paciente. Es aconsejable añadir aquellos puntos que refuerzan la intención general del tratamiento.

La efectividad de un tratamiento es mayor cuando se utilizan menos puntos. Los puntos del trayecto pueden pincharse de manera unilateral de acuerdo con el pulso o el órgano. Por ejemplo, los puntos de Bazo y Estómago se pueden pinchar en el lado derecho, los puntos de Hígado en lado izquierdo. Utilizar más puntos del trayecto de lo que es necesario genera demasiados mensajes e impide que el tratamiento pueda ser lo suficientemente directo y efectivo.

5. Puntos locales (Ahshi)

Se pueden añadir perfectamente en tratamientos Distintos. Antes de insertar las agujas es importante frotar con guasha en la zona dolorida, insertar todas las agujas del tratamiento Distinto y luego volver a palpar los puntos Ahshi de nuevo. Es probable que los puntos dolorosos ya no aparezcan como tales porque el dolor se ha reducido en todo el canal y ya no hay motivo para tratar estos puntos de manera específica. Si los puntos Ahshi siguen activos hay que pincharlos con la técnica de los Distintos. En el caso de un tratamiento SPS, no es necesario retener la aguja en el punto Ahshi. En el caso de un tratamiento PSP, hay que dejar la aguja insertada a un nivel profundo y con retención.

6. Los puntos Jing-Pozo

No están en el trayecto de los canales Distintos, pero se añaden en los tratamientos SPS para activar el canal Tendinomuscular asociado con el objetivo de poder abrir una ruta de salida bien definida para el patógeno cuando ya ha sido liberado para su expulsión. La omisión del punto Jing-Pozo en un tratamiento de un canal Distinto SPS puede dar como resultado un empeoramiento aparente e incómodo del problema dado que el patógeno es llevado al nivel Wei. A ese nivel la sensación es mucho más intensa, pero sin una salida trazada mediante el punto Jing-Pozo, puede retroceder en el canal generando molestia y dolor.

7. *Las regiones cutáneas*

Estas regiones pueden ser trabajadas con guasha en cualquier tratamiento Distinto, ya sea elemental o bien zonal (descrito más adelante) o bien SPS o PSP. El trabajo con guasha sobre las regiones cutáneas libera el Wei Qi, lo que permite que pueda ser conducido al interior (para tratamientos PSP) o al exterior (para tratamientos SPS).

8. *Puntos que se pueden añadir en un tratamiento Distinto*

En un tratamiento Distinto se pueden añadir puntos que actúan sobre el nivel Yuan. Los puntos que se consideran como tales son:

a. Los puntos Shu-Transporte de Vejiga y Riñón;
b. Los puntos Yuan-Fuente (se utilizan a menudo para proteger al órgano cuando hay indicios de que está empezando a estar afectado por el patógeno);
c. Puntos He-Mar;
d. Puntos de Reunión;
e. Puntos Mu-Alarma;
f. Puntos Xi-Hendidura (aunque no son puntos que actúen sobre el nivel Yuan, se pueden utilizar en casos de escape de Qi, fugas de medio o pérdida de capacidad de latencia).

Desbloqueo de la energía Wei

Importancia de la apertura de las rutas de eliminación

Es importante consultar con el paciente sus pautas de eliminación. El estreñimiento o las heces como bolitas son indicativos de que el Wei Qi no circula bien en el intestino y si el cuerpo optara por esa ruta de eliminación, el patógeno no podría ser evacuado. En estos casos en que los intestinos están afectados es muy importante añadir E25 a cualquier tratamiento Distinto.

DISTINTOS

Importancia del desbloqueo de las cicatrices

El flujo de Qi puede estar bloqueado incluso en aquellas cicatrices suaves al tacto. El tratamiento de cicatrices es importante como preparación previa a un tratamiento Distinto. Se pueden tratar en una misma sesión. Ver la sección sobre el tratamiento de cicatrices en la página 20.

Notas Clínicas

Duración de un tratamiento Distinto

PSP: 40 minutos desde el momento en que se pinchan los puntos de encuentro.

SPS: 20 minutos desde el momento en que se pincha el punto Jing-Pozo. Si se produce un *Deqi* intenso durante la punción, las agujas deben ser retiradas inmediatamente tras la punción del último punto.

Se puede decir que el tratamiento ha finalizado cuando los pulsos nos indican que el cambio que buscábamos se ha logrado, ya se trate de un tratamiento SPS o PSP.

Duración de un ciclo de tratamiento Distinto

Los tratamientos Distintos generalmente requieren una frecuencia y un ritmo poco habitual en el día a día de la clínica actual. El tratamiento dura 18 días: tres ciclos de tres días de tratamiento y tres días sin tratamiento. Es decir: 3 días seguidos de tratamiento, 3 días seguidos sin tratamiento, 3 días seguidos de tratamiento, 3 días seguidos sin tratamiento, 3 días seguidos de tratamiento, 3 días seguidos sin tratamiento, y a partir de ahí se valora el resultado. Si es necesario más tratamiento, se sigue realizando otro ciclo[3] de tratamiento. Cualquier tratamiento en el nivel Wei tiene que ser suficientemente constante para que el Wei Qi pueda integrar su nueva instrucción. Si el paciente solo puede venir una vez por semana, se le instruirá para que pueda masajear los puntos de confluencia. (En el pasado, se instruía al paciente para que moxara los puntos de confluencia y así poder dar continuidad al tratamiento).

Si no se sigue el ritmo de tres días de tratamiento y tres días sin tratamiento no puede considerarse formalmente que se esté realizando un protocolo de canales Distintos. En la práctica este protocolo de alternancia de tres días de tratamiento y tres días sin tratamiento es inasumible en la mayoría de casos clínicos. Si la frecuencia máxima a la que podemos aspirar es la del tratamiento semanal, habrá que confiar en el cultivo y la fuerte intención del terapeuta para poder salvar la brecha. Si los tratamientos son menos frecuentes de lo que está

[3] Puede que el terapeuta cambie de estrategia terapéutica y los tratamientos acaben siendo muy diferentes a los del primer ciclo.

clásicamente prescrito, se pueden también reforzar por parte del paciente con la aplicación de ciertos aceites esenciales sobre los puntos de confluencia. Ver la sección sobre aceites esenciales al final de este capítulo, en la página 222.

Claridad en el tratamiento

El aspecto más importante de cualquier tratamiento de acupuntura es la claridad en el principio básico del tratamiento. Hay quien dice que se puede añadir cualquier punto perteneciente a los canales de confluencias adyacentes a la que se está tratando si se trata de un punto que está en fuerte consonancia con la base del tratamiento. Es posible también tratar más de un canal Distinto al mismo tiempo (no se describe en este libro). No obstante, para poder explorar mejor estas variaciones es necesario antes adquirir cierta fluidez con los Distintos en su formato teórico individual. De este modo, el acupuntor puede experimentar la personalidad única de cada uno de los canales Distintos.

PRINCIPIOS BÁSICOS DE TRATAMIENTO

¿Qué es lo que ocurre cuando los canales Distintos se pinchan PSP o SPS?

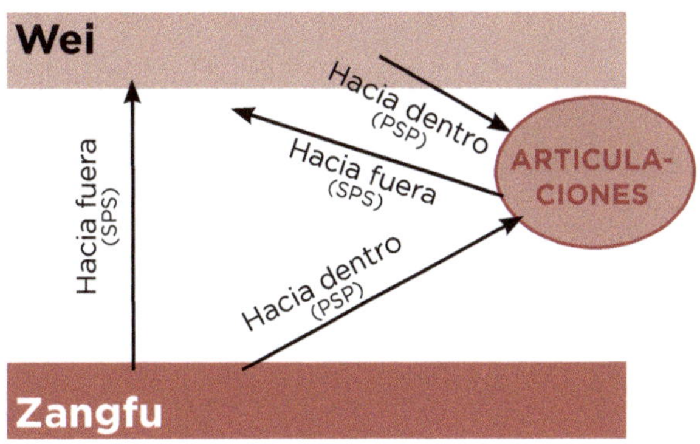

Tanto si pinchamos los canales Distintos SPS o PSP, el patógeno será desplazado de los órganos

La primera confluencia

Cuando los canales Distintos de V/R se pinchan PSP, el patógeno es trasladado a las articulaciones, o bien hacia dentro desde el nivel Wei a las articulaciones, o bien hacia fuera a las articulaciones desde el órgano de Vejiga o de Riñón. En las articulaciones, el patógeno se mantendrá latente mediante la Jing-Esencia.

Cuando los canales Distintos de V/R se pinchan SPS, el patógeno es trasladado al nivel Wei, o bien hacia fuera desde las articulaciones o bien hacia fuera desde el órgano de Vejiga o de

Riñón. En el nivel Wei el patógeno es expulsado del cuerpo mediante los canales Tendinomusculares de Vejiga y/o de Riñón que son activados con el punto Jing-Pozo.

La segunda confluencia

Cuando los canales Distintos de VB/H se pinchan PSP, el patógeno es trasladado a las articulaciones, o bien hacia dentro desde el nivel Wei a las articulaciones, o bien hacia fuera a las articulaciones desde el órgano de Vesícula Biliar o de Hígado. En las articulaciones, el patógeno se mantendrá latente mediante la Jing-Esencia con el apoyo de la Sangre. En este contexto, la Sangre promueve la función de la Jing-Esencia.

Cuando los canales Distintos de VB/H se pinchan SPS, el patógeno es trasladado al nivel Wei, o bien hacia fuera desde las articulaciones, o bien hacia fuera desde el órgano de Vesícula Biliar o de Hígado, utilizando la Sangre como medio para su transporte. En el nivel Wei el patógeno es expulsado del cuerpo mediante los canales Tendinomusculares de Vesícula Biliar y/o de Hígado que son activados con el punto Jing-Pozo.

Nota: la segunda confluencia conecta con los ojos y los oídos.

La tercera confluencia

Cuando los canales Distintos de E/B se pinchan PSP, el patógeno es trasladado a las articulaciones, o bien hacia dentro desde el nivel Wei a las articulaciones, o bien hacia fuera a las articulaciones desde el órgano de Estómago o de Bazo. En las articulaciones, el patógeno se mantendrá latente mediante la Jing-Esencia con el apoyo de los Jin-Fluidos Claros. En este contexto, los Jin-Fluidos Claros promueven la función de la Jing-Esencia.

Cuando los canales Distintos de E/B se pinchan SPS, el patógeno es trasladado al nivel Wei, o bien hacia fuera desde las articulaciones, o bien hacia fuera desde el órgano de Estómago o de Bazo, utilizando los Jin-Fluidos Claros como medio para su transporte. En el nivel Wei, el patógeno es expulsado del cuerpo mediante los canales Tendinomusculares de Estómago y/o de Bazo que son activados con el punto Jing-Pozo.

Nota: la tercera confluencia conecta con todos los orificios sensoriales.

La cuarta confluencia

Cuando los canales Distintos de C/ID se pinchan PSP, el patógeno es trasladado a las articulaciones, o bien hacia dentro desde el nivel Wei a las articulaciones, o bien hacia fuera a las articulaciones desde el órgano de Corazón o de Intestino Delgado. En las articulaciones, el patógeno se mantendrá latente mediante la Jing-Esencia con el apoyo de los Ye-Fluidos Densos. En este contexto, los Ye-Fluidos Densos promueven la función de la Jing-Esencia.

Cuando los canales Distintos de ID/C se pinchan SPS, el patógeno es trasladado al nivel Wei, o bien hacia fuera desde las articulaciones, o bien hacia fuera desde el órgano de Corazón o de Intestino Delgado, utilizando los Ye-Fluidos Densos como medio para su transporte. En el nivel Wei, el patógeno es expulsado del cuerpo mediante los canales Tendinomusculares de Corazón y/o de Intestino Delgado que son activados con el punto Jing-Pozo.

Desde este punto en adelante, todos los Fluidos (Sangre, Fluidos Claros y Fluidos Densos) han sido consumidos y al no haber medio para conducir patógeno, su liberación ya no es posible. Por tanto, la quinta y la sexta confluencias se utilizan en general para recabar latencia a costa del Qi (5ª) y del Yang (6ª).

La quinta confluencia

Cuando los canales Distintos de TC/Pc se pinchan PSP, el patógeno es trasladado a las articulaciones, o bien hacia dentro desde el nivel Wei a las articulaciones, o bien hacia fuera a las articulaciones desde el órgano de Triple Calentador o de Pericardio. En las articulaciones, el patógeno se mantendrá latente mediante la Jing-Esencia con el apoyo del Qi. En este contexto, el Qi promueve la función de la Jing-Esencia.

Cuando los canales Distintos de TC/Pc se pinchan SPS, es porque el Viento ha penetrado los canales Tendinomusculares de Triple Calentador o de Pericardio y está afectando a estos canales Tendinomusculares de manera crónica, unilateral e intermitente. Este tratamiento sería adecuado también para resolver una infección aguda de Pericardio siempre y cuando hubiera un aporte suficiente de Fluidos que lo permitiera.

La sexta confluencia

Cuando los canales Distintos de P/IG se pinchan PSP, el patógeno es trasladado a las articulaciones, o bien hacia dentro desde el nivel Wei a las articulaciones, o bien hacia fuera a las articulaciones desde el órgano de Pulmón o de Intestino Grueso. En las articulaciones, el patógeno se mantendrá latente mediante la Jing-Esencia con el apoyo del Yang Qi. En este contexto, el Yang Qi promueve la función de la Jing-Esencia.

Cuando los canales Distintos de P/IG se pinchan SPS, es porque el Viento ha penetrado los canales Tendinomusculares de Pulmón o de Intestino Grueso y está afectando a estos canales Tendinomusculares de manera crónica, unilateral e intermitente. Este tratamiento sería adecuado también para resolver una infección aguda de Pulmón o de Intestino Grueso siempre y cuando hubiera un aporte suficiente de Fluidos que lo permitiera.

Preparación para el diagnóstico

DISTINTOS

Diferentes perspectivas sobre la secuencia de las confluencias de los canales Distintos

Hay muchas maneras de conceptualizar las seis confluencias de los canales Distintos y también diversas maneras en que los acupuntores pueden orientarse al utilizar el terreno de los Distintos.

1. Movilización del medio

V/R	VB/H	E/B	C/ID	TC/Pc	P/IG
Jing	Sangre	Fluidos Claros (Jin)	Fluidos Densos (Ye)	Qi	Yang

Los Distintos representan la progresión de la movilización del medio en su función de contención de un patógeno en el nivel Yuan. Esta movilización acaba generando un agotamiento gradual de los Fluidos. Bajo este enfoque, existe una enfermedad leve en el primer nivel (Vejiga y Riñón) y una enfermedad grave en el sexto nivel (Intestino Grueso y Pulmón). Cuando se trabajan los Distintos bajo esta óptica, la intención del acupuntor es la de regenerar el medio para contener al patógeno o la de regenerar el medio para facilitar la movilización del factor patógeno hacia el exterior para su expulsión.

Esta perspectiva de los Distintos puede ser una oportunidad para hacer retroceder al patógeno. La eliminación del patógeno se puede provocar con tratamientos SPS o PSP; con los SPS porque el patógeno es llamado al nivel Wei para su expulsión; con los PSP porque forma parte intrínseca de un tratamiento PSP instruir al cuerpo para recabar el medio que permita el transporte (o latencia) del patógeno. El acupuntor elige el nivel en que el patógeno está presente y trata ese nivel mediante PSP o SPS en función del estado de los Fluidos (que habrá que determinar mediante la evaluación de los pulsos), hasta que el patógeno se desplaza a una confluencia anterior. Variará entonces el diagnóstico, así como el pulso y los signos y síntomas, y la confluencia indicada a partir de entonces será tratada hasta que el patógeno retroceda a una confluencia anterior. Al aproximarnos al fin del tratamiento se produce normalmente una eliminación del patógeno que es semejante al inicio de la enfermedad (crisis curativa). Estos síntomas que a menudo parecen los de un resfriado común con abundante flema, remiten tras unos pocos días y entonces la enfermedad llega a su resolución.

2. Modelo no secuencial

Cada confluencia puede considerarse de manera individual sin pertenencia a ninguna progresión. Este es un marco de referencia habitual en el contexto de los problemas musculoesqueléticos, para el tratamiento de problemas crónicos en los que la opción de tratamiento viene determinada por el trayecto del canal, y por las infecciones agudas del órgano.

3. Predisposición constitucional

El marco no-secuencial puede utilizarse también cuando el paciente presenta continuamente síntomas de una sola confluencia, quizás debido a un tema constitucional.

4. Reloj metafórico

Los Distintos pueden ser considerados como un reloj metafórico. Resumidamente, el caos/agua del que brota la vida (V/R) da luz (VB/H) a la forma (E/B) que con el tiempo decae (C/ID) a medida que vamos siendo consumidos por nuestros deseos (TC/Pc). Estos deseos están en conflicto con el mundo (IG/P). Los canales Distintos reflejan nuestra capacidad (Yuan Qi) de aceptar el mundo tal y como es (Wei Qi). Esto está relacionado no solo con la idea de la progresión de la enfermedad, que es el proceso mediante el cual el cuerpo sacrifica lentamente sus recursos para poder mantener al patógeno apartado de las vísceras, sino también a la causa principal de todas las enfermedades: la incapacidad de aceptar el mundo en el que vivimos tal y como es.

Diagnóstico

Diagnóstico de los canales Distintos mediante el pulso

El estudio a fondo de la toma de pulsos Clásica de por sí nos ocuparía varios volúmenes, lo que sobrepasa el propósito de este libro (la toma de pulsos Clásica se aprende tradicionalmente al lado del maestro). Aun así, este libro sería incompleto sin al menos una introducción a los pulsos Distintos y a cómo hay que tomarlos.

Tanto los Ocho Extraordinarios como los canales Distintos se manifiestan con un pulso oculto, fú mài 浮脉. La diferencia entre ellos está en que el pulso oculto de los Ocho Extraordinarios presenta una característica oculta vibrante y, en cambio, el pulso de los Distintos además de ser oculto suele ser un poco flotante. Oculto no significa que sea difícil de encontrar, significa que al tomar el pulso hay que presionar hacia el hueso hasta ocluir el flujo de la sangre que pasa a través de la arteria radial para conseguir que el pulso emerja (la presión equivalente a 15 *habas mungo*). Luego hay que aflojar la presión muy levemente (la presión equivalente a 14 *habas mungo*). Observar qué posición del pulso empuja contra el dedo. Volver a la presión profunda hasta el hueso (15 habas) y observar si el pulso que se observaba a nivel de las 14 habas sigue presente a nivel de las 15 habas. Si NO está allí presente al presionar, se considera un pulso Distinto. Esto significa que el canal Distinto que corresponde a esa posición del pulso mantiene la capacidad de sostener la latencia. En otras palabras, la manipulación que se realiza en el pulso estimula una lectura que revela la presencia de patología en el nivel Yuan, pero al volver a presionar por segunda vez, regresa al estado de latencia.

Posiciones de los pulsos en los canales Distintos

Cun izquierdo	ID/C	Cun derecho	IG/P
Guan izquierdo	VB/H	Guan derecho	E/B
Chi izquierdo	V/R	Chi derecho	TC/Pc

ADVERTENCIA: Hay que elegir entre SPS o PSP siempre basándose en la presencia de medio en la confluencia del Distinto que hayamos diagnosticado. Optar por un tratamiento SPS cuando el paciente carece de suficiente medio en esa confluencia es peligroso y puede dar lugar a una autointoxicación si se intenta movilizar el patógeno dentro del cuerpo cuando el cuerpo no tiene suficiente medio o Qi para poder expulsarlo. No se deben tratar los canales Distintos con la técnica SPS si los pulsos son finos o rugosos. Ante la duda es mejor optar por un tratamiento PSP y generar medio para la latencia que financiará la expulsión mediante un tratamiento SPS posterior. El tratamiento PSP, además, protegerá la parte externa.
Nota: el cuerpo podría intentar expulsar el patógeno por sí solo sin la ayuda de un tratamiento SPS. Por tanto, un tratamiento PSP continuado ayudará al cuerpo a generar y recabar suficientes recursos y el patógeno podrá ser evacuado espontáneamente.

Hay que elegir el canal Distinto a tratar de acuerdo a los siguientes criterios. No es necesario que se cumplan todos los requisitos, pero sería idóneo al menos que todos sean tenidos en cuenta:

1. El estado de los recursos

La amplitud del pulso en el nivel medio indica el estado de los recursos. En un diagnóstico de pulsos Distinto, la amplitud del pulso es más importante que la fuerza del pulso porque los canales Distintos dependen de los Fluidos. Cuando se encuentra un pulso amplio a nivel medio en el Riñón, Hígado, Bazo o Corazón, se considera que el respectivo canal Distinto

probablemente tiene capacidad para gestionar el patógeno. Si al tomar los pulsos se encuentra todo el medio Yin en déficit, hay que optar por la quinta o sexta confluencias.
Hay que elegir la confluencia a tratar basándose en los recursos disponibles (para un SPS o PSP).

i. Por ejemplo, si todos los Fluidos están presentes, se utiliza la 1ª confluencia.
ii. Si hay abundancia de Sangre, se utiliza la 2ª confluencia.
iii. Si hay un buen nivel de Fluidos Claros y un déficit de Sangre, se utiliza la 3ª confluencia.
iv. Si hay un buen nivel de Fluidos Densos y un déficit de Fluidos Claros y Sangre, se utiliza la 4ª confluencia.

DISTINTOS

2. *Pulsos superficiales y tensos*
Si en cualquiera de las posiciones el pulso empuja contra el dedo y es un pulso tenso en el nivel superficial del pulso, se considera reflejo de un intento que hace el cuerpo para empujar la patología hacia los Tendinomusculares. En este caso lo apropiado sería un tratamiento SPS de esa confluencia.

3. *La fuerza de un órgano en un nivel concreto*
Por ejemplo, un paciente presenta un déficit de Sangre, pero el Bazo está fuerte. En este caso hay que utilizar el canal Distinto de Bazo para reforzar el canal Distinto de Hígado y poderlo tratar más tarde.

4. *La falta de medio en un nivel provoca dificultad para seguir manteniendo la latencia*
Por ejemplo, un paciente presenta un déficit importante de Fluidos y el Bazo está debilitado. Se utiliza el canal C/ID para generar el siguiente nivel Distinto en la secuencia (E/B) antes de actuar sobre los canales Distintos de E/B.
Por ejemplo, en un escenario de déficit de Sangre se utiliza VB/H añadiendo los puntos Yuan-Fuente para consolidar la Sangre. Como alternativa, se puede tratar E/B PSP para reforzar los Fluidos y liberar presión sobre la confluencia de VB/H aportando más medio para la producción de Sangre.
Hay que intentar no utilizar las confluencias cuyos pulsos sean débiles o finos. Si aun así se opta por tratarlos, hay que hacerlo en modo PSP añadiendo puntos Yuan-Fuente.
Si los pulsos aparecen flotantes y rápidos en todas las posiciones el Yin es demasiado insuficiente como para poder usar las primeras cuatro confluencias. Hay que utilizar los Distintos de Triple Calentador y Pericardio.

5. *La localización de problemas crónicos, unilaterales e intermitentes*
Por ejemplo, un paciente presenta un dolor crónico e intermitente en la zona de IG15. Se utiliza el canal Distinto de Intestino Grueso.

6. La progresión del problema

El orden de los canales Distintos refleja el rango de humores y Qi, de Jing a Yang. (Las signos y síntomas que corresponden a cada canal están enumeradas detalladamente para cada confluencia en las páginas siguientes).

- Cuando la Jing-Esencia está agotada por estar sosteniendo la contención de un factor patógeno de manera crónica, aparecerán signos y síntomas correspondientes al Distinto de V/R en el momento en que el patógeno empieza a aflorar.
- Cuando la Sangre es movilizada en exceso y consumida, aparecerán signos y síntomas correspondientes al Distinto de VB/H debido a que la Sangre es insuficiente para apoyar a la Jing-Esencia a mantener la latencia.
- Cuando los Fluidos Claros son movilizados en exceso y consumidos, aparecerán signos y síntomas correspondientes al Distinto de E/B debido a que los Fluidos Claros no consiguen reforzar a la Sangre para que pueda apoyar a la Jing-Esencia a mantener la latencia.
- Cuando los Fluidos Densos son movilizados en exceso y consumidos, aparecerán signos y síntomas correspondientes al Distinto de C/ID debido a que los Fluidos Densos son insuficientes para apoyar a los Fluidos Claros para que estos consigan a su vez apoyar a la Sangre para que esta pueda ayudar a la Jing-Esencia a mantener la latencia.
- Cuando el Qi es movilizado para intentar mantener el Yin en orden, aparecen signos y síntomas en el Distinto de TC/Pc.
- Al final de la secuencia de los canales Distintos, cuando el Yang es movilizado en un intento de inhibir el patógeno, aparecen signos y síntomas del canal Distinto de IG/P.

7. Signos y síntomas

La aparición de signos y síntomas relacionados con una determinada confluencia de Distintos indica que esa confluencia está fracasando en su intento de mantener la latencia del patógeno. También puede ser indicativa de la posible insuficiencia de medio en una determinada confluencia que no permitirá que se pueda dar respuesta a la demanda que supone sostener la latencia del patógeno.

a. Signos del trayecto

Son signos que se manifiestan a lo largo del trayecto.

b. Signos del Wei Qi

Son signos que aparecen debido al exceso o déficit de Wei Qi. Habitualmente son signos de Calor porque el Wei Qi es una subdivisión del Yang Qi. A menudo hay inflamaciones implicadas debido a que la retención de Wei Qi provoca una acumulación de Calor local.

c. Signos de movilización del medio en el canal Distinto Yang emparejado

Son signos que aparecen cuando el medio es llamado a desplazarse para permitir que el patógeno pueda ser puesto en latencia. A medida que el medio (sustancia, por lo general) es movilizado, se generan depósitos (bultos, masas).

d. Signos de movilización del medio en el canal Distinto Yin emparejado

Son signos que aparecen cuando un medio (Jing, Sangre, Fluidos Claros, Fluidos Densos, Qi o Yang) es requerido para facilitar que un patógeno pueda ser puesto en latencia. Debido a ello, el cuerpo no puede seguir manteniendo las funciones que requieren ese medio. El cuerpo, además, puede manifestar signos de Calor cuando ese medio, que equilibraba el Calor de manera natural, empieza a escasear. A medida que el medio se va agotando, el cuerpo intenta acumular Yin patológico que genera bultos, abscesos e hinchazones.

Notas: La categoría en la que aparecen los signos y síntomas no es determinante para decidir si tratar SPS o PSP (tal y como ya se ha mencionado más arriba la presencia de medio en la confluencia es la que debería guiar la decisión). Los signos y síntomas son enumerados en las siguientes páginas para identificar la confluencia que podría ser más adecuada para tratar. No es necesario que el paciente dé muestras de todos, y ni tan siquiera de muchos de los signos y síntomas para justificar un diagnóstico en esa confluencia. Los signos y síntomas irán aumentando a medida que la enfermedad vaya progresando en esa confluencia.

Signos y síntomas de los canales Distintos enumerados en el capítulo 63 del *Suwen*

Las técnicas de punción superficial-profundo-superficial y profundo-superficial-profundo se mencionan en la descripción del primer Distinto (el canal Distinto de Vejiga), con el uso del término *tres veces.**

En los tratamientos descritos más abajo, se puede deducir por el uso de los puntos Jing-Pozo que los canales Tendinomusculares son utilizados como vía de salida de la patología desde los canales Distintos.

CD V: dolor de cuello y hombro. Pinchar V67. Si no se produce mejoría, pinchar V63 en el lado opuesto. En caso de espasmo súbito en la espalda y dolor irradiado de la espalda a las costillas, pinchar los puntos Hua Tuo a lo largo del trayecto *tres veces.

CD R: dolor cardíaco, distensión abdominal, plenitud diafragmática. Sangrar R2. Para el dolor de garganta con dificultad al deglutir, ira sin motivo y el *síndrome Qi del cochinillo que corre*, pinchar R1. Sangrar R2 si la garganta está hinchada.

CD VB: dificultad respiratoria, tos con sudoración espontánea, dolor de pecho o costillas. Pinchar VB44 y retirar la aguja cuando la respiración se normalice o la sudoración se detenga. Para el dolor de cadera con dificultad al flexionar el muslo, utilizar una aguja larga en VB30.

CD H: dolor súbito en los genitales, por ejemplo, hernia, acumulaciones (fibromas y quistes). Pinchar H1.

CD E: estornudos, secreción nasal, sangrado nasal, hipersensibilidad al frío en los dientes superiores. Pinchar E45. Añadir E44 si no hay mejoría.

CD B: dolor lumbar, distensión abdominal de tambor, dificultad respiratoria al mirar hacia arriba (Bi de garganta).

CD ID: dolor en el abdomen inferior irradiado a la zona lumbar o genital, estreñimiento (heces secas) y diarrea.

CD C: dolor en el pecho y en las costillas, palpitaciones, dificultad al respirar sobre todo al estar tumbado, alteraciones del sueño, mareo.

CD TC: dolor de garganta con irritación y constricción, boca seca, inquietud, irritabilidad, retracción de la lengua (lengua corta), dificultad al levantar la cabeza o el brazo. Pinchar TC1. Si no se produce alivio, pinchar TC2 en el lado opuesto.

CD Pc: dolor en la muñeca (síndrome del túnel carpiano), calor en las palmas. Pinchar alrededor de Pc1 y los puntos Ahshi en la eminencia tenar. Versiones posteriores del *Suwen* incluyen plenitud y opresión torácica, palpitaciones, inquietud, delirio, tartamudeo y risa constante.

CD IG: plenitud en el pecho y en los flancos, sensaciones de calor en el pecho, disnea, sordera intermitente o de larga evolución. Pinchar IG1 en el lado opuesto a la sordera. Añadir Pc9, si no hay mejoría.

CD P: plenitud de pecho y opresión, tos, sibilancias, respiración rápida, inquietud, tos con expulsión de flema y sangre, calor en las palmas.

Nota: todos los signos y síntomas de Corazón, Intestino Delgado, Pulmón y algunos de Intestino Grueso no estaban incluidos en la versión original del *Suwen*.

Frases clave para los canales Distintos

Recordar las frases clave puede ayudar a guiar a la hora de seleccionar el canal Distinto apropiado para tratar:

CD V: “Encontrar latencia para el factor patógeno en el nivel Yuan de la anatomía exterior, los huesos y las articulaciones. Manifestación del factor patógeno debido al debilitamiento de la Jing-Esencia".

CD R: "Actividad Yang transformada a partir del Yin. El canal Distinto de Riñón es una franja de protección para Daimai (mantiene el factor patógeno al margen de la Fuente)".

CD VB: "Movilizar el Qi para poner el factor patógeno en latencia. Se necesita Sangre para conducir el Qi". Si la Esencia se consume, la Sangre es utilizada para mantener el factor patógeno en los puntos Mu donde está depositada la Esencia (eso es a lo que nos referimos al decir "la Sangre promueve la Esencia"). El canal Distinto de Vesícula Biliar, al movilizar el Qi, permite el movimiento de la Sangre a los puntos Mu.

CD H: "Utiliza la Sangre para promover la Esencia". El canal Distinto de Hígado normalmente se pincha PSP para estimular la producción de Sangre. El canal Distinto de Vesícula Biliar moviliza mientras que el canal Distinto de Hígado es un generador de Sangre profundo y silencioso.

CD E: "Los Fluidos Claros (exocrinos) se movilizan para dar apoyo a la Sangre".

CD B: "El Viento se agita debido al agotamiento de los Fluidos Claros".

CD ID: "Los Fluidos Densos (endocrinos) son movilizados para dar apoyo a los Fluidos Claros y el Wei Qi es interiorizado en el pecho".

CD C: "La pérdida de Fluidos Densos provoca una pérdida de latencia. El Yang es incapaz de anclarse en las lumbares y se inicia la atrofia Wei".

CD TC: "La pérdida de latencia es completa. El Qi se está perdiendo".

CD Pc: "Pérdida grave de Fluidos y Sangre".

CD IG: "Fase final. El Yang está prácticamente agotado".

CD P: "Envía Wei Qi para unirse a los canales Primarios y a los Zangfu. La patología penetra los Zangfu al principio de la secuencia de los canales Primarios en P1".

Estilos diagnósticos

Algunos acupuntores con afinidad por los canales Distintos seleccionan los canales a tratar en función de los pulsos y en menor medida de los signos y síntomas. Otros ponen más énfasis a los signos y síntomas y luego a los pulsos. Algunos acupuntores optan por no tratar la confluencia a la que pertenecen los signos y síntomas, sino que eligen otra confluencia para poder fortalecer los recursos. Otros solo tratan la confluencia a la que pertenecen los signos y síntomas que presenta el paciente. Algunos acupuntores solo tratan SPS y añaden los puntos Fuente y He-Mar para reforzar los recursos que facilitarán el movimiento de la patología hacia el exterior. Otros son muy prudentes a la hora de hacer tales demandas al cuerpo hasta que no tienen la certeza de que los recursos están disponibles y optan por los tratamientos PSP. Los canales Distintos son dignos de un profundo estudio y hay una variedad inmensa de sutiles variaciones a la hora de utilizarlos. A medida que se va ganando experiencia con los Distintos se va desarrollando un estilo único y personal. No hay criterios categóricos en este terreno, como de hecho tampoco los hay en toda la práctica de la Medicina China.

Canales Distintos individuales frente a confluencia entera (tratamiento simultáneo de dos canales Distintos)

Aunque no sea necesario utilizar ambos canales Distintos de una misma confluencia en un mismo tratamiento, hay que tener en cuenta que los canales emparejados Yin y Yang de una misma confluencia tienen diferentes connotaciones. El canal Yang emparejado aporta el movimiento necesario para movilizar el patógeno y el canal Yin emparejado provee el medio para mantener el patógeno en latencia. La elección de si tratar ambos o no es una decisión clínica del acupuntor.

Principios terapéuticos avanzados

Tras considerar la extensa variedad de principios terapéuticos analizados más arriba, se pueden aplicar otros principios terapéuticos más afinados.

Aunque en la mayoría de ocasiones los puntos del canal Distinto seleccionado pueden cubrir adecuadamente el principio terapéutico, es posible seleccionar puntos de las confluencias adyacentes para poder potenciar la intención terapéutica. Más adelante se incluye una lista de los puntos que se pueden seleccionar en el entorno de los Distintos. En superíndice se indica el nombre de la confluencia a la que pertenece el punto. Se debe utilizar el punto pertinente solo si pertenece a la confluencia que se está tratando o a una confluencia adyacente. Por ejemplo, si se está utilizando el canal Distinto de Estómago, se pueden añadir puntos de los canales Distintos de Vesícula Biliar, Hígado y también de Corazón e Intestino Delgado. Personalmente no los utilizo de manera habitual en mi práctica clínica porque prefiero que los tratamientos sean muy focalizados y simples.

Hay puntos que no he hecho figurar en superíndice porque:

- Están en partes implícitas del trayecto, pero no son en realidad puntos designados del trayecto.
- Están en el trayecto, basado en la tradición.
- Pertenecen al nivel Yuan por lo que son afines a los canales Distintos dado que conectan el nivel Wei con el nivel Yuan.

El análisis de la lista que se incluye a continuación puede aportar una comprensión más profunda del mecanismo de los canales Distintos.

1. Relajar los Tendinomusculares (舒筋 shū jīn):

V40 委中 Wěizhōng [V/R], V36 承扶 Chéngfú [V/R], V10 天住 Tiānzhù [V/R], VB25 京门 Jīngmén [VB/H], VB22 渊腋 Yuānyè [ID, Pc, P], ID10 臑俞 Nàoshú [ID], Tendinomuscular ancestral: E30 气冲 Qìchōng [E/B]

2. Asegurar la raíz (固本 gù běn):

a. Asegurar la Esencia (固精 gù jīng): Ren4 关元 Guānyuán [V/R], Ren3 中极 Zhōngjí [V/R, VB], Du4 命门 Mìngmén [V/R], V28 膀胱俞 Pángguāngshú [V/R], V23 肾俞 Shènshú [V/R]

b. Calentar el Yang (温阳 wēn yáng): Ren2 曲骨 Qǔgǔ [VB/H, TC], VB25 京门 Jīngmén [VB/H]

c. Fortalecer el Yang (建阳 jiàn yáng): Du4 命门 Mìngmén [V/R], Du14 大椎 Dàzhuī [IG]

d. Suplementar el Bazo y armonizar el Estómago (补脾和胃 bǔ pí hé wèi):R16 肓俞 Huāngshú [R], Ren12 中脘 Zhōngwǎn [E/B, TC/Pc], E42 冲阳 Chōngyáng

3. Desinhibir los portales (利窍 lì qiào):

a. Desinhibir el Jiao inferior: V36 承扶 Chéngfú [V/R], Du1 魄门 Pòmén [V/R], Ren3 中极 Zhōngjí [V/R, GB], BL34 下髎 Xiàliáo [V/R], R10 阴谷 Yīngǔ [R], B15 大横 Dàhéng [R]

b. Desinhibir el Jiao superior: V1 精明 Jīngmíng [E/B, ID/C], VB1 瞳子髎 Tóngzǐliáo [VB/H]

i. Cerebro: VB12 完骨 Wángǔ [TC/Pc]

ii. Cabeza: V10 天住 Tiānzhù [V/R]

4. Regular el Qi (y la Sangre) (调气 tiáo qì):

E12 缺盆 Quēpén [VB/H, E/B, ID, TC/Pc, IG/P], E9 人迎 Rényíng [E/B], E30 气冲 Qìchōng [E/B]

a. Sangre: H13 章门 Zhāngmén[VB/H], ID10 臑俞 Nàoshú [ID]

b. Regular el Qi: V15 心俞 Xīnshú[V], V17 膈俞 Géshú

c. Rectificar el Qi: V32 次髎 Cìliáo[V/R], Pc1 天池 Tiānchí [VB/H, Pc], H13 章门 Zhāngmén [VB/H],

H5 蠡沟 Lígōu [H], C1 极泉 Jíquán [ID/C, IG], Ren14 巨阙 Jùquè [VB/H, E/B]

d. Normalizar: VB22 渊液 Yuānyè [ID/C, Pc, P]

e. Encauzar el Qi: VB24 日月 Rìyuè [VB/H] , H13 章门 Zhāngmén [VB/H], P1 中府 Zhōngfǔ [IG/P]

f. Aliviar el dolor: V10 天住 Tiānzhù [V/R], V32 次髎 Cìliáo [V/R], Du1 魄门 Pòmén [V/R], R16 肓俞Huāngshú [R], ID18 权髎 Quánliáo [ID], TC16 天牖 Tiānyǒu TC/Pc

g. Abrir el pecho: VB22 渊液 Yuānyè [ID/C, Pc, P] , V15 心俞 Xīnshú [V], Pc1 天池 Tiānchí [VB/H, Pc] C1 极泉 Jíquán [ID/C, IG], Ren17 檀中 Tánzhōng [V, E/B, ID/C, TC/Pc]

i. Abrir el anudado: ID10 臑俞 Nàoshú [ID]

h. Difundir el Qi de Pulmón: E12 缺盆 Quēpén [VB/H, E/B, ID, TC/Pc, IG/P], Pc1 天池 Tiānchí [VB/H, Pc] Ren22 天突 Tiāntū[VB/H, E/B, C], P1 中府 Zhōngfǔ [IG/P]

5. *Despejar el Calor, resolver la Humedad (清热解湿 qīng rè jiě shī):*

a. Viento-Humedad: V40 委中 Wěizhōng [V/R], VB30 环跳 Huántiào [VB]

b. Viento-Frío: V10 天住 Tiānzhù [V/R]

c. Expulsar la Humedad: R10 阴谷 Yīngǔ [R], TC16 天牖 Tiānyǒu [TC/Pc]

d. Dispersar el Agua: B15 大横 Dàhéng [R]

i. Dispersar la hinchazón: TC16 天牖 Tiānyǒu [TC/Pc]

e. Desinhibir la Humedad: VB26 带脉 Dàimài [R], Ren12 中脘 Zhōngwǎn [E/B, TC/Pc]

f. Transformar la Humedad: E25 天枢 Tiānshū [R], Ren14 巨阙 Jùquè [VB/H, E/B], E42 冲阳 Chōngyáng

g. Flema:

i. Expulsar con: Ren23 廉泉 Liánquán [E/B], Ren17 檀中 Tánzhōng [V, E/B, ID/C, TC/Pc], Ren22 天突 Tiāntū[VB/H, E/B, C]

ii. Transformar con: H14 期门 Qīmén [VB/H], IG15 肩髃 Jiānyú [IG]

iii. Dispersar con: Ren14 巨阙 Jùquè [VB/H, E/B]

h. Despejar el Calor: IG20 迎香 Yíngxiāng [E/B], E9 人迎 Rényíng [E/B], Ren23 廉泉 Liánquán [E/B], Du14 大椎 Dàzhuī [IG], IG15 肩髃 Jiānyú [IG], Ren14 巨阙 Jùquè [VB/H, E/B], Ren17 檀中 Tánzhōng [V, E/B, C/ID, TC/Pc], V1精明 Jīngmíng [E/B, ID/C], P1 中府 Zhōngfǔ [IG/P]

i. Calor en la Sangre: V40 委中 Wěizhōng [V/R]

ii. Humedad-Calor

Transformar con: VB24 日月 Rìyuè [VB/H]

Desinhibir con: H5 蠡沟 Lígōu [H]

i. Viento:

i. Dar curso con: E5 大迎 Dàyíng [VB/H], V1 精明 Jīngmíng [E/B, ID/C]

ii. Expulsar con: E4 敌仓 Dícāng [E/B], TC16 天牖 Tiānyǒu [TC/Pc]

iii. Disipar con: Du1 魄门 Pòmén [V/R], VB12 完骨 Wángǔ [TC/Pc], IG20 迎香Yíngxiāng [E/B]

iv. Eliminar con: Du20 白会 Báihuì [TC]

Nota: antes del tratamiento es recomendable dar al paciente agua natural a temperatura ambiente. El tema principal en los tratamientos con Distintos es la utilización de los Fluidos en un contexto patológico. El mensaje que se envía al cuerpo con la hidratación previa al tratamiento es que los Fluidos están y estarán disponibles para que la transformación se pueda dar. Hay que advertir al paciente de la importancia de hidratarse bien, especialmente a primera hora de la mañana antes de comer.

Protocolo de tratamiento Distinto Profundo-Superficial-Profundo

Orden de inserción de las agujas en el tratamiento Distinto Profundo-Superficial-Profundo

1. Puntos de confluencia
2. Punto de apertura
3. Puntos de trayecto

1. Pinchar los puntos de confluencia (puntos de encuentro) generalmente de arriba a abajo dependiendo de la confluencia (cada una de ellas está detallada en este manual) sin punto de cruce.
2. Pinchar el punto de apertura de manera bilateral (en el orden de los lados pinchados en el circuito si se utiliza esa variación) o unilateral en el lado donde se ha insertado la primera aguja.
3. Pinchar puntos de trayecto apropiados.

Nota: es importante no pinchar el punto Jing-Pozo en un tratamiento P-S-P porque el objetivo del tratamiento no es eliminar el patógeno sino devolverlo a un estado de latencia y restablecer el medio.
Nota: si hay tensión en el cuello o la parte superior de la espalda, es importante frotar con guasha estas zonas antes de empezar a pinchar para permitir que el Wei Qi se libere y de esta manera pueda ser conducido.

Orden de retirada de las agujas en el tratamiento Profundo-Superficial-Profundo

1. Puntos en el nivel Yuan-Fuente añadidos al protocolo normal, si los hay.
2. Puntos de trayecto
3. Punto de apertura
4. Puntos de confluencia/encuentro superiores, puntos de confluencia/encuentro inferiores

Protocolo de tratamiento Distinto Superficial-Profundo-Superficial

El circuito Distinto

Los puntos más importantes en los tratamientos Distintos son los puntos de confluencia. Estos cuatro puntos (dos puntos pinchados bilateralmente) combinados con la técnica utilizada para pincharlos representan una señal inequívoca para el cuerpo de que se está realizando un tratamiento Distinto. Esto prepara al cuerpo para mover el Wei Qi. En un tratamiento SPS, especialmente en problemas musculoesqueléticos, estos puntos se pinchan a modo de circuito, es decir, se pincha el punto confluente inferior en un lado y en el mismo lado se pincha el punto confluente superior, seguido del punto confluente superior del lado opuesto y luego el punto confluente inferior de ese mismo lado opuesto (el tratamiento a modo de circuito no es válido para tratamientos PSP). En tratamientos PSP se pinchan los dos puntos confluentes superiores primero y luego los inferiores.

¿Cuál es la dirección del circuito cuando abordamos un problema musculoesquelético utilizando un tratamiento SPS? En un tratamiento SPS, se elige el lado en que se empieza a pinchar en base al origen de la lesión. Por regla general el punto Jing-Pozo se pinchará en el lado en que se originó la lesión.

Escenario 1: si la lesión empezó en el lado izquierdo pero el dolor se manifiesta en el lado derecho, hay que empezar el circuito en el lado derecho y pinchar el punto Jing-Pozo en el izquierdo. La explicación de base es que el cuerpo agotó su capacidad de latencia en el lado izquierdo, el lado izquierdo se *saturó* y la lesión *migró* al lado derecho. Se orienta el circuito en retroceso a la izquierda que fue donde empezó. Por ejemplo, un paciente refiere dolor en la rodilla derecha pero no recuerda habérsela lesionado. Al preguntarle comenta que veinte años antes tuvo una lesión importante en la rodilla izquierda. Esto nos demuestra que la lesión comenzó en el lado izquierdo, entró en latencia, migró a la derecha, agotó la capacidad de latencia disponible en la rodilla derecha y luego se hizo evidente. En este caso hay que empezar el circuito en la derecha y utilizar el punto Jing-Pozo en la izquierda, el lado de origen.

Escenario 2: si la lesión se localiza en el lado derecho y no hay antecedentes previos de dolor en el lado izquierdo, se empieza el circuito en el lado izquierdo y se pincha el punto Jing-Pozo en el lado derecho. (La teoría aquí es que el lado derecho no se ha *saturado* todavía por lo que el lado derecho debería estar lo suficientemente íntegro para la expulsión).

Escenario 3: si se trata de una lesión de larga evolución (crónica) e intermitente y se manifiesta en un lado, seguramente se originó en el otro lado (el lado actualmente indoloro), aunque el paciente no recuerde como empezó. Toda la capacidad de latencia del lado izquierdo se agotó y la patología migró al lado derecho (actualmente el lado afectado) y agotó toda la capacidad de latencia del lado derecho, donde finalmente el dolor se hizo manifiesto. Si este patrón coincide con la valoración del caso, se empieza el circuito en el lado donde está presente el dolor, el lado derecho en este caso, y se pincha el punto Jing-Pozo en el lado opuesto del lado donde se manifiesta el dolor, el lado izquierdo. En todos los casos la intención es la de facilitar la salida de la lesión en el lado donde empezó inicialmente.

En tratamientos SPS no es necesario que las agujas de los puntos confluentes se inserten a un ángulo que apunte a lo largo del trayecto del canal, aunque puede hacerse de esta manera si se desea. Orientar el punto VB1 para delinear un trayecto puede ser una buena idea solo si la aguja está a un nivel especialmente superficial. Apuntar el punto VB22 en dirección inferior o superior solo es posible en personas que tienen mucho tejido en esa zona, de lo contrario se debería orientar muy oblicuamente siguiendo la línea de las costillas. Por supuesto que no pincharemos el punto V1 con direccionalidad. Y, por descontado, la intención tiene que estar siempre presente de forma clara para que de esta manera el Qi siga el trayecto.

La función del punto Jing-Pozo y el circuito

Los puntos Jing-Pozo no son parte del trayecto de los canales Distintos. En un tratamiento Distinto SPS la función del punto Jing-Pozo es la de activar el canal Tendinomuscular para que la patología tenga una salida preparada hacia el nivel externo. (No se utilizan los puntos Jing-Pozo en los tratamientos PSP a menos que aparezca una crisis curativa).

Orden de inserción de las agujas en el tratamiento Distinto Superficial-Profundo-Superficial

1. Frotar con guasha las zonas cutáneas o las zonas tensas.
2. Puntos de confluencia (o de encuentro)
3. Punto de apertura
4. Puntos de trayecto
5. Punto Jing-Pozo

DISTINTOS

1. Al tratar un problema musculoesquelético o dermatológico, se frota con guasha o ventosa deslizante la zona cutánea que se muestra en el gráfico o cualquiera de las áreas de fijación[4] o tensión. Si el problema a tratar no es ni musculoesquelético ni dermatológico, se omite este punto y se empieza en el paso 2.

2. Pinchar los puntos de confluencia en circuito utilizando un punto de cruce en la línea media. Las posibles opciones son:

   Inferior izquierdo, superior izquierdo, punto de cruce, superior derecho, inferior derecho, o inferior derecho, superior derecho, punto de cruce, superior izquierdo, inferior izquierdo.

   El punto de cruce puede ser cualquier punto apropiado en Renmai o Dumai. Du20[5] puede ser apropiado. La función de un punto de cruce es la de permitir que la patología se desplace al otro lado del cuerpo donde hay más capacidad para movilizar el patógeno hacia el exterior del cuerpo mediante un tratamiento SPS. El punto de cruce no es parte del trayecto, pero se utiliza en todos los tratamientos SPS.

Nota: algunos acupuntores al realizar tratamientos SPS pinchan ambos puntos de confluencia inferiores seguidos por ambos puntos de confluencia superiores. En mi opinión esta es una opción que le resta efectividad al tratamiento dado que el trayecto por el que hay que conducir al patógeno no queda delimitado de una manera clara y obvia.

3. Pinchar el punto de apertura bilateralmente (en el orden de lateralidad en que se está tratando si el tratamiento es en circuito), o unilateralmente en el lado de la primera aguja insertada.

Nota: en los canales Distintos de Vejiga y Estómago no será necesario, ya que el punto de apertura es el mismo que el punto de confluencia inferior.

4. Pinchar puntos del trayecto seleccionados apropiadamente en el orden del trayecto. Empezar por el punto más distal en el lado donde se ha pinchado el primer punto confluente, e ir añadiendo los puntos en ese lado de manera ascendente y luego cruzar al otro lado y pinchar los puntos desde la parte superior a la parte inferior.

5. Pinchar el punto Jing-Pozo en el mismo lado en el que se ha pinchado el último punto confluente.

[4] Las zonas de fijación son áreas donde el canal Tendinomuscular se une a las articulaciones mayores: los hombros, las caderas, las rodillas, y también el occipucio, la cara y los tobillos. Todas estas zonas están marcadas con una tonalidad más oscura en las ilustraciones de los canales Tendinomusculares. Las fijaciones son zonas donde el Tendinomuscular se conecta a los huesos o ligamentos. Se las conoce también como frutos (guǒ 果) y el Frío (tensión) puede concentrarse en estas zonas por lo que es importante liberarlas.

[5] Du20 es un punto de apertura del canal Distinto de Triple Calentador que es el único que va de lado a lado por lo que resulta ideal como punto de cruce.

En mi consulta suelo añadir el punto Jing-Pozo después del último punto de confluencia porque generalmente el Wei Qi se acumula en el último de los puntos de encuentro y mientras busca una salida puede generar dolor. Si en ese momento se añade el punto Jing-Pozo, el dolor se eliminará por completo. A veces durante el tratamiento el paciente puede sentir una sensación de presión alrededor del punto Jing-Pozo. Esto significa que el Wei Qi está *llamando a la puerta* del Jing-Pozo. Hay que retirar la aguja inmediatamente. Es muy probable que el punto sangre.

Orden de retirada de las agujas en el tratamiento Superficial-Profundo-Superficial

1. Puntos en el nivel Yuan-Fuente añadidos al protocolo normal, si los hubiera.
2. Puntos de trayecto
3. Punto de apertura, si lo hubiera (cuando el punto de apertura no coincide con el punto de confluencia).
4. Puntos de confluencia en el lado en el que no está pinchado el punto Jing-Pozo, el punto de cruce y los puntos confluentes del lado en el que está pinchado el punto Jing-Pozo.
5. Punto(s) Jing-Pozo

Bloqueos

Los tratamientos Distintos se pueden potenciar considerablemente cuando los bloqueos son abordados previamente al tratamiento mediante el uso de ventosas o de guasha. Generalmente la efectividad de un tratamiento Distinto depende de la liberación de los bloqueos. Esto sería complementario al tratamiento por zonas, si el caso lo requiere (ver información sobre los tratamientos de los canales Distintos zonales al final de este capítulo). Los bloqueos hacen que el Wei Qi se estanque e impiden que se mueva, afectando de esta manera a los tratamientos Distintos que requieren que el Wei Qi pueda movilizarse. Los bloqueos se localizan habitualmente en el cuello, la pelvis, los músculos paravertebrales, las escápulas, cualquier punto del esternocleidomastoideo, los hombros, los trapecios, el recto abdominal, alrededor del pecho, en las costillas flotantes, en la caja torácica, debajo de la caja torácica, en los glúteos y en los gastrocnemios (parte de ello corresponde al concepto de los cinco pilares wǔshū 五枢). Normalmente utilizo una cuchara china de porcelana o un cuerno de animal como instrumento de guasha en estas zonas haciendo un movimiento de recogida sobre el tejido hasta que aparece el *sha* y la zona se destensa. Un cuerno de búfalo de agua sería lo tradicional, ya que en fitoterapia china se considera que los cuernos mueven el Viento. La guasha hace aumentar considerablemente la eficacia de los tratamientos Distintos, lo que vale tanto para tratamientos SPS como para tratamientos PSP. El Wei Qi tiene que ser liberado del bloqueo antes de poder ser movilizado.

DISTINTOS

Crisis curativas

Las crisis curativas son reapariciones de enfermedades reprimidas, no resueltas o latentes que a veces aparecen después de un tratamiento curativo de acupuntura. Son parte importante del proceso de eliminación por capas de los bloqueos energéticos bajo las que se oculta un estado óptimo de salud. Ver el apéndice sobre crisis curativas en la página 400.

Resolución de problemas

No hubo cambio ni en el dolor ni en la rigidez después de un tratamiento SPS.

¿Se frotó/frotaron con guasha la(s) zona(s) cutánea(s)? ¿Come el paciente alimentos fríos o crudos, o bebidas, incluyendo ensaladas, batidos, agua fría, zumos o helado? ¿Está el paciente aplicándose compresas frías o está tratándose con algún terapeuta que con la mejor voluntad le está aplicando packs de hielo? El hielo está contraindicado en caso de dolor y rigidez porque restringe el flujo del Wei Qi. El hielo enlentece el flujo curativo de la Sangre y el Qi a la zona y fuerza al Wei Qi y a la inflamación a desplazarse a las articulaciones. Habitualmente esto conduce a un Bi articular (artritis) que se manifiesta años más tarde.

El paciente experimenta de forma súbita la aparición de dolor durante un tratamiento PSP.

Hay que localizar el dolor, insertar una aguja en el nivel Wei, hacerla girar 180° alejándose de la línea media y retirarla inmediatamente. Dejar el agujero abierto. En casi todos los casos, el dolor desaparece. Si está todavía presente, hay que pinchar el punto Jing-Pozo correspondiente al canal Tendinomuscular en el que se localiza el dolor, sin retención.

No consigo mantener la conexión con el Qi en la aguja al desplazarla entre los niveles superficial y profundo.

Cuando hay problemas a la hora de conseguir *arrastrar* la aguja entre los niveles, probablemente sea porque la aguja es de un tipo de metal inadecuado o tiene un mango inapropiado. Ver el apéndice sobre material clínico, en la página 404.

El tratamiento no dio resultados.

Es posible que la patología latente necesite ser liberada mediante el uso de guasha en zonas musculares o zonas óseas accesibles de latencia: el esternocleidomastoideo, el iliopsoas, los abdominales, los paravertebrales, los glúteos, el esternón, el sacro.

Mi paciente está tomando esteroides y avanzamos lentamente. ¿Afectan los esteroides a los tratamientos Distintos?

Sí, mucho. Los esteroides dañan el Yang Qi y a la larga provocan una disminución de la capacidad del cuerpo para sostener el medio allí donde se necesita. El cuerpo desplaza a los esteroides y cuando consigue suficiente fuerza para eliminar el patógeno al exterior desencadena otro intento que a su vez es nuevamente contrarrestado por el uso continuado de esteroides. Esto lleva a un aumento en la dosis prescrita de esteroides, lo acaba perjudicando todavía más al Yang Qi.

Mi paciente presenta indicios de un sistema inmunitario hiperactivo en su analítica de sangre y aun así no hay rastro de patógenos en la sangre. ¿Sería adecuado tratar con Distintos en este caso?
Sí, los Distintos son apropiados en todas las enfermedades inmunes. No hay rastro del patógeno porque el cuerpo está luchando contra un estado energético, por ejemplo, el Frío, o el patógeno está siendo contenido en latencia casi completa.

¿Cuál es el propósito de tratar los Distintos en tandas de tres días sí y tres días no?
Cada día se insta al cuerpo, para prevenir que este continúe con el hábito de acumular patología o que siga intentando repetidamente y de manera infructuosa expulsarlo. Durante los tres días de descanso, se le permite al cuerpo integrar este mensaje. Si los tratamientos fueran a diario, el cuerpo podría decidir ignorar el mensaje.

Me he encontrado con que la inserción del último punto confluente en el tratamiento en circuito es dolorosa. ¿Qué debería hacer?
El último punto confluente puede resultar doloroso si el cuerpo está muy dispuesto a llevar el Wei Qi a la superficie. El Wei Qi llega a la superficie y busca una salida. Si en algún momento hay la sensación de que el Wei Qi se está acumulando, hay que añadir el punto Jing-Pozo antes para liberar el Wei Qi.

Preguntas frecuentes

Si el patógeno está atrapado en el cuerpo porque el cuerpo no consiguió expulsarlo a través de la sudoración, ¿por qué no realizar simplemente un tratamiento para inducir la sudoración?
Si el patógeno está localizado en los canales Distintos significa que los Tendinomusculares que producen la sudoración han fracasado y por tanto este simple mecanismo no se activó.

En cualquier tratamiento PSP estamos devolviendo el Yang al interior para tonificar el medio que permite la latencia, pero entonces, ¿por qué se dice que el Yang es el último resorte para sostener la latencia?
Los tratamientos Distintos mueven el Wei Qi. El Wei Qi proviene del Yang Qi. Cuando se pincha PSP, se capta el Wei en la superficie y se devuelve a su origen, el del Yang Qi. En la sexta confluencia se está utilizando el Yang Qi para mantener el patógeno en latencia lo mejor posible. En la primera, la segunda, la tercera y la cuarta confluencias el cuerpo sostiene al patógeno latente haciendo uso también del Jing, la Sangre, los Fluidos, etc. Solo cuando el medio (la Sangre, los Fluidos Claros, los Fluidos Densos y el Yin) se ha agotado el cuerpo utiliza entonces el Yang, y solo el Yang, como último resorte para seguir manteniendo la latencia.

DISTINTOS

Los canales Distintos buscan la latencia en las articulaciones mayores pero mi paciente solo tiene problemas en las rodillas. ¿Es una patología Distinta?

Sí, toda patología articular puede ser contemplada en el contexto de los canales Distintos. En este caso, las caderas y hombros están seguramente manteniendo latencia de manera efectiva y es por eso que son asintomáticos.

¿Cuánto tiempo puedo mantener un patógeno en latencia?

Un patógeno puede ser mantenido en latencia hasta que el acupuntor determine que los Fluidos y el Qi disponibles son suficientes para permitir su expulsión. Esto podría llevar varios días, semanas o incluso tres meses (más de un ciclo Distinto de 18 días), pero a veces, sobre todo si la persona no cambia su dieta o hábitos de vida, esto podría no llegar a ocurrir. En estos casos, la acupuntura acaba sirviendo para prolongar la función del órgano protegiéndolo mediante tratamientos PSP. (La frecuencia del tratamiento vendrá determinada por el estado del pulso).

DESCRIPCIÓN DE LOS CANALES DISTINTOS

CANAL DISTINTO DE VEJIGA

Frases Clave

"Encuentra latencia para el factor patógeno en el nivel más profundo de la anatomía externa, el hueso y las articulaciones, donde el Yuan se expresa más relativamente superficial".

"El factor patógeno se ha manifestado debido al debilitamiento del Jing".

"Extrae la patología del Zangfu mediante los puntos Shu y los puntos Hua Tuo y la desplaza a las articulaciones".

"Consolida la Esencia".

"Extrae la patología de los puntos Shu y la desplaza a las articulaciones mediante los puntos confluentes".

Signos del trayecto

Tumores en las rodillas y a lo largo de la columna, problemas de ano, problemas de orina, dolor lumbar, rigidez de rodillas, tensión en el psoas, escoliosis, dolores de cabeza occipitales.

Signos Wei

Dolor a lo largo del trayecto, signos de peristalsis (el tracto gastrointestinal se mueve gracias al Wei Qi), diarrea Wei (caliente y frecuente), problemas de orina, hipertensión, prostatitis, meningitis aguda.

Los puntos Shu de Vejiga

Los puntos Shu de Vejiga o Riñón en los tratamientos Distintos se localizan siempre a 0,5 cun de la línea media porque es la localización en la que se gestiona la latencia. Los puntos Shu del canal Distinto de Vejiga están en las posiciones Hua Tuo.

Puntos

Puntos confluentes:	**V40, V10**
Puntos de trayecto:	**V36, Du1, Du4, V23** (Hua Tuo), **Ren4, Ren3, V32, V28,** hacia arriba por la línea Hua Tuo hasta **V15** (como punto Hua Tuo) **y Du11, V15, V44 y Ren17, V15 (a V10).**
Si SPS: Jing-Pozo:	**V67**
Canal entero:	**V40, V36, Du1, Du4, V23** (Hua Tuo), **Ren4, Ren3, V32, V28,** subiendo por la línea Hua Tuo hasta **V15** (como punto Hua Tuo) **y Du11, V15, V44 y Ren17, V15, V10**

Canal Distinto de Vejiga

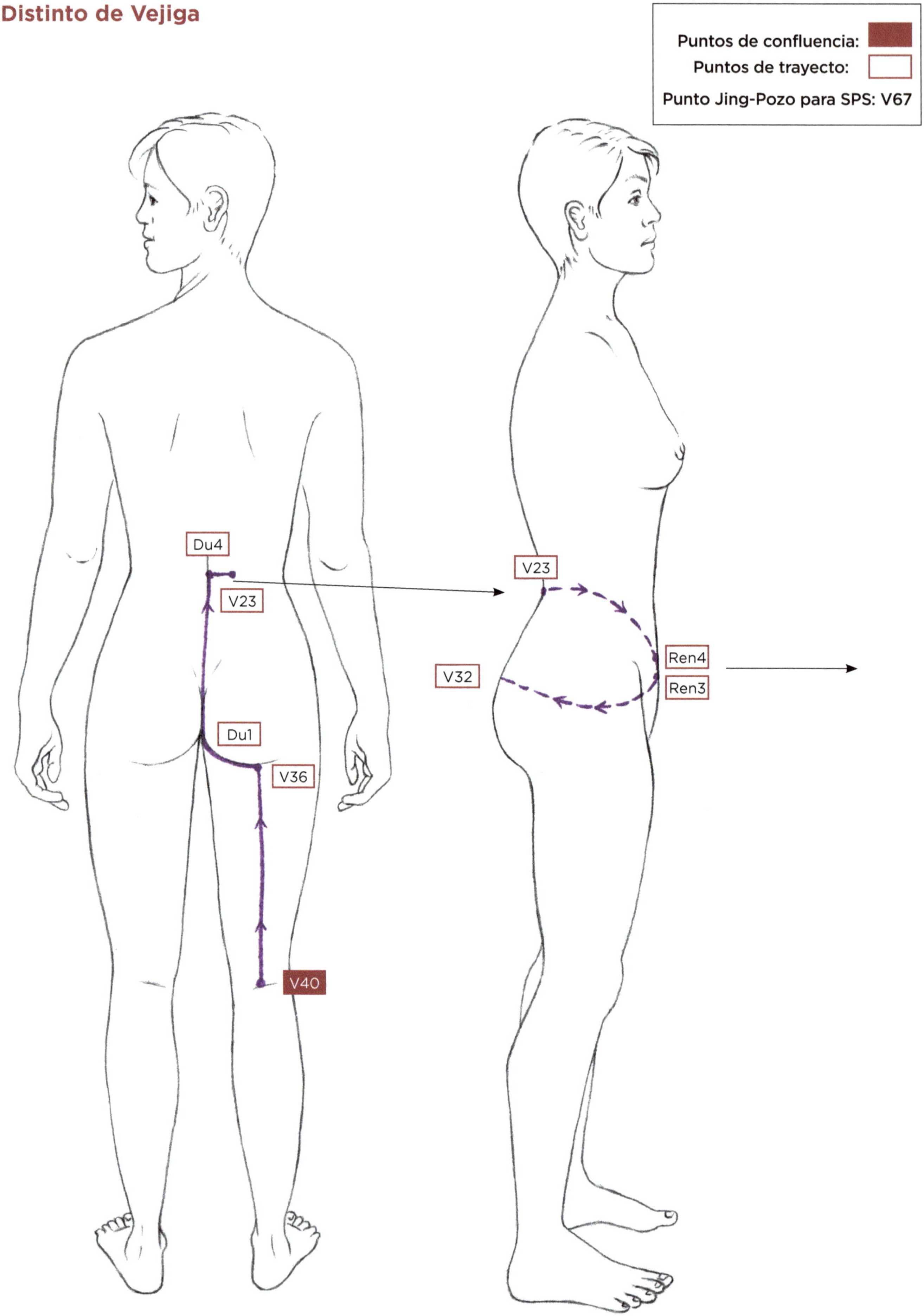

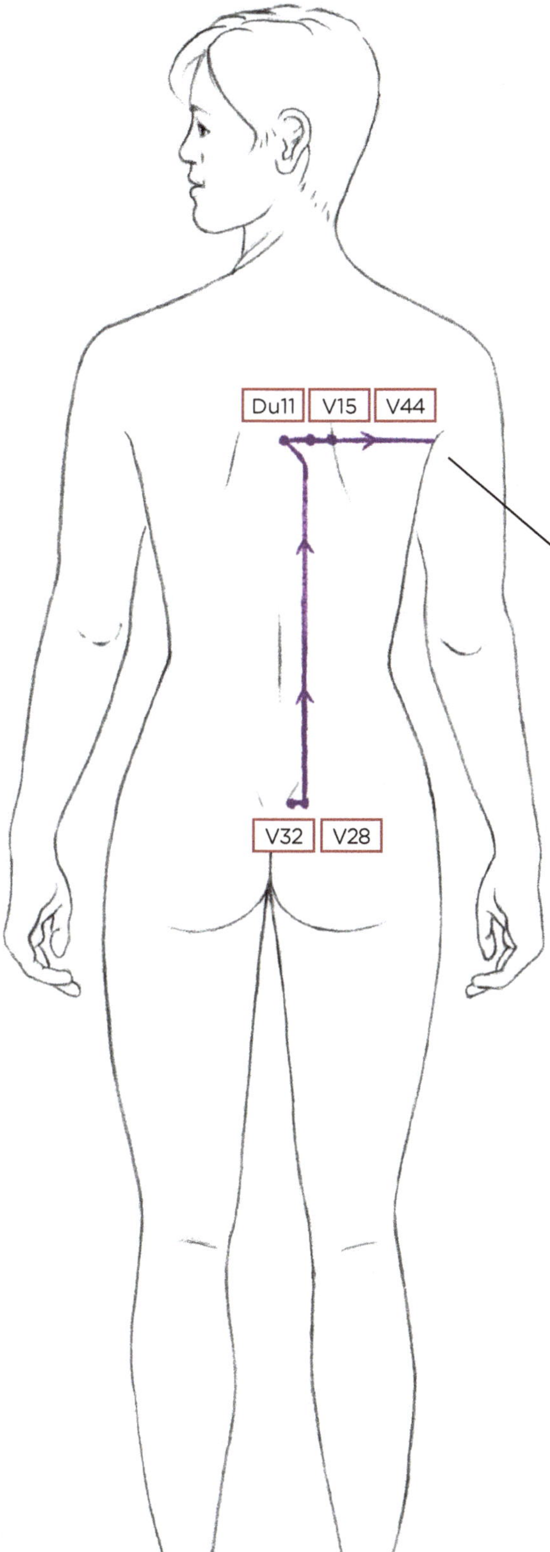

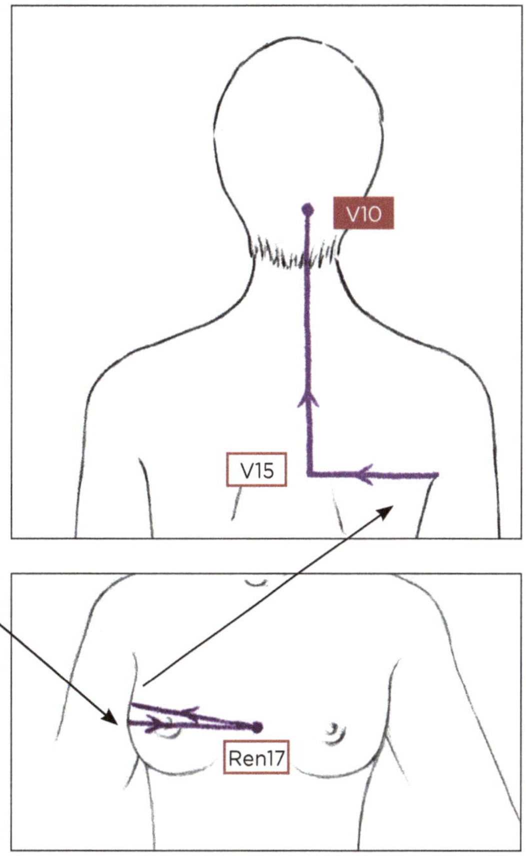

Zona cutánea de Taiyang

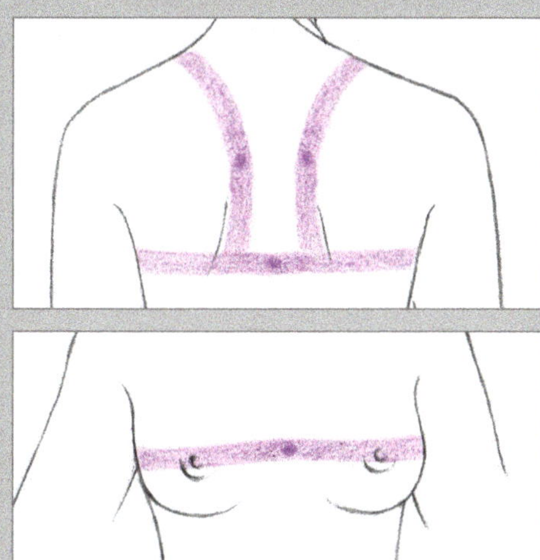

Esta zona rodea el pecho a nivel de VB22, Ren17 y V17 pasando justo por debajo del ángulo inferior de la escápula. En mi experiencia además del anillo alrededor del pecho se extiende también por el borde medial de la escápula hasta VB21.

Nota: los puntos de trayecto seleccionados aquí son solo una muestra. Cada tratamiento será diferente en función de los detalles que nos aporte el diagnóstico.

Nota: si hay tensión en los hombros, cuello, músculos paravertebrales, escápulas, romboides, etc., es importante frotar con guasha estas zonas antes de empezar el tratamiento para que el Wei atrapado pueda moverse.

Protocolo de tratamiento PSP del canal Distinto de Vejiga

Orden de inserción

1. Puntos confluentes
2. Puntos de trayecto

Nota: si hay tensión en los hombros, cuello, músculos paravertebrales, escápulas, romboides, etc., es importante frotar con guasha estas zonas antes de empezar el tratamiento para que el Wei atrapado pueda moverse.

1. *Pinchar los puntos confluentes (puntos de encuentro) con técnica PSP.*

Pinchar los puntos confluentes de arriba abajo:

V10 izquierdo y derecho

V40 izquierdo y derecho

2. *Pinchar los puntos de trayecto seleccionados adecuadamente según el diagnóstico único de cada individuo.*

Por ejemplo, (puntos seleccionados): V36, Du4, V23, V15, V15, V23, V36 con técnica PSP o técnica SPS o simplemente superficial o simplemente profundo dependiendo de la intención para cada punto en particular.

Protocolo de tratamiento SPS del canal Distinto de Vejiga

Orden de inserción

1. Frotar con guasha las zonas cutáneas o las zonas tensas
2. Puntos confluentes con el punto de cruce
3. Puntos de trayecto
4. Punto Jing-Pozo

1. *Si se trata de un problema musculoesquelético o dermatológico, es importante frotar con guasha o ventosa deslizante la zona cutánea de Taiyang.*

El aro alrededor del pecho que se muestra en el dibujo o cualquier zona de fijación o tensión. Si no se trata de un problema musculoesquelético o dermatológico puede omitirse este punto y pasar directamente al 2.

2. *Pinchar los puntos confluentes (puntos de encuentro) con técnica SPS.*

Pinchar los puntos confluentes en circuito. O bien:

a. V40 (izq.), V10 (izq.), punto de cruce (p. ej., Du20), V10 (dcho.), V40 (dcho.), o bien

b. V40 (dcho.), V10 (dcho.), punto de cruce, V10 (izq.), V40 (izq.).

3. *Pinchar los puntos de trayecto seleccionados adecuadamente según el diagnóstico único de cada individuo, con técnica SPS.*

Por ejemplo, con puntos seleccionados (si los puntos confluentes se empiezan a pinchar en el lado izquierdo): V36 (izq.), Du4, V23 (izq.), V15 (izq.), V15 (dcho.), V23 (dcho.), V36 (dcho.), con técnica SPS o técnica PSP o simplemente superficial o simplemente profundo dependiendo de la intención para cada punto en particular. Hay que tener en cuenta que los puntos Shu de Vejiga se encuentran todos a 0,5 cun de distancia de la línea media, en la línea Hua Tuo.

4. *Pinchar el punto Jing-Pozo, V67, en el mismo lado en el que se ha pinchado el último punto confluente.*

DISTINTOS

Preguntas frecuentes relacionadas con el canal Distinto de Vejiga

1. *¿Por qué se utilizan los puntos Hua Tuo en lugar de los puntos Shu de Vejiga?*

El trayecto recorre los puntos Hua Tuo y no los puntos Shu de Vejiga porque los puntos Hua Tuo controlan la latencia y los puntos Shu hacen lo contrario, transportan. Para poder poner algo en latencia o sacarlo de ella es necesario utilizar un punto cuya función incluya la capacidad de latencia. Cuando se pincha un punto Hua Tuo la intención es la de:

a. detener la transferencia de la patología a los Zangfu y desviar la patología a las articulaciones (PSP), o

b. extraer a la patología del reservorio de latencia que ofrecen los puntos Hua Tuo y enviarla a los Tendinomusculares, o

c. extraer la patología directamente de los Zangfu a los puntos Shu de Vejiga y luego a los puntos Hua Tuo para que pueda ser desplazada a los Tendinomusculares utilizando la técnica SPS.

2. *¿Por qué algunos pacientes tienen un bulto en la zona de V10?*

V10 es un área importante de latencia, y el Viento y la Humedad se pueden acumular en esta zona. En un tratamiento SPS se puede frotar con guasha para promover el movimiento de la Sangre. Al mover la Sangre se expulsa el Viento.

3. *¿Cómo puedo pinchar Ren3 y seguir pinchando el resto del trayecto del canal Distinto de Vejiga si tengo al paciente acostado en la camilla en decúbito supino?*

Para incluir Ren3 en el tratamiento (lo cual es necesario en casos de infecciones crónicas del tracto urinario, por ejemplo): si el tratamiento es SPS, se pincha Ren3 SPS y se cubre la aguja con cinta quirúrgica microporosa de manera que quede doblada al nivel de la piel. Se Deja un pequeño giro sobre sí en una de las esquinas de la cinta para poder tener algo de lo que tirar cuando haya que retirar la cinta. De manera alternativa, se puede pinchar SPS y retirar. Si el tratamiento es PSP, se puede optar por cubrir la aguja con cinta, pero si el paciente lo encuentra demasiado incómodo es mejor pinchar en modo PSP y seguidamente retirar la aguja.

4. *Si estoy pinchando siguiendo el circuito, ¿debería orientar V10 en la dirección del circuito?*

En modo SPS, el primer punto V10 que se pincha se puede orientar hacia el punto V10 opuesto. Este último lo podemos orientar hacia V40 del mismo lado para poder trazar el circuito.

5. *¿Cómo se debería pinchar V10 en un tratamiento PSP?* Perpendicular.

Nota: nunca debe orientarse V10 (o cualquiera de los puntos en la base del cráneo) en dirección superior al lugar de inserción, ni tan siquiera ligeramente. El cerebelo está cerca de estos puntos.

DISTINTOS

6. *¿Cómo se debería pinchar V40?*

V40 se orienta:

a. hacia el suelo en tratamientos PSP o SPS, o bien
b. en tratamientos SPS, el primer V40 que se pincha se orienta ligeramente hacia la parte superior del cuerpo para trazar el circuito. El segundo punto V40 se puede orientar ligeramente hacia abajo para trazar el circuito. Los circuitos pueden ser trazados solamente con la intención, lo que permite una punción más profunda.

7. *¿Cuándo no debería utilizar los canales Distintos de Vejiga/Riñón? Al fin y al cabo, cuando el Jing se agota, ¡se acaba la vida!*

Siempre se pueden utilizar los canales Distintos de Vejiga y Riñón porque todos los que estamos vivos tenemos Jing. El cuerpo optará por dejar de seguir utilizando la primera confluencia (canales Distintos de V/R) mucho antes de que el Jing se agote, por lo que no se suele decir que el cuerpo se haya desplazado a otra confluencia porque el Jing se ha agotado de manera excesiva. El cuerpo utiliza el Jing como un lugar de sostén temporal mientras el cuerpo recupera el nivel de salud necesario para poder expulsar la patología al exterior. Si viviéramos de acuerdo con los ciclos estacionales, seguramente esto nos llevaría poco tiempo. En definitiva, la patología es desplazada a otras confluencias para preservar el Jing.

8. *Mi paciente tiene crepitaciones en las rodillas, pero no tiene signos de canales Distintos propiamente. Aun así, ¿debería tratar los canales Distintos?*

Sí, estos sonidos crepitantes son un signo de que el cuerpo ha desviado la patología y la ha desplazado a las articulaciones. Hay que tratar los canales Distintos V/R.

9. *¿Hay evidencias en el pulso que justifiquen un tratamiento Distinto V/R?*

Sí, teóricamente hay que comprobar la amplitud del pulso chi del lado izquierdo (Riñón). De todos modos, el Distinto de R/V se puede utilizar en cualquier momento porque siempre hay Jing disponible. Cuando el Jing se agota, la vida se acaba. La razón por la cual el cuerpo se desconecta de la primera confluencia (V/R) y pide apoyo de otro medio es porque intenta preservar el Jing para poder prolongar la vida.

CANAL DISTINTO DE RIÑÓN

Frases clave

"La actividad Yang que se ha transformado a partir del Yin. El canal Distinto de Riñón es una zona de contención para el Daimai. Retiene el factor patógeno alejándolo de la Fuente y, de esta manera, mantiene la latencia. El canal Distinto de Riñón consolida la Esencia".

Signos del trayecto

Humedad-Calor en el Jiao inferior (estasis de Jing), ruptura de quistes ováricos (si no hay ruptura, utilizar Daimai), fibromas, vaginitis crónica, cistitis crónica.

Signos Wei

Dolor a lo largo del trayecto, rigidez de cuello, problemas de garganta, molestias crónicas de garganta y glándulas inflamadas, tensión de mandíbula y craneal, mareo e hipertensión al precipitarse el Yang en ascenso (Calor por vacío) por reubicarse la Esencia (Yin) para poder seguir manteniendo la latencia.

Signos de agotamiento del medio

Molestia de garganta, bocio, hipertiroidismo e hipotiroidismo, impotencia.

Puntos

Puntos confluentes:	**V40, V10**
Puntos de apertura:	**R10**
Puntos de trayecto:	**V36, Du1, Du4, Ren4, Ren3, V32, V28,** de ahí emerge a **V23, VB26, B15, E25, R16, Ren8, R16, R27** a 0,5 cun lateral a la línea media, **Ren23, (a V10).**
Canal entero:	**V40, R10, V36, Du1, Du4, Ren4, Ren3, V32, V28,** de ahí emerge a **V23, VB26, B15, E25, R16, Ren8, R16, R27** a 0,5 cun lateral a la línea media, **Ren23, V10**

Protocolo de tratamiento PSP del canal Distinto de Riñón

Orden de inserción

1. Puntos confluentes
2. Punto(s) de apertura
3. Puntos de trayecto

Canal Distinto de Riñón

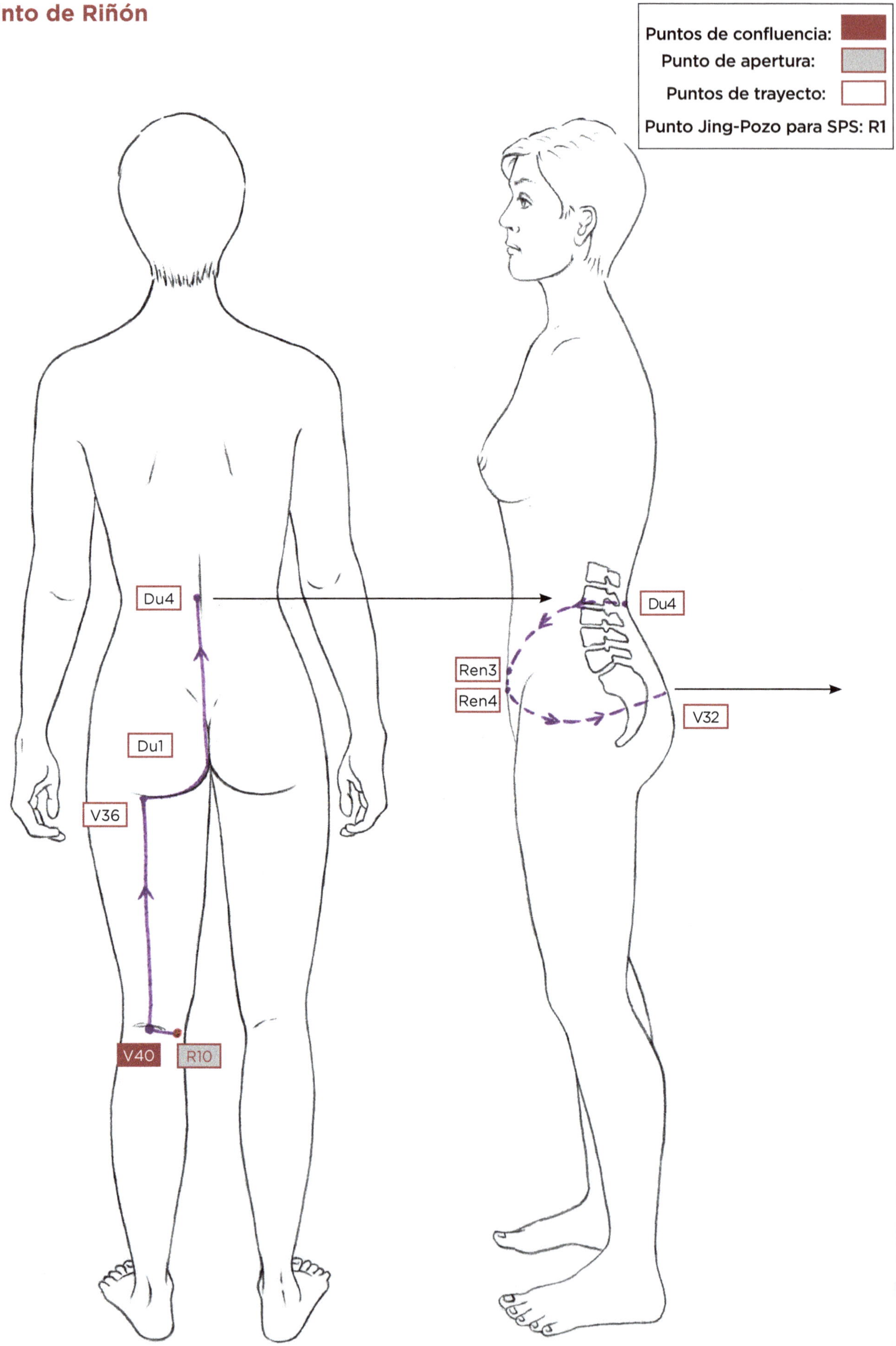

DISTINTOS

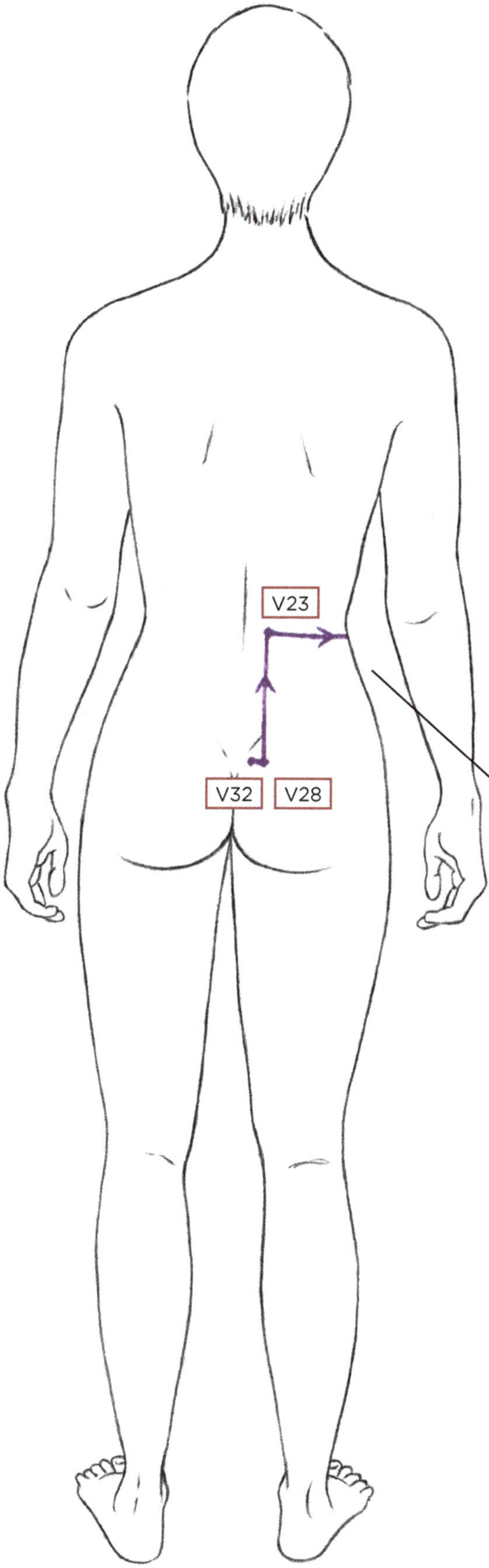

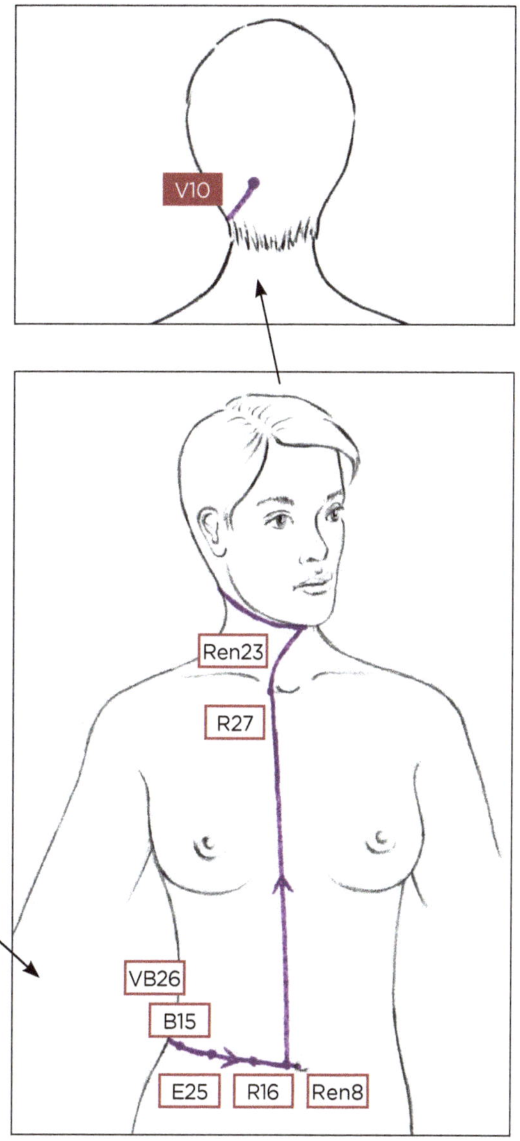

Zona cutánea de Shaoyin

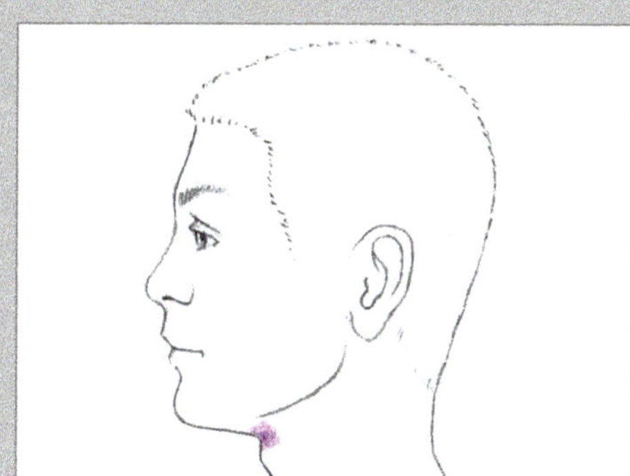

Esta zona es un área pequeña que cubre y rodea a Ren23.

Nota: si hay tensión en los hombros, cuello, músculos paravertebrales, escápulas, romboides, etc., es importante frotar con guasha estas zonas antes de empezar el tratamiento para que el Wei atrapado pueda moverse.

1. *Pinchar los puntos confluentes (puntos de encuentro) con técnica PSP.*

Pinchar los puntos confluentes de arriba abajo:

V10 en ambos lados

V40 en ambos lados

2. *Pinchar el punto de apertura.*

R10 bilateralmente, o bien unilateralmente en el lado en el que se ha insertado la primera aguja, con técnica PSP.

3. *Pinchar los puntos de trayecto apropiados.*

P. ej., con puntos seleccionados (si los puntos confluentes se han pinchado primero en el lado izquierdo): V36, Du1, Du4, Ren4, Ren3, V32, V28, V23, VB26, B15, E25, R16, Ren8, R16, R27 a 0,5 cun lateral a la línea media, Ren23, con técnica PSP o técnica SPS o simplemente superficial o simplemente profundo dependiendo de la intención de cada punto en particular.

Nota: los puntos de trayecto seleccionados aquí son solo una muestra. Cada tratamiento será diferente en función de los detalles que nos aporte el diagnóstico.

Protocolo de tratamiento SPS del canal Distinto de Riñón

Orden de inserción

1. Frotar con guasha las zonas cutáneas o las zonas tensas
2. Puntos confluentes con el punto de cruce
3. Punto de apertura
4. Puntos de trayecto
5. Punto Jing-Pozo

1. *Frotar con guasha las zonas cutáneas.*

Si se trata de un problema musculoesquelético o dermatológico, es importante frotar con guasha o ventosa deslizante la zona cutánea de Shaoyin: la zona de Ren23 que se muestra en el dibujo o cualquiera de las áreas de fijación o tensión. Si no se trata de un problema musculoesquelético o dermatológico puede omitirse este punto y pasar directamente al segundo.

2. *Pinchar los puntos confluentes (puntos de encuentro) con técnica SPS.*

Pinchar los puntos confluentes en circuito:

a. V40 (izq.), V10 (izq.), punto de cruce (p. ej., Du20), V10 (dcho.), V40 (dcho.), o bien

b. V40 (dcho.), V10 (dcho.), punto de cruce, V10 (izq.), V40 (izq.).

3. Pinchar el punto de apertura con técnica SPS.

R10 o bien bilateralmente en el orden de los lados en que se pincha el circuito, o bien unilateralmente en el lado en que se ha insertado la primera aguja.

4. Pinchar los puntos de trayecto apropiados.

Siguiendo el orden del trayecto con técnica SPS o técnica PSP o simplemente superficial o simplemente profundo dependiendo de la intención para cada punto en particular.

5. Pinchar el punto Jing-Pozo, R1, en el mismo lado en el que se ha pinchado el último punto confluente.

Localización de los puntos y consejos clínicos

R10 está localizado entre dos tendones que suelen estar muy juntos entre sí. Hay que utilizar el tubo guía y suavemente intentar deslizarlo entre los dos tendones para apartarlos entre sí y para que la aguja se pueda insertar en ese espacio. A veces la aguja apuntará de manera natural ligeramente hacia arriba para poder alcanzar un nivel profundo.

El canal Distinto de Riñón utiliza los puntos de Riñón Shu a lo largo del esternón como áreas de latencia, aunque con ellos también se trata el estancamiento de Yin, Sangre y Fluidos. Hay que palpar buscando los puntos sensibles y pinchar los puntos sensibles de manera profunda y oblicua para tratamientos PSP o superficialmente para tratamientos SPS. Los puntos de Riñón Shu se localizan 0,5 cun laterales a Renmai. Se relacionan cada uno de ellos con un órgano específico: R22 (Riñón), R23 (Bazo), R24 (Hígado), R25 (Corazón), R26 (Pulmón), R27 (Maestro de los Shu de Riñón).

El canal Distinto de Riñón conecta con Chongmai, Renmai y Dumai y aporta Jing postnatal para nutrir el Jing apoyando de esta manera la capacidad del Jing de mantener latencia.

El canal Distinto de Vejiga incluye Dabao y el canal Distinto de Riñón incluye Daimai. Por tanto, como pareja, la primera confluencia tiene un efecto sobre la comunicación entre el Corazón y el Riñón.

El canal Distinto de Riñón puede desviar excesos en el terreno Daimai hacia arriba. Es por ello que una acumulación en forma de fibroma en Daimai de inicio puede llegar a manifestarse posteriormente como un bocio.

Canal Distinto de Vesícula Biliar

Puntos de confluencia:
Punto de apertura:
Puntos de trayecto:
Punto Jing-Pozo para SPS: VB44

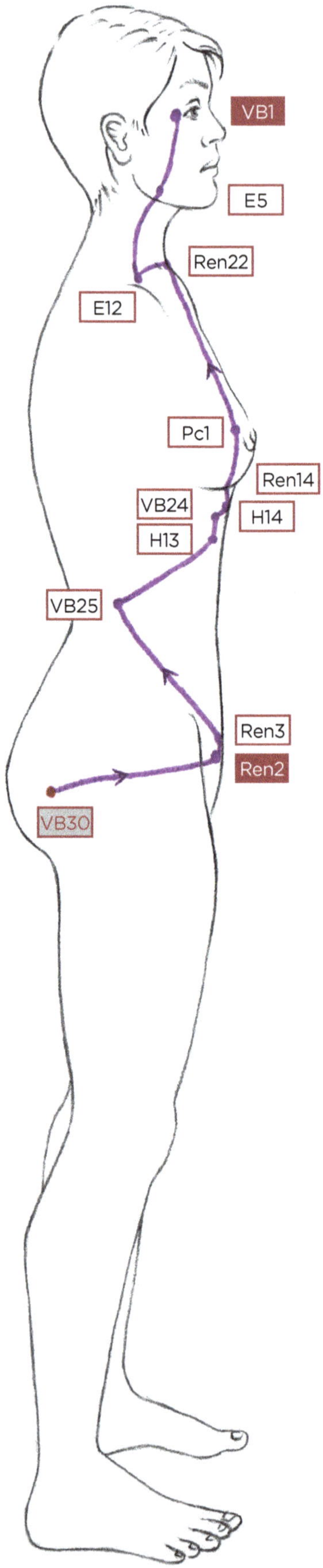

Zona cutánea de Shaoyang

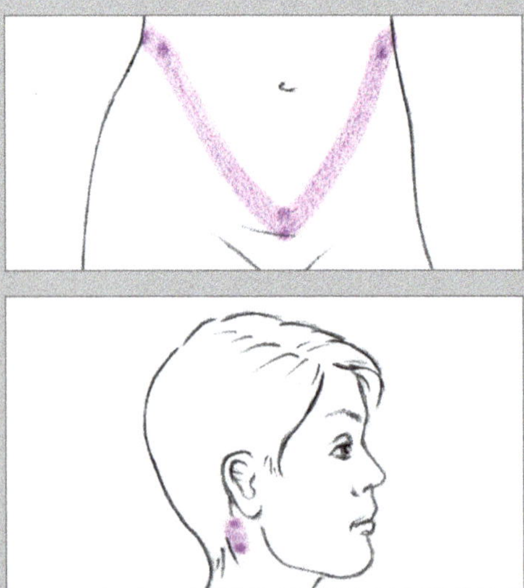

Esta zona es una franja que se extiende desde el área de VB25 y H13 a Ren3 y Ren2. Otra parte es la zona tensa alrededor y que cubre a TC16 y VB12.

CANAL DISTINTO DE VESÍCULA BILIAR

Pulsos

Hay que evaluar la amplitud del nivel medio de la posición de Hígado. Esto nos indica el estado de la Sangre. Si el pulso es fino, rugoso o muy débil, la Sangre es insuficiente para aportar un medio adecuado. En este caso, quizás habría que considerar otra confluencia. Si aun así se opta por utilizar esta confluencia se hará utilizando la técnica PSP y añadiendo al inicio del tratamiento la tonificación del punto Fuente H3.

Si el pulso de Hígado está tenso, indica restricción, puede que el patógeno no se mueva. En este caso, hay que empezar el tratamiento con el punto H3.

Frases clave

"Mover el Qi para poder poner el patógeno en latencia. Se necesita la Sangre para que el Qi se pueda mover. Si la Esencia no puede sostener la patología por más tiempo, la Sangre se utilizará para mantener al patógeno en los puntos Mu donde se deposita la Esencia. Eso es a lo que se refiere la expresión 'la Sangre sostiene a la Esencia'. El canal Distinto de Vesícula Biliar permite que este movimiento se produzca. Asegura la Esencia".

Signos del trayecto

Estancamiento agudo de Sangre, p. ej., problemas de los nervios ópticos, todos los problemas oculares, problemas de oído, problemas de las cuerdas vocales, laringitis, problemas cardíacos, dolor de pecho y de las costillas, dolor al flexionar la cadera, el muslo y la pelvis, artritis de cadera.

Signos Wei

Dolor a lo largo del trayecto, pesadez de cabeza o mareo (el canal Distinto de Vesícula Biliar equilibra el Yin y el Yang en la cabeza), infecciones crónicas del tracto respiratorio superior, alergias agudas, ataques de asma, problemas de piel, psoriasis, eczema.

Signos de movilización del medio

Irritación de oído, nariz, cuerdas vocales, mandíbula, garganta, faringitis, rinitis, espasmos, dolor intenso y rigidez, palpitaciones, tos con sudoración espontánea, tos con alternancia de escalofríos y fiebre.

Signos de agotamiento del medio

Inflamación de los órganos de hígado y de bazo, enfermedad de Alzheimer, problemas psicosomáticos.

DISTINTOS

Puntos

Puntos confluentes: **VB1, Ren2**

Puntos de apertura: **VB30**

Puntos de trayecto: **Ren2, Ren3, VB25, H13, VB24, H14, Ren14, Pc1, Ren22, (Ren23** mencionado con frecuencia**), E12, E5, VB1**

Canal entero: **VB30, Ren2, Ren3, VB25, H13, VB24, H14, Ren14, Pc1, Ren22, (Ren23), E12, E5, VB1**

Protocolo de tratamiento PSP del canal Distinto de Vesícula Biliar

Orden de inserción

1. Puntos confluentes
2. Punto(s) de apertura
3. Puntos de trayecto

Nota: si hay tensión en los hombros, cuello, músculos paravertebrales, escápulas, romboides, etc., es importante frotar con guasha estas zonas antes de empezar el tratamiento para que el Wei atrapado pueda moverse.

1. Pinchar los puntos confluentes (puntos de encuentro) con técnica PSP.

VB1 bilateralmente, luego Ren2.

2. Pinchar el punto de apertura.

VB30 o bien bilateralmente, o bien unilateralmente en el lado en el que se ha insertado la primera aguja, con técnica PSP.

3. Pinchar los puntos de trayecto apropiados.

P. ej., VB25, H13, Ren14, E12, E5, Pc1, H14, VB24, con técnica PSP o técnica SPS o simplemente superficial o simplemente profundo dependiendo de la intención de cada punto en particular.

Nota: los puntos de trayecto seleccionados aquí son solo una muestra. Cada tratamiento será diferente en función de los detalles que nos aporte el diagnóstico.

Protocolo de tratamiento SPS del canal Distinto de Vesícula Biliar

Orden de inserción

1. Frotar con guasha las zonas cutáneas o las zonas tensas
2. Puntos confluentes con el punto de cruce
3. Punto de apertura
4. Puntos de trayecto
5. Punto Jing-Pozo

1. Frotar con guasha las zonas cutáneas.

Si se trata de un problema musculoesquelético o dermatológico, es importante frotar con guasha o ventosa deslizante las tres zonas cutáneas de Shaoyang que se muestran en el dibujo o cualquiera de las áreas de fijación o tensión. Si no se trata de un problema musculoesquelético o dermatológico puede omitirse este punto y pasar directamente al segundo.

2. Pinchar los puntos confluentes (puntos de encuentro) con técnica SPS.

Pinchar los puntos confluentes en circuito:

a. Ren2, VB1 (izq.), VB1 (dcho.) o bien

b. Ren2, VB1 (dcho.), VB1 (izq.).

3. Pinchar el punto de apertura con técnica SPS.

VB30 o bien bilateralmente en el orden de los lados en que se pincha el circuito, o bien unilateralmente en el lado en que se ha insertado la primera aguja.

4. Pinchar los puntos de trayecto apropiados.

Por ejemplo: aquí se propone un orden teniendo en cuenta que los puntos confluentes se han pinchado primero en el lado derecho. Mi sugerencia personal es que los puntos Mu se deberían pinchar en el lado que corresponde al lado del pulso en el que localizamos a ese órgano: GB25 (izq.), H13 (dcho.), Ren14, E12 (dcho.), E5 (dcho.), Pc1 (izq.), H14 (izq.), VB24 (izq.). Se pueden pinchar con técnica PSP o técnica SPS o simplemente superficial o simplemente profundo dependiendo de la intención de cada punto en particular.

5. Pinchar el punto Jing-Pozo.

VB44 en el mismo lado en el que se ha pinchado el último punto confluente.

Localización de los puntos y consejos clínicos

VB1 se encuentra en un pequeño hueco lateral al ángulo externo del ojo y se pincha sin tubo guía, solo con la mano libre, con una aguja de medio cun.
Ren2 se localiza justo encima del borde superior del hueso púbico, en la línea media.

Notas

El Neijing propone un trayecto alternativo para el canal Distinto de Vesícula Biliar. Según el Neijing el trayecto sigue un recorrido interno pasando por los costados hasta llegar a VB22 y entonces a Ren17, E12 y luego detrás de la oreja a TC16 y TC17, después al punto *Taiyang* en la sien, y luego a Du20 donde se comunica con el cerebro. Emerge, luego en VB1 y desde allí cruza el lado opuesto hasta IG20. La aplicación de este trayecto alternativo incluye el tratamiento de escalofríos y fiebre, migrañas y dolores de oído.

Preguntas

No puedo tener al paciente tumbado en decúbito lateral más de unos pocos minutos. ¿Hay alguna manera de poder pinchar VB30 de manera sencilla? Normalmente suelo hacer este tratamiento de dos maneras diferentes. Siempre que puedo evito los tratamientos con el paciente reclinado de lado, y en alguna ocasión me salto la norma y pincho VB30 primero, y luego hago colocarse al paciente tumbado sobre su espalda cómodamente. Otras veces, después de la inserción de los puntos confluentes doblego un poco la cadera, presiono desde abajo sobre la camilla y pincho en diagonal y hacia arriba el punto VB30.

CANAL DISTINTO DE HÍGADO

Pulsos

Hay que evaluar la amplitud del nivel medio de la posición de Hígado. Esto nos indica el estado del volumen de la Sangre. Si el pulso es fino, rugoso o muy débil, la Sangre es insuficiente para proveer un medio adecuado necesario para el tratamiento. En este caso quizás habría que considerar otra confluencia. Si aun así se decide hacer un tratamiento SPS, hay que tonificar primero el punto H3, comprobar la amplitud del pulso de Hígado otra vez, y seguir a partir de que el pulso aparezca más sólido. Si el pulso de Hígado está tenso, indica restricción, puede que el patógeno no se mueva y en este caso H3 debería dispersarse.

Frases Clave

"Utiliza la Sangre para mantener la Esencia".

Signos del trayecto

Dolor a lo largo del trayecto, sangrado leve (o goteo) vaginal, sangrado genital.

Signos Wei

Dolor a lo largo del trayecto, dismenorrea, problemas de inflamación pélvica, vaginitis, endometriosis. Infertilidad debido a una hiperactividad del Wei Qi en el útero que impide la recepción de la Esencia, e infertilidad debida a una cantidad insuficiente de Sangre circulando en el útero. Herpes y otras enfermedades de transmisión sexual, hinchazones genitales que aparecen al ser movilizada la estasis de Jing, VPH (Virus del Papiloma Humano), dolor genital súbito, excitación sexual anormal debido a una falta de Sangre que provoca un descontrol del Wei Qi. Contracciones uterinas frecuentes debido a que la Sangre es insuficiente para

Canal Distinto de Hígado

Puntos de confluencia:

Punto de apertura:

Puntos de trayecto:

Punto Jing-Pozo para SPS: H1

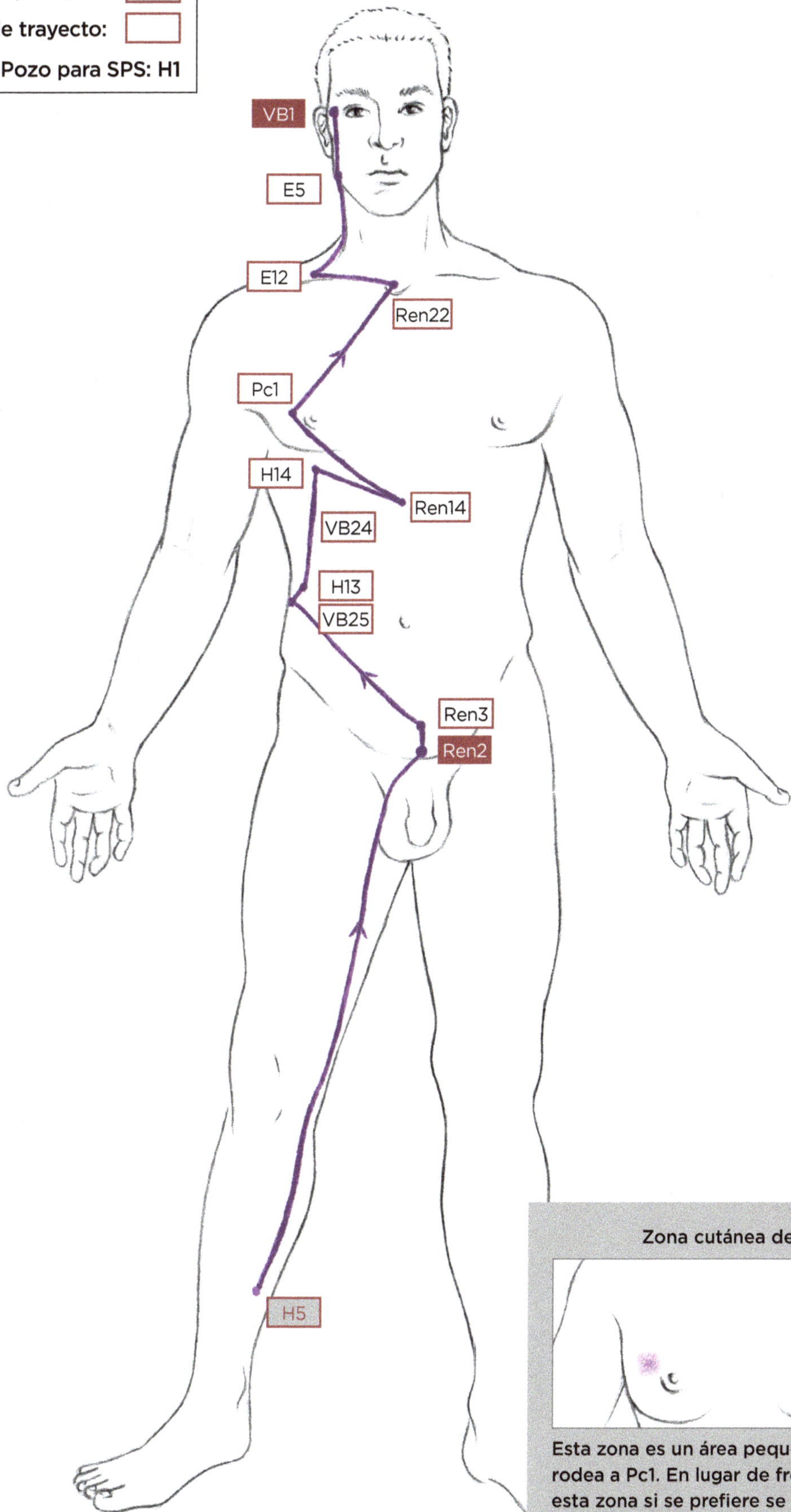

Zona cutánea de Jueyin

Esta zona es un área pequeña que cubre y rodea a Pc1. En lugar de frotar con guasha esta zona si se prefiere se puede optar por utilizar VB22.

contener al Wei Qi, prurito intenso generalmente en los genitales, hinchazones testiculares, hinchazones en el útero, en la vagina o el escroto. Fluidos que no están adecuadamente regulados en el Jiao inferior. Toxicidad en la Sangre, p. ej., herpes genital, toxinas a nivel del Jing.

Signos de agotamiento del medio

Enfado crónico, *infertilidad* por miedo al sexo, hernia, fibromas, quistes, infertilidad, problemas psicosomáticos, hipertensión, problemas reumáticos, tiroiditis, alergias, asma, problemas de piel, psoriasis, eczema debido al stress.

Puntos

Puntos confluentes: **VB1, Ren2**
Puntos de apertura: **H5**
Puntos de trayecto: **VB25, H13, VB24, H14, Ren14, Pc1, Ren22, E12, E5**
Canal entero: **H5, Ren2, VB25, H13, VB24, H14, Ren14, Pc1, Ren22, E12, E5, VB1**

Protocolo de tratamiento PSP del canal Distinto de Hígado

Orden de inserción

1. Puntos confluentes
2. Punto(s) de apertura
3. Puntos de trayecto

Nota: si hay tensión en los hombros, cuello, músculos paravertebrales, escápulas, romboides, etc., es importante frotar con guasha estas zonas antes de empezar el tratamiento para que el Wei atrapado pueda moverse.

1. Pinchar los puntos confluentes (puntos de encuentro).

VB1 bilateralmente, luego Ren2, con técnica PSP.

2. Pinchar el punto de apertura.

H5 bilateralmente, o bien unilateralmente en el lado en el que se ha insertado la primera aguja, con técnica PSP.

3. Pinchar los puntos de trayecto apropiados.

Con técnica PSP o técnica SPS o simplemente superficial o simplemente profundo dependiendo de la intención de cada punto en particular. P. ej., VB25, VB24, H14, H13, Ren14, Pc1, Ren22, E12, E5.

Nota: los puntos de trayecto seleccionados aquí son solo una muestra. Cada tratamiento será diferente en función de los detalles que nos aporte el diagnóstico.

Protocolo de tratamiento SPS del canal Distinto de Hígado

Orden de inserción

1. Frotar con guasha las zonas cutáneas o las zonas tensas
2. Puntos confluentes
3. Punto de apertura
4. Puntos de trayecto
5. Punto Jing-Pozo

1. Frotar con guasha las zonas cutáneas.

Si se trata de un problema musculoesquelético o dermatológico, es importante frotar con guasha o ventosa deslizante la zona cutánea de Jueyin, la zona de Pc1 que se muestra en el dibujo o cualquiera de las áreas de fijación o tensión. Si no se trata de un problema musculoesquelético o dermatológico puede omitirse este punto y pasar directamente al segundo.

2. Pinchar todos los puntos confluentes (puntos de encuentro) con técnica SPS.

Pinchar los puntos confluentes en circuito:

a. Ren2, VB1 (izq.), VB1 (dcho.) o bien
b. Ren2, VB1 (dcho.), VB1 (izq.).

3. Pinchar el punto de apertura con técnica SPS.

H5 bilateralmente en el orden de los lados en que se pincha el circuito, o bien unilateralmente en el lado en que se ha insertado la primera aguja.

4. Pinchar los puntos de trayecto apropiados siguiendo el orden del trayecto.

P. ej., con puntos seleccionados (en caso de que se haya empezado por los puntos confluentes en el lado derecho); VB25 (dcho.), H13 (dcho.), Ren14, Ren22, E12 (dcho.), E5 (dcho.), Pc1 (izq.), H14 (izq.), VB24 (izq.) con técnica SPS o técnica PSP o simplemente superficial o simplemente profundo dependiendo de la intención de cada punto en particular.

5. Pinchar el punto Jing-Pozo.

H1 en el mismo lado en el que se ha pinchado el último punto confluente.

Localización de los puntos y consejos clínicos

H5 se pincha perpendicular a la cara plana del lado medial de la tibia y se pincha orientado hacia la camilla de manera que casi penetra la hendidura en el hueso.

Si frotar con guasha la zona de Pc1 resulta poco cómodo para el paciente, se puede frotar con guasha el punto VB22 en su lugar.

CANAL DISTINTO DE ESTÓMAGO

Pulsos

Hay que evaluar la amplitud del nivel medio de la posición de Bazo, lo que nos indica el estado de los Fluidos Claros, el Jin. Si el pulso es fino, rugoso o muy débil hay que considerar otra confluencia. Si aun así se decide hacer un tratamiento SPS, hay que tonificar primero el punto Fuente E42. Si se quiere realizar un tratamiento SPS, hay que dar de beber agua al paciente, tonificar E42, comprobar que el pulso medio se ha ensanchado un poco más y, a continuación, seguir con el tratamiento.

Frases Clave

"Los Fluidos Claros (exocrinos) se movilizan para dar sustento a la Sangre".

E30 es el Mar de los Alimentos y los Líquidos y afecta la peristalsis. Los Distintos conectan con Chongmai en este punto; se puede regular la Sangre mediante esta conexión con Chongmai.

V1 conecta con los canales Yin Qiaomai y Yang Qiaomai y regula nuestra respuesta al mundo externo.

V1 activa E42 lo que a su vez asciende el Yang Puro (hidratación) a la cara. El Yang Puro es la hidratación que llega a los orificios sensoriales. El canal Distinto de Estómago se abre a los orificios sensoriales. E30 relaja los Tendinomusculares ancestrales (wǔshū 五枢)[6] para tratar la obstrucción crónica de Wei Qi.

Signos del trayecto

Dolor abdominal, imposibilidad de levantar peso y avanzar debido al dolor de piernas, muslos, o pelvis, dolor en la cara interna del muslo, gastritis, colitis ulcerosa, dolor al masticar, dolor de esófago, deterioro de los dientes sobre todo los de la mandíbula superior, epistaxis, ceguera aguda.

[6] Las funciones de los puntos de confluencia de los canales Distintos se detallan en el apéndice II, página 390.

Canal Distinto de Estómago

Puntos de confluencia: ■
Punto de apertura: ■
Puntos de trayecto: □
Punto Jing-Pozo para SPS: E45

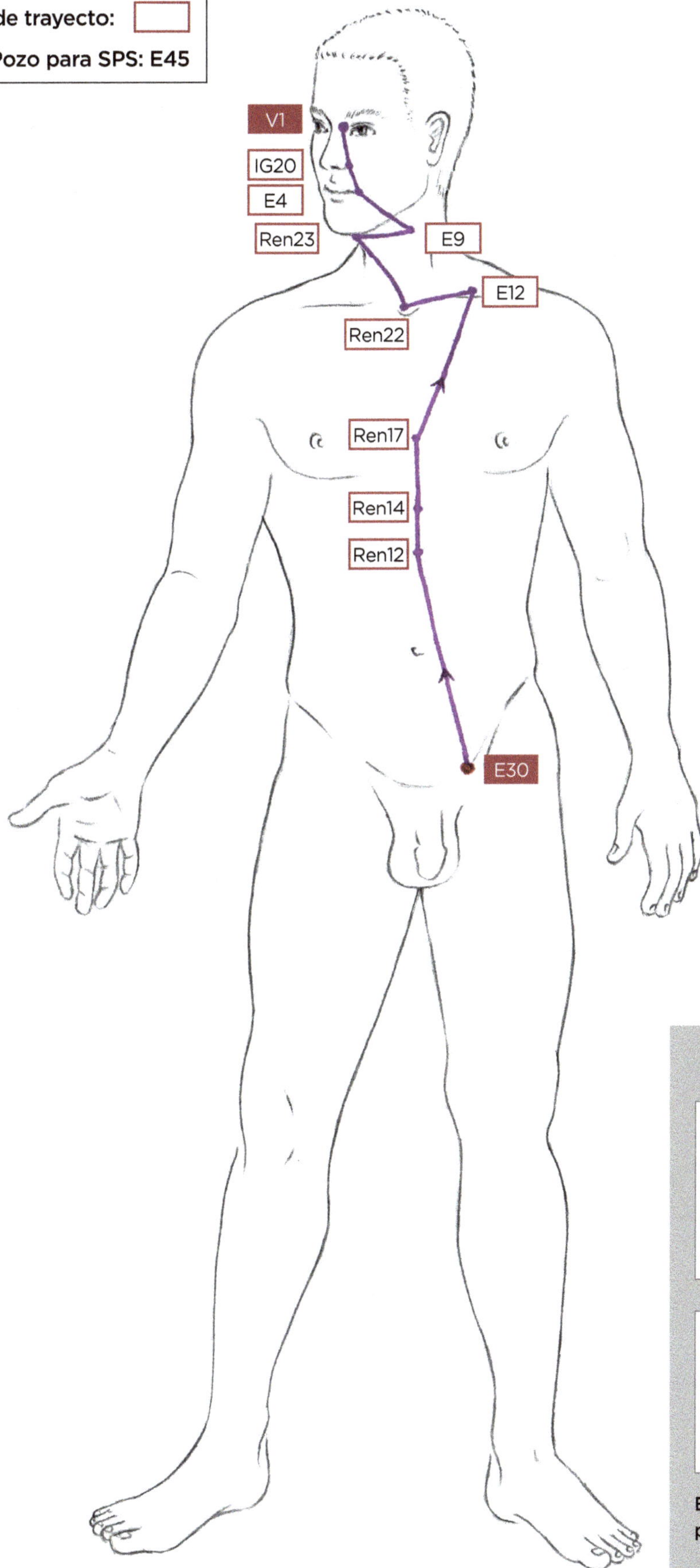

Zona cutánea de Yangming

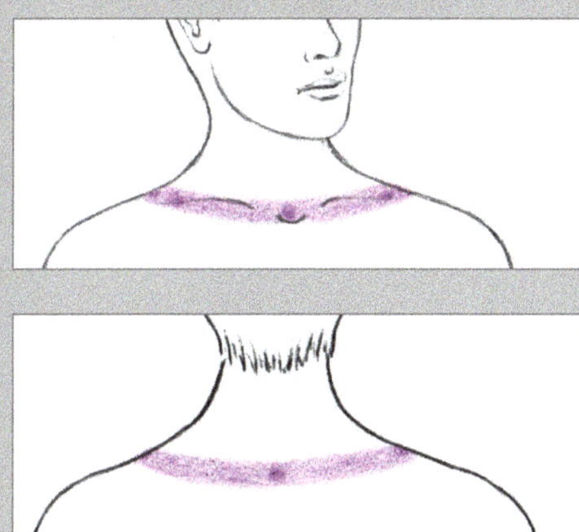

Esta zona rodea la base de la garganta pasando por Ren22 y Du14.

Signos Wei

Dolor a lo largo del trayecto, infecciones del tracto respiratorio superior, alergias agudas y crónicas, rinitis, sinusitis, signos y síntomas de todos los orificios sensoriales: oídos, ojos, nariz, boca y garganta, incluyendo acúfenos, rojez e hinchazón ocular con degeneración ocular, cataratas y glaucoma. Dolor pélvico durante la ovulación, tensión en los Tendinomusculares ancestrales que provoca la enfermedad de reflujo gastroesofágico, colitis, cistitis, menstruaciones irregulares.

Signos de movilización del medio

Exceso de moco, acumulaciones de exceso de fluido tales como edema, secreciones nasales.

Signos de agotamiento del medio

Pólipos nasales e intestinales, hipertiroidismo e hipotiroidismo, úlceras, Lupus, síndrome de Sjögren, alergias crónicas, sinusitis, rinitis, conjuntivitis, orzuelos, acúfenos, lesiones del oído, eczema crónico, úlceras bucales.

Puntos

Puntos confluentes: **E30, V1**[7]

Puntos de trayecto: **Ren12, Ren14, Ren17, E12** (omitido en ocasiones), **Ren22, Ren23, E9, E4, IG20**

Canal entero: **E30, Ren12, Ren14, Ren17, E12** (omitido en ocasiones), **Ren22, Ren23, E9, E4, IG20, V1**

> Nota: es importante dar de beber al paciente agua natural a temperatura ambiente antes de realizar el tratamiento. El tratamiento del canal Distinto de Estómago implica la asimilación de los Fluidos Claros y por ello puede ocurrir que el paciente se sienta bastante sediento durante el tratamiento de un Distinto E/B. Muchas veces me he encontrado con algún paciente que ha llegado a beber más de un litro y medio de agua durante un tratamiento SPS o PSP y no ha sentido la necesidad de ir al baño al final del tratamiento. Una cañita de plástico flexible permitirá que el paciente pueda beber mientras está tumbado sin tener que levantar la cabeza.

Nota: V2 no es un sustituto de V1. V2 y V1 tienen diferentes funciones. V1 conecta con las funciones de las glándulas pituitaria y pineal en el cerebro. Si hay cierto temor o inseguridad por parte del paciente o el acupuntor en el momento de tratar este punto, se puede tratar el punto V2 con la intención al máximo puesta en V1. Para pinchar el punto V1 de forma segura no hay que mover el glóbulo ocular. El punto está justo por encima del canto interno, no medial y superior a este.

[7] El punto E1 se ha propuesto a veces como confluente del canal Distinto de Estómago, pero E1 no tiene capacidad de latencia.

Protocolo de tratamiento PSP del canal Distinto de Estómago

Orden de inserción

1. Puntos confluentes
2. Puntos de trayecto

Nota: si hay tensión en los hombros, cuello, músculos paravertebrales, escápulas, romboides, etc., es importante frotar con guasha estas zonas antes de empezar el tratamiento para que el Wei atrapado pueda moverse.

1. Pinchar los puntos confluentes (puntos de encuentro) con técnica PSP.

V1 a ambos lados, luego E30 a ambos lados, con técnica PSP.

2. Pinchar los puntos de trayecto apropiados.

En el siguiente orden: Ren12, Ren14, Ren17, E12, Ren22, Ren23, E9, E4, IG20, con técnica PSP o técnica SPS o simplemente superficial o simplemente profundo dependiendo de la intención de cada punto en particular.

Nota: los puntos de trayecto seleccionados aquí son solo una muestra. Cada tratamiento será diferente en función de los detalles que nos aporte el diagnóstico.

Protocolo de tratamiento SPS del canal Distinto de Estómago

Orden de inserción

1. Frotar con guasha las zonas cutáneas o las zonas tensas
2. Puntos confluentes con el punto de cruce
3. Puntos de trayecto
4. Punto Jing-Pozo

1. Frotar con guasha las zonas cutáneas.

Si se trata de un problema musculoesquelético o dermatológico, es importante frotar con guasha o ventosa deslizante las zona cutáneas de Yangming, la zona del *aro alrededor del cuello* que se muestra en el dibujo o cualquiera de las áreas de fijación o tensión. Si no se trata de un problema musculoesquelético o dermatológico puede omitirse este punto y pasar directamente al segundo.

2. Pinchar todos los puntos confluentes (puntos de encuentro) con técnica SPS.

Pinchar los puntos confluentes en circuito. O bien:

a. E30 (izq.), V1 (izq.), punto de cruce (p. ej., Du20), V1 (dcho.), E30 (dcho.), o bien
b. E30 (dcho.), V1 (dcho.), punto de cruce, V1 (izq.), E30 (izq.).

3. Pinchar los puntos de trayecto apropiados.

Con técnica SPS o técnica PSP o simplemente superficial o simplemente profundo dependiendo de la intención de cada punto en particular, siguiendo el orden del trayecto con los puntos seleccionados: Ren12, Ren14, Ren17, E12, Ren22, Ren23, E9, E4, IG20.

4. Pinchar el punto Jing-Pozo.

E45 en el mismo lado en el que se ha pinchado el último punto confluente.

CANAL DISTINTO DE BAZO

Pulsos

Hay que comprobar la amplitud del nivel medio de la posición de Bazo. Esto nos indica el estado de los Fluidos de Estómago. Si el pulso es fino, rugoso o muy débil, quizás habrá que considerar otra confluencia. Si aun así se opta por hacer un tratamiento PSP, hay que empezar el tratamiento con el punto Fuente E42 para aportar Fluidos. Se puede añadir B3 también. Si se quiere realizar un tratamiento SPS, hay que dar de beber agua al paciente, tonificar E42, comprobar que el pulso medio de Bazo se ha ensanchado un poco más y, a continuación, seguir con el tratamiento.

Frases Clave

"El Viento se agita debido al agotamiento de los Fluidos Claros".

Signos del trayecto

Hernia de hiato, dolor esofágico, dolor de boca, dolor de lengua, conjuntivitis.

Signos Wei

Dolor a lo largo del trayecto, dolor y tensión en el abdomen, alergias alimentarias, espasmos frecuentes o calambres mandibulares (desórdenes del ATM), malas digestiones, diarrea y estreñimiento, Calor en el Bazo que provoca Qi rebelde, varices, hemorroides, prolapso, dolor durante la ovulación.

Signos de agotamiento del medio

Viento interno, signos y síntomas de Viento en la cara debido a un déficit de Fluidos, tics nerviosos del párpado, parálisis facial, tics faciales, trastornos sensitivo-motores, enfermedad de Parkinson, embolias (ACV) y las lesiones asociadas, esclerosis múltiple, sequedad de Sangre y Fluidos complicada por la presencia de Flema que provoca signos neurológicos, temas

Canal Distinto de Bazo

Puntos de confluencia:

Punto de apertura:

Puntos de trayecto:

Punto Jing-Pozo para SPS: B1

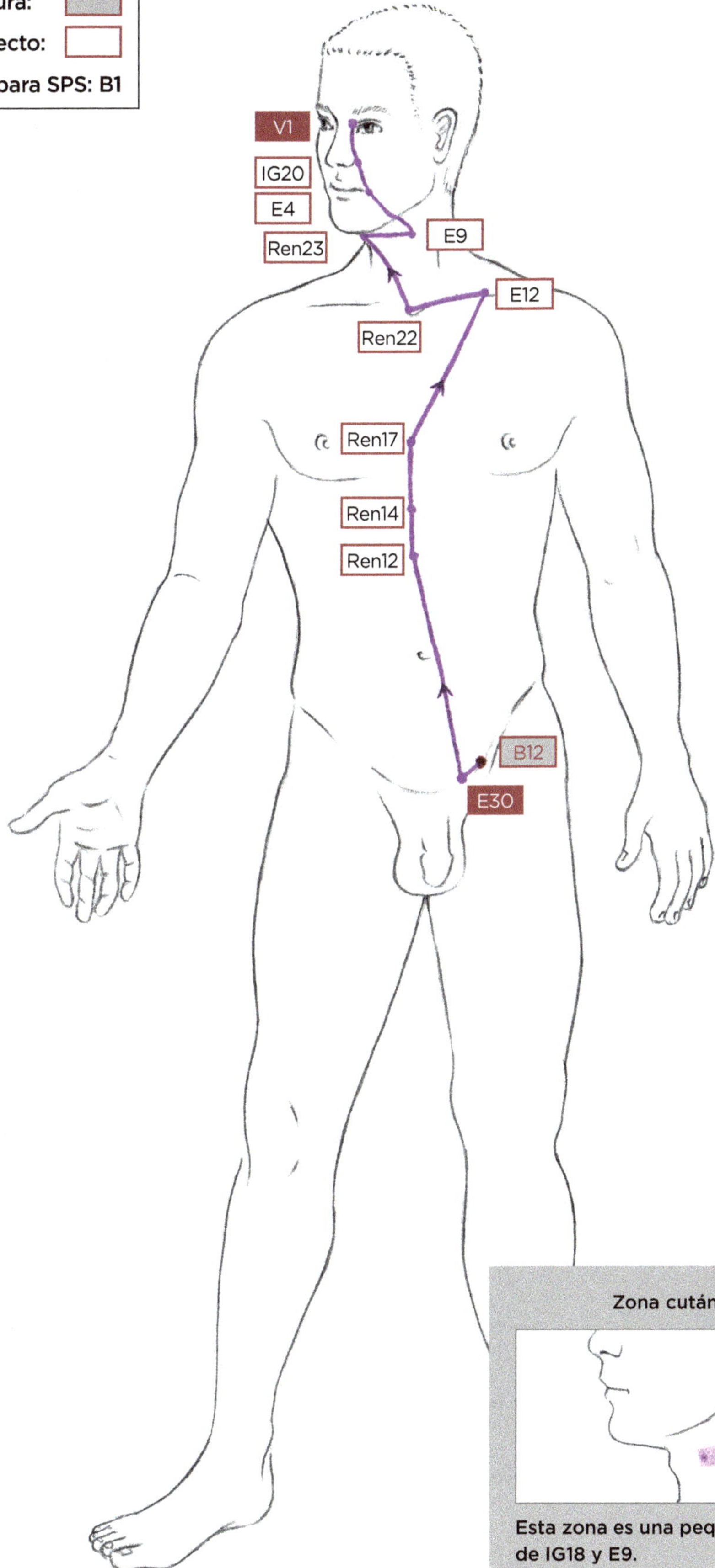

Zona cutánea de Taiyin

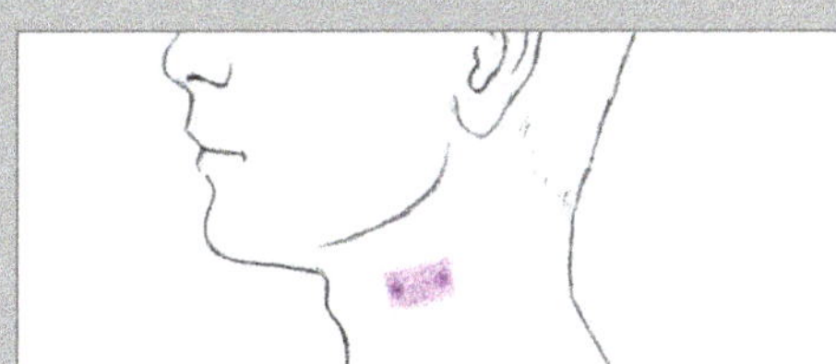

Esta zona es una pequeña área tensa cerca de IG18 y E9.

de Chongmai acompañados de Viento, Viento-Flema en las extremidades, convulsiones, tartamudez, síndrome de Tourette, autismo, ovarios poliquísticos, estasis aguda de alimentos, intoxicación alimentaria, pólipos nasales.

Puntos

Puntos confluentes:	**E30, V1**
Punto de apertura:	**B12**
Puntos de trayecto:	**Ren12, Ren14, Ren17, E12, Ren22, Ren23, E9** (opcional), **E4** (opcional), **IG20**
Canal entero:	**E30, Ren12, Ren14, Ren17, E12, Ren22, Ren23, E9** (opcional), **E4** (opcional), **IG20, V1**

DISTINTOS

Protocolo de tratamiento PSP del canal Distinto de Bazo

Orden de inserción

1. Puntos confluentes
2. Punto de apertura
3. Puntos de trayecto

Nota: si hay tensión en los hombros, cuello, músculos paravertebrales, escápulas, romboides, etc., es importante frotar con guasha estas zonas antes de empezar el tratamiento para que el Wei atrapado pueda moverse.

1. Pinchar los puntos confluentes (puntos de encuentro) todos con técnica PSP.

V1 a ambos lados, luego E30 a ambos lados, con técnica PSP.

2. Pinchar el punto de apertura con técnica PSP.

B12 bilateralmente, o bien unilateralmente en el lado en el que se ha insertado la primera aguja, con técnica PSP.

3. Pinchar los puntos de trayecto apropiados.

Siguiendo el orden del trayecto: Ren12, Ren14, Ren17, Ren22, E9, Ren23, con técnica PSP o técnica SPS o simplemente superficial o simplemente profundo dependiendo de la intención de cada punto en particular.

Nota: los puntos de trayecto seleccionados aquí son solo una muestra. Cada tratamiento será diferente en función de los detalles que nos aporte el diagnóstico.

Protocolo de tratamiento SPS del canal Distinto de Bazo

Orden de inserción

1. Frotar con guasha las zonas cutáneas o las zonas tensas
2. Puntos confluentes con el punto de cruce
3. Punto de apertura
4. Puntos de trayecto
5. Punto Jing-Pozo

1. Frotar con guasha las zonas cutáneas.

Si se trata de un problema musculoesquelético o dermatológico, es importante frotar con guasha o ventosa deslizante la zona cutánea de Taiyin, la zona de *la franja en la garganta* que se muestra en el dibujo o cualquiera de las áreas de fijación o tensión. Si no se trata de un problema musculoesquelético o dermatológico puede omitirse este punto y pasar directamente al segundo.

2. Pinchar todos los puntos confluentes (puntos de encuentro) con técnica SPS.

Pinchar los puntos confluentes en circuito:

a. E30 (izq.), V1 (izq.), punto de cruce (p. ej., Du20), V1 (dcho.), E30 (dcho.), o bien
b. E30 (dcho.), V1 (dcho.), punto de cruce, V1 (izq.), E30 (izq.).

3. Pinchar el punto de apertura.

B12 bilateralmente en el orden de los lados en que se ha pinchado el circuito, o bien unilateralmente en el lado en el que se ha insertado la primera aguja.

4. Pinchar los puntos de trayecto apropiados.

Ren12, Ren14, Ren17, Ren22, E9, Ren23 con técnica SPS o técnica PSP o simplemente superficial o simplemente profundo dependiendo de la intención de cada punto en particular.

5. Pinchar el punto Jing-Pozo.

B1 en el mismo lado en el que se ha pinchado el último punto confluente.

Localización de los puntos y consejos clínicos

Para mejor facilidad a la hora de pinchar, es mejor evitar mover el globo ocular. No tiene que ser una punción profunda. La instrucción PSP es relativa al punto y, por tanto, en V1 la profundidad es bastante superficial. V1 se localiza en una zona pequeña y se debe pinchar con la mano libre y sin tubo guía. El margen de error con el tubo guía es mucho mayor que el margen de error que permite la localización de este punto.

CANAL DISTINTO DE INTESTINO DELGADO

Pulsos

El Yin (Ye-Fluidos Densos) es necesario para que los Distintos de Intestino Delgado y Corazón puedan mantener un patógeno en latencia. Comprobando la amplitud en el nivel medio de la posición de Corazón en el pulso se puede saber el estado del Yin en este contexto. Si el pulso aparece fino hay que añadir ID4. Los pulsos flotantes y rápidos indican que el Yin no está apoyando al Jing. En este caso hay que considerar la quinta confluencia (TC/Pc) en su lugar[8].

Frases clave

"Los Fluidos Densos son movilizados para apoyar a los Fluidos Claros y el Wei Qi es interiorizado en el pecho".

"Regula los Fluidos endocrinos".

El canal Distinto de Intestino Delgado aporta Wei de los Tendinomusculares al pecho y luego al cerebro. Al ser desplazado el Wei Qi de los Tendinomusuclares al interior aparece la neuropatía y la atrofia. El cuerpo está perdiendo la capacidad de mantener la latencia por lo que el patógeno empieza a dirigirse a los órganos. Esto puede afectar al tracto gastrointestinal, ya que tres de los puntos de confluencia Tendinomusculares están afectados por este estadio y, por tanto, todos los músculos se verán afectados[9].

Signos del trayecto

Rubor malar, hinchazones de los nódulos linfáticos y las axilas, mamas fibroquísticas.

Signos Wei

Dolor a lo largo del trayecto, reflujo gastroesofágico, regurgitación de la válvula mitral, Fuego de Corazón, úlceras linguales, fisuras verticales en la lengua, rubor malar, pesadillas, rigidez de lengua con afectación en el habla, sequedad ocular y de boca con artritis, dolor en la parte inferior abdominal irradiada a la espalda al no poder el Yin anclar el Yang. Dolor axilar. El Wei Qi es interiorizado desde los Tendinomusculares al tracto gastrointestinal afectando a la peristalsis, estasis de comida, náuseas, vómitos, reflujo esofágico, colon irritable, gastritis,

[8] No se pueden hacer recomendaciones para tratamientos de canales Distintos alternativos en confluencias anteriores porque la opción solo se puede considerar a partir de la evaluación del pulso. Cuando se alcanza la cuarta confluencia ID/C, quedan pocas opciones posibles.

[9] Los canales Tendinomusculares Yin afectan a la musculatura lisa de los órganos internos y su afectación puede generar cuadros que afecten al tracto gastrointestinal.

Canal Distinto de Intestino Delgado

Puntos de confluencia:
Punto de apertura:
Puntos de trayecto:
Punto Jing-Pozo para SPS: ID1

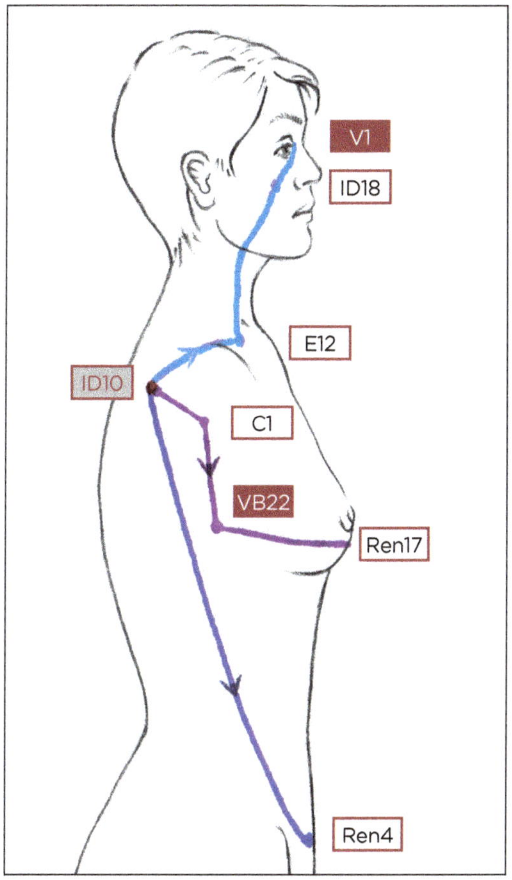

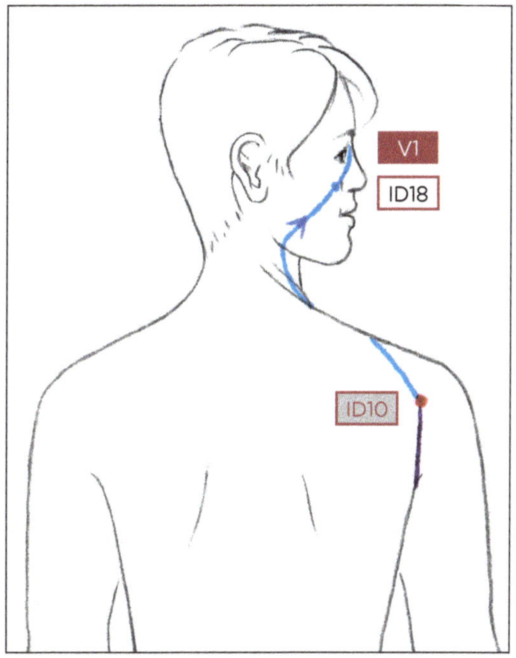

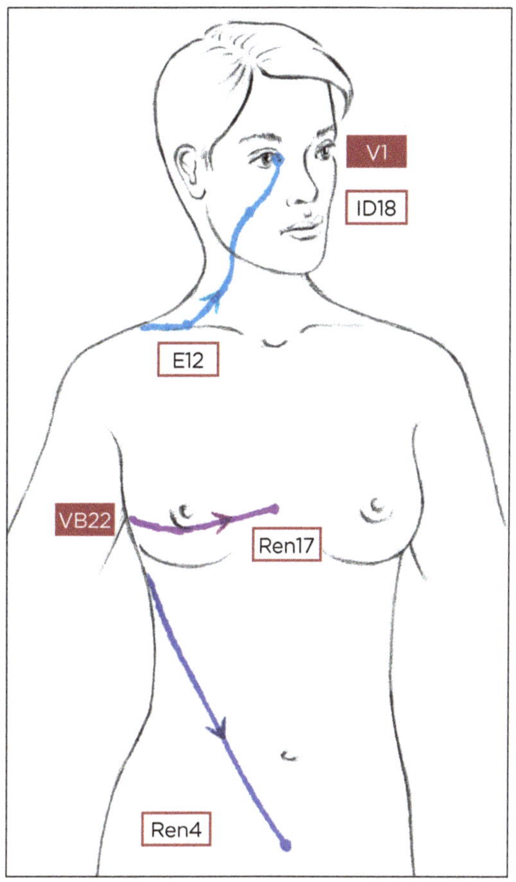

Zona cutánea de Taiyang

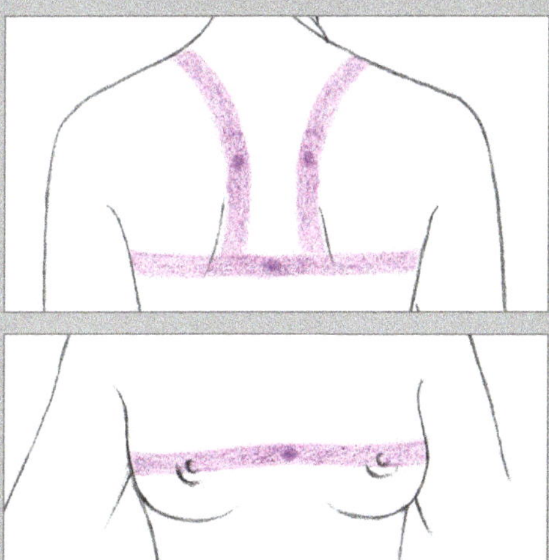

Esta zona rodea el pecho a nivel de VB22, Ren17 y V17 pasando justo por debajo del ángulo inferior de la escápula. En mi experiencia además del anillo alrededor del pecho se extiende también por el borde medial de la escápula hasta VB21.

úlceras, regurgitación cardíaca. El segundo trayecto lleva Sangre a los orificios superiores, sangrado, retracción de las encías, sangrado nasal, hemoptisis, embolia (ACV), garganta seca con sed.

Signos de movilización del medio

Mucosidades en exceso, exceso de fluidos, secreciones nasales abundantes.

Signos de agotamiento del medio

Disminución de los Fluidos en el cerebro, falta de memoria, falta de memoria a corto plazo, diarrea por déficit de Yin al intentar el cuerpo purgar el factor patógeno provocando una pérdida de latencia, convulsiones, arrebatos de ira debidos al Viento, acúfenos, disminución de la audición, pérdida de visión, pérdida de grosor de la capa de la mucosa debido a que el Wei Qi no puede mantener la capa. Menstruaciones irregulares, enfermedad de Addison, enfermedad de Graves (tiroiditis autoinmune), tiroiditis de Hashimoto (autoinmune). Todos los trastornos hormonales.

Puntos

Puntos confluentes: **VB22, V1**

Punto de apertura: **ID10**

Puntos de trayecto: Parte 1: **E12, ID18** (a **V1**)
Parte 2: **ID10, C1** (a **VB22**), **Ren17** (y de ahí, la rama va a **Ren4**).

Canal entero: **ID10, VB22, E12, ID18, V1.** También, **ID10, C1, VB22, Ren17, Ren4**

Nota: cuando se utilizan los canales Distintos de Intestino Delgado y Corazón para los Fluidos endógenos, se pinchan los puntos del trayecto y se añaden puntos Mu o puntos He-Mar que focalizan el tratamiento sobre la glándula o el órgano sobre el que se quiere intervenir. Ejemplos:

- Diabetes, añadir H13 o B9.
- Hipertiroidismo o hipotiroidismo: añadir P1, P5, Ren12 o E36 dependiendo del origen del problema.
- Problemas de reproducción endocrinos, añadir H14.
- Problemas de reproducción endocrinos masculinos, añadir VB25 o R10.

Al añadir estos puntos conseguimos afinar perfectamente el tratamiento de los canales Distintos de ID/C.

Protocolo de tratamiento PSP del canal Distinto de Intestino Delgado

Orden de inserción

1. Puntos confluentes
2. Punto de apertura
3. Puntos de trayecto

Nota: si hay tensión en los hombros, cuello, músculos paravertebrales, escápulas, romboides, etc., es importante frotar con guasha estas zonas antes de empezar el tratamiento para que el Wei atrapado pueda moverse.

1. Pinchar los puntos confluentes (puntos de encuentro) con técnica PSP.

V1 a ambos lados, V22 a ambos lados.

2. Pinchar el punto de apertura con técnica PSP.

ID10 bilateralmente, o bien unilateralmente en el lado en el que se ha insertado la primera aguja, con técnica PSP.

3. Pinchar los puntos de trayecto apropiados.

ID10, E12, ID18, C1 (a VB22), Ren17 con técnica PSP o técnica SPS o simplemente superficial o simplemente profundo dependiendo de la intención de cada punto en particular.

Nota: los puntos de trayecto seleccionados aquí son solo una muestra. Cada tratamiento será diferente en función de los detalles que nos aporte el diagnóstico.

Protocolo de tratamiento SPS del canal Distinto de Intestino Delgado

Orden de inserción

1. Frotar con guasha las zonas cutáneas o las zonas tensas
2. Puntos confluentes con el punto de cruce
3. Punto de apertura
4. Puntos de trayecto
5. Punto Jing-Pozo

1. Frotar con guasha las zonas cutáneas.

Si se trata de un problema musculoesquelético o dermatológico, es importante frotar con guasha o ventosa deslizante la zona cutánea de Taiyang, la zona del *anillo alrededor del pecho* que se muestra en el dibujo o cualquiera de las áreas de fijación o tensión. Si no se trata de un problema musculoesquelético o dermatológico puede omitirse este punto y pasar directamente al segundo.

2. Pinchar todos los puntos confluentes (puntos de encuentro) con técnica SPS.

Pinchar los puntos confluentes en circuito:

a. VB22 (izq.), V1 (izq.), punto de cruce (p. ej., Du20), V1 (dcho.), VB22 (dcho.), o bien

b. VB22 (dcho.), V1 (dcho.), punto de cruce, V1 (izq.), VB22 (izq.).

3. Pinchar el punto de apertura con técnica SPS.

ID10 bilateralmente en el orden de los lados en que se ha pinchado el circuito, o bien unilateralmente en el lado en el que se ha insertado la primera aguja.

4. Pinchar los puntos de trayecto apropiados.

E12, ID18, C1 (a VB22), Ren17 con técnica SPS o técnica PSP o simplemente superficial o simplemente profundo dependiendo de la intención de cada punto en particular.

5. Pinchar el punto Jing-Pozo.

ID1 en el mismo lado en el que se ha pinchado el último punto confluente.

Preguntas frecuentes

¿Por qué tiene esta confluencia una rama descendente?

La confluencia ID/C tiene una rama ascendente y otra descendente para poder abarcar todo el ámbito de agotamiento de los Fluidos Densos. Llegados a la cuarta confluencia probablemente el cuerpo ya no puede seguir conduciendo algo hacia arriba y hacia fuera por lo que la rama descendente proporciona un trayecto para poder reconducir la patología al interior (PSP). No obstante, puede que haya Fluidos Densos todavía disponibles y es por ello que la cuarta confluencia también tiene una rama ascendente para cubrir la posibilidad de expulsar la patología.

CANAL DISTINTO DE CORAZÓN

Pulsos

El Yin es necesario para que los Distintos de Intestino Delgado y Corazón puedan mantener un patógeno en latencia. Se pueden añadir los puntos Fuente. Los pulsos flotantes y rápidos indican que el Yin no está apoyando al Jing. En este caso hay que considerar la quinta confluencia (TC/Pc) en su lugar.

Frases clave

"La pérdida de Fluidos Densos provoca una pérdida de latencia. El Yang no puede anclarse en la parte inferior de la espalda, lo que provoca el inicio de la atrofia Wei".
"Recaba Yin para contener el Calor y el Viento".

Signos del trayecto

Cuello rojizo con sangre visible, cefaleas pulsátiles, problemas de hombro, dolor de pecho y costal con sensación de plenitud e hinchazón, palpitaciones, embolia (ACV) con afasia (pérdida del habla), dolores de cabeza con venas que se hacen visibles, capilares rotos visibles en la piel de la cara, hemoptisis, molestia de garganta, irritación y/o inflamación de garganta.

Signos Wei

Dolor a lo largo del trayecto, estasis de Sangre que produce embolias, problemas cardiovasculares, palpitaciones, arritmias, taquicardias, inquietud, insomnio, neuropatías, dificultad respiratoria al estar tumbado. El canal Distinto de Corazón irriga Wei a la cara donde puede quedarse atrapado provocando alergias constantes e hipersensibilidad facial, atrofia muscular, síndrome de atrofia Wei debido al Calor.

Signos de agotamiento del medio

Embolias y embolias que afectan al habla, convulsiones, alteraciones del sueño, mareo tras un esfuerzo, ansiedad, acúfenos, trastornos del habla, síndrome de Sjögren, Calor de los Tendinomusculares atrapado en la cabeza y generando atrofia Wei, encefalitis, manía. Retención de Wei Qi en las extremidades, esclerosis múltiple. El Calor de Estómago y la Humedad de Vesícula Biliar son vertidos en el Intestino Delgado causando problemas de fermentación y malabsorción. El Calor puede llegar a consumir el revestimiento intestinal dando lugar a una autointoxicación. La Humedad se filtra en la Vejiga y aparecen problemas urinarios. Cuando hay saturación causa alternancia entre diarrea y estreñimiento. Signos de déficit de Sangre en la cara, la cabeza y los ojos. Reflujo gastroesofágico grave acompañado de sensación de ardor en los pies, problemas de los líquidos sinoviales y del líquido cefalorraquídeo. Trastornos hormonales.

Puntos

Puntos confluentes: **VB22, V1**
Punto de apertura: **C1**
Puntos de trayecto: **Ren17, Ren22, Ren23,** también desde **Ren17 a Ren4**

Canal entero: **C1, VB22, Ren17, Ren22, Ren23, V1.** También una rama desde **Ren17 a Ren4**

Protocolo de tratamiento PSP del canal Distinto de Corazón

Orden de inserción

1. Puntos confluentes
2. Punto de apertura
3. Puntos de trayecto

Nota: si hay tensión en los hombros, cuello, músculos paravertebrales, escápulas, romboides, etc., es importante frotar con guasha estas zonas antes de empezar el tratamiento para que el Wei atrapado pueda moverse.

1. Pinchar los puntos confluentes (puntos de encuentro) con técnica PSP.

V1 a ambos lados, V22 a ambos lados.

2. Pinchar el punto de apertura con técnica PSP.

C1 bilateralmente, o bien unilateralmente en el lado en el que se ha insertado la primera aguja, con técnica PSP.

3. Pinchar los puntos de trayecto apropiados.

Siguiendo el orden del trayecto Ren17, Ren22, Ren23 con técnica PSP o técnica SPS o simplemente superficial o simplemente profundo dependiendo de la intención de cada punto en particular.

Nota: los puntos de trayecto seleccionados aquí son solo una muestra. Cada tratamiento será diferente en función de los detalles que nos aporte el diagnóstico.

Protocolo de tratamiento SPS del canal Distinto de Corazón

Orden de inserción

1. Frotar con guasha las zonas cutáneas o las zonas tensas
2. Puntos confluentes con el punto de cruce
3. Punto de apertura
4. Puntos de trayecto
5. Punto Jing-Pozo

Puntos de confluencia:
Punto de apertura:
Puntos de trayecto:
Punto Jing-Pozo para SPS: C9

Canal Distinto de Corazón

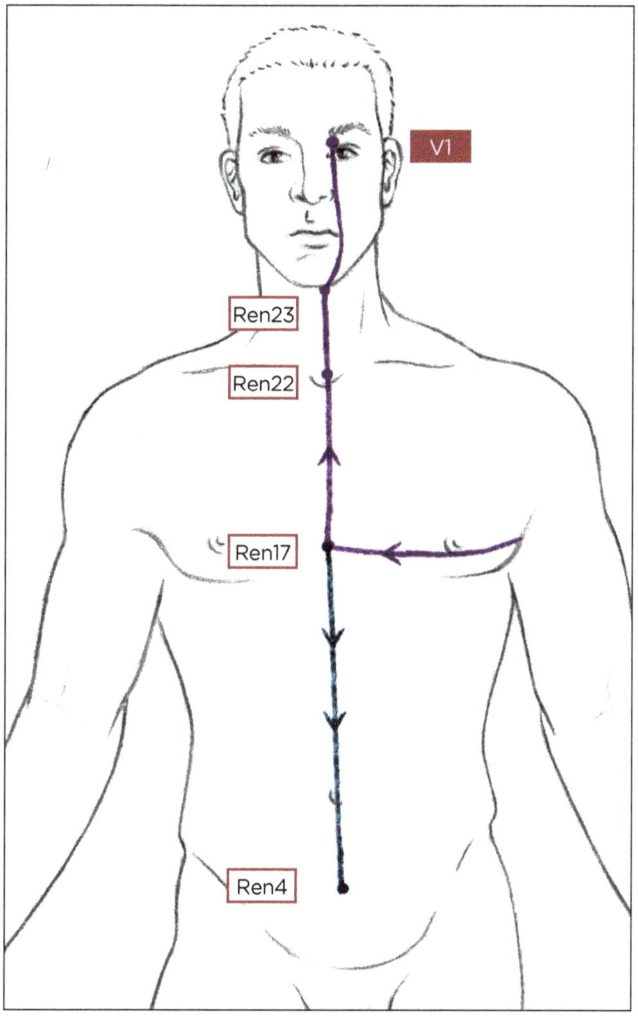

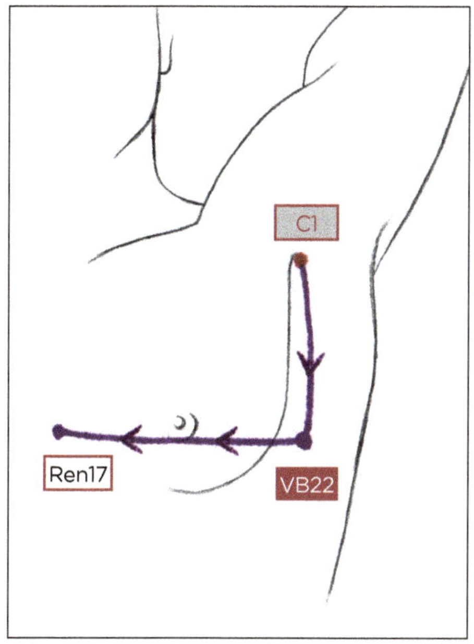

Zona cutánea de Shaoyin

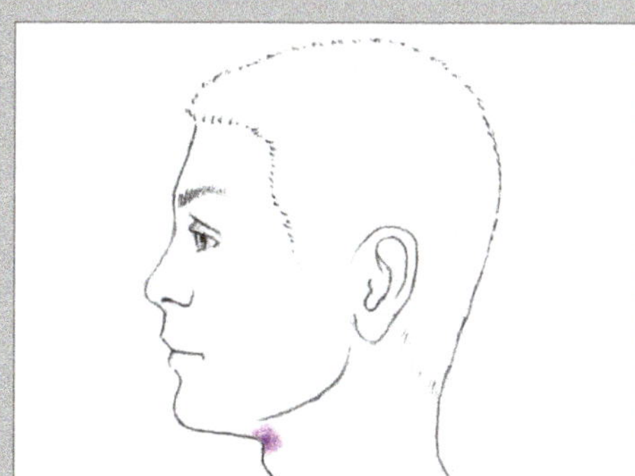

Esta zona es un área pequeña que cubre y rodea a Ren23.

1. Frotar con guasha las zonas cutáneas.

Si se trata de un problema musculoesquelético o dermatológico, es importante frotar con guasha o ventosa deslizante la zona cutánea de Shaoyin, *la zona de Ren23* que se muestra en el dibujo, o cualquiera de las áreas de fijación o tensión. Si no se trata de un problema musculoesquelético o dermatológico puede omitirse este punto y pasar directamente al segundo.

2. Pinchar todos los puntos confluentes (puntos de encuentro) con técnica SPS.

Pinchar los puntos confluentes en circuito:

a. VB22 (izq.), V1 (izq.), punto de cruce (p. ej., Du20), V1 (dcho.), VB22 (dcho.), o bien

b. VB22 (dcho.), V1 (dcho.), punto de cruce, V1 (izq.), VB22 (izq.).

3. Pinchar el punto de apertura con técnica SPS.

C1 bilateralmente en el orden de los lados en que se ha pinchado el circuito o bien unilateralmente en el lado en el que se ha insertado la primera aguja.

4. Pinchar los puntos de trayecto apropiados.

Siguiendo el orden del trayecto: Ren17, Ren22, Ren23 con técnica SPS o técnica PSP o simplemente superficial o simplemente profundo dependiendo de la intención de cada punto en particular.

5. Pinchar el punto Jing-Pozo.

C9 en el mismo lado en el que se ha pinchado el último punto confluente.

CANAL DISTINTO DE TRIPLE CALENTADOR

Pulsos

Flotantes y rápidos en la posición chi.

Frases clave

"La capacidad de latencia está completamente agotada. Los Fluidos se han consumido y el factor patógeno ya no puede mantenerse latente. El Qi tendrá que intentar mantener ahora al Yin en orden lo mejor posible y con ello se debilitará".

"El Calor consume la estructura".

¿Qué ocurre en el canal Distinto de Triple Calentador?

En el contexto del transcurso de la enfermedad, el tratamiento del canal Distinto de Triple Calentador está indicado cuando la capacidad de mantener latencia mediante los Fluidos se encuentra agotada. A nivel del canal Distinto de Triple Calentador, hay dos escenarios posibles: el patógeno se desplaza a las Médulas y provoca su deterioro, o bien el patógeno se desplaza a los Zangfu. El Distinto de Triple Calentador proporciona Fluidos a los Zangfu facilitando una barrera de emergencia contra la patología. Debido al agotamiento de los Fluidos fisiológicos, el Distinto de Triple Calentador moviliza la Humedad (los Fluidos patológicos) para poder contener la patología y ralentizar su avance hacia los órganos. No hay Yin, y es por ello que en la fase de Triple Calentador el Calor está presente. El uso que hace el cuerpo del único Yin disponible (la Humedad) en un escenario de Calor da como resultado la formación de Flema. Con los tratamientos del canal Distinto de Triple Calentador la intención es la de conducir una parte del Qi en el cuerpo para que pueda mantener a la Humedad alrededor del patógeno y así evitar que se propague a los órganos. Es por ello que aparecen nódulos. A la vez, el Qi se utiliza para transformar la Flema y de esta manera una parte del Yin puede liberarse para seguir conteniendo al patógeno. Los tratamientos SPS no son recomendables, ya que no podemos disolver todavía estos nódulos y de todos modos tampoco hay Fluido disponible para liberarlos.

El Distinto de Triple Calentador se dirige a las cuatro zonas que son las que se ven afectadas principalmente cuando se ha agotado la latencia: el pecho (especialmente las mamas), el cuello, la garganta y los orificios sensoriales y el hueso. Si un patógeno no puede ser mantenido en latencia puede propagarse fácilmente a estas zonas, generando patologías como el cáncer, sobre todo si el patógeno es un Fuego Tóxico.

El Calor combinado con el déficit de Yin genera Viento. El Viento se mueve y el Yang asciende porque no hay suficiente Yin para poder anclarlo. Du20 que es el primer punto del trayecto del canal Distinto de Triple Calentador consolida el Yin en el Jiao inferior, sobre todo en el útero, y mantiene el Yin en su sitio, también gracias al uso del Qi. La pérdida de apetito y la dificultad respiratoria aparecen en la fase de Triple Calentador porque queda muy poco o nada de Qi en Ren12 (la rama descendente del canal Distinto de Triple Calentador se conecta con el Jiao medio). A medida que el Calor intenta encontrar una salida, aparecen de manera intermitente escalofríos y fiebre o signos de Viento-Calor. Llegados a este punto, el factor patógeno está fuera de control y el Triple Calentador desintegrará las Médulas (incluido el cerebro, el hueso, los Órganos Curiosos, la médula) porque hasta el momento de la muerte, hay siempre Jing disponible. El Triple Calentador conduce los Fluidos en respuesta al Calor y utiliza los Fluidos de Estómago para refrescar el Calor. En algunas ocasiones y dado que los Fluidos son el medio más fácil de recabar, se puede combinar el tratamiento de TC PSP simultáneamente con el tratamiento de E/B PSP.

Canal Distinto de Triple Calentador

Puntos de confluencia:

Punto de apertura:

Puntos de trayecto:

Punto Jing-Pozo para SPS: TC1

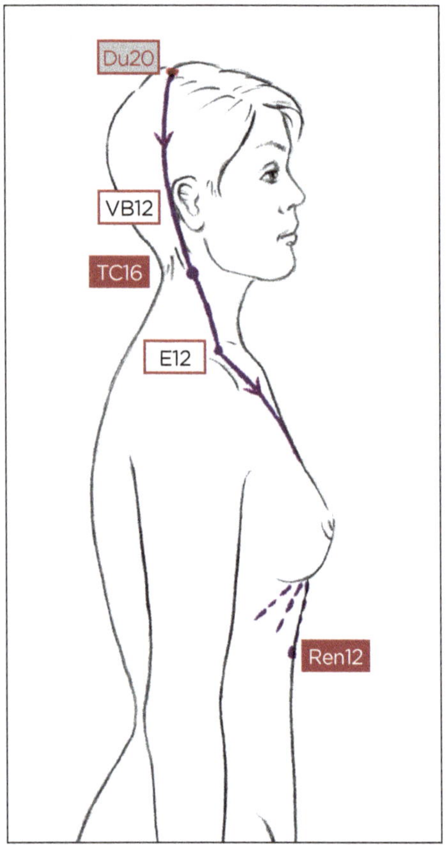

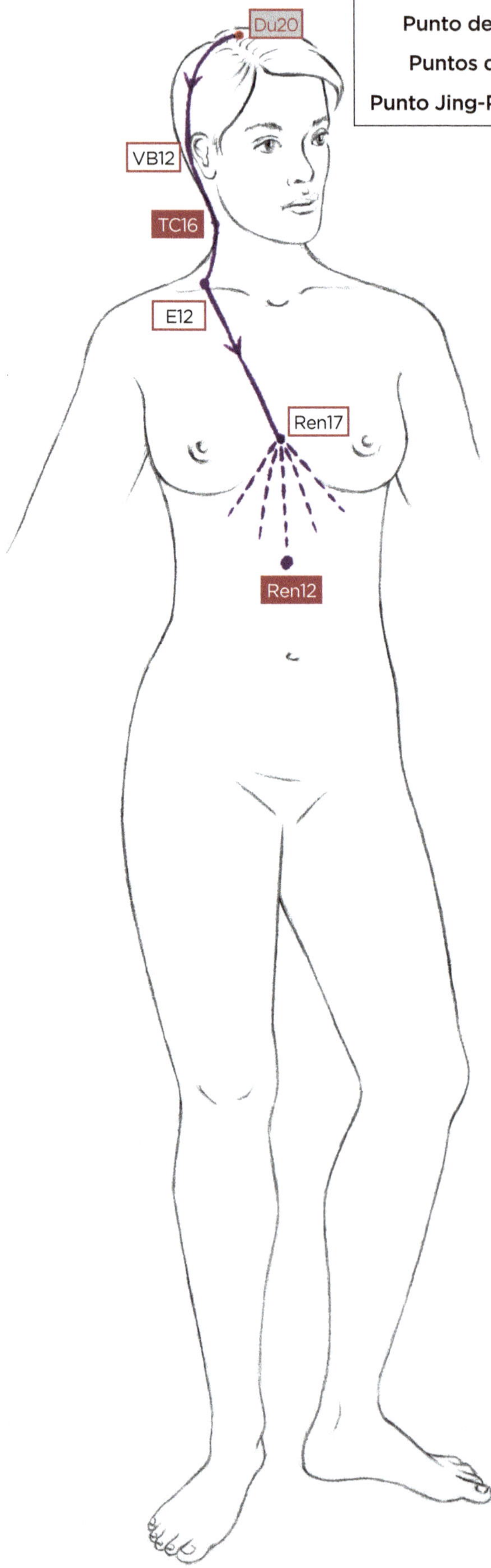

Zona cutánea de Shaoyang

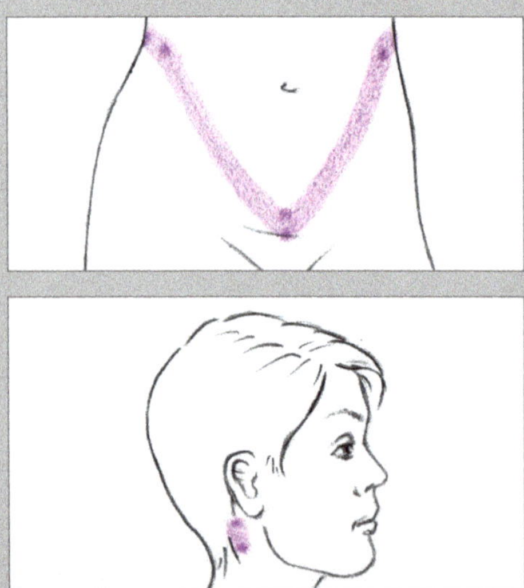

Esta zona es una franja que se extiende desde el área de VB25 y H13 a Ren3 y Ren2. Otra parte es la zona tensa alrededor y que cubre a TC16 y VB12.

Signos del trayecto

Nódulos e hinchazones.

Signos Wei

Dolor a lo largo del trayecto, neuropatía, dolor de oído, dificultad al levantar los brazos y la cabeza, acúfenos, Flema caliente en la garganta, dolor en la parte lateral del cuello, falta de apetito, pérdida de apetito, Humedad-Calor crónica en las articulaciones, extremidades, tendones, musculatura y tejidos conectivos. Tensión de garganta, labios secos, sequedad de boca, dificultad de deglución, síndrome de atrofia Wei debido a la Humedad-Calor, el Wei Qi se queda atrapado en las extremidades, parálisis. Atrofia de las extremidades, articulaciones inflamadas, artritis reumatoide, fibromialgia, hepatitis crónica, pancreatitis, gastritis, inflamación de los Zangfu.

Signos de movilización del medio

Exceso de mucosidad, acumulación de Flema, exceso de fluidos, secreciones nasales.

Signos de agotamiento del medio

Perturbación del Shen, inquietud, irritabilidad, rubor malar, delirio, convulsiones, inflamación de órganos, FALLO A NIVEL DE ÓRGANO, cambios viscerales y constitucionales, trastornos por Humedad-Calor crónicos (esclerosis múltiple, fibromialgia, artritis reumatoide), agotamiento por Calor, llagas que no se curan, úlceras, inflamación articular con deformación, infecciones difíciles de tratar, entumecimiento en la cabeza por Calor, Calor que da lugar a ataques crónicos y delirio, incapacidad de relacionarse con el mundo. El cáncer empieza en este estadio.

Puntos

Puntos confluentes:	**TC16, Ren12**
Punto de apertura:	**Du20**
Puntos de trayecto:	**VB12, E12, Ren17**
Canal entero:	**Du20, TC16, VB12, E12, Ren17, Ren12**

Este canal se suele tratar PSP cuando se utiliza en el contexto del desarrollo de una patología debido a la pérdida de latencia. Para el abordaje de un problema musculoesquelético en base al trayecto del canal puede tratarse en modo SPS.

DISTINTOS

Para activar el Distinto de Triple Calentador, hay que liberar el cuello y la pelvis en cada tratamiento. Para ello se pueden utilizar Los puntos "*Ventana al Cielo*"[10] y los puntos "*Puerta a la Tierra*". Esto es aplicable tanto en tratamientos PSP como en tratamientos SPS ya que el canal tiene que estar libre de obstrucciones para poder movilizar el Qi. La intención es la de liberar Yin para poder generar latencia.

Protocolo de tratamiento PSP del canal Distinto de Triple Calentador

Orden de inserción

1. Puntos confluentes
2. Punto de apertura
3. Puntos de trayecto

Nota: si hay tensión en los hombros, cuello, músculos paravertebrales, escápulas, romboides, etc., es importante frotar con guasha estas zonas antes de empezar el tratamiento para que el Wei atrapado pueda moverse.

1. Pinchar los puntos confluentes (puntos de encuentro).

TC16 a ambos lados, luego Ren12 con técnica PSP.

2. Pinchar el punto de apertura.

Du20 con técnica PSP.

3. Pinchar los puntos de trayecto apropiados.

VB12, E12, Ren17 con técnica PSP o técnica SPS o simplemente superficial o simplemente profundo dependiendo de la intención de cada punto en particular.

Nota: los puntos de trayecto seleccionados aquí son solo una muestra. Cada tratamiento será diferente en función de los detalles que nos aporte el diagnóstico.
Nota: el canal Distinto de Triple Calentador no conecta con el Jiao inferior.

Protocolo de tratamiento SPS del canal Distinto de Triple Calentador

Orden de inserción

1. Frotar con guasha las zonas cutáneas o las zonas tensas
2. Puntos confluentes

[10] "*Ventana al Cielo*" es un término europeo que no aparece en la literatura de Medicina China. "*Puerta a la Tierra*" es un término acuñado por el Dr. Yuen.

3. Punto de apertura
4. Puntos de trayecto
5. Punto Jing-Pozo

1. Frotar con guasha las zonas cutáneas.

Si se trata de un problema musculoesquelético o dermatológico, es importante frotar con guasha o ventosa deslizante las tres zonas cutáneas de Shaoyang que se muestran en el dibujo o cualquiera de las áreas de fijación o tensión. Si no se trata de un problema musculoesquelético o dermatológico puede omitirse este punto y pasar directamente al segundo.

2. Pinchar los puntos confluentes (puntos de encuentro).

Pinchar los puntos confluentes en circuito:

a. TC16 (izq.), Ren12, TC16 (dcho.), o bien
b. TC16 (dcho.), Ren12, TC16 (izq.).

3. Pinchar el punto de apertura.

Du20 con técnica SPS.

4. Pinchar los puntos de trayecto apropiados.

Siguiendo el orden del trayecto: VB12, E12, Ren17 con técnica SPS o técnica PSP o simplemente superficial o simplemente profundo dependiendo de la intención de cada punto en particular.

5. Pinchar el punto Jing-Pozo.

TC1 en el mismo lado en el que se ha pinchado el último punto confluente.

Consejos clínicos

El cuello y la pelvis se pueden liberar mediante liberaciones Tendinomusculares que no se describen aquí, o con guasha o ventosas en VB30 y TC16.

En el *Suwen* el canal Distinto de Triple Calentador tiene un trayecto diferente: VB22, TC17, E12, TC16, Du20, hacia el exterior y hacia el pecho y los tres Jiao. La lista de puntos de confluencia que indica son VB12 y VB22.

CANAL DISTINTO DE PERICARDIO

Frases clave

"Agotamiento extremo de Fluidos y Sangre. Regula la Sangre regulando el Qi".

Signos del trayecto

Calor en las palmas, rubor malar, plenitud de pecho y sensación de opresión, dolor axilar, dolor de pecho.

Signos Wei

Dolor a lo largo del trayecto, plenitud de pecho y sensación de opresión.

Signos de agotamiento del medio

Alteraciones del Shen, inquietud, irritabilidad, palpitaciones, manía y depresión (Calor y déficit de Qi), confusión, insomnio, Flema caliente, calor en las palmas, rubor malar, plenitud de pecho, sensación opresiva en el pecho, infecciones, hemorragia, cambios viscerales y estructurales, hipersensibilidad intestinal, problemas graves de deterioro dental, síndrome del túnel carpiano, infecciones oportunistas, incapacidad de mantener el Yin, incapacidad para hacer frente a factores patógenos externos. Los factores patógenos externos van al riego sanguíneo, infecciones, dolor a lo largo de la clavícula, manos calientes, hinchazones por debajo de la axila, sequedad de garganta, sequedad de boca, pérdida de Esencia, el Calor consume la estructura, sed constante.

Puntos

Puntos confluentes:	**TC16, Ren12**
Punto de apertura:	**VB22**
Puntos de trayecto:	**Pc1, Ren17, E12, Ren23, VB12**
Canal entero:	**VB22, Pc1, Ren17, Ren12 y E12, Ren23, TC16, VB12**

Este canal se suele tratar PSP cuando se utiliza en el contexto del desarrollo de una patología debido a la pérdida de latencia. Cuando se trata para abordar un problema musculoesquelético diagnosticado en base al trayecto, o si se utiliza para desplazar a un patógeno del Pericardio, p. ej., pericarditis, puede tratarse en modo SPS.

Canal Distinto de Pericardio

Puntos de confluencia:
Punto de apertura:
Puntos de trayecto:
Punto Jing-Pozo para SPS: Pc9

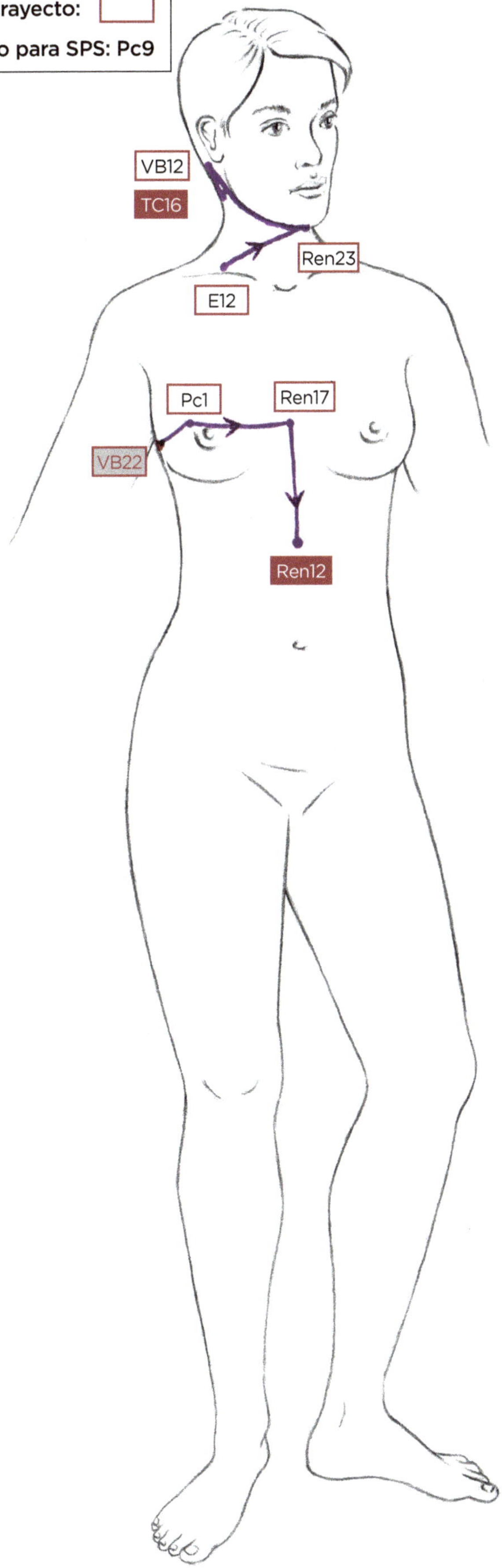

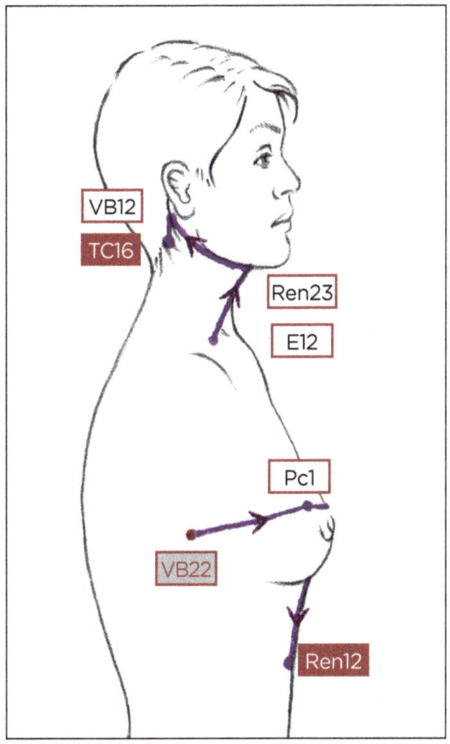

Zona cutánea de Jueyin

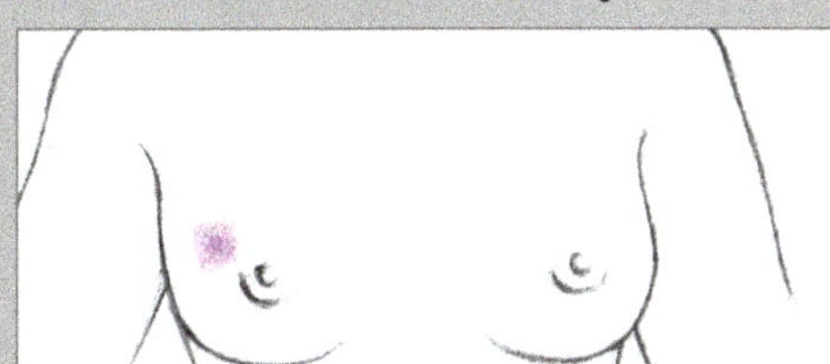

Esta zona es un área pequeña que cubre y rodea a Pc1. En lugar de frotar con guasha esta zona si se prefiere se puede optar por utilizar VB22.

Apertura del cuello y la pelvis

Es importante abrir el cuello y la pelvis en el tratamiento de la quinta confluencia que utiliza al Qi para apoyar la latencia. Si el Qi está bloqueado no estará disponible para ser utilizado por el canal Distinto de Triple Calentador. Una manera muy efectiva de abrir el cuello y la pelvis es mediante el uso de los puntos *Ventana al Cielo* y los puntos *Puerta a la Tierra*.

La selección de puntos de uno y otro grupo se hace según la función del punto. A continuación se incluye una lista de estas funciones. Si se va a utilizar este método hay que asegurarse de frotar con guasha si el punto a tratar presenta mucha tensión. O se puede frotar con guasha solo en lugar de pinchar. Otra opción es la de emparejar los puntos relacionados por zona en cada serie para amplificar la apertura, p. ej., si se elige TC16 (punto "*Ventana al Cielo*"), se puede emparejar con el punto "*Puerta a la Tierra*" de Shaoyang, VB30, o B12 (punto "*Puerta a la Tierra*") se puede emparejar con el punto Taiyin "*Ventana al Cielo*", P3.

10 puntos *Ventana al Cielo*	
V10	desciende el exceso de Yang de la cabeza al pecho
ID16	asciende el Yang a la cabeza
ID17	asciende el Yin a la cabeza
TC16	desciende el exceso de Yin de la cabeza al cuello. Facilita el giro de cuello
E9	asciende el Yang a la cabeza
IG18	asciende el Yang a todos los orificios sensoriales para facilitar la expresión
P3	asciende el Yang al pecho
Pc1	desciende el Yin desde la cabeza
Ren22	asciende el Yang a la cabeza desde el pecho y desciende el Yin
Du16	desciende el Yang al Jiao inferior

12 puntos *Puerta a la Tierra*	
V40	desciende el exceso de Yin desde la pelvis
R11	para la rigidez en el Jiao inferior
VB30	desciende el Yin a la pelvis
H12	trata los bloqueos en los genitales
E30	asciende el Yin a la pelvis desde las piernas
B12	moviliza la estasis de Sangre
Du4	trata el déficit de Yang
Du1	trata el colapso de Yang
V35	trata el déficit de Yang que genera Frío sistémico
Ren1	trata el Calor por vacío
Ren2	genera Sangre
Ren4	trata el déficit de Yin

Protocolo de tratamiento PSP del canal Distinto de Pericardio

Orden de inserción

1. Puntos confluentes en orden descendente
2. Punto de apertura
3. Puntos de trayecto

Nota: si hay tensión en los hombros, cuello, músculos paravertebrales, escápulas, romboides, etc., es importante frotar con guasha estas zonas antes de empezar el tratamiento para que el Wei atrapado pueda moverse.

DISTINTOS

1. Pinchar los puntos confluentes (puntos de encuentro).

TC16 a ambos lados, luego Ren12 con técnica PSP.

2. Pinchar el punto de apertura.

VB22 bilateralmente, o bien unilateralmente en el lado en el que se ha insertado la primera aguja, con técnica PSP.

3. Pinchar los puntos de trayecto apropiados siguiendo el orden del trayecto.

P. ej., Pc1, Ren17, E12, Ren23 con técnica PSP o técnica SPS o simplemente superficial o simplemente profundo dependiendo de la intención de cada punto en particular.

Nota: los puntos de trayecto seleccionados aquí son solo una muestra. Cada tratamiento será diferente en función de los detalles que nos aporte el diagnóstico.

Protocolo de tratamiento SPS del canal Distinto de Pericardio

Orden de inserción

1. Frotar con guasha las zonas cutáneas o las zonas tensas
2. Puntos confluentes
3. Punto de apertura
4. Puntos de trayecto
5. Punto Jing-Pozo

1. Frotar con guasha las zonas cutáneas.

Si se trata de un problema musculoesquelético o dermatológico, es importante frotar con guasha o ventosa deslizante la zona cutánea de Jueyin: *la zona de Pc1* que se muestra en el dibujo o cualquiera de las áreas de fijación o tensión. Si no se trata de un problema musculoesquelético o dermatológico puede omitirse este punto y pasar directamente al segundo.

2. Pinchar los puntos confluentes (puntos de encuentro).

TC16 ambos lados, luego Ren12 con técnica SPS.

3. Pinchar el punto de apertura.

VB22 bilateralmente, o bien unilateralmente en el lado en el que se ha insertado la primera aguja, con técnica SPS.

4. Pinchar los puntos de trayecto apropiados siguiendo el orden del trayecto.

P. ej., con puntos seleccionados (en caso de que se haya empezado por los puntos confluentes en el lado izquierdo), Pc1 (izq), Ren17, E12 (dcho.), Ren23 con técnica SPS o técnica PSP o simplemente superficial o simplemente profundo dependiendo de la intención de cada punto en particular.

5. Pinchar el punto Jing-Pozo.

Pc9 en el mismo lado en el que se ha pinchado el último punto confluente.

CANAL DISTINTO DE INTESTINO GRUESO

Pulsos

En la sexta confluencia, los Distintos de Intestino Grueso y de Pulmón, el Yang está casi agotado. Los pulsos son lentos y la lengua puede aparecer morada o azul.

Frases clave

"Estadio final. El Yang está casi agotado. Déficit total de Jing-Esencia. El movimiento y el Calor están amenazados".

En el canal Distinto de Intestino Grueso el Yang está agotado. Es por ello que las hinchazones no pueden ser expulsadas por el Pulmón, transformadas por el Bazo o disueltas o disipadas por el Riñón porque cada uno de estos procesos requiere Yang.

Du14 es un punto crucial aquí como punto de convergencia del Yang; aporta el Yang que pudiera estar disponible en el Dumai para mantener la patología al margen de la secuencia de los canales Primarios donde el patógeno conseguiría acceder fácilmente a los órganos.

Signos del trayecto

Dolor abdominal, nódulos y quistes y nódulos en el hombro que son el resultado del Wei Qi y la Jing-Esencia en su intento de conducir al factor patógeno hacia fuera, hombros inflamados, sensación de plenitud de pecho y de los flancos, bultos en las mamas.

Puntos de confluencia:

Punto de apertura:

Puntos de trayecto:

Punto Jing-Pozo para SPS: IG1

Canal Distinto de Intestino Grueso

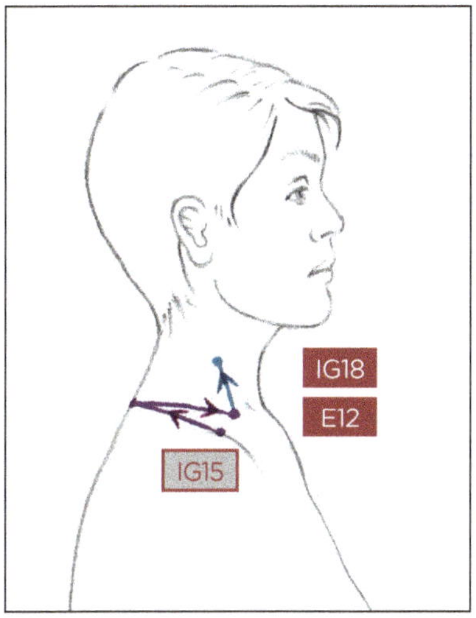

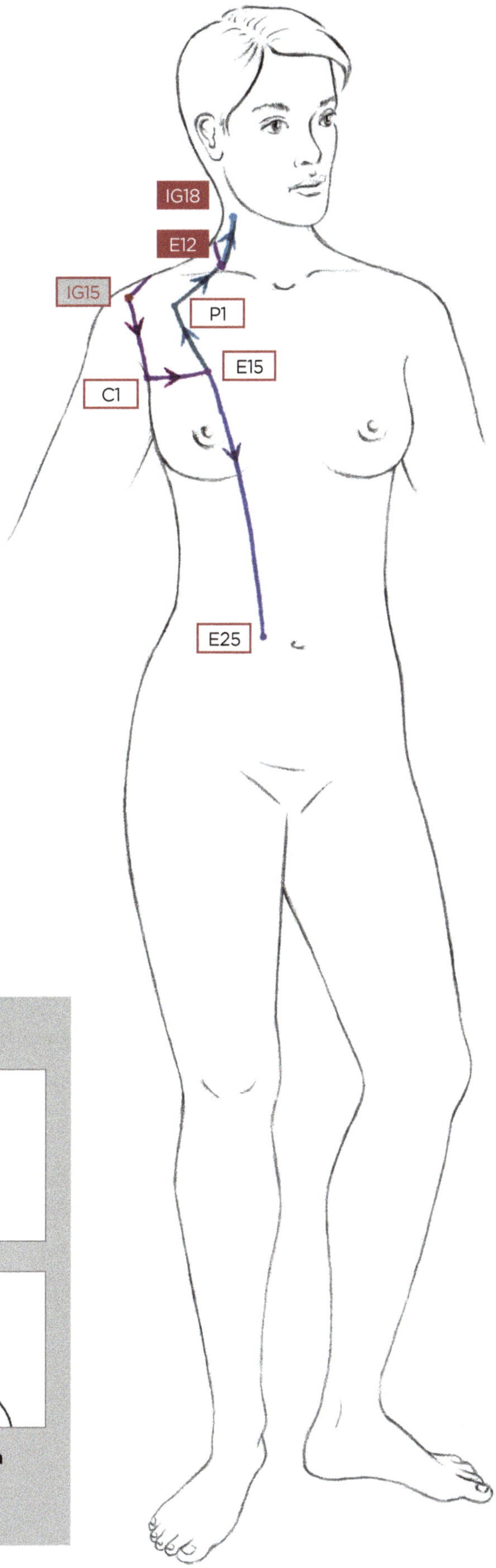

Zona cutánea de Yangming

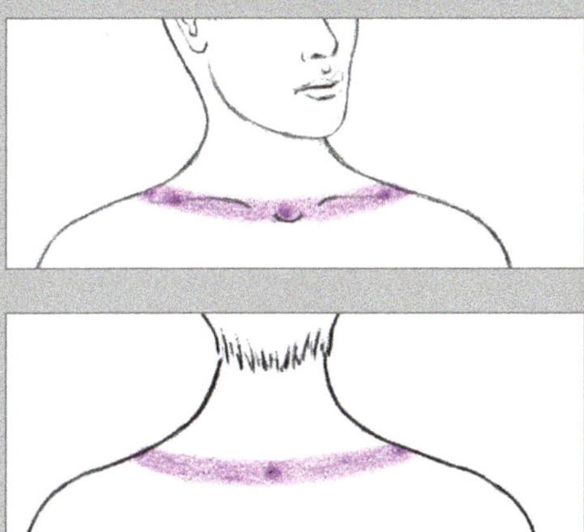

Esta zona rodea la base de la garganta pasando por Ren22 y Du14.

Signos Wei

Dolor a lo largo del trayecto, rinitis, sinusitis, sensación de presión en los oídos con dificultad auditiva intermitente, alopecia, reflujo grave y náuseas, sensación de calor en los pulmones, incapacidad del Wei Qi, urticaria, diarrea a primera hora de la mañana, ascitis, herpes zóster, picor, dificultad respiratoria, asma, disnea, sibilancias, último estadio de la enfermedad de Crohn, dolor abdominal, dolor de hombro, sensación de plenitud y tensión en el pecho y los flancos, inflamación de hombro.

Signos de movilización del medio

Exceso de mucosidad, exceso de fluidos, secreciones nasales. Nódulos y quistes en el hombro que aparecen con el intento de movilización del Wei Qi y la Jing-Esencia. Bultos abdominales, quistes, pólipos, abscesos, disentería, cansancio tras la evacuación de heces.

Signos de agotamiento del medio

Pérdida de pelo debido a que la Jing-Esencia no puede recorrer el cuello, falta de crecimiento del pelo, presión en los oídos, pérdida de agudeza auditiva, goteo nasal crónico, crecimiento insuficiente en el Jiao superior, Calor en el Jiao superior, alergias crónicas, sibilancias, distensión y plenitud, congestión en el pecho, bocio, bultos en las mamas, en el pecho, en la garganta y en el abdomen, pólipos intestinales y abscesos.

Puntos

Puntos confluentes:	**E12, IG18**
Punto de apertura:	**IG15**
Puntos de trayecto:	**Du14** Rama 1: **IG15, C1, E15.** Rama 2: **de E15 a E25.** Rama 3: **de E15 a P1, E12, IG18.**
Canal entero:	**IG15, Du14, E12, IG18.** Rama 1: **IG15, C1, E15.** Rama 2: **de E15 a E25.** Rama 3: **de E15 a P1, E12, IG18.**

Nota: este canal se pincha normalmente PSP si se utiliza en el contexto de una progresión patológica por agotamiento de la capacidad de latencia. Si se pincha en el contexto de un problema musculoesquelético diagnosticado en base a un trayecto o si se utiliza para eliminar un patógeno del Intestino Grueso, se puede tratar SPS, a menos que lo que pretendamos es buscar latencia. En ese caso hay que añadir el punto He-Mar inferior de Intestino Grueso (E37).

Protocolo de tratamiento PSP del canal Distinto de Intestino Grueso

Orden de inserción

1. Puntos confluentes
2. Punto de apertura
3. Puntos de trayecto

Nota: si hay tensión en los hombros, cuello, músculos paravertebrales, escápulas, romboides, etc., es importante frotar con guasha estas zonas antes de empezar el tratamiento para que el Wei atrapado pueda moverse.

1. Pinchar los puntos confluentes (puntos de encuentro).

IG18 a ambos lados, luego E12 a ambos lados, con técnica PSP.

2. Pinchar el punto de apertura.

IG15 con técnica PSP.

3. Pinchar los puntos de trayecto apropiados siguiendo el orden del trayecto.

P. ej., Du14, Ren23, IG15, C1, E15 con técnica PSP o técnica SPS o simplemente superficial o simplemente profundo dependiendo de la intención de cada punto en particular.

Protocolo de tratamiento SPS del canal Distinto de Intestino Grueso

Orden de inserción

1. Frotar con guasha las zonas cutáneas o las zonas tensas
2. Puntos confluentes con el punto de cruce
3. Punto de apertura
4. Puntos de trayecto
5. Punto Jing-Pozo

1. Frotar con guasha las zonas cutáneas.

Si se trata de un problema musculoesquelético o dermatológico, es importante frotar con guasha o ventosa deslizante sobre la zona cutánea de Yangming que se muestra en el dibujo o cualquiera de las áreas de fijación o tensión. Si no se trata de un problema musculoesquelético o dermatológico puede omitirse este punto y pasar directamente al segundo.

2. Pinchar los puntos confluentes (puntos de encuentro).

Pinchar los puntos confluentes en circuito:

a. E12 (izq.), IG18 (izq.), punto de cruce (p. ej., Du20), IG18 (dcho.), E12 (dcho.),

DISTINTOS

o bien

b. E12 (dcho.), IG18 (dcho.), punto de cruce (p. ej., Du20) E12 (izq.), IG18 (izq.).

3. *Pinchar el punto de apertura.* IG15

4. *Pinchar puntos de trayecto apropiados siguiendo el orden del trayecto.*
Siguiendo el orden del trayecto con los puntos seleccionados: Du14, Ren23, IG15, C1, E15 con técnica SPS o técnica PSP o simplemente superficial o simplemente profundo dependiendo de la intención de cada punto en particular.

5. *Pinchar el punto Jing-Pozo.*
IG1 en el mismo lado en el que se ha pinchado el último punto confluente.

DISTINTOS

Nota: los puntos de trayecto seleccionados son solo una muestra. Cada tratamiento será diferente en función de los detalles que nos aporte el diagnóstico.
Nota: si hay tensión en los hombros, cuello, músculos paravertebrales, escápulas, romboides, etc., es importante frotar con guasha estas zonas antes de empezar el tratamiento para que el Wei atrapado pueda moverse.

CANAL DISTINTO DE PULMÓN

Pulsos

En la sexta confluencia, los Distintos de Intestino Grueso y de Pulmón, el Yang está agotado. Los pulsos son lentos y la lengua puede aparecer morada o azul.

Frases clave

"Conduce el Wei Qi hacia los canales Primarios y los Zangfu en E12 que es el punto donde se encuentran los canales Primarios, y en P1 que es el punto donde empieza la secuencia de los canales Primarios. Este canal, el último de los canales Distintos, va desde allí al pecho, y luego a VB8 donde dispersa el Yang proveniente de Dumai en un intento de movilizar el factor patógeno. El factor patógeno penetra en los canales Primarios y, por tanto, en los órganos. El Wei Qi está totalmente agotado y por ello fracasa de manera crónica y continuada en su rol de defensa debido a que se encuentra atrapado, estancado o profundamente consumido. El Yang empieza a venirse abajo y la capacidad de latencia ha llegado a su fin. El factor patógeno se manifiesta sin ningún tipo de control. Fase terminal de la enfermedad".

Con el colapso del Yang, el paciente podría experimentar sudoración espontánea en un intento de desplazar el factor patógeno al exterior. El Yang Qi (Wei Qi) restante es enviado a los canales Primarios con el objetivo de preservar los órganos.

Canal Distinto de Pulmón

Puntos de confluencia:
Punto de apertura:
Puntos de trayecto:
Punto Jing-Pozo para SPS: P11

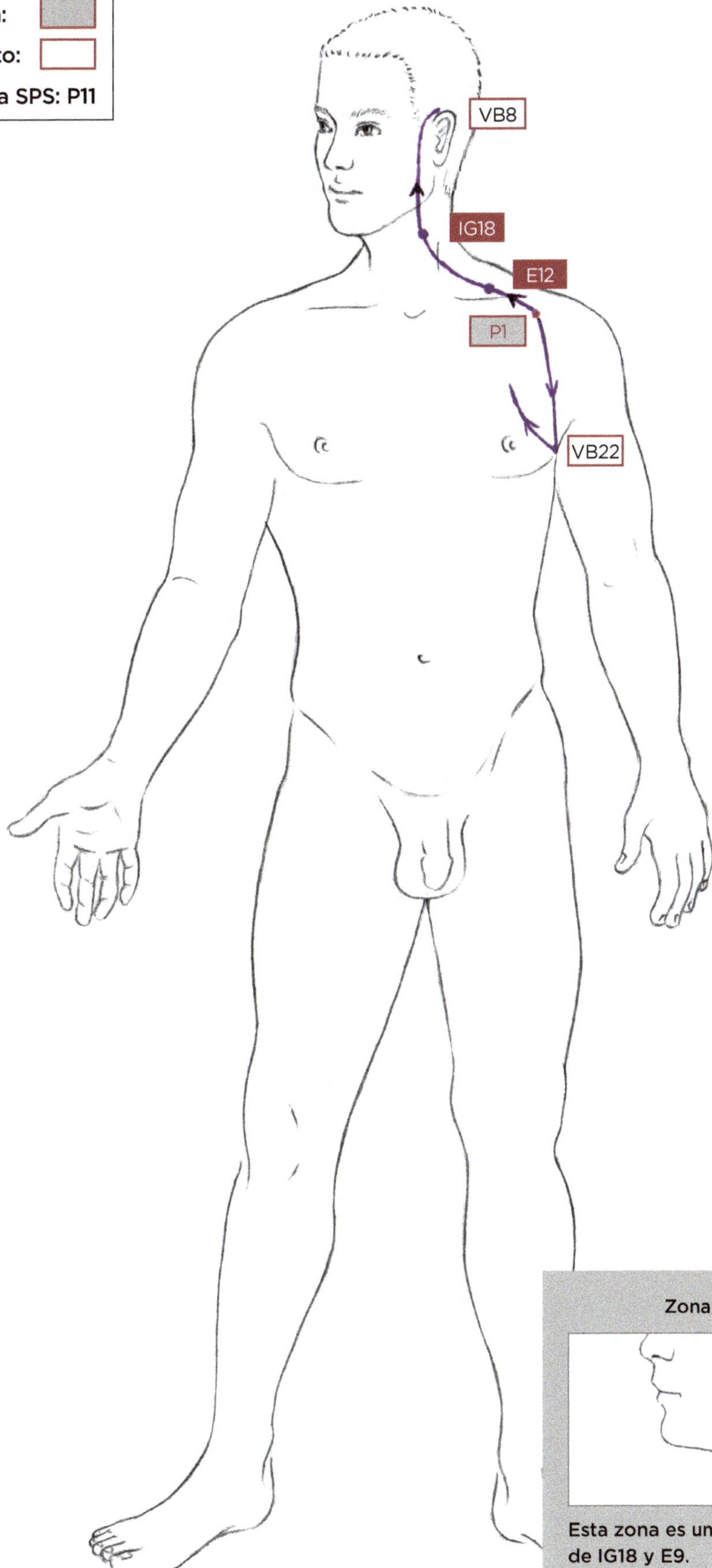

Zona cutánea de Taiyin

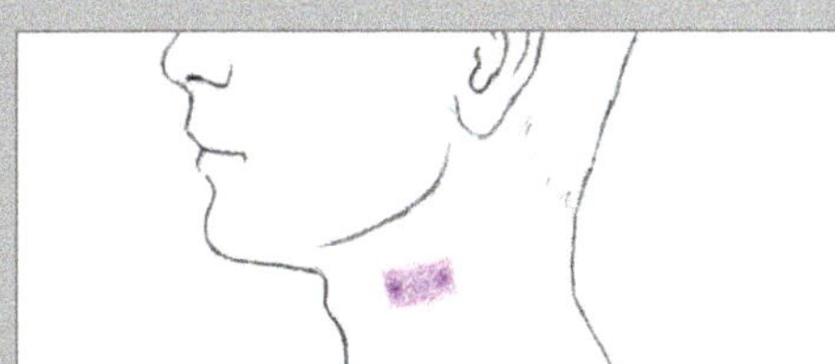

Esta zona es una pequeña área tensa cerca de IG18 y E9.

Signos del trayecto

Respiración rápida, plenitud de pecho, tos y sibilancias, opresión en el pecho, dolor en el canal de Pulmón.

Signos Wei

Dolor a lo largo del trayecto, inflamación de hombro y clavícula, hinchazón de los nódulos linfáticos, bocio, epilepsia, locura, infecciones crónicas del tracto respiratorio, neumonía, fallo cardíaco y respiratorio, edema facial, inflamación celular, dolor axilar, dolor en la zona de VB22, *síndrome Qi del cochinillo que corre*, hinchazón en el pecho, susceptibilidad aumentada a problemas de Viento-Frío, congestión nasal, escalofríos y fiebre con una gran debilidad de base.

Signos de agotamiento del medio

Tos seca con sangre, inquietud, anemia, leucemia, procesos degenerativos de los órganos, calor en las palmas, hemoptisis (esputo sanguinolento), sudoración espontánea, fallo cardíaco, fallo pulmonar, desgaste de los órganos internos, escape del Yang.

Puntos

Puntos confluentes: **E12, IG18**
Punto de apertura: **P1**
Puntos de trayecto: **VB22**
Canal entero: **P1, VB22, P1, E12, IG18, VB8** (sien)

Nota: este canal se pincha generalmente PSP si se utiliza en el contexto de una progresión patológica porque se ha agotado la latencia. Si se pincha en el contexto de un problema musculoesquelético diagnosticado en base a un trayecto o si se utiliza para eliminar un factor patógeno del Pulmón, se puede tratar SPS. En ese caso hay que añadir el punto He-Mar (P5).

Protocolo de tratamiento PSP del canal Distinto de Pulmón

Orden de inserción

1. Puntos confluentes
2. Punto de apertura
3. Puntos de trayecto

Nota: si hay tensión en los hombros, cuello, músculos paravertebrales, escápulas, romboides, etc., es importante frotar con guasha estas zonas antes de empezar el tratamiento para que el Wei atrapado pueda moverse.

1. Pinchar los puntos confluentes (puntos de encuentro).

IG18 a ambos lados, luego E12 a ambos lados, con técnica PSP.

2. Pinchar el punto de apertura.

P1 bilateralmente, o bien unilateralmente en el lado en el que se ha insertado la primera aguja, con técnica PSP.

3. Pinchar VB22 y liberar las zonas de retención alrededor del pecho con técnica PSP.

Nota: hay que pinchar alrededor del pecho porque el trayecto pasa por aquí. Hay que palpar las zonas donde el Wei Qi se acumula alrededor del pecho (o utilizar E12 si se prefiere evitar la zona del pecho). También hay que palpar V13 y V41 buscando puntos sensibles para liberar el Wei Qi acumulado y que pueda circular. Se utiliza el canal Distinto de Pulmón cuando hay mucha Flema.

Protocolo de tratamiento SPS del canal Distinto de Pulmón

Orden de inserción

1. Frotar con guasha las zonas cutáneas o las zonas tensas
2. Puntos confluentes con el punto de cruce
3. Punto de apertura
4. Puntos de trayecto
5. Punto Jing-Pozo

1. Frotar con guasha las zonas cutáneas.

Si se trata de un problema musculoesquelético o dermatológico, es importante frotar con guasha o ventosa deslizante la zona cutánea de Taiyin, la zona de *la franja en la garganta* que se muestra en el dibujo o cualquiera de las áreas de fijación o tensión. Si no se trata de un problema musculoesquelético o dermatológico puede omitirse este punto y pasar directamente al segundo.

2. Pinchar los puntos confluentes (puntos de encuentro).

Pinchar los puntos confluentes en circuito:

a. E12 (izq.), IG18 (izq.), punto de cruce (p. ej., Du20), IG18 (dcho.), E12 (dcho.)

o bien

b. E12 (dcho.), IG18 (dcho.), punto de cruce (p. ej., Du20), IG18 (izq.), E12 (izq.).

3. Pinchar el punto de apertura.

P1 bilateralmente, o bien unilateralmente en el lado en el que se ha insertado la primera aguja, con técnica PSP.

4. Pinchar VB22 y liberar las zonas de retención alrededor del pecho con técnica SPS.

5. Pinchar el punto Jing-Pozo

P11 en el mismo lado en el que se ha pinchado el último punto confluente.

Nota: en el caso de colapso del Yang Qi, hay que moxar los puntos Jing-Pozo.

DISTINTOS

Aceites esenciales en el tratamiento de los canales Distintos

Tratamientos complementarios con aceites esenciales (simplificado)

Se aplica una cantidad minúscula de aceite esencial solo en los puntos confluentes. Una buena manera de realizar la aplicación es dándole un palillo al paciente y mostrarle el simple toque de la punta del palillo en el borde del frasco para recoger la más minúscula de las cantidades posibles y luego el toque con la punta humedecida (no visible) sobre el punto sin volver a tocar el frasco. Es importante insistirle al paciente en lo minúscula que es realmente la cantidad que se necesita aplicar. Tras la aplicación no debería quedar ningún rastro reluciente del aceite en la piel. Las razones por las cuales la cantidad de aceite debería ser mínima son: Una cantidad mínima de aceite aporta el máximo de estimulación al punto. Una cantidad mayor provoca una saturación en los receptores nerviosos y el cuerpo los desconecta y los insensibiliza, por lo que la aplicación del aceite no habrá servido para nada.
Una cantidad más que minúscula sobre V1 puede suponer un peligro debido al riesgo de contacto con el ojo en pieles que son grasas por naturaleza. Si existe duda acerca de la aplicación en V1, se utiliza IG20 en su lugar.
Muchos aceites al ser humedecidos en la piel pueden provocar quemaduras.

Si existe una alta probabilidad de que el paciente se acabe aplicando demasiado aceite, se puede prescribir una dilución al 10% de aceite esencial en aceite caulófilo si es un tratamiento SPS o en aceite de sésamo o de yoyoba si el tratamiento es PSP.

	SPS	PSP
CD V/R	Menta piperita o pino	Hinojo
CD VB/H	Limón	Romero
CD E/B	Jengibre o artemisa	Petitgrain / naranjo amargo: hojas y ramas
CD ID/C	Ylang ylang	Incienso
CD TC/Pc	Manzanilla azul o mirra	Palisandro o hoja de alcanforero
CD IG/P	Eucalipto o ciprés	Pino

Tratamientos complementarios con aceites esenciales (complejo)

Esta selección de aceites no es necesariamente más aconsejable que la lista simplificada (ver arriba). La decisión entre simplificada o compleja tiene que hacerse en función del diagnóstico y del conocimiento de los aceites a partir de los cuales se podrá precisar la proporción adecuada para cada mezcla. En términos generales, para tratamientos SPS la más alta de las notas (A), o la del medio (M) se mezcla en un volumen que será el doble del volumen del aceite de nota más baja, que en muchos casos será una nota base (B). En tratamientos PSP el orden será inverso; el aceite de nota más baja se mezclará en una proporción doble respecto al volumen de la nota más alta.

	SPS	PSP
CD V/R	Jazmín (B) y pino (A)	Semilla de apio (M) y albahaca (A)
CD VB/H	Manzanilla alemana (M) y bergamota (A)	Semilla de angélica (B) y abeto (M)
CD E/B	Semilla de cilantro (M) y clavo (A)	Semilla de zanahoria (M) y ciprés (B)
CD ID/C	Mirra (B) y mandarina (A)	Semilla de comino (M) y pino (A)
CD TC/Pc	Incienso (B) y menta piperita (A)	Nardo (B)
CD IG/P	Elemi (B) y menta piperita (A)	Corteza de canela (B) y benjuí (B) (dos aceites base)

Tratamientos zonales de los canales Distintos

Un tratamiento zonal Distinto conecta los canales Distintos correspondientes según las zonas:

Taiyang: Canales Distintos de V e ID
Shaoyang: Canales Distintos de VB y TC
Yangming: Canales Distintos de E e IG
Taiyin: Canales Distintos de B y P
Shaoyin: Canales Distintos de C y R
Jueyin: Canales Distintos de H y Pc

Tratamiento zonal de un canal Distinto

a. Requiere la liberación de las zonas cutáneas asociadas con el canal Distinto específico, mediante el uso de la guasha o las ventosas deslizantes.

b. Incluye siempre el uso de los puntos confluentes o de encuentro.
c. Se utiliza para liberar/desbloquear un problema musculoesquelético o dermatológico.

En términos generales, los problemas crónicos requieren tratamientos Distintos elementales y los problemas agudos (especialmente aquellos que afectan a más de un punto) requieren tratamientos Distintos por zonas. El término *agudo* es difícil de definir sin el contexto de una presentación clínica determinada, ya que cada caso es único. A grandes rasgos, en términos de la teoría de los Distintos, se considera agudo un problema de menos de tres semanas de evolución. Al evaluar caso por caso hay que utilizar el criterio clínico personal.

LAS ZONAS CUTÁNEAS
(Ilustradas con los canales Distintos)

Históricamente, las zonas cutáneas eran a menudo representadas como corazas en el cuerpo. Se utilizan para liberar un factor patógeno que no ha impedido el movimiento, y se tratan simplemente pinchando el punto Jing-Pozo relacionado con la zona cutánea y los puntos Ahshi a lo largo del canal. A diferencia de los Tendinomusculares no se diagnostican mediante la evaluación del movimiento.

Sin embargo, en el contexto de los canales Distintos son diferentes, más pequeñas y más complejas. A diferencia de sus precursoras que abarcaban zonas más extensas, estas son subdivisiones de menor extensión. Al igual que los canales Tendinomusculares, todas las zonas cutáneas, conducen el Wei Qi. En el terreno de los Distintos, representan la conexión con el nivel Wei Qi de los canales Distintos emparejados por zonas (V/ID, VB/TC, E/IG, B/P, C/R, H/Pc). Estas zonas se estimulan mediante guasha o ventosa deslizante y con los tratamientos en circuito. Para la guasha es preferible tener al paciente sentado. En esta posición se obtiene la mayor cantidad de *sha* (Sangre que se hace visible bajo la superficie de la piel).

Las zonas cutáneas (de los canales Distintos)

Nota: los puntos enumerados a continuación sirven solo a modo de guía para la localización. Las zonas cutáneas no tienen puntos y no son puntos específicos, más bien se trata de zonas relativamente amplias.

Taiyang *El anillo alrededor del pecho* que empieza en VB22 y que rodea el pecho pasando por Ren17, V44, V15, Du11, hasta volver a VB22.

Shaoyang Dos o tres zonas:

a. El proceso mastoideo: el área que abarca VB12 y TC16. A veces puede llegar hasta TC18 e incluso hasta TC19.

b. El área delimitada por las costillas flotantes: H13 y VB25.

c. A veces se menciona una franja adicional: una franja que se extiende desde VB25 a Ren2 y Ren3.

Yangming *El anillo alrededor del cuello*. Empieza en Du14, va hasta VB21, hacia ID12, E12, Ren22 de modo circular hasta Du14.

Taiyin *La franja en la garganta* que comprende la zona de E9, IG18 e ID16.

Shaoyin Un área del tamaño de un sello de correos en la zona de Ren23

Jueyin Un área del tamaño de un sello de correos en la zona de Pc1.

DISTINTOS

Protocolo zonal de los canales Distintos

1. Frotar con guasha o ventosa deslizante la zona cutánea correspondiente al canal Distinto. Estas zonas están representadas en las ilustraciones de los canales Distintos como zonas sombreadas.
2. Seguir las instrucciones de un tratamiento SDS estándar y añadir el punto Jing-Pozo de ambos canales Distintos emparejados por zona: p. ej., V67 e ID1.
3. Liberar todos los puntos Ahshi a lo largo del trayecto del canal Tendinomuscular al que pertenece el punto Jing-Pozo, sin retención de la aguja.

Para poder reforzar la intención, se pueden añadir los puntos confluentes de los canales Tendinomusculares para evitar la transmisión al siguiente par zonal. Por ejemplo, en V/ID, se podría pinchar ID18 (con técnica de igualación) para evitar la transmisión a la zona de confluencia de Shaoyang.

Preguntas frecuentes sobre los Distintos zonales y las zonas cutáneas

1. *¿Por qué se frota con guasha antes de la inserción de las agujas?* La guasha atrae el Wei Qi a la superficie, preparándolo para las instrucciones que va a recibir mediante la punción del canal Distinto.

2. *¿Cómo se puede frotar con guasha en la zona del pecho durante un tratamiento Distinto de V/R o V/ID?* El uso de la guasha sobre las zonas cutáneas se realiza antes del tratamiento, con lo cual el paciente probablemente estará sentado. Es bastante sorprendente observar

la cantidad de *sha* que puede aparecer cuando se frota con guasha en las zonas con el paciente sentado. Si el paciente no puede sentarse, se puede frotar con guasha en la parte anterior del aro (cinturón) y luego darle la vuelta. Si el paciente solo puede permanecer en pronación durante todo el tratamiento, hay que asegurarse de que se llega hasta VB22 en ambos lados mientras se frota con guasha en la mitad posterior del aro alrededor del pecho. Frotar con guasha solo en la parte posterior es adecuado en estos casos, ya que VB22, como punto confluente de los canales Tendinomusuclares, es un punto importante de liberación Tendinomuscular y gobierna la zona cutánea de Taiyang.

3. *¿Qué ocurre si no aparece* **sha** *al frotar con guasha o ventosa?* Si no aparece *sha* (si la Sangre no se hace visible bajo la superficie de la piel) el paciente tiene un déficit de Qi o Sangre y deberían utilizarse pocas agujas en el tratamiento Distinto para evitar que el paciente se sienta agotado.

4. *¿Qué debería hacer si he seguido el protocolo rigurosamente y el dolor no se ha resuelto del todo en cualquier tipo de tratamiento zonal?* Se podría reducir vigorosamente V63.

5. *¿Es posible frotar con guasha las zonas y realizar un tratamiento SPS en el transcurso de una hora?* Sí, un tratamiento SPS que incluye el uso de guasha en las zonas cutáneas se puede realizar en una hora siempre que se elijan solo los puntos pertinentes del trayecto.

奇經八脈

Los Ocho canales Extraordinarios

TRATAMIENTOS DE LOS OCHO CANALES EXTRAORDINARIOS

Conocidos también como *canales Curiosos, canales Maravillosos, canales Cardinales, canales Misteriosos*

Referencias históricas de los Ocho canales Extraordinarios

En el capítulo 27 del *Nanjing* se indica claramente que los Ocho canales Extraordinarios (también referidos como *los Extraordinarios*) están más allá del alcance de los canales Primarios. Más concretamente nos informa de que "los antiguos sabios" (los Riñones) construyeron diques y reservas para las vías fluviales (los canales Primarios) para casos extraordinarios (la gestión de un exceso de recursos o un exceso de patología). Cuando la lluvia cae del Cielo, los diques y reservas (los Ocho canales Extraordinarios) se llenan. Los diques están más allá del alcance de los canales Primarios". Esto significa que los Ocho Extraordinarios conservan el excedente de recursos, pero desde los canales Primarios no es posible acceder a esa riqueza (en estado de salud) o de patología (cuando la salud está comprometida).

Hasta el siglo XI, a pesar de que los acupuntores sabían de la capacidad para explorar el terreno de los Ocho Extraordinarios (las prácticas ancestrales de Yǎngshēng 養生 tenían como objetivo la transmutación del Jing y la longevidad), tenían la convicción de que indagar en el terreno de los Extraordinarios era poco ético para un acupuntor porque estos canales contienen el programa sagrado de nuestra existencia, incluyendo la secuencia de su realización y despliegue. Tratar los Ocho Extraordinarios suponía una interferencia y era visto como un acto de arrogancia. Hacer de *creador* era considerado una práctica médica antiética. Incluso en la actualidad nos llega la resonancia de estos temas en la cuestión de la ética en la medicina moderna dentro de los debates sobre el uso de células madre y la manipulación genética.

Antes del siglo XI, los Ocho Extraordinarios se analizaban solo de manera teórica. Eran venerados como canales de transformación. No obstante, no fue hasta la dinastía Song, durante el periodo neoconfuciano, después del declive del taoísmo y el budismo en la dinastía Tang, que el filósofo Zhu Xi propuso la idea de que el destino-mìng 命[1] está en manos de cada individuo, lo que nos abre la puerta a poder acceder al destino y a su portador, el Jing.
A partir de ese momento, los canales Extraordinarios dejaron de ser considerados como

[1] NT: Ming 命 se traduce como *destino* y se refiere a la parte genética que nos ha sido transmitida a través de nuestra Esencia y forma parte del Cielo Anterior (prenatal). Yùn 运 es el término que se utiliza comúnmente en Medicina China y que significa *destino* para referirse a las influencias cósmicas, las circunstancias vinculadas a la existencia del individuo (*fate*, en inglés) y forma parte del Cielo posterior (postnatal). En estas páginas utilizo el término *destino* para referirme a ambos conceptos y confío en que esta puntualización sirva para que el lector tenga una perspectiva más rica sobre ambos conceptos para poder discernir cuál de los dos es aplicable según el contexto.

canales de transformación y empezaron a ser considerados como canales de intervención. La posibilidad de retardar el envejecimiento y dirigir el Qi postnatal al nivel prenatal para reforzar la Esencia fue una idea que empezó a cobrar popularidad. La práctica de los Ocho Extraordinarios empezó a extenderse a partir de aquel momento. Posteriormente, durante la dinastía Ming, Li Shizhen(1518-1593) recapituló la metodología del tratamiento y los Ocho Extraordinarios no solo pasaron a ser accesibles, sino que empezaron a considerarse como canales de intervención práctica.

Zhu Xi desarrolló y difundió la idea de que el destino predeterminado, aun pudiendo implicar por parte del individuo una aceptación pasiva de todo aquello que le limita, estaba igualmente equilibrado por la noción del libre albedrío. Esta noción conlleva la toma de responsabilidad por los propios actos y la posibilidad de modificar la propia esencia mediante la voluntad. Podemos cambiar nuestro destino tratando los Ocho Extraordinarios y, a su vez, alterando el código genético, podemos modificar nuestro carácter. Esta es la esencia profunda de estos canales tan singulares. Es por todo ello que entrar en este terreno es un gesto que debe hacerse con reverencia, mediante invitación y con extremo cuidado.

ADVERTENCIA: *los Ocho canales Extraordinarios se utilizan solo para el tratamiento de enfermedades y desequilibrios correspondientes al nivel Yuan (nivel constitucional). Resulta sorprendente ver cómo algunos acupuntores optan por los Ocho canales Extraordinarios para el tratamiento de problemas externos como pueden ser un resfriado común, lo cual se considera una clara transgresión de los principios de la acupuntura. No hay ni necesidad ni motivo para acudir al nivel más preciado del Qi, el Yuan Qi Fuente (constitucional), el nivel más profundo de la existencia del individuo, cuando un simple tratamiento a nivel del Wei Qi Defensivo puede ser más que suficiente para abordar un simple resfriado. Del mismo modo, el uso de los Ocho canales Extraordinarios en tratamientos al servicio de la vanidad, incluyendo ciertos tratamientos de estiramiento facial que se han ido popularizando en estos últimos tiempos, representan una ofensa grave para el Yuan Qi. Utilizar este Qi preciado para traerlo junto a sus Fluidos hacia la superficie provoca un agotamiento del Yuan Qi acelerando de esta manera el envejecimiento. Estas prácticas deberían ser evitadas a toda costa por el bien de la salud de los pacientes y también por el bien de la salud de la práctica de la acupuntura.*

Mecanismos de los Ocho canales Extraordinarios

Los Ocho Extraordinarios vehiculan el Qi constitucional (Yuan Qi). El Yuan Qi contiene nuestra herencia ancestral, nuestra naturaleza esencial. Los Ocho Extraordinarios gobiernan la creación de la forma. El primer canal Extraordinario, el canal Chong, representa el programa de nuestra existencia; la serie de planos de construcción de un edificio. El canal

Ren es como un almacén que guarda y provee los materiales (Yin) para la construcción de ese mismo edificio. El canal Du vendría a ser la mano de obra que provee la energía (Yang) para construir el ser, de acuerdo al programa contenido en el canal Chong. La construcción realiza su función ocupando un espacio, envejeciendo y modificándose con el tiempo. Los canales Wei gobiernan la asimilación de estos cambios. Los canales Qiao reflejan el momento presente del edificio.

El inspector de construcción elabora un informe sobre el estado actual del edificio a nivel interno (Yin Qiao) y también sobre cómo el edificio se integra en el paisaje urbanístico, es decir, su contexto actual (Yang Qiao).

Los canales Wei registran la huella del paso del tiempo en el edificio y la influencia del factor tiempo para que el edificio haya acabado siendo lo que es. El inspector de construcción podría documentar los cambios que ha sufrido el edificio en su larga historia (Yin Weimai) y establecer predicciones de cómo este seguirá cambiando en el futuro y las necesidades que tendrá (Yang Weimai). El Daimai tiene como función la de almacenamiento, saneamiento y centro de coordinación de los residuos.

Con los Ocho Extraordinarios se pueden tratar temas relacionados con el género, la identidad sexual, la etnicidad, la humanidad, el crecimiento, la madurez, el desarrollo, la función sexual, la concepción y el embarazo. El Qi de todos estos canales deriva de la Esencia de Riñón.

Los Ocho Extraordinarios son reservorios para el excedente de Qi. Un exceso de Sangre y Qi puede ser depositado en estos canales.

Los Ocho canales Extraordinarios se encargan de la replicación del ARN y del ADN, y son, por tanto, responsables de la gestión de la latencia de factores que afectan al ADN. Estos factores incluyen a los carcinógenos, los xenobióticos, todos los plásticos, los metales pesados, las vacunas, las sacarinas, el aspartamo, los derivados del petróleo y cualquier otra cosa que pueda llegar a afectar al ADN. Los Ocho Extraordinarios pueden optar por mantener al factor patógeno en el Jing-Esencia, o pueden producir cambios en el ADN para permitir que el cuerpo pueda tolerar mejor al patógeno. La materialización de estos cambios puede extenderse a varias generaciones.

A nivel de los Ocho Extraordinarios se produce la respuesta a la presión evolutiva, ya que son estos canales los que gobiernan la evolución. Resulta interesante observar que las diferencias evolutivas más importantes entre los primates, los primeros humanos y los humanos actuales no están en los órganos Zangfu tanto como en los órganos Curiosos y, concretamente, en el esqueleto, en el cerebro y en el útero. Es mediante el cráneo, el cerebro, la postura y la forma de caminar que se revelan las características del cambio evolutivo, mientras que las funciones del Hígado y el Riñón, por ejemplo, han variado muy poco en el transcurso del tiempo.

En una determinada vida experimentamos una micro evolución. Hay cambios que ocurren en la estructura, el cerebro, los órganos reproductivos y en los vasos sanguíneos, cuando experimentamos, por ejemplo, osteoporosis, artritis, Alzheimer o cambios en términos de fertilidad y circulación. Todos estos cambios ocurren en presencia de patología, bajo la influencia de los Ocho canales Extraordinarios.

Los Ocho Extraordinarios también gobiernan los ciclos de nacimiento, maduración y muerte, así como el ritmo en que se produce la maduración. Esto incluye el crecimiento patológico que puede darse a nivel del Yuan Qi Fuente y que en términos comunes sería considerado un cáncer.

Al tratarse de vasos de la evolución, los Ocho canales Extraordinarios facilitan la evolución de las especies mediante la procreación y la adaptación. Cuando se concibe una nueva vida, el feto recibe la impronta de la patología que reside en las Médulas de los padres. Esto sucede porque el Jing que se presta para crear una nueva vida contiene el Shen (el Espíritu) de los padres y también sus Médulas que a su vez contienen las experiencias de la vida de cada uno de los padres que les preceden. Este es el factor hereditario que se atribuye a muchas enfermedades que tienen un grado importante de incidencia familiar tales como el asma, las alergias y los problemas dermatológicos, digestivos, orgánicos e incluso psicológicos. Los Ocho Extraordinarios son la vía terapéutica adecuada para el tratamiento de estos problemas congénitos y hereditarios.

El capítulo 71 del *Lingshu* nos explica cómo los Ocho canales Extraordinarios llevan el Qi Zong-Ancestral hacia arriba desde el pecho, permitiendo que este se exprese a través de la garganta, la laringe y el Corazón, manifestándose en los ojos. Estos canales permiten que nuestros ojos y nuestra voz emitan la luz interna que resplandece cuando estamos viviendo alineados con nuestro destino. En un sentido más amplio, la liberación de los Ocho Extraordinarios nos permite aceptarnos a nosotros mismos y contemplar en todo momento nuestras circunstancias como oportunidades para hacer brillar nuestro Espíritu.

Indicaciones para la aplicación de los Ocho canales Extraordinarios

Los Ocho canales Extraordinarios se utilizan como intervención en:

1. Problemas físicos, psicológicos o emocionales surgidos en la infancia, sobre todo durante el primer ciclo de siete u ocho años.
2. Problemas de nacimiento y problemas que pudieron darse por traumas de nacimiento.
3. Problemas relacionados con los ciclos de nacimiento, crecimiento, maduración, declive, envejecimiento.
4. Trastornos que afectan al ADN, enfermedades retrovirales, cáncer, VIH, SIDA, enfermedades genéticas, el proceso de muerte.
5. Afecciones relacionadas con los órganos Curiosos: la Vesícula Biliar, el útero, la próstata, el hueso, la médula ósea, la columna vertebral, los vasos sanguíneos, el cerebro.
6. Enfermedades mortales.
7. Amenaza de aborto o amenaza de muerte materna durante el embarazo.
8. Defectos congénitos: por ejemplo, síndrome de Down, alteraciones del corazón, convulsiones infantiles, convulsiones, ataques, epilepsia, consecuencias de hábitos de la madre relacionados con el fumar, adicción a las drogas, consumo de alcohol, encefalitis, meningitis. La diseminación del Yin y el Yang.
9. Impotencia, infertilidad, problemas relacionados con los Fluidos sexuales, la preservación de las especies.
10. Enfermedades contraídas en la infancia.
11. Un trastorno de tipo hereditario, por ejemplo, enfermedad cardíaca, artritis, enfermedad de Parkinson.
12. Brotes agudos de cualquier problema cuyo origen se remonta a la infancia, por ejemplo, alergias, asma.
13. Dar la posibilidad a los ancianos de prolongar la vida.
14. Problemas con los ciclos de siete y ocho: envejecimiento prematuro, problemas durante la menopausia, andropausia.
15. Crecimientos anormales tales como el cáncer.
16. Conflictos relacionados con la identidad de género y la identidad étnica.
17. Conseguir latencia para un factor patógeno en el nivel Yuan.
18. Disparidad entre arriba y abajo, entre izquierda y derecha.
19. Desequilibrio de Yin y Yang: Yang flotante con déficit de Yin, hundimiento del Yin con déficit de Yang, regulación del Fuego y el Agua.
20. Problemas relacionados con la realización del propósito vital y la auto-aceptación.

Los nombres de los Ocho canales Extraordinarios

Chongmai	Canal penetrante
Renmai	Canal de la concepción, canal de la vinculación
Dumai	Canal gobernador
Yin Qiaomai	Canal de la motilidad del Yin
Yang Qiaomai	Canal de la motilidad del Yang
Yin Weimai	Canal de enlace del Yin
Yang Weimai	Canal de enlace del Yang
Daimai	Canal cinturón

Los tres ancestros

Los Ocho canales Extraordinarios se agrupan en tres ancestros o grupos ordenados cronológicamente, que pueden ser considerados como estados diferenciados del Yuan Qi. El primer ancestro representa el fundamento del Yin y el Yang, originándose como Qi prenatal. Abarca el Chongmai, el Renmai y el Dumai y se despliega desde el momento de la concepción hasta el final de los primeros siete u ocho años. Los siguientes ancestros, el segundo y el tercero, están relacionados con el Qi postnatal[2]. El segundo ancestro incluye los canales Wei y representa el despliegue del Yin y el Yang. El tercer ancestro incluye los canales Qiao y el Daimai. Los canales Qiao nos permiten estar personificados en nosotros mismos, estar físicamente presentes y experimentar el momento presente, en el aquí y ahora. El Daimai, a su vez, nos permite liberar experiencia y materia indeseada. Según el *Suwen* la vida va desplegándose en ciclos bien definidos de una duración de siete años para las mujeres y de ocho años para los hombres, o en ciclos de diez años según el *Lingshu*. Cada uno de estos ciclos marca un periodo importante de transición en la vida del individuo.
Nota: debido al uso extendido de hormonas en la agricultura actual, el contacto continuado con los plásticos, así como otras transgresiones al Jing que se han ido instaurando en los últimos tiempos (sobredosis de vacunas, la proximidad continuada con fuertes campos electromagnéticos tales como teléfonos móviles, ordenadores, etc.), en la actualidad la manifestación física de estos ciclos se ha ido acortando. Este es el motivo por el que observamos un aumento en la incidencia de fenómenos tales como la pubertad precoz y el crecimiento anormal (cánceres en niños).

El primer ancestro: Chongmai, Renmai y Dumai
El segundo ancestro: Yin Weimai y Yang Weimai
El tercer ancestro: Yin Qiaomai, Yang Qiaomai y Daimai

Chongmai se forma en el útero. Renmai y Dumai emergen de Chongmai. El canal Ren alcanza su desarrollo completo al final del segundo año de vida. El canal Du se aproxima a su completo

[2] Las categorías de segundo y tercer ancestro fueron desarrolladas posteriormente a la descripción del primer ancestro que se recoge en los clásicos.

desarrollo al final del primer ciclo de siete y ocho. A lo largo de la vida, Chongmai se mantiene como puente entre el Qi prenatal y el Qi postnatal. El segundo ancestro (los canales Wei) recoge la experiencia del despliegue vital a través del espacio y del tiempo. El tercer ancestro (los canales Qiao) registra aquello que sentimos acerca de nosotros y acerca del mundo externo en nuestro momento presente. Los canales de los tres ancestros gestionan aquellas patologías que se acumulan durante nuestras vidas.

Consideraciones al iniciar un tratamiento de los Ocho Extraordinarios

El abordaje terapéutico de los Ocho canales Extraordinarios es una tarea que conlleva un cuidado extremo. Si un paciente no está preparado para este tipo de tratamiento, puede llegar a sentirse vulnerado en lo más profundo de su ser. Al optar por la vía terapéutica de los Ocho Extraordinarios es importante entrar suavemente al principio, para tantear el terreno, para asegurarnos de que el paciente está cómodo con el tratamiento. Empezar con un tratamiento de Chongmai o Daimai puede ser una buena idea. Hay que decidir, en términos generales, si hay que ayudar al paciente a liberar un trayecto de patología acumulada (Dai) o si hay que ayudarle a generar recursos (Chong).

Guía de referencia para el tratamiento de los Ocho canales Extraordinarios

Puntos de apertura

Los puntos de apertura no forman parte de la tradición Clásica, sino que se incorporaron en el siglo XI y en su inicio son la obra de Xu Feng, autor de Obras completas de la acupuntura, Zhēnjiǔ Dàquán 针灸大全[3]. Su uso no es obligatorio. Con la estandarización de la medicina que tuvo lugar a mediados del siglo XX, todo lo que quedó sobre los Ocho Extraordinarios fueron los puntos de apertura de la dinastía Ming. La función de los puntos de apertura es simplemente la de sondear el nivel del Yuan Qi; estos puntos no tratan el canal. Algunos de los puntos de apertura son puntos Shu-Arroyo que se utilizan en casos en los que predomina el exceso y se necesita drenar. Algunos de los puntos de apertura son puntos Luo (todos los puntos Luo conectan con el Yuan Qi-Fuente). La inserción de los puntos de apertura tiene que realizarse con técnica vibratoria, técnica de agitación o técnica de la escucha para poder indicar energéticamente que se va a realizar un tratamiento de los Ocho Extraordinarios. Si un punto Luo se pincha sin más, por ejemplo, el cuerpo registra que se ha pinchado un punto Luo en el canal Primario; el sangrado de un punto Luo, informará al cuerpo de que se está tratando un canal Luo. Ninguna de estas técnicas dará a entender al cuerpo que se está procediendo a realizar un tratamiento a nivel de los Ocho Extraordinarios.

[3] En el siglo III, Wang Shuhe introdujo comentarios sobre los Ocho canales Extraordinarios (todavía pendientes de traducción) en los que proponía diferentes puntos de apertura.

Chongmai	B4 Gōngsūn 公孙 – Abuelo, nieto
Renmai	P7 Lièquē 列缺 – Relámpago resplandeciente
Dumai	ID3 Hòuxī 后溪 – Barranco posterior
Yin Weimai	Pc6 Nèiguān 关内 – Paso interno
Yang Weimai	TC5 Wàiguān 外关 – Paso externo
Yin Qiaomai	R6 Zhàohǎi 照海 – Mar luminoso
Yang Qiaomai	V62 Shēnmài 申脉 – Canal extendido
Daimai	VB41 Zúlínqì 足临泣 – Lágrimas que caen a los pies

Principios de los puntos de apertura

1. En el segundo ancestro y tercer ancestro, el punto de apertura se pincha unilateralmente en el lado derecho en mujeres y en el lado izquierdo en hombres.
2. Renmai se abre siempre en el lado izquierdo tanto en hombres como en mujeres. Dumai se abre siempre en el lado derecho tanto en hombres como en mujeres. Esto se debe a que prenatalmente, el lado izquierdo es Yin y el lado derecho es Yang.
3. En los tratamientos de Chongmai cuya intención es la de nutrir el Qi postnatal, el punto de apertura se localiza en el lado derecho en mujeres y en el lado izquierdo en hombres. Si la intención es la de reforzar el Qi prenatal, el Chongmai se abre en el lado izquierdo en mujeres y en el lado derecho en hombres.
4. Podemos optar también por tratar el punto de apertura y el canal en el mismo lado del pulso en que hemos detectado un pulso de Ocho Extraordinarios de ese canal.

Puntos de trayecto

Los puntos de trayecto son aquellos puntos que no son los de apertura que definen el trayecto y con los cuales se trata el canal Extraordinario.

Pares emparejados

Los pares emparejados son, generalmente, puntos de apertura de otro canal Extraordinario que se utilizan para potenciar el tratamiento. Se insertan al final. Solo se incluyen cuando su función es necesaria en el tratamiento en cuestión, es decir, si su función no ha sido cubierta por los puntos previamente insertados. En la mayoría de ocasiones no son necesarios.

La teoría de los pares emparejados tiene su origen en el siglo XVII de la mano de Yang Jizhou, autor de *El gran compendio de la acupuntura y la moxibustión* (Zhēnjiǔ Dàchéng 针灸大成). Los puntos fueron desarrollados por Yang Jizhou quien apenas los llegó a utilizar. En la dinastía Ming los puntos emparejados eran: B4 con Pc6; P7 con R6; V62 con ID3; VB41 con TC5. La aplicación clásica de los Ocho canales Extraordinarios no incluye los pares emparejados a menos que haya una razón específica para incluirlos de acuerdo a las funciones del punto par emparejado.

Si se quiere trabajar con los ocho Extraordinarios emparejándolos entre sí, cabe indicar que pueden emparejarse indistintamente. Los pares designados durante la dinastía Ming responden solo a uno de los modelos de emparejamiento de los muchos posibles.

Técnica de punción de los Ocho canales Extraordinarios

La técnica de punción en el tratamiento de los Ocho Extraordinarios es clave. Por ejemplo, si se pincha R6 y se aplica la técnica de sacar y penetrar, el cuerpo entiende que la intención es abordar el punto R6 como un punto del canal Primario. Si manipulamos el punto R6 con la técnica circular, el cuerpo entenderá que la intención es la de abordar el punto R6 como un punto Ahshi en un canal Tendinomuscular. Las técnicas de vibración y agitación son las más utilizadas en el tratamiento de los Ocho canales Extraordinarios. La finalidad de estas técnicas es la de generar una onda[4] profunda y sutil en un mar inmenso y espeso de Jing.

1. *Vibración*: sujetar la aguja con una mano y hacer vibrar el extremo del mango con el punto Pc8 Láogōng 劳宫 de la otra mano. Esto impulsa el movimiento en el canal. Esta técnica se puede realizar a un nivel profundo o medio y depende de la intención del terapeuta. También se puede sujetar la aguja con el pulgar y el índice y hacerla vibrar. Cuando se hace correctamente, se genera una sensación muy sutil de zumbido por todo el cuerpo. Es muy importante que el terapeuta esté lo suficientemente calmado y enraizado, sintiendo el peso de su cuerpo a través del suelo.
2. *Agitación*: presionar empujando a la vez que moviendo la aguja con un arco más amplio que el de la técnica de vibración. Es más fácil de realizar que la vibración, pero no es tan potente. Utilizar la técnica de agitación cuando la técnica de vibración resulte demasiado difícil.
3. *Escuchar*: significa permanecer receptivo al Qi tras pinchar el punto. Se pincha a nivel profundo (nivel prenatal) sacando y penetrando la aguja, luego se arrastra la aguja al nivel medio (postnatal). Esta técnica se aplica a los puntos de apertura que además de ser de apertura también son puntos Luo.
4. *Dispersión*: para dispersar un punto se hace vibrar *rápido*.
5. *Tonificación*: para tonificar un punto se hace vibrar *despacio*.
6. Los puntos de apertura de los canales Yin se pinchan en la hendidura más grande.
7. Los puntos de apertura de los canales Yang se pinchan en la zona donde la piel y la fascia

[4] NT: del original en inglés *ripple* que se refiere a las ondulaciones u ondas que se generan en la superficie del agua y que se propagan de manera centrífuga, como ocurre con las ondas que se forman cuando lanzamos una piedra sobre el agua tranquila.

convergen.

8. Como ocurre con todos los puntos de acupuntura, la localización de los puntos de apertura a veces difiere de la localización que se indica en los libros.

Duración del tratamiento

La retención de las agujas debería ser de 40 minutos a partir de la inserción de la primera aguja.

Ciclo de tratamiento

En términos generales los tratamientos de los Ocho canales Extraordinarios deberían realizarse una vez por semana durante un tiempo. Cuando empiezan a entreverse claramente los cambios en el paciente, los tratamientos pueden empezar a espaciarse a cada dos y luego cada tres semanas. La duración de un ciclo de tratamiento entero es de tres meses o de cien días, que es el tiempo que se tarda en modificar o movilizar el Jing. En casos de emergencia, los Ocho Extraordinarios se tratan tres días consecutivos y se descansa tres días en este intervalo hasta que se consigue el cambio deseado.

Punción unilateral en el tratamiento de los Ocho canales Extraordinarios

Tradicionalmente los Ocho Extraordinarios se trataban unilateralmente. Li Shizhen consideraba irrespetuosa la punción bilateral de los Ocho Extraordinarios y trataba unilateralmente en el lado correspondiente al lado en el que encontraba un pulso indicativo de los Ocho canales Extraordinarios. Según Sun Simiao, si encontramos un pulso de los Ocho Extraordinarios en ambos lados, el tratamiento se realiza bilateralmente.

En mi propia práctica clínica, constato sin excepción que una punción unilateral produce un efecto más potente en el cuerpo que una punción bilateral. Esto es debido a que lo natural para el cuerpo es buscar el equilibrio y la simetría. Cuando estimulamos un punto de acupuntura, el cuerpo estimula el punto contralateral en un intento de generar el mismo efecto y de esta manera poder equilibrar ambos lados. El cuerpo se instruye a sí mismo para producir un efecto curativo a nivel interno. Este es un efecto muy potente que genera el propio cuerpo. La mayoría de veces aun tratándose de punción unilateral los pacientes refieren sensaciones tanto en el lado pinchado como en el que no está pinchado. A veces incluso refieren una mayor sensación en el otro lado (el que no está pinchado). El hecho de que el cuerpo pueda generar este efecto por sí solo significa que la curación o el movimiento del Qi pueden ser aprendidos por el cuerpo, por lo que es muy probable que el cuerpo sea capaz de reproducir el mismo efecto después del tratamiento.

Combinación de los Ocho canales Extraordinarios

Cuando sea necesario combinar dos canales Extraordinarios en un mismo tratamiento el orden de punción será el siguiente:

1. El punto de apertura del canal prioritario (en el lado que corresponda en función de nuestra preferencia por el criterio de género o el del pulso).
2. Puntos de trayecto seleccionados de ese canal en ese lado del cuerpo.
3. Puntos de trayecto del segundo canal Extraordinario a tratar en el lado opuesto.
4. Punto de apertura del segundo canal Extraordinario en el lado donde hemos tratado los puntos de trayecto que corresponden a este canal.

Puntos adicionales en los tratamientos de los Ocho canales Extraordinarios

En la mayoría de tratamientos de los Ocho Extraordinarios no es necesario añadir puntos adicionales. Los canales y sus trayectos tienen un radio de actuación lo suficientemente amplio y un efecto altamente potente. Pueden añadirse puntos que conectan con el nivel Yuan: puntos He-Mar, puntos Mu, puntos Shu, puntos Reunión, puntos de Triple Calentador, puntos de Riñón, puntos de Renmai y Dumai, puntos de confluencia de los canales Distintos, puntos Yuan-Fuente y puntos Luo (porque conectan con el nivel Yuan-Fuente). Es bastante desaconsejable añadir un punto que no esté en el nivel Yuan o que no esté conectado con este. Estos puntos pueden suponer una distracción, y pueden acabar diluyendo la intención del tratamiento e incluso podrían acabar arruinándolo del todo.

Moxa en los tratamientos de los Ocho canales Extraordinarios

Al utilizar moxa en los tratamientos de los Ocho Extraordinarios, se aplican tres conos en el (los) punto(s) que se quiere(n) estimular. Las excepciones son Renmai para el que utilizaremos siete conos en lugar de tres, y Dumai para el cual utilizaremos un cono. Un cono es el equivalente a un pedazo de moxa del tamaño de un grano de arroz.

Conexiones profundas entre los Ocho canales Extraordinarios y los Órganos Curiosos

Dumai, los canales Qiao y los canales Wei conectan profundamente con el cerebro y la Médula.

Chongmai, Renmai, Dumai y Daimai guardan una estrecha conexión con el útero.

Daimai y Yang Weimai guardan una estrecha conexión con la Vesícula Biliar.

Renmai, Dumai y los canales Qiao guardan una estrecha conexión con los Huesos.

Chongmai y Yin Weimai guardan una estrecha conexión con los Vasos Sanguíneos.

Diagnóstico de los Ocho canales Extraordinarios

El diagnóstico de los Ocho canales Extraordinarios se hace mediante la evaluación de:

1. Los signos y síntomas físicos y fisiológicos.
2. Los signos y síntomas psicológicos.
3. La toma de los pulsos según la técnica de los Ocho Extraordinarios.

Diagnóstico por el pulso de los Ocho canales Extraordinarios

La técnica de la toma de pulsos para los Ocho canales Extraordinarios debería ser enseñada de manera individual. Voy a intentar explicar el método en la medida de lo posible, pero, como todo lo que se explica en este manual, lo mejor es aprender con la práctica.

Se comprueba el pulso en una muñeca seguida de la otra, empezando por cualquiera de los dos lados.

1. Presionar todas las posiciones de manera simultánea hasta que se interrumpe el flujo de la sangre en la arteria radial. A este gesto lo llamamos *presión de 15 judías mungo*[5].
2. Se libera muy ligeramente la presión sobre la arteria radial para permitir que pase a través de esta la mínima cantidad de sangre posible. A esta fuerza que aplicamos se le llama *presión de 14 judías mungo.*
3. Se toma nota de la(s) localización(es) de cualquiera de los pulsos que hayamos percibido presionando hacia arriba contra nuestro dedo en esta posición de 14 judías.
4. Se vuelve de nuevo a la presión de 15 judías.
5. Comprobar si el pulso que habíamos percibido cuando estábamos ejerciendo una fuerza de 14 judías sigue notándose en esa(s) misma(s) posición(es) ahora que estamos ejerciendo una fuerza de 15 judías.
6. Si el pulso sigue presente allí bajo una fuerza de 15 judías, es indicativo de un pulso de los Ocho canales Extraordinarios. Se trata de un *pulso de los Ocho Extraordinarios.*

(Si el pulso que hemos encontrado desaparece a la presión de 15 judías, se trata entonces de un pulso de los canales Distintos)

7. Buscar la correspondencia del pulso detectado con las descripciones del gráfico de la parte inferior y tratar el canal correspondiente.
8. Si el pulso se percibe en las tres posiciones, hay que soltar la presión en los tres pulsos de manera simultánea, muy muy despacio. Si el pulso sigue el impulso ascendente:
   a. hasta el nivel superficial, se trata de un pulso Du;

[5] NT: del original *15 Mung Beans*, *15 judías mungo* se refiere a la presión que ejercemos en la toma de pulsos sobre la arteria radial y que sería la equivalente al peso de 15 judías mungo. El concepto del peso de las judías mungo es propio de las enseñanzas de la tradición oral de la Pureza del Jade que Jeffrey C. Yuen representa.

b. hasta el nivel medio y allí se detiene, se trata de un pulso Chong;

c. solo se mueve en el nivel más profundo y deja de seguir antes de llegar a la cúspide de los niveles profundo y medio, o si ni tan solo se mueve del nivel más profundo, se trata de un pulso Ren.

Si el pulso se siente aquí	Tratar este canal
Solo en la posición cun	Yang Qiaomai
Solo en la posición chi	Yin Qiaomai
Solo en la posición guan	Daimai
En la posición cun y guan	Yang Weimai
En la posición guan y chi	Yin Weimai
En la posición cun y se extiende por la eminencia tenar	Yang Weimai
En la posición chi y se extiende proximalmente	Yin Weimai
Cun, guan y chi y flota a nivel Wei	Dumai
Cun, guan y chi y flota a nivel Ying	Chongmai
Cun, guan y chi y no flota	Renmai

Si un pulso se encuentra de manera simultánea en la posición cun y chi, puede indicar una interacción entre los canales Qiao.

Tratamientos complementarios con aceites esenciales (simplificado)

Se aplica una cantidad minúscula de aceite esencial en el punto de apertura y, si es necesario, en los puntos del trayecto que se han seleccionado. Una buena manera de conseguirlo es dando al paciente un palillo y enseñarle a rozar simplemente con la punta del palillo el borde del frasco para poder recoger la mínima de las cantidades posibles y tocar con la punta del palillo todos los puntos a tratar sin volver a tocar la botella. Resulta difícil a veces poder hacer entender al paciente lo ínfima que es la cantidad que se necesita. La piel no debería relucir de aceite en absoluto. Estas son las tres razones para el uso de mínimas cantidades de aceite:

a. más cantidad de la indicada satura los receptores nerviosos y el cuerpo los desactiva, por lo que el aceite no podrá actuar;

b. más que una minúscula cantidad en V1 puede ser peligrosa, ya que puede migrar al ojo por medio de los aceites naturales de la piel;

c. la más pequeña de las cantidades aporta la cantidad máxima de estimulación para el punto.

Canal	Punto/s	Aceite(s) Esencial(es)
Chongmai	B4	Si solo se trata el punto de apertura: pachuli, o mezcla de pachuli y angélica. Si se trata B4 con puntos de trayecto, se utilizan los siguientes aceites en los puntos de trayecto tras aplicar Pachuli en B4.
	1er trayecto	Ajedrea
	2° trayecto	Violeta Pc6 tiene que cerrar el trayecto: salvia
	3° trayecto	Cedro
	4° trayecto	Ajedrea
	5° trayecto	Pachuli
Renmai	P7	Musgo de roble, o mezcla de azahar y jengibre
Dumai	ID3	Mezcla de cedro y romero o mezcla de cedro y hoja de canela. Si se trata ID3 como punto emparejado con V62, se utiliza la mezcla de hinojo, hoja de canela y artemisa en ID3
Yin Weimai	Pc6	Salvia o una mezcla de vetiver, incienso y vainilla, o una mezcla de rosa y melisa
Yang Weimai	TC5	Mezcla de árbol del té y romero, o mezcla de romero y citronela
Yin Qiaomai	R6	Jazmín o narciso, o mezcla de narciso, jazmín y enebro
Yang Qiaomai	V62	Hoja de canela o mezcla de hoja de canela y albahaca
Dai Mai	VB41	Artemisa para la Humedad-Frío, o mezcla de salvia, manzanilla romana y albahaca para la Humedad-Calor, o mezcla de artemisa, niaouli y sándalo

Protocolo de tratamiento de los Ocho canales Extraordinarios con aceites esenciales

Se aplica una cantidad minúscula de aceite esencial en el punto de apertura cada día durante 100 días. Si el paciente está recibiendo tratamiento de acupuntura la aplicación de aceite en los puntos de trayecto es opcional. La cantidad de aceite a aplicar en los puntos de trayecto, en caso de que se decida incluirlos, será ínfima.

Protocolo de tratamiento de los Ocho canales Extraordinarios

1. Se pincha el punto de apertura con técnica vibratoria/de agitación o de escucha. *(Este paso se puede omitir; los puntos de apertura no forman parte de la práctica Clásica, sino que fueron añadidos en el siglo XI)*

Los puntos restantes se pinchan con técnica vibratoria o de agitación.

2. Se pincha el primero de los puntos del trayecto en caso de que se trate de uno de los puntos que hemos seleccionado para tratar.
3. Se pinchan los puntos marca que se han seleccionado.
4. Se pinchan el resto de puntos que se han seleccionado del trayecto.

Nota: en caso de tratamiento simultáneo de dos canales Extraordinarios, después del paso 4, se pinchan los puntos del trayecto que se han seleccionado del segundo canal en el lado opuesto del cuerpo y en ese mismo lado se pincha el punto de apertura de ese segundo canal.

5. Se pinchan los puntos adicionales que se habrán escogido, si es que se ha escogido alguno (del nivel Yuan-Fuente).
6. Se le pide al paciente que se mantenga tranquilo y reflexivo.
7. Se dejan las agujas durante unos 40 minutos a partir del momento de la primera inserción.
8. Se retiran las agujas en el orden opuesto al de la inserción, es decir, la última aguja que se ha pinchado será la primera que se retirará.
9. Se deja al paciente acostado en la camilla unos minutos antes de pedirle que se vista.

Lista de referencia de los puntos de apertura, los primeros puntos y los puntos marca

Los puntos marca se localizan cerca de las articulaciones mayores, orificios o protuberancias. Un tratamiento Extraordinario bien formulado debería incluir puntos marca. Estos puntos sirven para delinear claramente el canal y generan una gran resonancia con el principio terapéutico del canal en particular.

Canal	*Punto de Apertura*	*Primer punto del trayecto*	*Puntos marca*
Chongmai	B4	Ren2	Ren2, R11, E30, R16, R21
Chongmai 2°	B4	R22	R27, E1
Chongmai 3°	B4	E30	Du1, Du4
Chongmai 4°	B4	R10	R10, V40
Chongmai 5°	B4	E30	E30, E36, E42
Renmai	P7	Ren2	Ren2, Ren8, Ren15, Ren22, Ren23, E4, E1

Dumai	ID3	Du1	Du1, Du14, Du20
Yin Weimai	Pc6	R9	B15, Ren22, Ren23
Yang Weimai	TC5	V63	V63, VB35, VB29, IG14, ID10, VB21, VB20, VB13
Yin Qiaomai	R6	R6	R6, R11, R16, R21, E12, V1, VB20
Yang Qiaomai	V62	V62	V62, VB29, IG15, V1, VB20
Daimai	VB41	H13	H13, VB27, VB28

Preguntas frecuentes sobre los tratamientos de los Ocho canales Extraordinarios

1. *¿Se puede considerar como tratamiento de los Ocho Extraordinarios solo la punción del punto de apertura del canal?* No, el hecho de pinchar cualquiera de los puntos de apertura con o sin el par emparejado no se puede considerar como un tratamiento de los canales Extraordinarios. Abrir (sondear) un canal de los Ocho Extraordinarios pinchando un punto de apertura sin completar el tratamiento puede resultar peligroso, ya que muchos de los puntos de apertura son puntos Luo que representan un acceso directo a la capa más profunda (la constitución). Esto significa que un patógeno que no ha sido gestionado debidamente podría conseguir el acceso a la parte constitucional por medio de los puntos de apertura. La manera de evitar este problema es pinchando puntos del trayecto.

2. *Pero los puntos Fuente de los canales Primarios, ¿no conectan acaso con los Ocho canales Extraordinarios?* En el capítulo 27 del *Nanjing* se dice que los Ocho canales Extraordinarios están más allá del alcance de los canales Primarios. Los puntos Yuan-Fuente conectan con el mecanismo de Triple Calentador y lo estimulan para distribuir mediante el Riñón derecho a lo largo de Dumai el Jing-Esencia del Riñón izquierdo, a los Zangfu, es decir, a los puntos Yuan-Fuente.

3. *¿Cómo localizo los puntos Shu de Riñón?* Los puntos Shu de Riñón en el pecho se encuentran a 0,5 cun laterales a la línea media anterior. Están justo en el borde de las depresiones formadas por lo espacios intercostales. La aguja se inserta de manera transversal.

4. *¿Por qué el tratamiento de un canal Extraordinario hace que mi paciente perciba un aumento de frío corporal?* Los canales Extraordinarios tienen acceso al Jing que es un medio frío. Cuando se modifica o se moviliza el Jing mediante un tratamiento de canales Extraordinarios, puede que el Frío se mueva por el cuerpo. Esto no resulta patológico, sino que es una respuesta al tratamiento, a menos que el Jing contenga Frío patológico, en cuyo caso el

8E

Frío puede estar dispersándose.

5. *¿No es Pc6 el punto emparejado de cualquier trayecto de Chongmai?* Pc6 se utiliza como punto emparejado en el segundo trayecto porque estimula la Sangre y abre el pecho que es la intención del segundo trayecto.

6. *Si la punción del punto de apertura es opcional ¿cómo va a saber el cuerpo que va a realizarse un tratamiento de canal Extraordinario?* Los puntos de apertura se introdujeron casi dos mil años más tarde a que se iniciaran los debates sobre los Ocho canales Extraordinarios y, con la excepción de los canales Qiao, estos ni siquiera se encuentran en sus respectivos trayectos. La acción de hacer vibrar o agitar las agujas es lo que en última instancia hace que el tratamiento de los Ocho Extraordinarios resulte inequívoco para el cuerpo.

TRATAMIENTOS DE CHONGMAI

Canal penetrante, Vaso del impulso, Mar de la Sangre, Mar de los 12 canales Primarios, Mar del Qi postnatal, Mar de los cinco Zang y los seis Fu, Eje central, Unión del Yin y el Yang.
Estos nombres denotan a Chongmai como la base de todo el Yin y de todo el Yang.

Mecanismos de Chongmai

Chongmai contiene el Jing que necesitamos para cumplir con nuestro destino. El rol de Chongmai es el de llevar el Yuan Qi en forma de Yin y de Yang a Renmai y Dumai para reforzar el Qi y la Sangre postnatal. El desarrollo de Chongmai se completa al final del primer ciclo de siete y ocho años y nos afecta profundamente a lo largo de toda la vida.

El tratamiento de Chongmai es profundamente revelador. Es como invitar al paciente a observar justo allí en las profundidades del océano la realidad de su propio ser. Cuando se trabaja con Chongmai, se trabaja con la propia naturaleza del ser, aquello que nace del Corazón. El rol de Chongmai es precisamente el de expresar la propia naturaleza mediante la conexión con el Corazón. Para poder hacerlo, primero hay que entender la Fuente de nuestra naturaleza, nuestro temperamento, lo que a su vez determina nuestro comportamiento, así como nuestros problemas de salud. Los problemas de incomodidad con la propia identidad racial, étnica y cultural y/o con el propio género o con la propia identidad sexual se tratan con Chongmai.

El Corazón alberga el Shen (Espíritu) y despliega el programa de vida que se conserva en los Riñones. Debido a esta relación esencial entre el Corazón y los Riñones, para una vida sana es imprescindible que exista una comunicación abierta entre estos dos centros. El Corazón es el gobernante soberano del individuo y permite la función de poder ejercer el control sobre el propio destino. El Corazón hace que el Espíritu brille en el exterior llevando el programa de nuestra vida a su realización, generando una completa satisfacción con nuestro destino.

Chongmai, del cual se derivan el Yin y el Yang postnatal del individuo, se conoce como el *proyecto de vida*. Es por ello que Chongmai es el origen de Renmai y Dumai. El Chongmai contiene la fórmula de la propia naturaleza de cada uno, la manera en que el Yin y el Yang se interrelacionan para generar la vida. Contiene el material genético para el despliegue de la vida individual. Este material tiene un impacto directo sobre la fertilidad y es transmitido a la siguiente generación.
Chongmai trata el daño sobre la constitución, que puede ser heredado o no, directo o indirecto ya sea por el efecto de xenobióticos, vacunas, pesticidas, envejecimiento, abuso sexual o trauma,

shock, trauma natal, alteraciones cromosómicas o defectos congénitos. En los casos en los que el destino requiere la presencia de una anomalía cromosómica, el rol de Chongmai es el de regular el Yin y el Yang para que puedan mediar el desequilibrio.

Chongmai representa la suma de nuestras experiencias emocionales y fisiológicas durante la fase uterina y marca el rumbo para el resto de esta vida. Si Chongmai ha sido bien nutrido será capaz de proveer la confianza en futuras relaciones al nivel más profundo. Si las necesidades básicas físicas y emocionales no son cubiertas, si Chongmai es desatendido, ya sea porque el amor es condicional, porque existen limitaciones en la ternura del contacto físico, al mecer, al consolar, al nutrir y/o si la nutrición que recibe el bebé se ve reducida (por ejemplo, por una falta de contacto con el pecho de la madre), el recto abdominal se tensa (se conoce como la *viga oculta*) y el niño va siendo programado para renunciar a la formación de vínculos o erigir barreras que impidan la generación de los mismos. El tratamiento del Chongmai representa una oportunidad para que el paciente sienta esas barreras, pudiéndose abrir a un ámbito de confianza personal e interpersonal.

Chongmai es el puente entre el entorno prenatal y el entorno postnatal. Una de sus funciones es la de conducir el Qi prenatal para que pueda reforzar el Qi postnatal. Chongmai refuerza el Bazo mediante el Yang de Riñón. Es por ello que con Chongmai se puede tratar patología relacionada con la asimilación, como pueden ser algunos problemas que se derivan de un déficit de Qi de Bazo prolongado. Estos problemas pueden llegar a manifestarse en forma de diarrea, síndromes de malabsorción, alergias alimentarias, intestino permeable, borborigmos y enfermedades degenerativas.

Con Chongmai se tratan las cinco acumulaciones. Cada una de las acumulaciones está asociada a uno de los órganos Zang. La acumulación del Corazón es la *viga oculta*; la del Pulmón es la disnea; la del Hígado son los depósitos de grasa; la del Bazo es la distensión central del abdomen; la del Riñón es el *síndrome Qi del cochinillo que corre*.

Al apoyar al Bazo de manera natural, el Chongmai genera la confianza y los límites sanos que se dan en las relaciones. Conecta con el Yang Puro de Estómago, conduciendo los Fluidos hasta los orificios sensoriales.

Chongmai establece el contacto entre Corazón y Riñón mediante uno de sus mecanismos inherentes, el Gran Luo de Shaoyin (ver detalle en la página 253).

Chongmai está casi completamente desarrollado a la edad aproximada de dos años (tres en cronología china que incluye el periodo de gestación). Hacia el final del primer ciclo de siete u ocho años Chongmai está completamente formado.

Chongmai prenatal y postnatal

La primera manifestación (o manifestación prenatal) de Chongmai ocurre durante la formación del embrión. Transcurre a lo largo de la profunda línea media del cuerpo y su función es la de separar el Yin y el Yang. Tras el nacimiento tenemos el Chong postnatal al cual podemos acceder mediante los puntos en la superficie del cuerpo. Nuestro análisis en este capítulo es sobre el Chong postnatal.

Signos y síntomas de Chongmai

Algunos de los siguientes signos y síntomas pueden aparecer cuando Chongmai no está funcionando adecuadamente:

Dolor en el Corazón, *síndrome Qi del cochinillo que corre*, dificultad para concentrarse o relajarse, problemas de sueño, ataques de pánico, ansiedad, sensación de nudo en el pecho, problemas digestivos, estasis de alimentos, nausea y vómitos, diarrea, colitis, reflujo esofágico, hemorroides, borborigmos, dolor de ombligo, dolor debajo del esternón con vómitos, diarrea a primera hora de la mañana, dificultad en la conservación de la Sangre, menstruaciones largas, sensación de sobrecarga, desequilibrio del Shen, sofocos, hipertensión arterial debida a insuficiencia renal.

Señal de la lengua: Chongmai a menudo se manifiesta en la lengua de una manera muy específica que se conoce como lengua de la *viga oculta* o lengua de *Qi de palillos chinos*. A cada lado de la línea media y próximas a esta pueden verse dos *vigas* o rieles estrechos y elevados que se extienden desde el Jiao superior al Jiao inferior. Estas franjas son el reflejo del trauma acumulado que ha afectado al Chong y que el cuerpo trata de contener en el Chongmai. Estas franjas indican que la viga oculta -la musculatura abdominal localizada entre los canales Primarios de Estómago y Riñón- está tensa. A consecuencia de ello Corazón y Riñón no pueden comunicarse. El color de una lengua típicamente Chongmai es violácea y tiene lustre o es violácea y pálida.

Presentación psicológica

El tratamiento de Chongmai puede ser adecuado para ayudar a las personas a descubrir su propia esencia cuando esta ha sido eclipsada, cuando ha sido reprimida por la educación u olvidada debido a las distracciones de la vida. Mediante la ayuda de Chongmai, los pacientes pueden llegar a reconocer cuáles de sus respuestas habituales son el resultado del condicionamiento social o familiar y cuáles de ellas emanan de la verdadera esencia de su ser. El tratamiento con Chongmai nos facilita la posibilidad de descubrir nuestro yo auténtico y puede ayudar a los pacientes a ahondar en sus más profundos deseos como vía para alcanzar la realización personal y la plenitud en su vida. Con Chongmai se pueden tratar los conflictos de identidad racial, étnica y cultural, así como la incomodidad con la propia identidad de género.

Chongmai tiene trayectos que ascienden el Yuan Qi y también tiene trayectos que lo descienden y lo asientan desde la base para poder equilibrar y conservar el Yin y el Yang. De esta manera, se puede considerar Chongmai como opción en pacientes cuyo ritmo vital los ha llevado al punto del agotamiento de recursos vitales. El tratamiento de Chongmai permite al paciente retirarse y reabastecer los recursos mediante la retirada del mundo externo durante un periodo de tiempo adecuado. Si el paciente no está preparado para asumir un periodo de descanso, podría llegar a interpretar que el efecto del tratamiento le provoca letargo, cuando lo que en realidad le está ofreciendo es una invitación para tomarse un descanso y un retiro necesarios.

Punción del punto de apertura

Gōngsūn 公孙, el nombre de B4, significa *Abuelo, nieto*. Este punto permite acceder a lo heredado, aquello que proviene de la familia y antes de ser pinchado requiere una palpación profunda. El punto puede presentar a menudo adherencias y tensión, por lo que hay que presionar profundamente con el dedo con el que palpamos para empezar a deshacer las adherencias antes de poder pinchar el punto profundamente. La punción puede ser profunda o bien profunda y seguidamente llevada al nivel medio (Luo). Puede que el paciente note el Qi rebelde. Esta es una reacción normal que se resuelve tras la inserción de E30. El punto de apertura debe pincharse para cada uno de los cinco trayectos.

Par emparejado

No es necesario añadir el par emparejado excepto en el caso del segundo trayecto de Chongmai en el que se añade el punto Pc6 solo como punto emparejado. La utilización de otros puntos emparejados podría comprometer la intención en el tratamiento de los otros trayectos.

Los cinco trayectos de Chongmai

Chongmai tiene cinco trayectos y cada uno de ellos tiene funciones muy diferentes. Es importante evaluar los signos y los síntomas en términos de los cinco trayectos, elegir uno o quizás dos de esos trayectos y a partir de allí focalizar el tratamiento. Tres de los trayectos son ascendentes y dos son descendentes. La punción en los trayectos ascendentes es en orden ascendente y en el caso de los trayectos descendentes el orden de punción es descendente.

Primer trayecto de Chongmai

Mar de los 12 canales Primarios, Mar del Qi, Mar de los cinco Zang y los seis Fu

Indicaciones de Chongmai (primer trayecto)

Con este trayecto podemos abordar problemas de déficit o exceso de Qi postnatal. Está indicado para traumas posparto, problemas relacionados con un déficit de Qi de Bazo innato, diarrea matinal, heces líquidas, alimentos mal digeridos, alergias que aparecen en los primeros años de vida, fatiga crónica con depresión, celiaquismo. Podemos tratar problemas que son producto de necesidades fisiológicas y emocionales que no fueron satisfechas desde el nacimiento.

Signo clásico principal: diarrea matinal (a primera hora de la mañana).

Situación general del pulso: no se percibe al Yang de Riñón nutriendo al Bazo. Ver también los pulsos de los Ocho Extraordinarios, página 240.

Puntos de Chongmai (primer trayecto)

Tiene su origen en el abdomen inferior, emerge del borde superior del hueso púbico **Ren2, R11**, luego **E30** donde emerge el Qi de Chong, **B12**, vuelve de nuevo hacia la línea media para conectar con el canal de Riñón en **R11, R12, R13, R14, R15**, hasta el punto marca **R16,** luego continua por **R17, R18, R19, R20, R21** (todos localizados a 0,5 cun de la línea media), se disipa en el pecho (cuando el Jing se distribuye hacia arriba y alcanza el pecho se dispersa).

Marcas: **Ren2, R11, E30, R16, R21.**

Trayecto completo: abdomen inferior, **Ren2, R11, E30, B12, R11, R12, R13, R14, R15, R16, R17, R18, R19, R20, R21.**

Nombre, traducción, funciones e indicaciones de los puntos de Chongmai (primer trayecto)

Ren2	曲骨	Qūgǔ	Hueso curvo	Nutre la Sangre.
R11	横骨	Hénggǔ	Curva en el hueso	Dolor genital.
E30	气冲	Qìchōng	Qi de Chong	Conduce la Esencia para reforzar el Qi postnatal.

B12	冲门	Chōngmén	Puerta de Chong	Asciende el Qi de Bazo.
R12	大赫	Dàhè	Gran manifestación	Trata leucorrea, prostatitis, incontinencia.
R13	气穴	Qixué	Punto de Qi	Prurito genital, estancamiento de Viento-Frío.
R14	四满	Sìmǎn	Cuatro abundancias	Trata el Qi estancado en el Jiao inferior: fibromas, alimentos mal digeridos, mucosidad, Sangre o Flema en las heces, dolor al defecar, regula los cauces de agua, reglas dolorosas con coágulos.
R15	中注	Zhōngzhù	Director central	Regula los bloqueos por Humedad-Calor: estreñimiento, bloqueos urinarios, prostatitis.
R16	肓俞	Huāngyú	Transporte de la membrana	Intestino permeable, edema, demasiados fluidos o falta de hidratación, armoniza Bazo y Estómago, endometriosis.
R17	商曲	Shānggǔ	Curva shang	Fortalece el Bazo, Humedad-Bi.
R18	石关	Shíguān	Barrera de piedra	Fortalece el Bazo. Moviliza las acumulaciones y concentraciones (alimentos, Sangre, Qi, fluido, Flema). Plenitud después de comer.
R19	阴都	Yīndōu	Capital del Yin	Fortalece el Bazo para problemas relacionados con la Sangre, estancamiento de Sangre, hemorragia.
R20	腹通谷	Fùtōnggǔ	Valle de la conexión del abdomen	Fortalece la digestión, fatiga después de comer, estancamiento de alimentos, mala digestión, poco apetito.
R21	幽门	Yōumén	Puerta misteriosa	Ayuda a ahondar en el misterio que cada uno guarda en su interior. Trastornos alimentarios, regula el Hígado cuando el Hígado invade al Bazo. Trata el hábito de comer para aliviar el estrés emocional. Facilita la contemplación interna y el descubrimiento de uno mismo.

El primer trayecto no tiene punto emparejado.

Principios terapéuticos de Chongmai (primer trayecto)

1. Conducir al Yang de Riñón para estimular al Yang de Bazo.
2. Fortalecer el Qi de Bazo mediante el Qi de Riñón.
3. Llevar el excedente de Qi postnatal a los Riñones para recargar el Qi prenatal.

Método de selección de puntos de Chongmai (primer trayecto)

Se eligen puntos del Jiao medio y del Jiao inferior.

1. Se eligen puntos del Jiao inferior (hasta R16) para disolver el estancamiento. Estos puntos generalmente se dispersan.
2. Se eligen puntos del Jiao medio (de R17 a R21) para déficits, para fortalecer el Bazo. (*Fortalecer* significa resolver la Humedad para permitir que el Bazo adquiera fuerza a diferencia de *tonificar* el Bazo que significa fortalecer directamente el Bazo).

Ejemplo de selección de puntos de Chongmai (primer trayecto)

B4, R11, E30, R16, R21.

Técnica de punción de Chongmai (primer trayecto)

Al palpar el canal Chong es posible encontrar zonas que presentan tensión. Hay que pinchar estas zonas para liberar toda la tensión (puntos Ahshi) en el recto abdominal antes de empezar con el tratamiento.

La intención en un tratamiento del primer trayecto es muy probable que pase por la tonificación del Qi de Bazo mediante el Qi de Riñón o la tonificación del Qi prenatal recogiendo y conduciendo el Qi postnatal hacia la Fuente. Al pinchar el punto desde el canal de Riñón, se orienta hacia el canal de Estómago o hacia el de Riñón, dependiendo de cuál sea la intención. Si la intención es la de llevar el Qi postnatal a los Riñones, se inserta la aguja a un cun lateral de la línea media y se orienta hacia la línea media de tal manera que cuando se alcanza el nivel Yuan, la punta de la aguja se encuentre a 0,5 cun de la línea media.

Si la intención es la de llevar el Yang de Riñón para fortalecer el Yang de Bazo, se pinchan los puntos de Riñón orientados hacia los puntos del canal de Estómago.

Protocolo de tratamiento de Chongmai (primer trayecto)

Todos los puntos se pinchan con técnica vibratoria.

1. Se pincha el punto de apertura, B4, en el lado derecho en mujeres y en el izquierdo en hombres.
2. Se pinchan los puntos marca que se hayan elegido, p. ej., E30, R16, R21.
3. Se pinchan el resto de puntos del trayecto que se hayan seleccionado empezando por los más distales y en dirección proximal.
4. Se revisa cada punto en el mismo orden en que se ha pinchado y se comprueba que el paciente siente, al menos, una vibración muy leve en cada punto.
5. Se le pide al paciente que visualice o que imagine la sensación de conexión de todos los puntos. En muchas ocasiones el paciente nos informará de que ya

Chongmai

Primer trayecto

8E

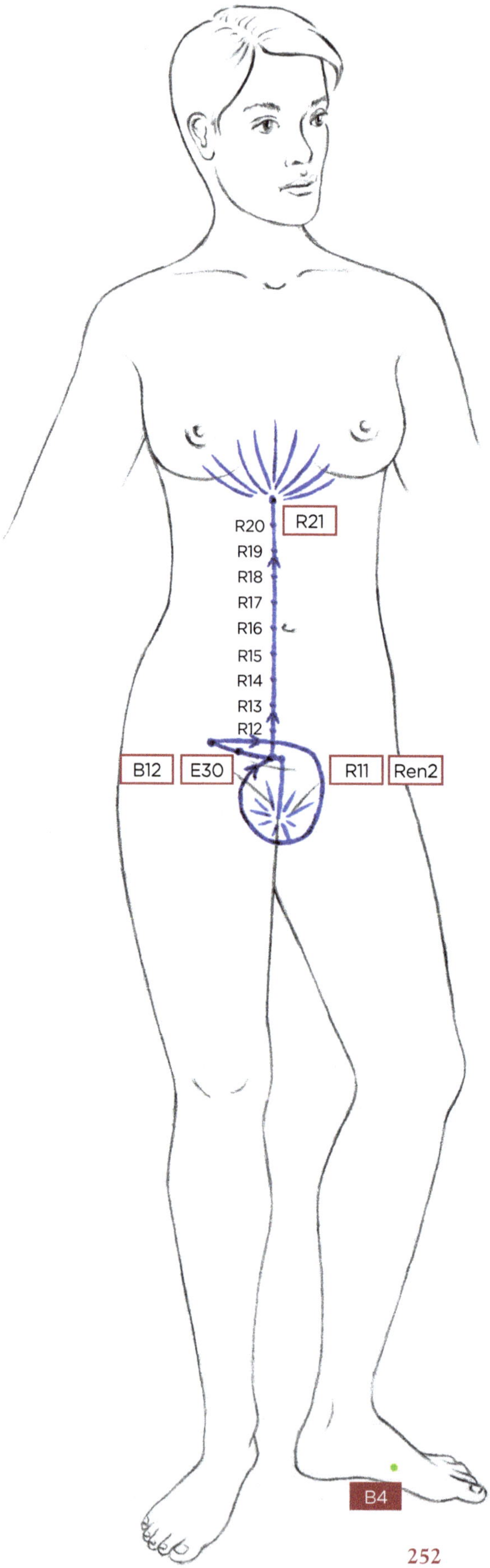

siente esta sensación de vibración.

6. Se toman los pulsos en la posición de los Ocho Extraordinarios. Deberían notarse los pulsos asentados a un nivel más profundo en la muñeca. De no ser así, habrá que hacer vibrar las agujas, para asegurarse de que se ha establecido la conexión con el nivel Yuan. Para ello se utiliza la intención más que la profundidad literal.
7. (Opcional). Se le da al paciente una afirmación que pueda repetir en voz alta o en silencio durante el tiempo de retención de las agujas, p. ej., *Mi energía natural se está recuperando, y me siento libre y relajado.*
8. Se dejan las agujas durante 40 minutos a partir de la inserción del primer punto del trayecto.
9. Se toman los pulsos en modo de Ocho Extraordinarios, se comprueban los cambios y se informa al paciente de estos.
10. Se retiran las agujas en el siguiente orden:
    a. punto de apertura;
    b. el resto de agujas en orden contrario al de la inserción.
11. Se deja al paciente cinco minutos en la camilla, preferiblemente solo, para favorecer unos instantes de reflexión.

8E

Segundo trayecto de Chongmai

Gran Luo de Shaoyin, Mar de la Sangre

Mecanismos de Chongmai (segundo trayecto)

El segundo trayecto de Chongmai es el enlace entre el Jing-Esencia y todos los otros humores. En este sentido se le conoce como Mar de la Sangre. El Estómago es el origen de la Sangre y los Fluidos. El segundo trayecto moviliza el *Yang puro* de Estómago (los Fluidos puros y claros que se forman en el Estómago) hacia arriba a los orificios sensoriales para poder mantener un nivel adecuado de percepción sensorial.

El segundo trayecto también comunica Riñón y Corazón. En este contexto se le conoce como el Gran Luo de Shaoyin. El paso de conexión entre Riñón y Corazón. El segundo trayecto termina en la cara y, por tanto, conduce Sangre hasta la cara.

Nota: el Gran Luo de Bazo conecta con este trayecto en Ren15. Un tercer Gran Luo, el Gran Luo de Estómago, que es en realidad el pulso cardíaco (se le llama también *Milla vacía*, Xūlǐ 虚里) también conecta con el segundo trayecto de Chongmai. Todos los canales Gran Luo conectan con el pecho, donde Esencia, Sangre y Fluidos confluyen. Estas conexiones son accesibles mediante el segundo trayecto de Chongmai, con los puntos Shu de

Chongmai

Segundo trayecto

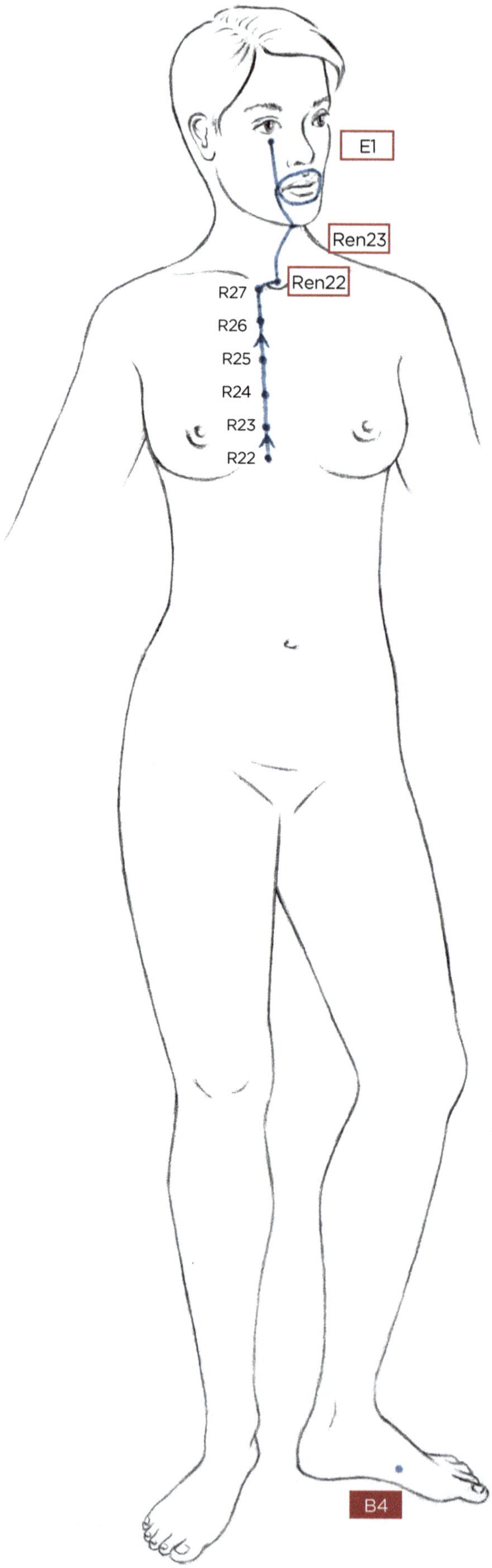

8E

Riñón en el pecho. Los tres canales Gran Luo (que son conectores de la Fuente a la Sangre, a diferencia de los canales Luo regulares que conectan la Sangre a la Fuente) juegan un papel primordial en la producción, gestión y movimiento de la Sangre. Es por ello que el segundo trayecto de Chongmai trata el estancamiento de Sangre. Está especialmente indicado para el Frío en la Sangre (el Frío en la Sangre se da a menudo durante el posparto, pero también se contrae por caminar sobre suelos fríos y, en general, por no mantener los pies calientes).

Al conectar con el pecho, el segundo trayecto conecta con el Qi Ancestral, (Zōngqì 宗氣 - Qi Confluente) y, por tanto, afecta al diafragma.

Indicaciones de Chongmai (segundo trayecto)

Fisiológico: dolor de Corazón con sensación de plenitud y de nudo detrás o debajo del esternón que provoca vómitos o las ganas de vomitar. Opresión en el pecho. Estancamiento de Sangre en Corazón e Hígado. Esplenomegalia. La viga oculta, dolor de Corazón, *síndrome Qi del cochinillo que corre*, ataques de pánico (fallo en la comunicación entre Corazón y Riñón), cara pálida, lengua pálida a veces con una tonalidad violácea.

Psicológico: falta de sentido de uno mismo. Incapacidad de sentirse nutrido internamente. Ataques de pánico psicosomáticos.

Signos clásicos principales: la viga oculta, dolor de Corazón, *síndrome Qi del cochinillo que corre* (ataques de pánico), estancamiento de Sangre.

Imagen del pulso: rugoso, especialmente en el Jiao medio. Ver también los pulsos de los Ocho Extraordinarios, página 240.

Puntos de Chongmai (segundo trayecto)

Todos los puntos Shu de Riñón (de R22 a R27) se localizan a medio cun lateral de la línea media.

R22, R23, R24, R25, R26, R27, Ren22, Ren23, rodea la boca, **E1**

El segundo trayecto vuelve a conectar con Renmai en Ren22, Ren23 y E1.

Nombre, traducción, funciones e indicaciones de los puntos de Chongmai (segundo trayecto)

Nota: en el contexto de los Ocho canales Extraordinarios, donde el Qi prenatal es preservado y protegido, los puntos Shu de Riñón se localizan en orden inverso al de los puntos Shu de Vejiga. De los puntos Shu de Vejiga, los del elemento Agua son los que se localizan en la zona más inferior, y los que corresponden al elemento Metal son los que se localizan a nivel más superior. Sin embargo, cuando los puntos Shu de Riñón se tratan en un contexto de Ocho Extraordinarios el punto más inferior es el punto Metal y el más superior es el punto Agua. En caso de que el objetivo sea el que dar apoyo al Qi de Bazo (Qi postnatal), el orden de los puntos Shu de Riñón es el mismo que el de los puntos Shu de Vejiga, p. ej., R26 acaba siendo Metal y R22 acaba siendo Agua.

R22 (Metal)	步廊	Bùláng	Caminando por el corredor	Para poder vislumbrar el sentido intrínseco y la grandeza de nuestro ser. Disipa el Pulmón y trata la tos.
R23 (Fuego)	神封	Shénfēng	Sello del Espíritu (Corazón)	Invita al espíritu que reside en el pecho a manifestarse. Para aquellos que sienten una sensación de vacío al reflexionar sobre el propósito de su vida. Incapacidad para coger aire, depresión, ansiedad, la sensación de presión que pesa sobre el Corazón.
R24 (Madera)	灵墟	Língxū	Ruinas del Espíritu	Ayuda a soltar. Estimula al paciente a querer poner orden en su vida, o a *poner orden a sus asuntos* antes de morir. Ayuda a soltar la vida de manera fluida sin que la persona sienta que la vida se está deteriorando o que ha sido incompleta. Trata los bultos en los pechos (mamas fibroquísticas) debido a la imposibilidad de soltar el estancamiento en el pecho.
R25 (Tierra)	神藏	Shéncáng	Depósito del Espíritu	Ayuda a que la auténtica naturaleza del Espíritu que ha sido enterrada se manifieste. Pérdida de apetito o ausencia de placer al comer. Trata la sensación de vacío y la dificultad para poder identificar algún atributo o rasgo de valor en uno mismo. Trata la irritabilidad, la amargura, el rechazo a mirarse por dentro y el victimismo.
R26 (Agua)	彧中	Yùzhōng	Centro vibrante	Pérdida de ánimo del Espíritu. Letargo, aburrimiento. Vigoriza el Yang de Riñón para apoyar al Yang de Bazo y lo conecta con el Pulmón arriba para *animar el centro*.
R27 (Maestro Shu de Riñón)	俞府	Shúfǔ	Almacén del transporte	Fortalece el Bazo para dar soporte a la función respiratoria y a la función de Corazón. Trata los prolapsos de la válvula del Corazón incluyendo el prolapso de la válvula mitral.
Ren22	天突	Tiāntū	Chimenea celestial	Resuelve la Flema en la garganta y el pecho.

Ren23	廉泉	Liánquán	Cresta en el manantial	Abre la garganta. Hace descender el Qi rebelde.
E1	称泣	Chēngqì	Soporte de las lágrimas	Recibe el Yang Puro de Estómago para su distribución a los orificios sensoriales. Realza la percepción sensorial.

Par emparejado: si se desea añadir un punto emparejado, Pc6 se puede añadir al final en el lado opuesto al punto de apertura.

Principios terapéuticos de Chongmai (segundo trayecto)

1. Nutrir y dar vigor a la Sangre a la vez que regular el Qi Ancestral-Zong-de Concurrencia/Pecho.
2. Comunicar Corazón y Riñón.
3. Llevar Sangre a la cara.
4. Permitir que el paciente encuentre sentido a sus experiencias. El segundo trayecto lleva Jing a nivel del Espíritu.

Método de selección de puntos de Chongmai (segundo trayecto)

B4, y luego el/los punto/s Shu de Riñón apropiados, luego Pc6.

El segundo trayecto de Chong es el único trayecto que requiere el uso de Pc6 como punto emparejado.

Protocolo de tratamiento de Chongmai (segundo trayecto)

Todos los puntos se pinchan con técnica vibratoria.

1. Se pincha el punto de apertura, B4, en el lado derecho en mujeres y en el izquierdo en hombres.
2. (Opcional). Se elige un punto, como mínimo, del primer trayecto, p. ej., E30.
3. Se pinchan los puntos marca que se hayan elegido, p. ej., R27, E1.
4. Se pinchan el resto de puntos del segundo trayecto que se hayan seleccionado.
5. Se pincha Pc6 en el lado opuesto a B4.
6. Se revisa cada punto en el mismo orden en que se ha pinchado y se comprueba que el paciente siente, al menos, una vibración muy leve en cada punto.
7. Se le pide al paciente que visualice o que imagine la sensación de conexión de todos los puntos. En muchas ocasiones el paciente nos informará de que ya siente esta sensación de vibración.
8. Se toman los pulsos en la posición de los Ocho Extraordinarios. Deberían notarse los pulsos asentados a un nivel más profundo en la muñeca. De no ser así, habrá

que hacer vibrar las agujas, para asegurarse de que se ha establecido la conexión con el nivel Yuan. Para ello se utiliza la intención más que la profundidad literal.

9. (Opcional). Se le da al paciente una afirmación que pueda repetir en voz alta o en silencio durante el tiempo de retención de las agujas, p. ej., *Me siento pleno, satisfecho y cómodo conmigo mismo.*
10. Se dejan las agujas durante 40 minutos a partir de la inserción del primer punto del trayecto.
11. Se toman los pulsos en modo de Ocho Extraordinarios, se comprueban los cambios y se informa al paciente de estos.
12. Se retiran las agujas en el siguiente orden:
    a. punto de apertura;
    b. el resto de agujas en orden contrario al de la inserción.
13. Se deja al paciente cinco minutos en la camilla, preferiblemente solo, para favorecer unos instantes de reflexión.

Tercer trayecto de Chongmai

Mecanismos de Chongmai (tercer trayecto)

El tercer trayecto de Chongmai es el responsable del ascenso del Yang desde Chongmai (que es el origen de todo el Yin y el Yang), al principio de Dumai. La conexión con Dumai se hace mediante Daimai con el que Chongmai también conecta. El trayecto moviliza el Yang Qi para vigorizar la Sangre, que al estancarse o en estado déficit, causa dolor.

El tercer trayecto repercute en los puntos Shu de Vejiga empezando por V17 que es el punto Reunión de la Sangre y también el punto Shu de Vejiga del Diafragma. Por tanto, con el tercer trayecto se pueden tratar el estancamiento de Sangre y el dolor asociado que aparece cuando el Hígado está tenso debido al Frío o a un déficit de Sangre. En este estado, el Hígado no puede controlar el flujo suave y uniforme del Qi en la musculatura lisa y, en especial, en la musculatura del útero.

Indicaciones de Chongmai (tercer trayecto)

Fisiológico: síndrome Bi aparentemente intratable, dolor en las articulaciones, bloqueo de los orificios sensoriales, rigidez de la zona lumbar, hernias discales, fracturas, estasis de Sangre, prolapsos, fugas y/o incontinencia de los orificios del bajo vientre, intestino permeable, enfermedad de Crohn, síndrome de colon irritable, problemas ginecológicos sobre todo relacionados con la incapacidad de sostener (abortos espontáneos, leucorrea, pérdidas de flujo vaginal), infecciones por hongos, fibromas, endometriosis, síndrome premenstrual, problemas urogenitales, prostatitis, incontinencia, dolor punzante en el Jiao inferior, enfermedad de Addison.

Psicológico: el tercer trayecto permite mantener las cosas mentalmente en su sitio, ya que es el Yang el que provee la energía necesaria para poder sostener las cosas en su debido lugar y la memoria se almacena en la Sangre (Chongmai es el Mar de la Sangre y el tercer trayecto conecta con Dumai, el Mar del Yang). Con el tercer trayecto se pueden tratar la enfermedad de Alzheimer, la demencia y la incapacidad de recuperar información de la memoria (Dumai conecta con el cerebro).

Puntos de Chongmai (tercer trayecto)

Ren2, E30, VB26, Du1 (o Du4), V17.

Principios terapéuticos de Chongmai (tercer trayecto)

1. Vigorizar el Yang.
2. Vigorizar el Yang para movilizar la obstrucción Bi causada por estasis de Sangre.

Ejemplo de selección de puntos de Chongmai (tercer trayecto)

B4, VB26 (-), Du4 (+), V17 (+). (+ significa tonificar, - significa dispersar)

- Se puede añadir V11 el punto Transporte superior de la Sangre y punto Reunión de los Huesos. Con este punto se puede tratar el síndrome Bi causado por estancamiento de Sangre.
- Cuando se tratan problemas del Jiao inferior, es necesario abrir el pecho con VB22 o P1.

Opciones de canales emparejados

Se puede añadir ID3 para potenciar el movimiento del Yang, si es necesario. O se puede añadir VB41 para relajar las articulaciones ancestrales[6] (por su conexión con Daimai).

Protocolo de tratamiento de Chongmai (tercer trayecto)

Todos los puntos se pinchan con técnica vibratoria.

1. El paciente debería estar tumbado en decúbito lateral con el pie que se va a pinchar bien colocado para facilitar un buen acceso a B4.
2. Se pincha el punto de apertura, B4, en el lado derecho en mujeres y en el izquierdo en hombres.
3. Se pinchan los puntos marca que se hayan elegido, p. ej., Ren2, E30, Du1 o Du4.

---

[6] NT: del original *ancestral sinews* que se refiere a las articulaciones pivote cuya esencia está recogida en el punto VB27 Cinco Pivotes Wǔshū 五枢. El punto se refiere a las cinco articulaciones pivotales (*tendinomusculares ancestrales*) cuya función es la de mantener la postura erguida y la integridad de la columna y las tres cavidades óseas y que incluyen el esternocleidomastoideo, el diafragma, el PSOAS, la musculatura paravertebral y el recto abdominal.

Chongmai

Tercer trayecto

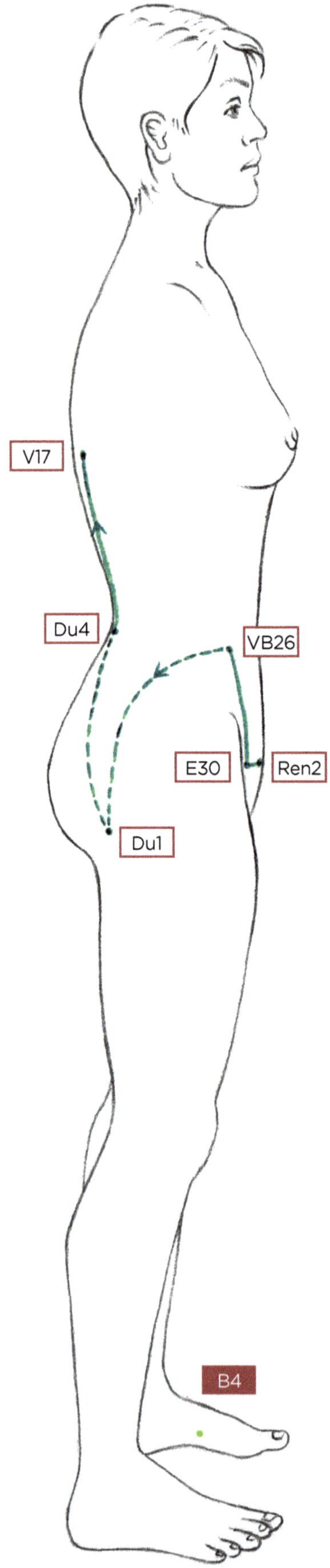

8E

4. Se pinchan el resto de puntos del tercer trayecto que se hayan seleccionado.
5. Se revisa cada punto en el mismo orden en que se ha pinchado y se comprueba que el paciente siente, al menos, una vibración muy leve en cada punto.
6. Se le pide al paciente que visualice o que imagine la sensación de conexión de todos los puntos. En muchas ocasiones, el paciente nos informará de que ya siente esta sensación de vibración.
7. Se toman los pulsos en la posición de los Ocho Extraordinarios. Deberían notarse los pulsos asentados a un nivel más profundo en la muñeca. De no ser así, habrá que hacer vibrar las agujas, para asegurarse de que se ha establecido la conexión con el nivel Yuan. Para ello se utiliza la intención más que la profundidad literal.
8. (Opcional). Se le da al paciente una afirmación que pueda repetir en voz alta o en silencio durante el tiempo de retención de las agujas, p. ej., *Me siento revitalizado; siento que mi Sangre se mueve.*
9. Se dejan las agujas durante 40 minutos a partir de la inserción del primer punto del trayecto.
10. Se toman los pulsos en modo de Ocho Extraordinarios, se comprueban los cambios y se informa al paciente de estos.
11. Se retiran las agujas en el siguiente orden:
    a. punto de apertura;
    b. el resto de agujas en orden contrario al de la inserción.
12. Se deja al paciente cinco minutos en la camilla, preferiblemente solo, para favorecer unos instantes de reflexión.

Cuarto trayecto de Chongmai

Mecanismos de Chongmai (cuarto trayecto)

El cuarto trayecto de Chongmai es el primero que desciende. Genera los canales Qiao y, por tanto, es responsable de dar apoyo a la estructura del cuerpo. Conduce el Jing al dorso del pie para dar apoyo a la estructura y al hueso. Este trayecto estimula a Riñón para que pueda mantener la postura y los huesos y para ascender el Qi y poder levantar aquello que se ha debilitado o que ha sufrido un prolapso por la falta de recursos. El cuarto trayecto conduce Yang Qi al Bazo.

Chongmai

Cuarto trayecto

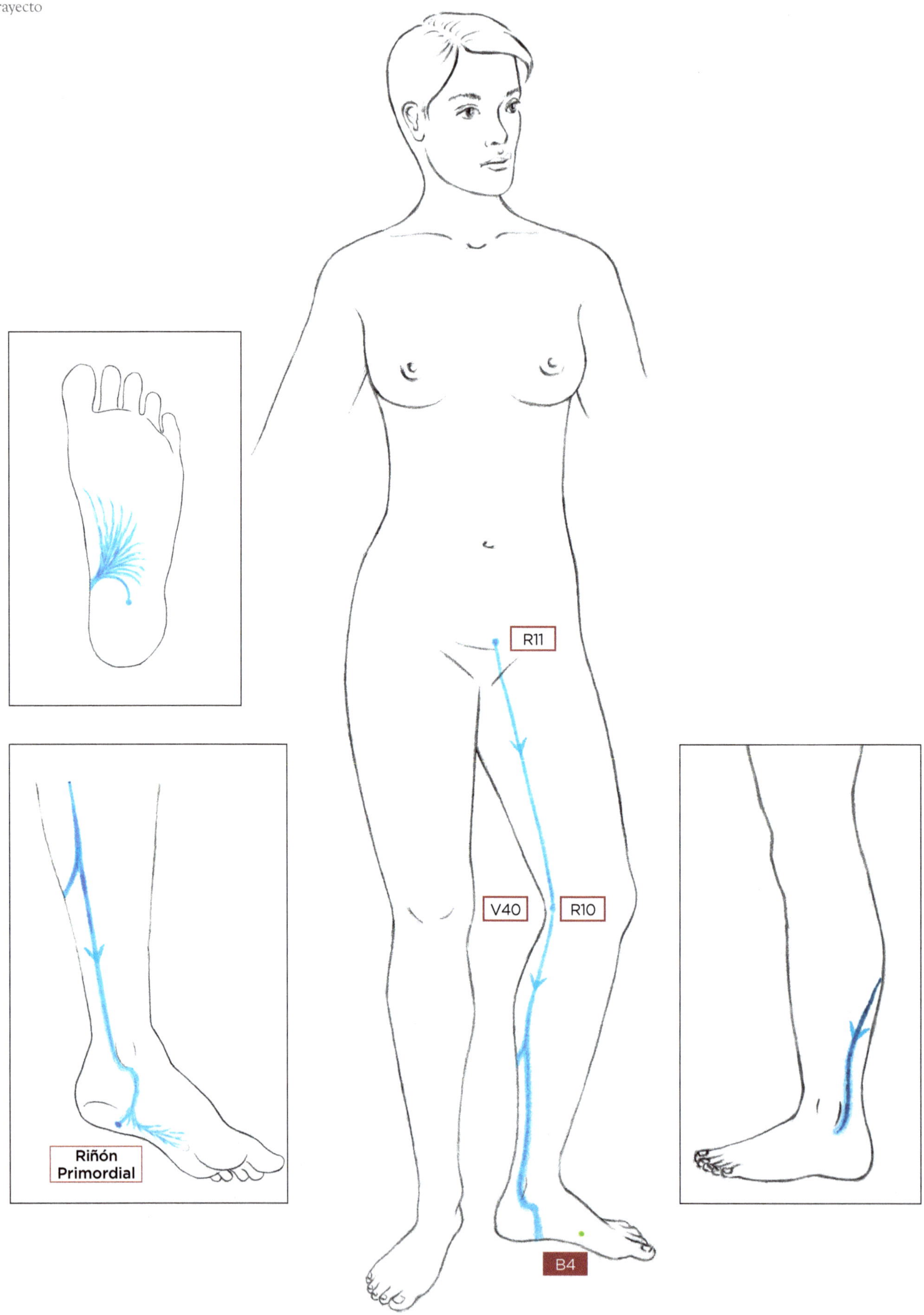

Indicaciones de Chongmai (cuarto trayecto)

Fisiológico: pérdida de Yang que afecta a la postura, asma, déficit de Yang debido a estasis de Sangre, problemas gastrointestinales, crecimiento retardado, ser más pequeño de la edad que corresponde, enanismo.

Psicológico: baja percepción de uno mismo en el momento presente, poco equilibrio psíquico. Deseo precoz de andar en un niño, antes de haber desarrollado la capacidad. Niños que no consiguen andar alcanzada la edad aproximada de dos años (no se debe enseñar a caminar; el proceso de caminar empieza cuando el sistema musculoesquelético y las energías Yang se desarrollan de manera adecuada y el cuerpo se siente preparado para ello).

Puntos de Chongmai (cuarto trayecto)

R11, R10, V40, (entre **R6** y **R3**) **Riñón Primordial** (posterior a R1, ver ilustración).

Nota: hay que estimular todos los puntos con moxa.

Par emparejado

(No es necesario) R6

Principios terapéuticos de Chongmai (cuarto trayecto)

1. Hacer ascender el Qi de Bazo mediante el Yang de Riñón.
2. Dar apoyo a la postura haciendo ascender el Qi de Bazo mediante el Yang de Riñón.

Protocolo de tratamiento de Chongmai (cuarto trayecto)

Todos los puntos se pinchan con técnica vibratoria.

1. Se pincha el punto de apertura, B4, en el lado derecho en mujeres y en el izquierdo en hombres.
2. Se pinchan los puntos del trayecto R10, V40, Riñón Primordial.
3. Se revisa cada punto en el mismo orden en que se ha pinchado y se comprueba que el paciente siente, al menos, una vibración muy leve en cada punto.
4. Se moxan todos los puntos del trayecto de manera segura hasta que el paciente siente el calor penetrante (se utiliza puro de moxa aproximándolo al máximo pero sin tocar la aguja).
5. Se le pide al paciente que visualice o que imagine la sensación de conexión de todos los puntos. En muchas ocasiones el paciente nos informará de que ya siente esta sensación de vibración.
6. Se toman los pulsos en la posición de los Ocho Extraordinarios. Deberían notarse

los pulsos asentados a un nivel más profundo en la muñeca. De no ser así, habrá que hacer vibrar las agujas, para asegurarse de que se ha establecido la conexión con el nivel Yuan. Para ello se utiliza la intención más que la profundidad literal.

7. (Opcional). Se le da al paciente una afirmación que pueda repetir en voz alta o en silencio durante el tiempo de retención de las agujas, p. ej., *Me siento rebosante de entusiasmo y eso me da vida.*
8. Se dejan las agujas durante 40 minutos a partir de la inserción del primer punto del trayecto.
9. Se toman los pulsos en modo de Ocho Extraordinarios, se comprueban los cambios y se informa al paciente de estos.
10. Se retiran las agujas en el siguiente orden:
    a. punto de apertura;
    b. el resto de agujas en orden contrario al de la inserción.
11. Se deja al paciente cinco minutos en la camilla, preferiblemente solo, para favorecer unos instantes de reflexión.

Pregunta frecuente

¿A qué profundidad se pincha el punto Riñón Primordial? Se utiliza una aguja de 1 cun, se presiona el tubo de manera muy firme introduciendo la aguja suavemente tan profundamente como sea posible, sin golpear. Generalmente, con este punto, a más profundidad, más leve es la sensación de la punción en el paciente.

Quinto trayecto de Chongmai

Mecanismos de Chongmai (quinto trayecto)

El quinto trayecto de Chongmai tonifica el Qi postnatal reforzando el Qi de Bazo y nutriendo la Sangre de Hígado de tal manera que el Qi postnatal puede apoyar al Yin de Riñón sin causar un déficit de Sangre. Si el Hígado llegara a desarrollar un déficit de Sangre, provocaría una sobrecarga en el Bazo. El quinto trayecto incluye los puntos Transporte superiores e inferiores del Mar de los Alimentos y los Líquidos, E30 y E36 respectivamente. El quinto trayecto procura una extracción correcta de los nutrientes adecuados a partir de los alimentos para garantizar un apoyo completo de los Cuatro Mares (Mar de los Alimentos y los Líquidos, Mar del Qi y la Sangre, Mar de las Médulas y Mar de los Zangfu y del Qi postnatal). El trayecto llega hasta el origen de los canales de Bazo e Hígado para equilibrar el Qi, en caso de que el Hígado invada al Bazo cuando el Bazo está en déficit.

Indicaciones de Chongmai (quinto trayecto)

Dificultad en la asimilación de los nutrientes debido a un déficit de Qi de Bazo, estasis de comida, náuseas, vómitos, diarrea, Viento intestinal (gases), colitis ulcerosa, celiaquismo, reflujo esofágico, hemorroides, borborigmo, dolor umbilical, fermentación (Humedad-Calor), las Cinco Ictericias que surgen debido a la alimentación (hepatitis, intoxicación alimentaria), alcohol, exceso de sexo, ictericia límbica (solo en las manos). El quinto trayecto transporta los nutrientes a los tejidos.

Puntos de Chongmai (quinto trayecto)

E30, E36, E37, E39, E42, H1, B1.

E37 y E39 son puntos Transporte de la Sangre.

E30 y E36 son puntos Transporte del Mar de los Alimentos y los Líquidos.

E42 genera el ascenso del Yang Puro de Estómago; transporta los nutrientes a los tejidos.

Nota: H1 y B1 se utilizan si el Hígado invade al Bazo. B1 es más apropiado para trastornos del Shen o sangrados (sangrado incontrolado). En caso de estancamiento de Sangre, se utiliza H1 para regular la Sangre, los Fluidos y el Qi.

8E

Par emparejado

Si se opta por añadir un canal se utilizan los puntos Yuan-Fuente.

Principios terapéuticos de Chongmai (quinto trayecto)

1. Tonificar el Qi de Bazo y nutrir el Yin de Estómago.
2. Promover el ascenso del Yang Puro de Estómago (Fluidos) para nutrir los orificios sensoriales.

Protocolo de tratamiento de Chongmai (quinto trayecto)

Todos los puntos se pinchan con técnica vibratoria.

1. Se pincha el punto de apertura, B4, en el lado derecho en mujeres y en el izquierdo en hombres.
2. Se pinchan los puntos marca que se hayan elegido, p. ej., E30, E36, E42.
3. Se pinchan el resto de puntos de trayecto que se hayan seleccionado siguiendo la dirección del trayecto.
4. Se revisa cada punto en el mismo orden en que se ha pinchado y se comprueba que el paciente siente, al menos, una vibración muy leve en cada punto.
5. Se le pide al paciente que visualice o que imagine la sensación de conexión de

Chongmai

Quinto trayecto

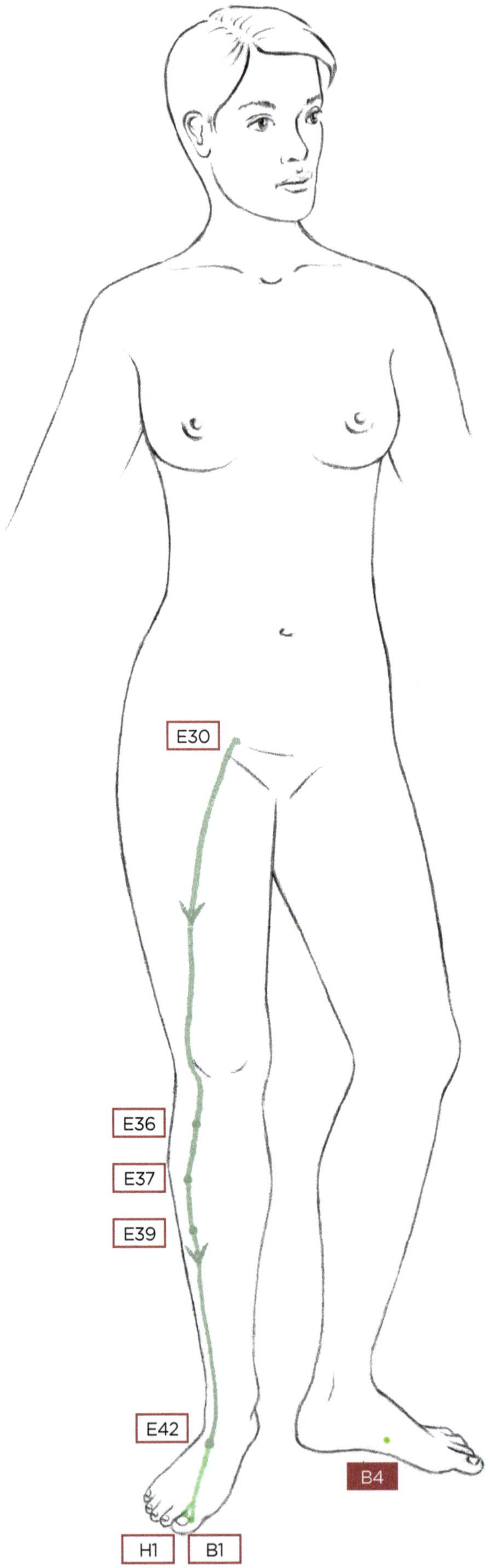

todos los puntos. En muchas ocasiones, el paciente nos informará de que ya siente esta sensación de vibración.

6. Se toman los pulsos en la posición de los Ocho Extraordinarios. Deberían notarse los pulsos asentados a un nivel más profundo en la muñeca. De no ser así, habrá que hacer vibrar las agujas, para asegurarse de que se ha establecido la conexión con el nivel Yuan. Para ello se utiliza la intención más que la profundidad literal.
7. (Opcional). Se le da al paciente una afirmación que pueda repetir en voz alta o en silencio durante el tiempo de retención de las agujas, p. ej., *Me siento relajado y nutrido en los más profundo de mi ser.*
8. Se dejan las agujas durante 40 minutos a partir de la inserción del primer punto del trayecto.
9. Se toman los pulsos en modo de Ocho Extraordinarios, se comprueban los cambios y se informa al paciente de estos.
10. Se retiran las agujas en el siguiente orden:
    a. punto de apertura;
    b. el resto de agujas en orden contrario al de la inserción.
11. Se deja al paciente cinco minutos en la camilla, preferiblemente solo, para favorecer unos instantes de reflexión.

TRATAMIENTOS DE RENMAI

Canal /vaso de la Concepción, canal de la Conexión, Mar del Yin

Renmai es un canal que pertenece al primer ancestro. Como Mar del Yin, provee los materiales para que el Mar del Yang (Dumai) pueda crear la estructura del cuerpo. Como canal de la Conexión, Renmai brinda la capacidad de sentirse íntegro y pleno con uno mismo.

Mecanismos de Renmai

El corte del cordón umbilical activa Renmai de manera inmediata. En el momento en que el alimento ya deja de llegar a través del cordón umbilical, Renmai empuja al bebé a buscar el alimento de la única fuente que hasta ese momento conoce, la madre. Renmai gobierna y a su vez es influido por el vínculo simbiótico que se forma entre madre y niño. Los ritmos de la supervivencia: la respiración, el ritmo cardíaco y los patrones de sueño se configuran todos a partir de Renmai. El canal entero está delineado y activo en el proceso de la nutrición. El acto de amamantamiento es un ritual de vinculación, un ritual Ren. Cuando la madre sujeta al bebé en brazos, ambos están con sus respectivos canales Ren enfrentados y la boca del bebé rodea el pezón. El bebé mira a los ojos de la madre y se sincroniza con la energía del ritmo cardíaco y la respiración de la madre. Existe un anhelo instintivo de unión. Si la vinculación se retrasa, si es restringida o si simplemente no llega a darse, el niño no llegará a experimentar el efecto natural de sentirse en un estado de unión. Como consecuencia, la capacidad del niño de generar vínculos de manera apropiada puede verse profundamente afectada para el resto de su vida. Si Renmai se va formando adecuadamente mediante la interacción plena y natural con la madre especialmente desde el momento del nacimiento hasta el momento en que Dumai se abre, es poco probable en última instancia que el individuo acabe viendo el mundo como un lugar lleno de decepciones y dolor. La formación de vínculos de manera apropiada mediante Renmai es de gran importancia durante toda la infancia, aunque lo es especialmente durante la primera fase de desarrollo.

Durante la fase de desarrollo de Renmai el niño todavía no tiene consciencia de ser un ser separado de su madre. El niño siente aquello que la madre siente como si esos sentimientos provinieran de su propio interior. Los sentimientos que el bebé experimenta durante la primera experiencia del alimento a través del pecho de la madre y, en menor grado, los sentimientos que el bebé experimenta a posteriori durante el periodo de lactancia, son las mismas que el niño asociará a un nivel inconsciente con la nutrición (en el sentido más amplio del término) para el resto de su vida. Es por ello que un bebé que es amamantado por una

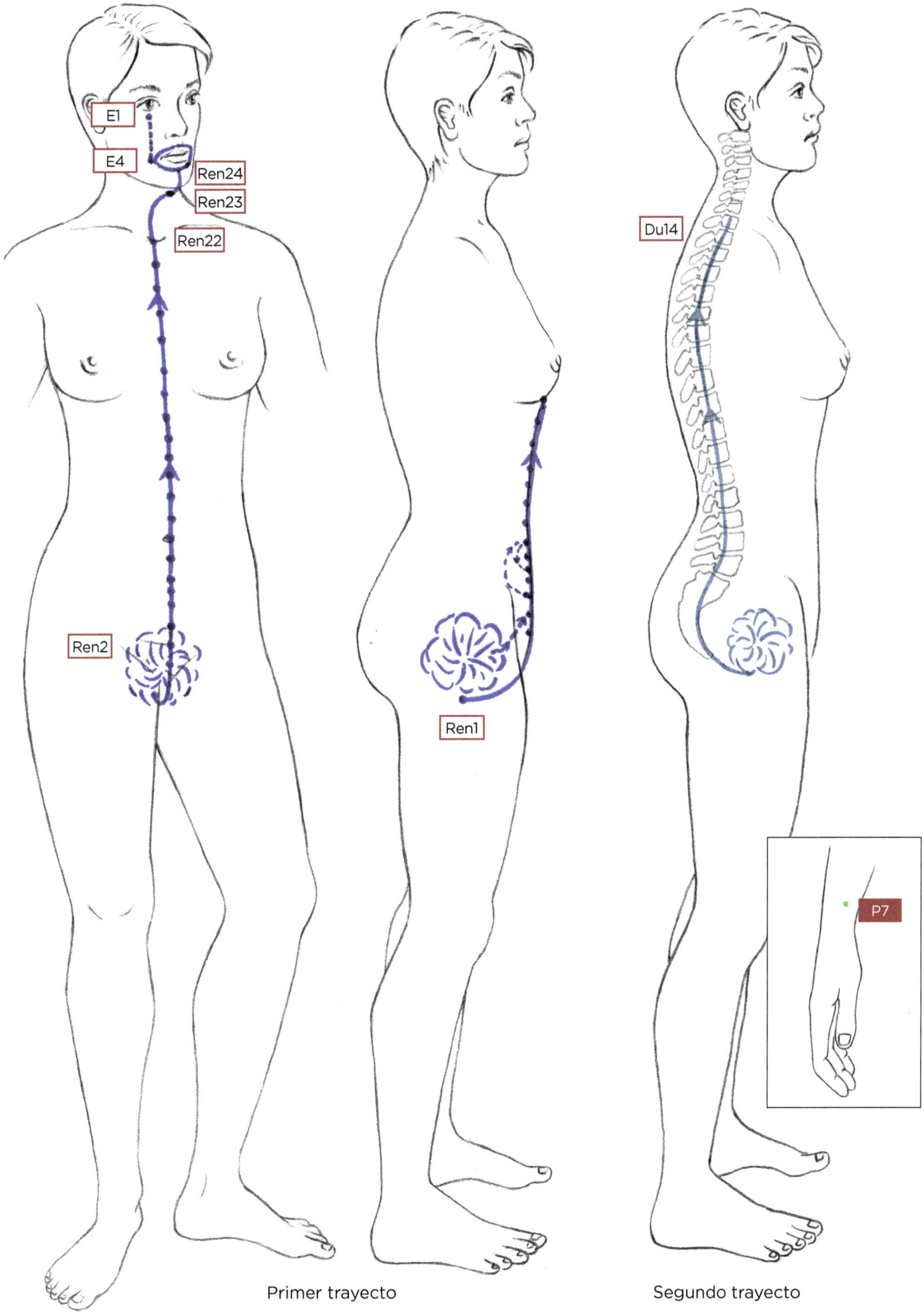

Primer trayecto

Segundo trayecto

madre ansiosa asociará la ansiedad con el amor y tenderá a formar relaciones sentimentales en las que la ansiedad será el rasgo principal porque Renmai habrá sido calibrado en ese tono. Este es el motivo por el que muchas personas sienten que no están realmente enamoradas a menos que la relación conlleve algún tipo de riesgo o que genere un grado de estrés. Al tratar conflictos en el ámbito de Renmai, es importante preguntar sobre la separación durante el parto y sobre la lactancia. Los tratamientos de Renmai pueden reprogramar los desequilibrios de vinculación del pasado (o la ausencia de estos) facilitando un proceso de vinculación sano en el presente y el futuro.

Nota: en la práctica clínica se observan en adultos muchas presentaciones clínicas que tienen su origen fundamentalmente en temas de Renmai. Ahora bien, habiéndose consolidado Renmai, se tiene que permitir que Dumai pueda desarrollarse también. Cuando llega el momento para la activación de Dumai, generalmente en el momento en que el niño desarrolla la capacidad de mantenerse de pie, fijarse en el sitio donde está la madre y poder caminar a una distancia segura, es primordial que a la vez que se sigue nutriendo Renmai de manera adecuada, la madre pueda dar inicio, por primera vez, al proceso de desapego, para permitir que la siguiente etapa de la infancia pueda desplegarse. Esto puede resultar a veces complicado para la madre.

La integridad del canal de Renmai puede verse profundamente afectada por el entorno del nacimiento. El abdomen, el pecho, la boca y los ojos son todos ellos parte del trayecto de Renmai. Estas zonas se activan poco después del nacimiento, por lo que respecta a la formación de vínculo. Para que Renmai se mantenga sano, su activación al nacer debería ser muy fluida, casi sin estrés, minimizando el sentido de corte con el todo. El nacimiento debería tener lugar en condiciones que reproduzcan el entorno intrauterino. El espacio debería estar cálido, relajado y ligeramente iluminado. Hay quien opta por dar a luz en agua a temperatura ambiente. El corte en el cordón umbilical debería realizarse solo después de que este haya dejado de generar pulsaciones, después de que el proceso largo y gradual de traspaso de la respiración haya concluido y los pulmones estén listos para asumir plenamente su responsabilidad en la función respiratoria. Aunque en ocasiones pueda resultar necesario, cortar el cordón antes de que este haya dejado de bombear representa una grave ofensa para Renmai al ser impactados los pulmones de manera artificial para tomar plena responsabilidad induciendo al bebé a un estado de supervivencia urgente de un modo demasiado brusco. Las prácticas modernas de parto en salas frías, bajo luces brillantes, en un ambiente frenético con perspectivas de urgencias, provoca un daño incalculable. Si hay que enmendar la sociedad en la que vivimos es imprescindible que adoptemos medidas para rehumanizar los partos lo máximo posible.

Estado fisiológico de Renmai

Cuando Renmai se encuentra en un buen equilibrio la persona se siente íntegra y plena consigo misma. Las asociaciones, las amistades y las relaciones se generan libres de necesidad y libres del deseo de ser necesitado.

Estado patológico de Renmai

En ausencia del sentimiento de integridad y plenitud con uno mismo, el cuerpo acumula y estanca el Yin como respuesta al sentimiento de necesidad. A medida que el Yin es desplazado para cubrir esta necesidad, genera estasis de Yin que conduce a su vez a un déficit de Yin cuando ese Yin deja de estar ampliamente disponible. En lo físico, una nutrición inadecuada genera un déficit de Yin a la cual el cuerpo responde acumulando Yin patológico. El Yin saludable genera anclaje y por tanto los tratamientos de Renmai ayudan al paciente a ver el mundo de una manera más enraizada. El hecho de experimentar un exceso de dependencia puede ser parte del destino (el del niño o el de la madre) y puede manifestarse como un estado de déficit de Yin que conduce a la acumulación de Yin por compensación y que se produce cuando el bebé está incapacitado o discapacitado: síndrome de Down, retraso mental, retracción del cuello, tumores en el raquis.

Indicaciones de Renmai

Signo clásico principal: déficit de Yin debido a la estasis de Yin.

Problemas del posparto: retención de loquios, lumbalgia, depresión posparto, estasis de alimentos, vómitos, estreñimiento, diarrea, hemorroides, síndrome de desgaste y sed[7], los cinco nódulos del cuello.

Imagen general del pulso: fino, o fino y rápido, y resbaladizo por la acumulación de Yin patológico del cuerpo como respuesta a la falta de Yin. Ver también la metodología de los pulsos de los Ocho Extraordinarios en la página 240.

Indicaciones físicas de Renmai

A continuación, las indicaciones físicas y fisiológicas de Renmai se han separado a modo de referencia fácil. Como ocurre con cualquier otro canal, en la práctica clínica no existe tal separación entre dos grupos de signos y síntomas.

- Déficit de Yin con estasis de Yin. El Yin se acumula como compensación por el déficit de Yin. Esto se manifiesta de incontables maneras, por ejemplo, la joroba de búfalo[8], depósitos de grasa a lo largo de la columna como ocurre con el síndrome de Down, dedos

[7] El síndrome de desgaste y sed, xiāokě 消渴, en este contexto de Renmai, se aproxima en sintomatología al término biomédico *diabetes insípida* (también conocida como *diabetes tipo 1*) asociada a una falta innata de insulina, es decir, a una constitución con déficit de Yin.

[8] El *cuello de bisonte* es el término común que se refiere a la acumulación de grasa en la zona posterior y dorsocervical del cuello, entre los omoplatos.

de manos y pies en palillo de tambor, miomas, endometriosis, tumores, quistes ováricos, dermatitis del pañal, hinchazón escrotal. También masas o tumores en zonas que son clave para la nutrición y la procreación: mamas, útero, ovarios, tiroides, próstata, testículos.

- Dolor testicular, disfunción genital.
- La sensación de algo que pesa sobre uno mismo, Humedad, opresión en el pecho.
- Problemas de válvulas o esfínteres, alrededor de los ojos, boca, tracto digestivo, esófago, intestinos, ano y uretra. Prolapso de la válvula mitral, estenosis, endurecimiento de las válvulas del corazón, estreñimiento de larga evolución, dificultad con el músculo orbicular de la boca y de los ojos, todos los problemas digestivos y el asma implican a esfínteres y/o válvulas. El Yin contiene al Yang y permite al Yang anclarse, por lo que Renmai controla el movimiento de los músculos esfínteres y las válvulas. Si se desteta a un niño antes de que este esté preparado para el destete, el músculo orbicular alrededor de la boca se tensará.
- Si la leche del pecho se reemplaza antes de hora por alimentos sólidos o leche de fórmula, el músculo esfínter digestivo se tensará, provocando cólicos, reflujo gástrico, y alergias alimentarias o sensibilidad al gluten como rechazo del niño a la sustitución del alimento. Posteriormente, el duelo experimentado por el rechazo causado por un destete temprano se manifestará con una tensión en los músculos orbiculares que es producto de la presión que ejerce el niño en la zona ocular al intentar reprimir esa emoción. Si al niño se le fuerza a controlar los esfínteres antes de que esté preparado para ello, esto puede causar un impacto en otros músculos orbiculares dando lugar a una visión deficiente y un estreñimiento de por vida.
- Dificultad de deglución.
- Humedad y Frío constantes.
- Sequedad, deshidratación.
- Dolor de espalda con sudoración abundante y rectificación del arco de la parte inferior de la espalda.

Indicaciones psicológicas de Renmai

- Dificultad para conectarse con el pecho y con la madre.
- Resistencias al destete prematuro que pueden manifestarse como intentos de controlar el entorno tensionando los músculos esfínteres. Un niño que siente que no puede controlar aquello que pasa a su alrededor puede desarrollar estreñimiento y de esa manera el niño siente que puede imponer su control al menos en las funciones de su propio cuerpo.
- Dificultad con el compromiso; dificultad a la hora de generar o mantener relaciones a cualquier edad. La persona tiene miedo o nota signos cardiovasculares cuando se encuentra ante una oportunidad de vincularse o al generar relaciones.

- La persona forma relaciones inapropiadas de manera habitual.
- La persona se siente incompleta, nunca se siente plena, tiene incapacidad para sentirse contenida. Siente que le falta algo. Nunca se siente satisfecha. Se siente desnutrida.
- La persona se siente incompleta sin una pareja; cree que solo puede sentirse completa si hay alguien más en su vida. Busca a su compañero del alma para poder sentirse completa. Anhela a su alma gemela.
- Problemas de dependencia y exceso de dependencia. La necesidad de sentirse protegido o de sentir el contacto físico constantemente. Esto suele ocurrir en un amplio espectro de situaciones que van desde la necesidad de contacto con una manta a la hora de dormir, independientemente del clima, o la reticencia a soltarse de las faldas de la madre en la etapa media de la infancia.
- Tendencia a controlar o ser controlado en las relaciones.
- Sentimiento de desconexión o de inconexión.
- Tendencia al victimismo.
- Le cuesta sentirse cómodo al responder a la gente.
- Necesidad constante de tener algo en la boca, verborrea.
- Renmai puede ser hiperestimulado y nutrido en exceso generando una vinculación excesiva que puede expresarse como una sensación de estar necesitado, falto de independencia, queriendo ser consentido, tiene incapacidad para tomar decisiones por sí mismo, y tiene tendencia a empezar las relaciones permitiendo una dependencia total. El exceso de nutrición conduce a un exceso de Yin (Flema, Humedad, estasis de Yin) y una tendencia a enfermar para poder amarrar a la persona de la cual depende.
- Renmai puede ser estimulado muy poco y puede estar en déficit generando dificultad para conectarse con otros.
- Yin insuficiente (habitual en bebés prematuros).
- Tendencia a comer sin sensación de saciedad, bulimia.
- Adicciones.
- Acumulación de exceso de Yin tras una pérdida que afecta a nivel muy profundo (como puede ser la pérdida de un hijo o la muerte prematura del padre o la madre), porque aquello que define Ren (la sensación de vinculación y conexión profunda) está ausente.
- Problemas de identificación. Dificultad a la hora de identificarse con el sexo propio, el grupo étnico o la conciencia de grupo.

Puntos de Renmai

Primer trayecto de Renmai

Empieza en el Jiao inferior detrás de Ren3 Zhōngjí 中极[9] y luego, **Ren1, Ren2, Ren3, Ren4, Ren5, Ren6, Ren7, Ren8, Ren9, Ren10, Ren11, Ren12, Ren13, Ren14, Ren15, Ren16, Ren17, Ren18, Ren19, Ren20, Ren21, Ren22, Ren23, Ren24, E4, E1.**

Segundo trayecto de Renmai

Tiene origen en la pelvis y transcurre hacia arriba por la columna hasta Du14:
Du1, Du2, Du3, Du4, Du5, Du6, Du7, Du8, Du9, Du10, Du11, Du12, Du13, Du14.

Punto de apertura de Renmai

En el útero, en el mar del líquido amniótico, el *aliento* llega mediante el cordón umbilical de una manera ininterrumpida. P7, Lièquē 列缺, Secuencia Rota, hace referencia al momento del origen del primer aliento, la primera interacción con el mundo externo. El bebé rompe con la totalidad que representa el ámbito intrauterino y empieza el proceso para encontrar su autonomía. P7 es un punto Luo y como tal conecta con los ámbitos prenatal y postnatal (la conexión de Luo a Yuan-Fuente).

Nombre, traducción, funciones e indicaciones de los puntos de Renmai

Ren1	会阴	Huìyīn	Encuentro del Yin	Nutre el Yin y drena la Humedad. Despeja el Calor por Vacío que se manifiesta en los genitales como prurito genital o sudor genital. Regula los canales Chong, Ren y Du. Moviliza la estasis de Yin. Despeja el Viento, trata la hinchazón genital. Resucita tras un ahogo. Punto de encuentro de Chong y Du.
Ren2	曲骨	Qǔgǔ	Curva en el hueso	Frío en el Hígado, impotencia, hernia, secreciones. Punto de encuentro con el canal de Hígado.
Ren3	中极	Zhōngjí	Polo central	Humedad-Calor en el Jiao inferior. Nutre el Yin y disuelve la acumulación de Yin. En general, se utiliza en problemas de plenitud. Punto de encuentro de los tres canales Yin de la Pierna.

[9] En el Lingshu se dice que Renmai empieza en el útero. Según Wang Shuhe tiene origen en E30.

Ren4	关元	Guānyuán	Paso del origen	Tonifica el Yang para promover la longevidad. Trata la amenorrea debido al Frío. Calienta el interior para movilizar las emociones. Trata el estancamiento de alimentos. Trata la estasis de Yin que ha impactado en el Shen. Se utiliza en déficits. Tonifica Riñón. Punto de encuentro de los tres canales Yin de la Pierna.
Ren5	石门	Shímén	Portal de piedra	Trata la Humedad-Calor en el Jiao inferior.
Ren6	气海	Qìhǎi	Mar del Qi	Trata las estasis de Yin, la pesadez de las extremidades, el Frío, la frigidez. Apoya al Bazo.
Ren7	阴交	Yīnjiāo	Intercambio del Yin	El punto principal para la infertilidad. Chongmai y Renmai se encuentran aquí. Regula el intercambio de Sangre y Esencia. Dispersar en acumulaciones de Yin: fibromas, quistes, tumores.
Ren8	神阙	Shénquè	Puerta de la torre del Espíritu	La primera cicatriz. Este punto no se pincha, solo se moxa. Humedad-Frío en Jiao inferior. Punto de resucitación. Estimula la consciencia, detiene la diarrea, regula los intestinos. Punto principal para problemas relacionados con la identidad.
Ren9	水分	Shuǐfèn	Separación de los líquidos	Ayuda en la separación de Fluidos turbios y puros y, por tanto, está indicado en problemas de Humedad como la ascitis. Cuando se moxa trata la Humedad y la Flema. Promueve la orina. No nutre el Yin. Moxar para el cierre de la fontanela. Contraindicado durante el embarazo.
Ren10	下脘	Xiàwǎn	Receptáculo inferior	Promueve la peristalsis y la eliminación. Trata la distensión, los alimentos no digeridos; hace descender el Qi en caso de náuseas, vómitos, reflujo. Punto de encuentro con el canal de Estómago.

Ren11	建里	Jiànlǐ	Fortaleciendo la distancia	Ayuda en la digestión, descomponiendo y madurando; hace descender el Qi de Estómago, tonifica el Qi de Bazo. Movimiento digestivo deficiente. Estasis de alimentos. Falta de asimilación de los nutrientes de los alimentos.
Ren12	中脘	Zhōngwǎn	Vaso central	Abre el Estómago (órgano), origen del canal de Pulmón. Regula el sistema digestivo entero. Trata problemas digestivos y estasis de Yin. Ayuda a promover la diuresis. Punto de encuentro de las Fu-Vísceras. Estimula el origen de los Fluidos y la Sangre. Punto de encuentro de los canales de Estómago, Intestino Delgado y Triple Calentador.
Ren13	上脘	Shàngwǎn	Vaso superior	Calma el Qi rebelde de Estómago y Pulmón que causa vómitos y tos. Calma el tracto digestivo alterado por hábitos alimentarios estresantes: comer sobre la marcha (mientras se hacen otras tareas) o comer de manera apresurada. Punto de encuentro de los canales de Estómago e Intestino Delgado.
Ren14	巨阙	Jùquè	Puerta gigantesca de la torre	Despeja el Fuego de Estómago y el Fuego de Corazón que perturban el Shen. Punto Mu de Corazón.
Ren15	鸠尾	Jiūwěi	Cola de tórtora	Punto Fuente de todo el Yin. Nutre el Yin, calma el Shen. Trata el dolor abdominal causado por estancamiento de Sangre. Estancamiento de Sangre, manía, retraimiento. Transforma la Flema. Humedece la Sequedad. Trata el dian-kuang[10] (manía y retraimiento). Punto Luo del canal Ren.
Ren16	中庭	Zhōngtíng	Corte central	Relaja el pecho.

[10] *Diān kuáng* 癫狂 es el término que históricamente se ha acuñado para definir toda una gama de desórdenes psicológicos y de comportamiento, cuya base común es la incapacidad de mantener un comportamiento social y que incluyen patología con múltiples manifestaciones que oscilan entre la manía (diān 癫) y el retraimiento (kuáng 狂).

Ren17	檀中	Dànzhong	Centro del altar	Transforma la Flema. Promueve la lactancia. Regula el Qi del pecho. Da apoyo al Gu Qi y al *Deqi* en la producción de Qi Ancestral/Zong/de Reunión/de Pecho. Problemas respiratorios crónicos. Punto Mu de Pericardio. Punto Reunión del Mar del Qi (punto sistémico de estimulación del Qi)
Ren18	玉堂	Yùtáng	Antesala de jade	Hace descender el Qi rebelde de Pulmón y Estómago. Angustia respiratoria con perturbación del Shen.
Ren19	兹宫	Zīgōng	Palacio púrpura	Hace descender el Qi rebelde de Pulmón. Angustia respiratoria con perturbación del Shen.
Ren20	华盖	Huágài	Marquesina del pecho	Relaja el pecho; trata el pecho; dolor clavicular y del costado.
Ren21	璇玑	Xuánjī	Eje de jade	Despeja el *Qi de hueso de ciruela* y el Fuego de Estómago. Trata el sentimiento de culpabilidad. No se moxa.
Ren22	天突	Tiāntū	Chimenea celestial	Resuelve la Flema en la garganta y el pecho y el Viento-Flema en la voz. Disuelve el bocio. Punto *Ventana al Cielo.*
Ren23	廉泉	Liánquán	Cresta del manantial	Abre la garganta, activa la lengua cuando hay pérdida de voz aguda y súbita. Viento en la cabeza, parálisis facial. Hace descender el Qi rebelde. Punto de encuentro con Yin Weimai.
Ren24	承浆	Chéngjiāng	Receptáculo del caldo	Despeja el *Qi de hueso de ciruela* el Fuego de Estómago. Trata el sentimiento de culpabilidad. No se moxa.
E4	会阴	Huìyīn	Granero de la tierra	Trata la sensación de vacío y oquedad.
E1	称泣	Chēngqì	Soporte de las lágrimas	Lagrimeo, picor e hinchazón ocular, distorsión visual, *moscas volantes* (miodesopsias). Desviación de la boca. Tinnitus. Acepta y recibe el Yang Puro de Estómago hacia los orificios sensoriales.

Principios terapéuticos de Renmai (primer y segundo trayecto)

1. Resolver la estasis de Yin que se manifiesta junto con déficit de Yin.
2. Nutrir el Yin para anclar el Yang.
3. Expulsar la estasis de Yin.
4. Anclar el Shen, el Yang y el Qi.
5. Calentar el interior, secar la Humedad y expulsar el Frío.

Diferenciación entre el primer y el segundo trayecto de Renmai

Dispersar el segundo trayecto (Dumai) genera un efecto tonificante en el primer trayecto (Renmai). La dispersión del primer trayecto tonifica el segundo trayecto. Es por ello que temas de Renmai se pueden abordar actuando sobre Dumai y de la misma manera Dumai puede ser tratado desde Renmai (a modo práctico y por simplicidad, en clínica es preferible trabajar desde el trayecto afectado).

La toma del pulso en el modo de los Ocho Extraordinarios (ver página 240) es clave para el diagnóstico del trayecto indicado. Si el lado izquierdo manifiesta un pulso Ren (independientemente de si se trata de hombre o mujer), es el primer trayecto el indicado. Si es en el lado derecho donde se manifiesta el pulso Ren, el segundo trayecto es el indicado y el pulso nos informa de que Renmai intenta dar apoyo a Dumai. Yin está transformándose en Yang. En este caso hay que seleccionar puntos en el segundo trayecto (Dumai) que nutran el Yin.

Método de selección de puntos de Renmai

Los puntos Ren del Jiao inferior tratan la incomodidad o malestar con el propio cuerpo (forma), raza o género. Estos temas generan problemas en el Jiao inferior: temas reproductivos e intestinales. Los puntos Ren del Jiao medio tratan problemas de intolerancias y alergias alimentarias de larga evolución y la pérdida del control del apetito. Los puntos Ren del Jiao superior tratan problemas respiratorios y del Shen y reconectan al individuo con la confianza y la fe en lo divino, como el bebé que confía en que sus necesidades serán atendidas sin tener que pedir.

Los puntos abdominales y de pecho de Renmai se clasifican en tres grupos de siete como reflejo de los ciclos de siete y ocho años. Cabe indicar que los tratamientos Ren, como todos los tratamientos de los Ocho Extraordinarios, se pueden aplicar tanto en hombres como en mujeres.

Origen de Renmai: Jiao inferior, luego va a Ren1.

Primera serie de siete, Jiao inferior:	Ren2, Ren3, Ren4, Ren5, Ren6, Ren7, Ren8	Déficits
Segunda serie de siete, Jiao medio:	Ren9, Ren10, Ren11, Ren12, Ren13, Ren14, Ren15	Déficits
Tercera serie de siete, Jiao superior:	Ren16, Ren17, Ren18, Ren19, Ren20, Ren21, Ren22	Estasis de Yin
El trayecto continúa:	Ren23, Ren24	La culminación del Yin
	E4, E1	La distribución del Yin a los orificios sensoriales

Técnicas de punción de Renmai

Todos los puntos de los Ocho Extraordinarios se hacen vibrar. Los puntos abdominales, por lo general, se manipulan mediante una vibración lenta (tonificación) y los puntos del pecho se manipulan generando una vibración rápida (dispersión). La razón por la cual se hace esta diferenciación está en que los puntos abdominales de Renmai se utilizan para tonificar déficits y los puntos del pecho se utilizan para dispersar excesos, ya que el pecho tiende a acumular Yin para poder compensar el déficit de Yin.

Los puntos de Renmai que tratan el Frío deberían tratarse con siete conos de moxa.

Punción del punto de apertura de Renmai

Presionar suavemente la eminencia tenar para extender el canal de Pulmón en su recorrido. De esta manera el punto de apertura se puede localizar más fácilmente. Soltar la presión. Pinchar hacia el pulgar. Puede que al paciente le entre sueño.

Ejemplo de selección de puntos de Renmai

Para resolver la estasis de Yin acompañada de déficit de Yin: P7, Ren1, Ren7, Ren12, Ren15, Ren17, Ren22, Ren24, E1

Para nutrir el Yin y anclar el Yang: P7, Ren1, Ren7, Ren12, Ren15, Ren24

Para expulsar la estasis de Yin: P7, Ren3, Ren4, Ren9, Ren17, Ren22

Para anclar el Shen, el Yang y el Qi: P7, Ren23, Ren18, Ren15, Ren4

Para calentar el interior, secar la Humedad y expulsar el Frío: P7, Ren6, Ren8, Ren9, Ren21

8E

Protocolo de tratamiento de Renmai

Se vibran todos los puntos

1. Se pincha el punto de apertura, P7, en el lado izquierdo en mujeres y en el derecho en hombres (se invierten los lados en Renmai y Dumai con respecto a la lateralidad de la punción del resto de los Ocho Extraordinarios). O, se puede abrir Renmai siempre en el lado izquierdo y Dumai siempre en el lado derecho independientemente del sexo.
2. Se pinchan los puntos marca que se hayan elegido, si los hubiera, en orden ascendente. Los puntos marca son: Ren2, Ren7, Ren9, Ren15, Ren17, Ren22, Ren23, Ren24.
3. Se pinchan el resto de puntos que se han seleccionado en orden ascendente para el primer trayecto y en orden descendente para el segundo.
4. Se revisa cada punto en el mismo orden en que se ha pinchado y se comprueba que el paciente siente, al menos, una vibración muy leve en cada punto.
5. Se le pide al paciente que visualice o que imagine la sensación de conexión de todos los puntos. En muchas ocasiones el paciente nos informará de que ya siente esta sensación de vibración.
6. Se toman los pulsos en la posición de los Ocho Extraordinarios. Deberían notarse los pulsos asentados a un nivel más profundo en la muñeca. De no ser así, habrá que hacer vibrar las agujas, para asegurarse de que se ha establecido la conexión con el nivel Yuan. Para ello se utiliza la intención más que la profundidad literal.
7. (Opcional). Se le da al paciente una afirmación que pueda repetir en voz alta o en silencio durante el tiempo de retención de las agujas, p. ej., *Me siento íntegro y pleno por dentro.*
8. Se dejan las agujas durante 40 minutos a partir de la inserción del primer punto del trayecto.
9. Se toman los pulsos en modo de Ocho Extraordinarios, se comprueban los cambios y se informa al paciente de estos.
10. Se retiran las agujas en el siguiente orden:
    a. punto de apertura;
    b. el resto de agujas en orden contrario al de la inserción.
11. Se deja al paciente cinco minutos en la camilla, preferiblemente solo, para favorecer unos instantes de reflexión.

TRATAMIENTOS DE DUMAI

Canal/vaso Gobernador, Mar del Yang, canal de la individualidad

Mecanismos de Dumai

El canal Dumai es el origen de todo el Yang y como tal calienta, sostiene y moviliza. Dumai gobierna la separación de la matriz materna, el funcionamiento de los tractos motores y sensitivos y el desarrollo de los reflejos, la culminación de la postura erguida, y el desarrollo de la curiosidad, la individualidad, la independencia y la disposición. Dumai contribuye a la construcción en el cuerpo aportando movimiento y calor del Yang Qi. Genera las curvas de la columna, permitiendo que el niño pueda conectarse con el mundo. Las emociones y los pensamientos del niño se transmiten mediante esta vía, estimulando la exploración y la experimentación. Dumai anima al Shen y gobierna el cómo se orienta la persona en el mundo. Revela el sentido y propósito en esta vida mediante la generación del mecanismo de Triple Calentador al nacer.

Dumai se activa con el nacimiento, con el primer movimiento de la cabeza y alcanza su maduración a la edad de dos años cuando el niño está preparado para el destete y ya ha alcanzado la postura plenamente erguida. Controla la cavidad oral y la fonética. Cuando Dumai está en equilibrio, el niño puede permanecer tranquilo incluso cuando se le dice *no*.

Dumai provee Yang para que el cuerpo pueda transformar, transportar, ascender, consolidar, hacer acopio, prevenir fugas, dispersar el Frío y expulsar el Yin patológico.

La función principal de Dumai es la de apoyar al Qi postnatal. La descomposición y maduración del alimento ocurre bajo la influencia del Yang de Riñón que es ascendido hasta el tracto digestivo por el Bazo. Dumai es el origen de este Yang.

Dumai aporta el Yang para la formación de Wei Qi, dando apoyo al Wei Qi mediante la rama de Dumai que va a V1.

Dumai es un canal que pertenece al primer ancestro de los Ocho canales Extraordinarios y como tal está implicado en el origen de la vida. Dumai promueve la fertilidad mediante el calentamiento que genera el Yang Qi.

Dumai gobierna los humores Yang: el Qi y el Shen.

Estado fisiológico de Dumai

Cuando Dumai se encuentra en un buen equilibrio la persona se siente libre y completamente independiente. Se siente capaz de alejarse de aquello que ya no le sirve.

Estado patológico de Dumai

Cuando Dumai está en desequilibrio, hay dificultad en avanzar. Es posible que haya una falta de independencia o exceso de la misma, rebeldía y también hiperactividad. La curiosidad y las ganas de aprender pueden estar mermadas.

Indicaciones de Dumai

8E

Signos y síntomas clásicos principales: hinchazón ocular crónica. Epilepsia, pérdida de voz, síndrome Bi de garganta, Viento en la cabeza, entumecimiento de las extremidades.
Imagen general del pulso: flotante y largo. Ver también la metodología de los pulsos de los Ocho Extraordinarios en la página 240.

Indicaciones físicas de Dumai

- Signos de Viento exuberante: signos neurológicos – convulsiones infantiles, enfermedad de Parkinson, epilepsia, embolia, parálisis facial, hemiplejia.
- Shen perturbado, inquietud, fiebre alta, malaria.
- Signos de déficit de Yang: rigidez, frío, frigidez, entumecimiento.
- Líbido baja, disminución de la función sexual, impotencia, esterilidad o infertilidad. Baja motilidad del óvulo o del esperma.
- Amnesia, *debilidad mental*, falta de coordinación.
- Problemas de postura y equilibrio, falta de coordinación.
- Déficit de Yang que provoca déficit de Wei Qi que mantiene a los Tendinomusculares y a los orificios sensoriales y que se manifiesta en fallos en la resolución de problemas asociados a esas zonas, p. ej., pólipos, problemas dermatológicos, congestión crónica de Flema.
- Dolor de espalda como si esta hubiera sido *golpeada con un mazo*. Dolor de espalda insoportable.
- Qi Rebelde en el abdomen inferior que provoca dolor de Corazón y dificultad al orinar y defecar.
- Hemorroides, incontinencia.
- Sequedad de garganta.

- Síndrome Bi de garganta que afecta al habla, dificultad al articular las ideas. Tartamudeo.
- Pérdida de voz.
- Prolapsos.

Indicaciones psicológicas de Dumai

Dumai en estado de plenitud

- Fuerte aversión al compromiso y a la responsabilidad.
- Gran necesidad de independencia.
- Necesidad precoz de independencia acompañada de dificultad con todo aquello que representa compromiso. Insatisfacción con el momento presente.
- Exceso de rendimiento que no produce satisfacción ni felicidad.
- Hiperactividad. Comportamiento como si la persona estuviera sobreestimulada.
- Siempre a la búsqueda de algo mejor.
- Sostiene la creencia del mundo como algo separado de sí mismo. El Wei Qi intenta apartar el mundo externo dando lugar a patología de Viento y Calor.
- Visión del mundo como un lugar perverso del que la persona siente que debe apartarse, generando Qi rebelde, problemas de garganta, alergias, problemas respiratorios y Fuego de Estómago.
- Trastorno de Déficit de Atención e Hiperactividad (TDAH), especialmente en niños, provocado por una sobreexposición a estímulos (juguetes ruidosos, exceso de objetos y/o presencia de colores brillantes en el dormitorio, juguetes con luces, pantallas electrónicas de todo tipo y juguetes electrónicos).
- Pueden desarrollarse alergias o ataques convulsivos como resultado de una hiperestimulación.

Dumai en estado de déficit

- Incapacidad para pasar a la acción.
- Tendencia a seguir a los demás y nunca a liderar.
- Timidez, naturaleza retraída.
- Miedo a la soledad.
- Tendencia al exceso de dependencia, al apego (exceso de vínculo) debido al Frío o Humedad en Renmai.
- Problemas de lenguaje incluyendo la tartamudez y la dificultad del habla (ausencia).
- Dificultad en poner límites o tendencia a romper límites.
- Falta de ánimo, motivación y entusiasmo que se reflejan en la postura, movimiento y gestos.
- Niños que están poco estimulados y que desarrollan falta de motivación.

* Dificultad para mantener la independencia.

Punto de apertura de Dumai

ID3 Hòuxī 后溪, *Detrás del barranco* (el barranco o torrente es el Riñón). El elemento Fuego, representado aquí como un punto de Intestino Delgado, amplifica el curriculum de vida, que se almacena en los Riñones. ID3 es también un punto Shu-Arroyo y moviliza la patología al exterior para ser liberada. Los puntos Shu-Arroyo pueden llevar hacia el exterior o llevar de vuelta hacia el interior. Como punto de apertura de Dumai, ID3 facilita la movilidad del Yang hacia el mundo exterior estimulando la curiosidad. Como canal Yang (movilizador) emparejado de Corazón, Intestino Delgado lleva información de vuelta al Corazón para que esta pueda ser gestionada desde un ámbito más personal. ID3 trata la cabeza, la cara y el cuello.

Puntos principales de Dumai

Tiene origen debajo del mástil (Xiàjí 下级[11]) y luego **Du1, Du2, Du3, Du4, Du5, Du6, Du7, Du8, Du9, Du10, Du11, Du12, Du13, Du14, Du15, Du16, Du17, Du18, Du19, Du20, Du21, Du22, Du23, Du24, Du25, Du26, Du27, Du28.**

Nombre, traducción, funciones e indicaciones de los puntos de Dumai

Du1	长强	Chángqiáng	Larga resistencia	Humedad-Calor, disentería, quemazón al orinar, orina turbia, prolapso anal, hemorroides, rigidez de columna, cabeza pesada. Calma el Shen, ancla el Yang. Punto Luo de Dumai.
Du2	腰俞	Yāoshú	Transporte de la cintura	Humedad-Viento en el Jiao inferior que provoca micción frecuente, dolor tipo hinchazón al orinar, menstruación irregular, Viento interno, epilepsia. Moviliza la cintura.
Du3	腰阳关	Yāoyángguān	Puerta del Yang de la cintura	Trata el Frío interno asociado al déficit de Yang. Calienta el útero para poder abordar las estasis de Sangre y la infertilidad.

[11] Wang Shuhe identifica el polo como Du1. Según Li Shizhen es Ren1. El *Nanjing* identifica el polo como Pòmén 魄门 (el ano).

Du4	命门	Mìngmén	Puerta de la Vida	Tonifica la Esencia. Con moxa tonifica el Yang de Riñón. Utilizar solo en pacientes mayores de 21, o que por lo menos hayan pasado la pubertad.
Du5	悬枢	Xuánshū	Eje suspendido	Aporta Yang al Bazo para tratar los prolapsos. Heces blandas.
Du6	脊中	Jǐzhōng	Centro de la columna vertebral	No moxar. Trata las hemorroides, la Humedad, la ascitis, la diarrea. Masajear el punto para aliviar la diarrea en niños.
Du7	中枢	Zhōngshū	Pivote esencial	Mareo visual en bipedestación. Trata la ictericia. Problemas de Estómago y Vesícula Biliar.
Du8	筋缩	Jīnsuō	Contracción tendinomuscular	Trata la atrofia tendinomuscular. Ayuda a la persona a cambiar el patrón habitual de respuesta ante el estrés. Abre al paciente a otras posibilidades. Calor exuberante que provoca ataques convulsivos, delirio y manía.
Du9	至阳	Zhìyáng	Yang extremo	Punto maestro de la tos y las sibilancias, abre el pecho. Raíz del trapecio y punto maestro del diafragma. Trata la Humedad-Calor crónica. Regula el Hígado y la Vesícula Biliar.
Du10	灵台	Língtái	La torre del alma	No se pincha (su punción perturba el Espíritu). Tos, sibilancias, depresión, pesimismo.
Du11	神道	Shéndào	Camino del Espíritu	No se pincha (su punción perturba el Espíritu). Solo se moxa. Despeja el Calor de Corazón, calma el Shen. Ansiedad, palpitaciones.
Du12	身柱	Shēnzhù	Pilar del cuerpo	Tonifica el Qi de Pulmón en caso de déficit crónico de Qi de Pulmón. Viento interno, fiebre. Endereza la columna. Punto maestro de la patología en el cerebro que afecta la columna.

Du13	陶道	Táodào	Camino al horno	Punto a partir del cual el exceso de Calor es desviado a la escápula en lugar de dejar que llegue a V11, el punto Reunión de los Huesos que se encuentra al mismo nivel. Trata el Calor de Pulmón y el síndrome de Calor vaporoso en los huesos. Aplicar ventosa. Punto de encuentro con el canal de Vejiga.
Du14	大椎	Dàzhuī	Gran martillo	Moxar para tonificar el Wei Qi y para llevar el Yang a las extremidades superiores. Sangrar para despejar el Calor interno. Punto de encuentro de los seis canales Yang.
Du15	哑门	Yǎmén	Puerta de la mudez	Estimula el habla. Punto de encuentro con Yang Weimai.
Du16	风府	Fēngfǔ	Mansión del Viento	Expulsa el Viento de la Médula/ cerebro en embolia, epilepsia. Se pincha sin retención. Captar el Viento y seguidamente retirar la aguja. Despeja el Calor en la garganta. Abre y relaja las cuatro extremidades. Punto Fantasma. Punto de encuentro con Yang Weimai.
Du17	脑户	Nǎohù	Puerta del cerebro	Expulsa el Viento que afecta al cerebro. Masajear en caso de Viento. Trata la falta de memoria y el Viento alojado en la cabeza. Hinchazón de la cabeza y los orificios. Punto de encuentro con en el canal de Vejiga.
Du18	强间	Qiángjiān	Espacio resistente	Expulsa el Viento. Moviliza los intestinos.
Du19	后顶	Hòudǐng	Detrás del vértice	Calma el Shen y somete al Yang
Du20	百会	Bǎihuì	Cien reuniones	Punto de encuentro de los seis canales Yang y el canal de Hígado. Abre la conciencia para aclarar la mente. Moxar para hacer ascender el Yang solo si no hay signos de Calor. Eleva el Espíritu. Punto superior del Mar de las Médulas. Trata la pérdida de sensación. Moviliza el Yang Qi.

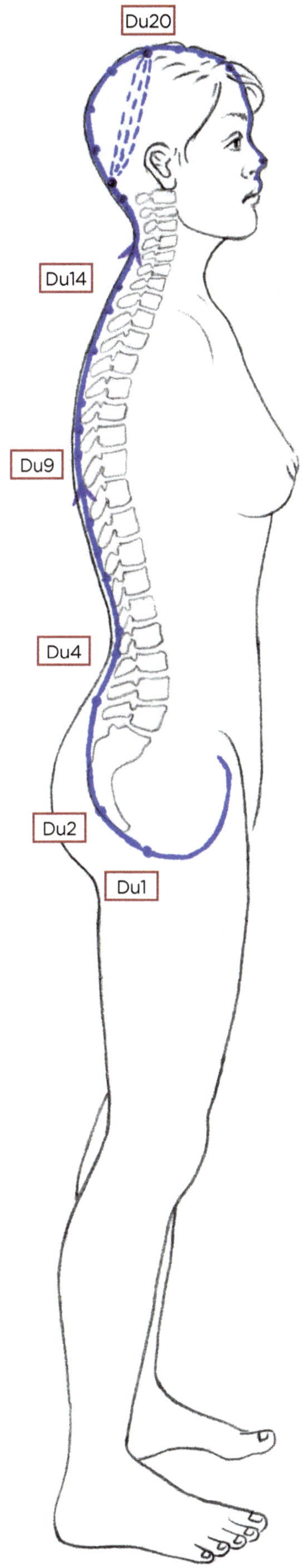

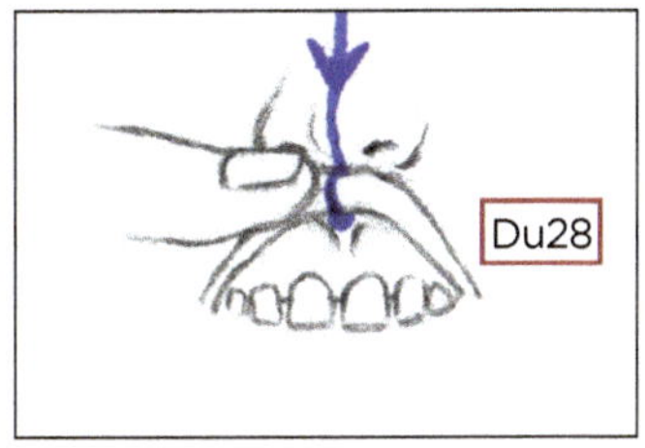

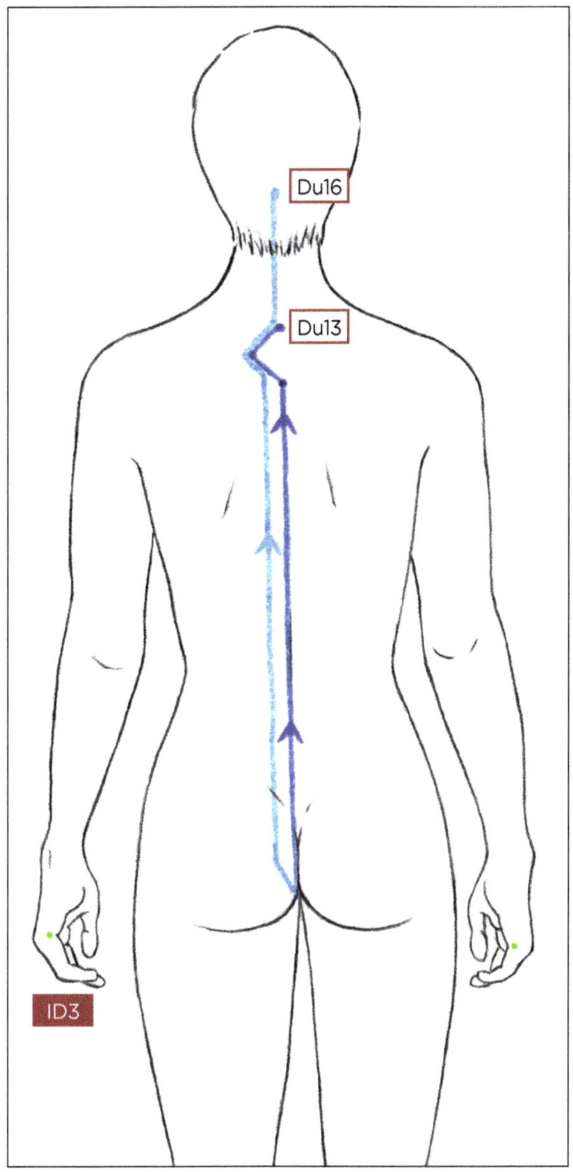

A y B

Du21	前顶	Qiándǐng	Delante del vértice	Somete al Viento y controla la hinchazón en la cara, especialmente en la nariz.
Du22	囟会	Xìnhuì	Encuentro de la arrogancia	Somete al Viento. Pinchar en dirección opuesta al lado dominante.
Du23	上星	Shàngxīng	Estrella superior	Abre la nariz y los ojos. Detiene el sangrado en la cabeza y la cara. Trata los pólipos, la Flema atrapada en los senos nasales y alergias. Punto Fantasma.
Du24	神庭	Shéntíng	Salón del Espíritu	No se pincha. Calma el Shen. Punto de encuentro de los canales de Vejiga y de Estómago.
Du25	素髎	Sùliáo	Agujero del hueso blanco	No se moxa. Abre la nariz para liberar el calor y la congestión.
Du26	人中	Rénzhōng	Centro del hombre	Resucita la conciencia, despeja el Calor. Punto Fantasma. Punto de encuentro del canal de Intestino Grueso y de Estómago.
Du27	兑端	Duìduān	Extremidad de la boca	No se moxa. Despeja el Calor por vacío. Hinchazón de las encías y el labio. Pérdida de voz y síndrome Bi de garganta.
Du28	龈交	Yínjiāo	Intersección de la encía	Despeja el Calor de la cara. Sangrar cuando hay tez roja, cefaleas, Fuego de Estómago que se manifiesta en las encías y los orificios sensoriales. Punto de encuentro de los canales de Estómago y de Renmai. Pérdida de voz y síndrome Bi de garganta.

Primer trayecto de Dumai

Características del primer trayecto de Dumai

El primer trayecto genera la capacidad para ser autónomo e independiente: crea la postura erguida y da propulsión a la estructura y la psique para avanzar. Rige el deseo de explorar, permitiendo que la persona se sienta capaz de asumir los retos y riesgos que el proceso conlleva.

Puntos del primer trayecto de Dumai

Empieza en la pelvis, luego sigue hacia Ren1, Du1 y continúa hacia arriba por la columna desviándose desde Du12 a V12 antes de llegar a Du13, sigue por la línea media posterior de la cabeza hacia arriba y luego hacia abajo hasta llegar al surco nasolabial, terminando en la encía en el punto Du28, donde conecta con Renmai. Este trayecto genera la postura erguida.

Puntos: **Ren1, Du1, Du2, Du3, Du4, Du5, Du6, Du7, Du8, Du9, Du10, Du11, Du12, Du13, Du14, Du15, Du16, Du17, Du18, Du19, Du20, Du21, Du22, Du23, Du24, Du25, Du26, Du27, Du28.**

Dumai tiene dos trayectos adicionales entre Du1 y Du16 (a los cuáles nos referimos como A y B).

A: de Du1 a Du12, luego se desvía hacia V12 y termina en Du13.

B: Du1 y luego por la línea de Hua Tuo[12] hasta Du12, V12, Du13 y Du16.

Patología del primer trayecto de Dumai

Timidez, retraimiento, falta de interés en aprender.

En hombres: el Qi rebelde que emana de la parte inferior del abdomen causa dolor en el Corazón y dificultad al orinar y al defecar.

En mujeres: infertilidad, hemorroides, incontinencia, sequedad de garganta.

Principio terapéutico del primer trayecto de Dumai

Articular el Yang.

Muestra de selección de puntos del primer trayecto de Dumai

ID3, Du4, Du14, V23, V52.

Segundo trayecto de Dumai

Características del segundo trayecto de Dumai

El segundo trayecto de Dumai representa la intervención de la moral moderando nuestra incursión en el mundo exterior. Sin este aspecto de Dumai, estaríamos constantemente pasando por encima de los demás, sintiéndonos culpables por habernos sobrepasado y, a su vez, contrariados al ser contenidos por las estructuras impuestas desde fuera. Esta moderación del *Yang descontrolado* se consigue no solo mediante el Yin que actúa haciendo de contrapeso al Yang y encauzándolo, sino por un aspecto intrínseco del Yang. En el Yang propiamente tiene que haber una función *moderadora*, una capacidad activa de atenuar la fuerza del avance y el alcance. Este aspecto de Dumai, que se expresa en el segundo trayecto, representa el instinto y la capacidad de movilizarnos hacia aquello que para nosotros representa el hogar, hacia aquello que representa lo real y verdadero para uno mismo.

[12] Los puntos Hua Tuo se localizan a 0.5 cun laterales a la línea media posterior y a 1 cun mediales de los puntos Shu de la rama interna del canal Primario de Vejiga.

Dumai

Segundo trayecto

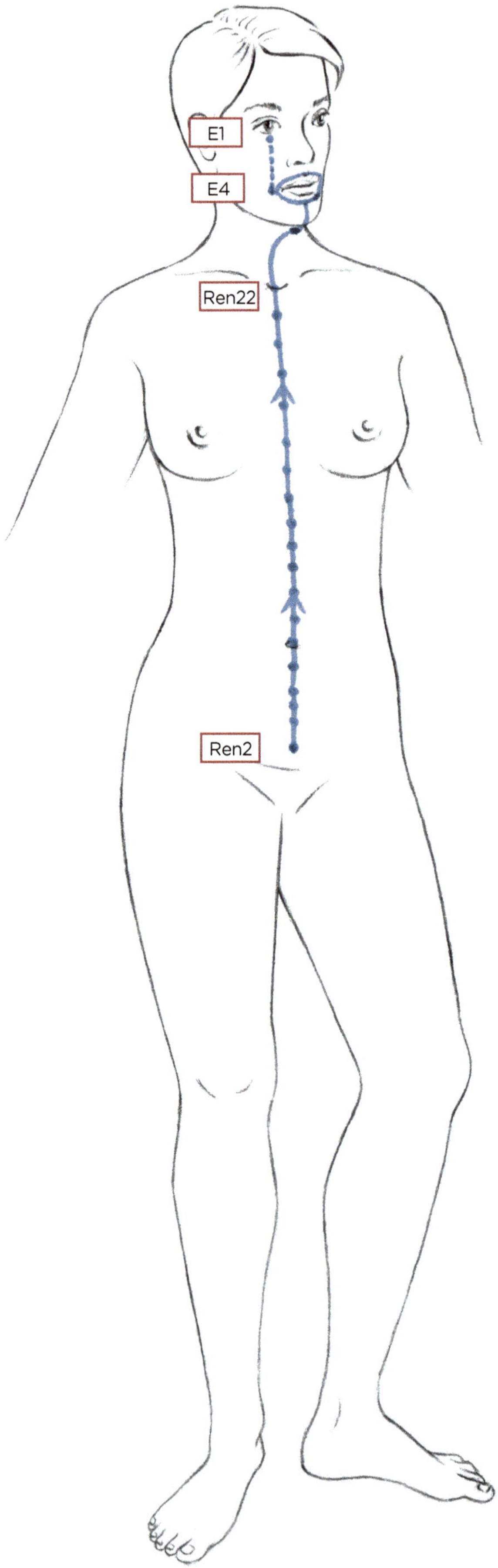

Puntos del segundo trayecto de Dumai

Empieza en el abdomen inferior, sigue hasta el ombligo, el pecho, la garganta, rodea la boca y termina en los ojos. Este trayecto es idéntico al de Renmai.

Puntos: **Ren1, Ren2, Ren3, Ren4, Ren5, Ren6, Ren7, Ren8, Ren9, Ren10, Ren11, Ren12, Ren13, Ren14, Ren15, Ren16, Ren17, Ren18, Ren19, Ren20, Ren21, Ren22, Ren23, Ren24, E4, E1.**

Patología del segundo trayecto de Dumai

Tendencia a proponerse y a alcanzar muchas metas, exceso de independencia, incapacidad para comprometerse y para llegar a sentirse satisfecho.

Principio terapéutico del segundo trayecto de Dumai

Anclar el Yang.

Muestra de selección de puntos del segundo trayecto de Dumai

ID3, Ren4, Ren5, P7.

Tercer trayecto de Dumai

Características del tercer trayecto de Dumai

Rige los tractos motores y sensitivos. Permite que el estímulo pueda generar acción. Aporta Wei Qi a los canales Tendinomusculares. Conecta con el canal Yang Qiao.

Puntos del tercer trayecto de Dumai

Empieza en V1, asciende por la frente, pasa por Du20, penetra el cerebro y emerge en Du16 desde donde se divide en dos y desciende a lo largo de los puntos Hua Tuo Jiaji hasta penetrar los Riñones en V23.

Patología del tercer trayecto de Dumai

Síntomas clásicos: ojos rojos e hinchados, Viento en la cabeza, entumecimiento de las extremidades, epilepsia. También, enfermedad de Parkinson, ataques convulsivos. Problemas del tracto motor y sensitivo. Problemas de Wei Qi.

Principio terapéutico del tercer trayecto de Dumai

Dumai

Tercer trayecto

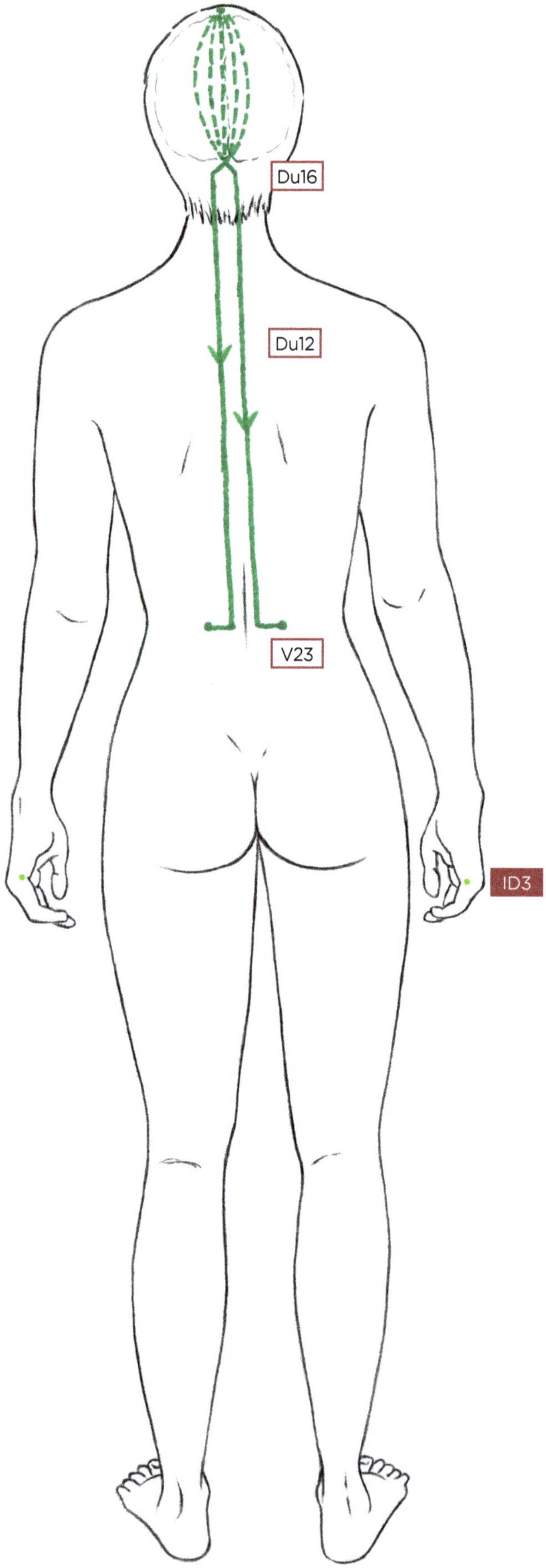

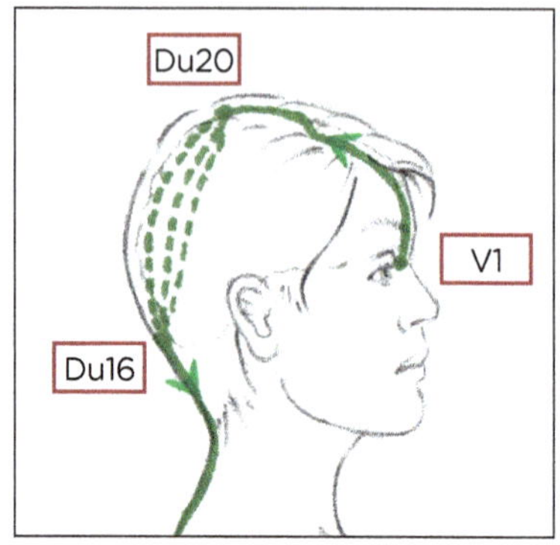

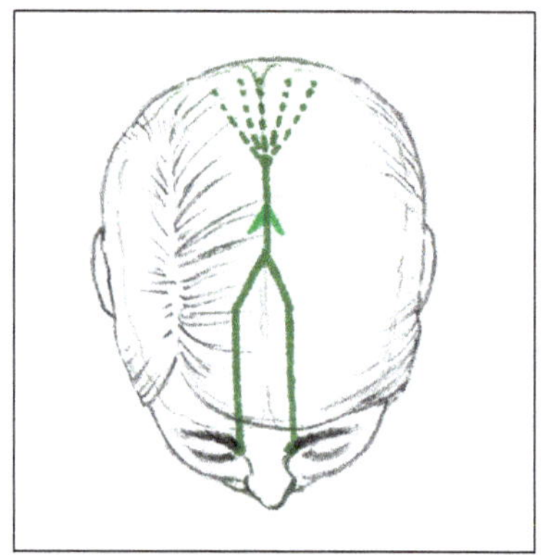

Somete al Viento en los portales.

Muestra de selección de puntos del tercer trayecto de Dumai

ID3, V1, Du20, Du16, Du12, puntos Hua Tuo Jiaji sensibles, V23.
Moxar Du12 si la columna muestra signos de rebelión (rigidez).

Cuarto trayecto de Dumai

Características del cuarto trayecto de Dumai

El Mar del Yang. Calienta, transforma, transporta, hace ascender y sostiene el Qi. Ayuda al Bazo en la función de hacer ascender el Qi. Acopia el Qi para detener su pérdida. Tiene una función protectora al dar apoyo al Wei Qi Defensivo. Permite mantener el entusiasmo.

Puntos del cuarto trayecto de Dumai

Empieza en el abdomen inferior, sigue por la zona genital, Ren1, luego Du1, sigue por el glúteo (la zona de V35), sigue por la columna y termina en los Riñones en V23.

Patología del cuarto trayecto de Dumai

Hemorroides, glúteos caídos, prolapsos, hernias. Debilidad, rigidez o espasmos de las extremidades inferiores, estancamiento de Qi. Falta de ánimo, entusiasmo y/o motivación.

Principio terapéutico del cuarto trayecto de Dumai

Sostener el Yang.

Muestra de selección de puntos del cuarto trayecto de Dumai

ID3, V1, V35, V23.
Añadir IG11 si las extremidades superiores muestran signos de debilidad, rigidez o espasmos.
Añadir VB34 si las extremidades inferiores muestran signos de debilidad, rigidez o espasmos.

Criterio para la selección de trayecto en tratamientos de Dumai

Si el pulso Dumai se encuentra en el lado derecho, los trayectos indicados son el primero el tercero y el cuarto. Hay que diferenciar los trayectos según las signos y los síntomas y la palpación. Si el pulso Dumai se localiza en el lado izquierdo, el trayecto indicado sería el segundo. El Yang de Dumai da apoyo al Yin de Renmai. Hay que utilizar puntos en Renmai que tonifican el Yang.

Tratamiento de Dumai

Pinchar el punto de apertura de Dumai, ID3.

Pedir al paciente que relaje la mano dejándola en forma de puño laxo de tal manera que el meñique en posición relajada se curve ligeramente hacia la palma. Pinchar en el hueco que se forma justo por encima del pliegue de la fascia. Puede que el paciente sienta una sensación como si flotara.

Puntos marca de Dumai

Du1, Du4, Du9, Du14, Du20, Du26 (pueden ser incluidos u omitidos del tratamiento).

Selección de puntos de Dumai

Generalmente la selección de puntos se define en términos de las tres curvaturas de la columna.

Con los puntos de la curvatura inferior, de Du1 a Du4, se tratan problemas intestinales, reproductivos y urogenitales relacionados con Dumai.

Con los puntos de la curvatura media, de Du5 a Du9, se tratan problemas digestivos relacionados con Dumai.

Con los puntos de la curvatura superior, de Du10 a Du16, se tratan problemas respiratorios, cardiovasculares y temas de garganta relacionados con Dumai.

Con los puntos de la cabeza, de Du17 a Du28, se tratan problemas del Shen, neurológicos y trastornos de los orificios sensoriales relacionados con Dumai.

Los puntos Dumai inferiores tienden a actuar sobre la Humedad.

Los puntos Dumai superiores tienden a actuar sobre los problemas derivados del Viento.

Los puntos que se seleccionan para abordar la pérdida o fuga y la debilidad se tonifican.

Los puntos que se seleccionan para abordar excesos se dispersan.

ADVERTENCIA

Du6	No debe moxarse. Podría provocar escoliosis.
Du10 y Du11	No deben pincharse, de lo contrario el Shen podría fugarse.
Du4	Está estrictamente contraindicado antes de la pubertad y solo puede utilizarse en adultos. Los puntos Shu-Transporte de Vejiga están contraindicados antes de finalizar el primer ciclo de siete como muy pronto, aunque es mejor no utilizarlos en niños menores de

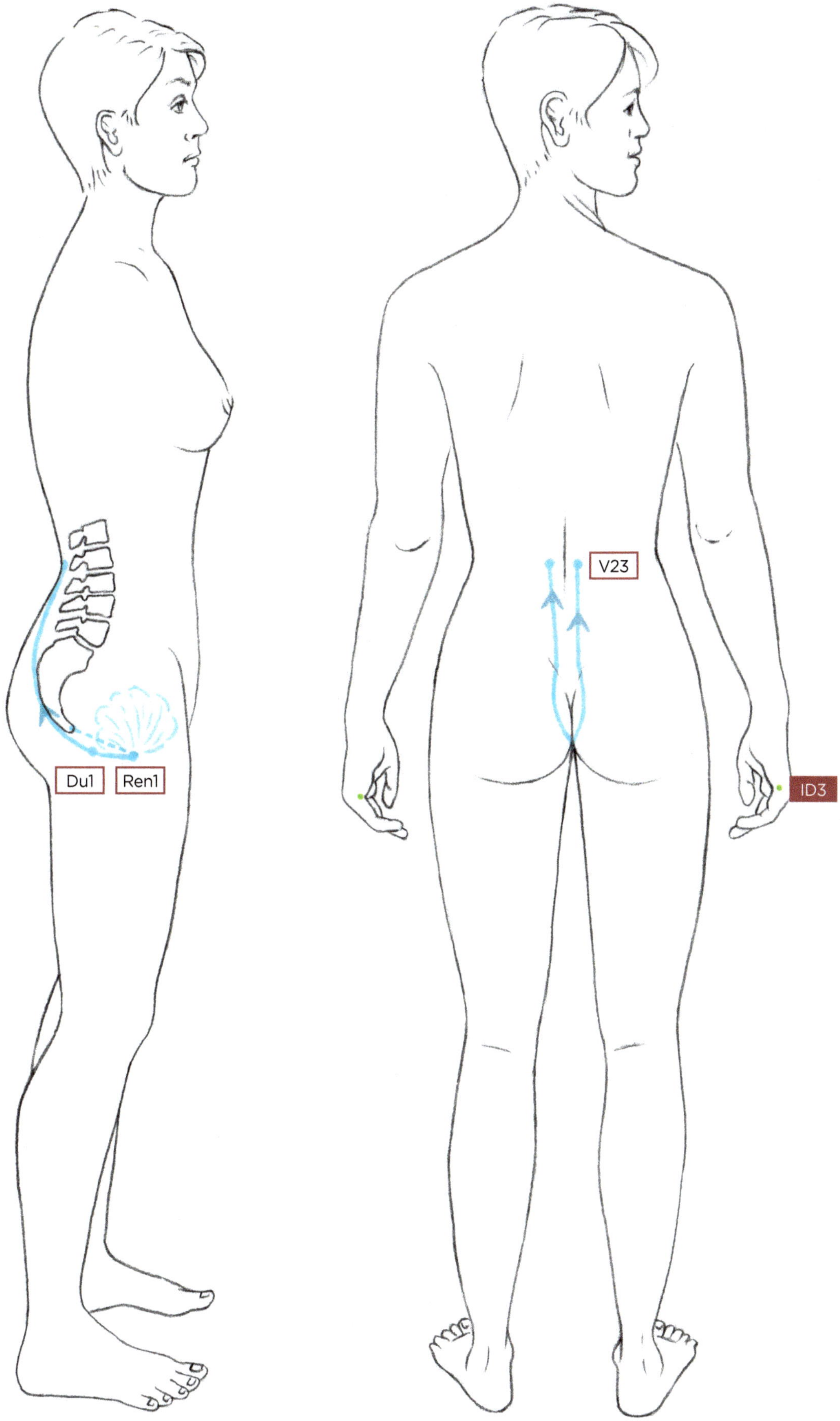
V23
Du1
Ren1
ID3

	10 años. El hecho de pinchar los puntos Shu de Vejiga o Du4 antes de la edad adulta, o incluso antes de la pubertad puede interrumpir la diseminación del Yuan Qi y provocar una desorientación a ese nivel. La excepción a esta regla sería en casos extremos a nivel de la constitución con implicación de Yin patológico como podría ser un caso de síndrome de Down.
Du24	No se pincha. Podría perturbar el Shen.

Niños con Viento

Introducir la aguja y retirar inmediatamente, dejando el punto abierto si se trata de Viento. Hay que asegurarse de que se utiliza una aguja con un mango rizado y un bucle en la parte superior. Se pueden utilizar también agujas sin punción mediante una ligera presión.

Protocolo de tratamiento de Dumai

Hay que considerar los signos y los síntomas e identificar el trayecto de Dumai adecuado para tratar.

1. Se pincha el punto de apertura, ID3, en el lado izquierdo en mujeres, y en el derecho en hombres (se invierten los lados en Renmai y Dumai con respecto a la lateralidad de la punción del resto de los Ocho Extraordinarios). De manera alternativa se puede abrir Dumai en el lado derecho y Renmai en el lado izquierdo para ambos sexos.
2. Se pinchan los puntos marca previamente seleccionados, en caso de que se opte por incluirlos en el tratamiento, en el orden correspondiente según el trayecto que se vaya a tratar.
3. Se pinchan los puntos del trayecto que se han seleccionado.
4. Se revisa cada punto en el orden de la punción y se comprueba que el paciente siente como mínimo una vibración muy sutil alrededor de cada punto.
5. Se le pide al paciente que visualice o que imagine la sensación de conexión de todos los puntos. En muchas ocasiones el paciente nos informará de que ya siente esta sensación de vibración. En un trayecto que sea más complejo como puede ser alguna de las ramas del canal, se puede optar por mostrarle al paciente una imagen de dicho trayecto.
6. Se toman los pulsos en la posición de los Ocho Extraordinarios. Deberían notarse los pulsos asentados a un nivel más profundo en la muñeca. De no ser así, habrá que hacer vibrar las agujas, para asegurarse de que se ha establecido la conexión

con el nivel Yuan. Para ello se utiliza la intención más que la profundidad literal.

7. (Opcional). Se le da al paciente una afirmación que pueda repetir en voz alta o en silencio durante el tiempo de retención de las agujas, p. ej., *Estoy calmado, enraizado, fortalecido, centrado y motivado.*
8. Se dejan las agujas durante 40 minutos a partir de la inserción del primer punto del trayecto.
9. Se toman los pulsos en modo de Ocho Extraordinarios, se comprueban los cambios y se informa al paciente de estos.
10. Se retiran las agujas en el siguiente orden:
    a. punto de apertura;
    b. el resto de agujas en orden contrario al de la inserción.
11. Se deja al paciente cinco minutos en la camilla, preferiblemente solo, para favorecer unos instantes de reflexión.

8E

Los canales Wei

Tejiendo el tejido de la vida

La analogía de los canales Wei es la de un tejido de seda que describe las imágenes y actos de la vida. El carácter wéi 维 contiene el radical de seda y el de trama o red, de la misma manera que la urdimbre y la trama en el telar forman una red. Los canales Wei son como un registro histórico al que nos podemos remontar para preguntarnos sobre acciones y eventos que hemos vivido durante el transcurso de la vida[13].

La sustancia del tejido y las imágenes impresas en él representan una analogía de la compilación de acontecimientos vividos en el transcurso de la vida, así como los cambios perceptibles que estos han generado en el cuerpo y la mente. Esto es Yin Weimai, el registro de cambios recogidos en el cuerpo-mente.

La analogía de Yang Weimai es la de un registro de acciones llevadas a cabo para poder crear ese tejido. Al observar un tapiz uno puede llegar a imaginar el trabajo que hay detrás de su realización. Los hilos solo pueden haber sido tejidos de una única manera para que el tejido tenga su propia apariencia. El movimiento de los hilos se registra a medida que el tejido se va formando, es decir, se puede observar el resultado de los actos que hay detrás en el propio tejido.

Yang Weimai registra la actividad del pasado; Yin Weimai registra los cambios en la sustancia (y los acontecimientos que durante el transcurso de la vida han alterado la manera en que la estructura se ha formado).

Por el contrario, los canales Qiao representan una instantánea, una impronta del tejido (y su contenido) en el momento presente.

VB29 y ID10 representan la lanzadera y el pedal del telar, que están activados y potenciados en el momento presente. Estos dos puntos conectan con los canales Qiao y Wei. Cualquier cosa que se siente o se decide hacer en un momento dado no es más que un reflejo de los canales Qiao y se manifiesta en los canales Wei.

La parte del entramado que ya ha estado tejido puede marcar la pauta de aquello que se decide tejer en el resto del tapiz, aunque en cualquier momento la persona puede tomar una opción que puede alterar el patrón del tejido entero.

[13] Wéi 维 en este contexto significa *unión* y aunque la transcripción en pinyin es igual a la de wèi 卫 (energía defensiva), el tono es diferente, así como el carácter. Una de las características del idioma chino es la abundancia de carácteres homófonos con diferente significado. Esta característica otorga una riqueza de matices y significados que son la base de la codificación de los textos clásicos y su interpretación particular en cada linaje y tradición.

TRATAMIENTOS DE YIN WEIMAI

Canal de enlace Yin, vasos de la madurez y los ciclos de siete y ocho (Yin y Yang Weimai)

Yin Weimai une el Yin para crear sustancia. Yang Weimai une el Yang para generar el movimiento.

Mecanismos de Yin Weimai

Los canales Wei, como par, registran el impacto de las transiciones por las que pasa la persona en términos de espacio y tiempo. Yin Weimai registra los cambios en nuestra estructura (en el cuerpo físico) y Yang Weimai registra las actividades en las que el cuerpo se ha implicado y que han dado como resultado estos cambios físicos. Juntos forman una autobiografía tangible e intangible, un registro físico, mental y emocional de todo lo que hemos experimentado.

Cuando los canales Wei están en equilibrio la persona se encuentra viviendo de manera continua en el momento presente. Los canales Wei se desequilibran cuando se estancan debido a que el paciente se aferra a aquello que forma parte del pasado (una patología característica de Yin Weimai), o teme o fantasea con aquello que todavía está por llegar (una patología característica de Yang Weimai). Las obsesiones sobre el pasado o el futuro y las resistencias crean imágenes que para ser mantenidas y recreadas requieren una inversión de Sangre y de Qi. Con el tiempo y a copia de financiar estas imágenes, el Qi y la Sangre se van agotando lo que inhibe el movimiento a través de las diferentes fases de la vida. El cuerpo responde al agotamiento de recursos generando estancamiento de Qi y/o Sangre como manera de conservar estos recursos básicos. Si la Sangre se estanca, el Shen se verá automáticamente afectado de manera negativa, ya que no puede fluir libremente. Si el Qi se estanca, aparece el dolor.

La integridad de la estructura depende de Yin Weimai. Impide que el Yin se desintegre y al mismo tiempo es el medio en el que se manifiesta la maduración. El Yin se conserva al ser devuelto a su origen en Ren22 y Ren23. Esta es una de las vías mediante las que el Yin postnatal refuerza al Yin prenatal.

El Yin Weimai es el canal que nos desplaza del primer ancestro hacia el mundo externo. La interacción con el mundo externo puede conducir a la decepción, al arrepentimiento, al dolor emocional, incluso a la ansiedad al final de la vida al anticipar la revisión del pasado, sobre todo al considerar que uno no ha logrado alcanzar todo aquello que hubiera podido alcanzar. Estas emociones inhiben el flujo del Qi en los canales Wei.

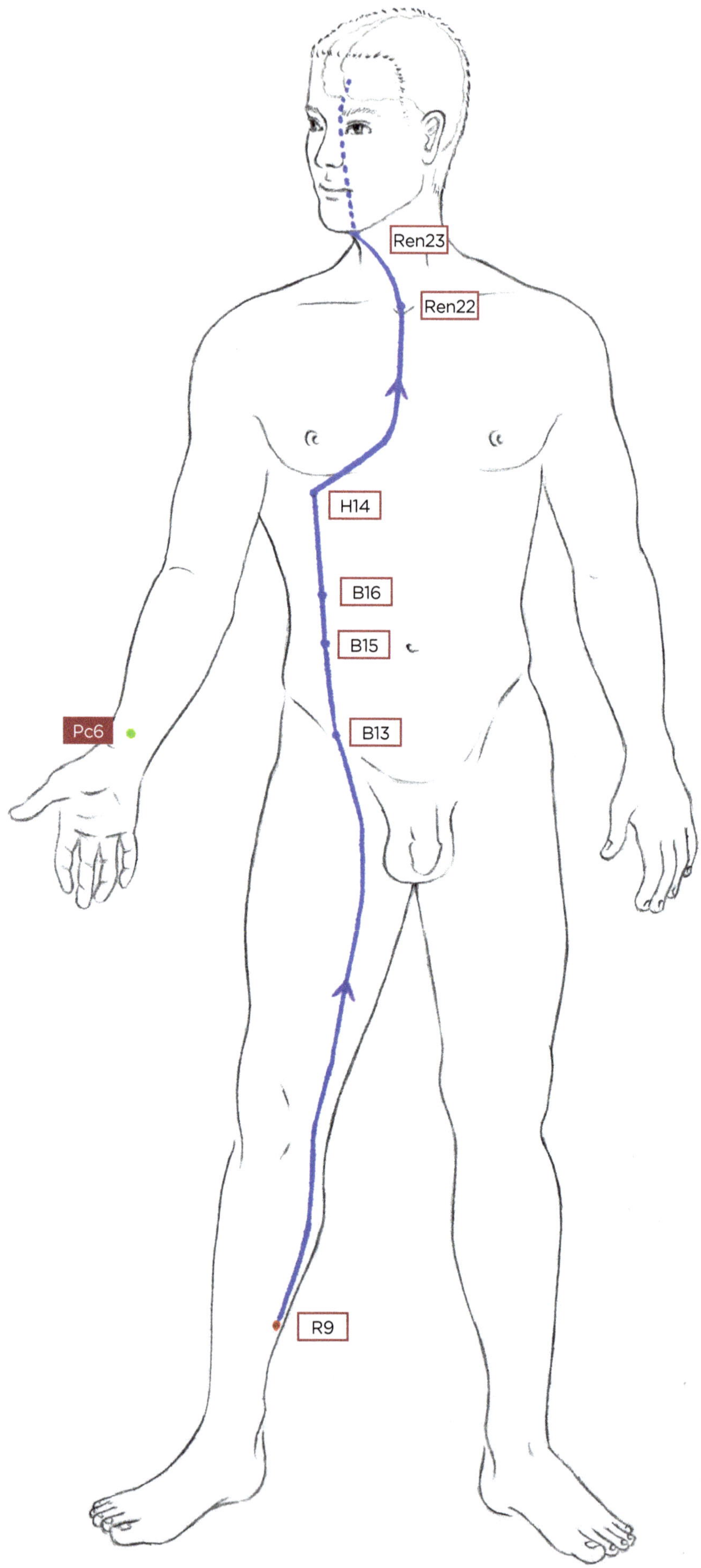
Ren23
Ren22
H14
B16
B15
B13
Pc6
R9

Los dos canales Wei conforman el segundo ancestro, es decir, el segundo grupo de los Ocho canales Extraordinarios.

Estado fisiológico de Yin Weimai

Cuando Yin Weimai está en equilibrio, la persona tiene su atención puesta en el momento presente; ha soltado el pasado y ni teme el futuro ni se obsesiona con lo que está por venir.

Estado patológico de Yin Weimai

Cuando Yin Weimai está en desequilibrio, la persona se obsesiona con el pasado o con el futuro, lo que provoca un déficit y estancamiento de Qi.

Indicaciones de Yin Weimai

Signos y síntomas clásicos principales: dolor de Corazón, palpitaciones, inquietud, afectación del Shen. Dolor de Corazón significa desengaño cuando la persona no alcanza los objetivos que se ha fijado. Fēiyáng 飞扬 es otro signo clásico y se refiere al dolor lumbar acompañado de miedo y depresión. Se puede identificar al detectar un pulso *flotante* en el punto V58 Fēiyáng 飞扬. Puede aparecer también mareo visual, desmayo súbito con rigidez y dolor de pecho y costal.

Imagen general del pulso: fino, rugoso y rápido. Ver también la metodología de los pulsos de los Ocho Extraordinarios en la página 240.

Indicaciones físicas de Yin Weimai

Las acumulaciones son generadas cuando la obsesión que produce la recreación de imágenes del pasado o del futuro va drenando el Yin de Renmai y el Yang de Dumai. El resultado es un estancamiento de Yin y Yang que genera dolor que es tanto emocional como somático.

- Las Cinco Acumulaciones 五积 wǔjī relacionadas con los órganos Zang:
    1. Corazón, fúliáng 伏梁 / la viga oculta
    2. Pulmón, xībēn 息贲 / jadeo
    3. Hígado, féiqì 肥气) / depósitos de grasa
    4. Bazo, pǐqì 痞气 / Qi glómico
    5. Riñón, bēntún 贲豚 / *Qi del cochinillo que corre*
- Jī 积 y jù 聚 (acumulaciones y concentraciones): hernia, ITU (infecciones del tracto urinario), prostatitis (en hombres).
- Zhēng 癥 jiǎ 瘕 (concreciones y acumulaciones que afectan al Jiao inferior): fibromas, quistes, tumores (en mujeres).

8E

Nota: jī 积 y zhēng 癥 (acumulaciones y concentraciones) son masas firmes (fijas en un punto, no se mueven); jù 聚 y jiǎ 瘕 (concreciones y aglomeraciones) no son masas firmes (son móviles).

- Dolor lumbar acompañado de sensación de pesadez y a veces también de rigidez y tensión.
- Enfermedad de Alzheimer, falta de memoria.
- Palpitaciones, fibrilaciones, arritmias, taquicardias, prolapso de la válvula mitral, inquietud, dolor de Corazón, del pecho o costal (debido a que la Sangre de Hígado no puede nutrir la Sangre de Corazón).
- Dificultad para aceptar el pasado que genera vergüenza o culpabilidad.
- Estancamiento emocional que provoca déficit de Sangre debido a la estasis de Qi.
- Sequedad visceral causada por un déficit de Sangre (sequedad de los Zang).
- Dolores de cabeza debido a un déficit de Sangre, especialmente cuando ocurren después de la menstruación.

Indicaciones psicológicas de Yin Weimai

La nostalgia del pasado genera dolor. El espacio percibido entre el presente y el pasado no puede llenarse y se encuentra bajo tensión psíquica que se vuelve somática.

- Obsesión con el pasado. Ansia por resolver traumas, dolores o desengaños del pasado.
- Sensación de falta de control sobre la propia vida.
- Sensación de falta de propósito.
- Falta de voluntad, falta de motivación, falta de entusiasmo. Cinismo, pesimismo.
- Sequedad visceral / agitación visceral, debido a la continua negación de la expresión de la personalidad innata. Esta negación bloquea la distribución del Jing mediante el Triple Calentador y provoca un cambio de personalidad.
- Reflexión, obsesión que provoca estancamiento.
- Culpa.
- Tendencia a preguntarse a sí mismo "¿y si...?" La persona pasa parte del tiempo preguntándose cómo sería la vida si hubiera nacido en un lugar o momento diferente.
- La persona se resiste a envejecer. Tiende a rechazar los cambios visibles y estructurales que forman parte del proceso natural del envejecimiento.
- Ansiedad cuando la vida no ha resultado ser lo que uno esperaba.
- Ansiedad ante la propia incapacidad de superar el pasado.
- Bi de garganta debido a la dificultad para hablar de traumas pasados.
- Ansiedad generada por el miedo a contraer una enfermedad hereditaria (el Zhi-Voluntad puede superar los problemas hereditarios).
- Pérdida de recuerdos y de memoria.
- Perturbación del Shen con déficit de Sangre.

- Yin Weimai trata los Nueve Dolores del Corazón: dolor emocional relacionado con las finanzas, la prosperidad, la salud, la profesión, la vocación, las relaciones, los niños o la creatividad, la aventura y el cultivo de un sentido de hogar.

Puntos de Yin Weimai

La secuencia de puntos es una narrativa de autoexploración. Los puntos de Yin Weimai invitan a examinar la experiencia de vida y el impacto que uno mismo (reflejado en los Riñones) ha tenido sobre la sociedad (reflejado en el Bazo) y la interconexión entre la capa externa de uno mismo y el mundo exterior (reflejado en el Hígado, ya que es el Hígado el que controla el Wei Qi). Al final del canal, Yin Weimai vuelve al canal Ren, su origen.

R9, B13, B15, B16, H14, Ren22, Ren23, luego penetra el cerebro.

Punto de apertura de Yin Weimai

Pc6 内关 Nèiguān *Paso Interno* Abre el pecho para aliviar el dolor de Corazón. Despeja el Calor.

8E

Puntos Xi-Hendidura como puntos de emergencia en el contexto de los Ocho Extraordinarios

Los puntos Xi-Hendidura son zonas donde el Qi se acumula provocando dolor. Los puntos Xi-Hendidura se dispersan enérgicamente con el objetivo de aliviar el dolor en el canal en el contexto de los canales Primarios. En el contexto de los Ocho Extraordinarios los puntos Xi-Hendidura tienen dos funciones generales. Por un lado, se utilizan en emergencias, en cuyo caso se pueden utilizar individualmente y, por otro lado, también se pueden utilizar atendiendo a su profundo significado filosófico y fisiológico, en cuyo caso se hacen vibrar de la misma manera que el resto de los puntos del canal. Por ejemplo, R9, el punto Xi-Hendidura de Yin Weimai puede ser dispersado enérgicamente para tratar una angina aguda (dolor de Corazón), pero se haría vibrar como el resto de puntos al tratar la dificultad para soltar el pasado que puede haber conducido a una persona a sentir que su vida se ha detenido de golpe (con el tiempo el canal podría acumular tanto estancamiento como para producir esa angina). Debido a que estos puntos pueden utilizarse individualmente y para facilitar la referencia, he añadido una descripción especial de los puntos Xi-Hendidura antes de la descripción principal de los puntos de los canales Wei y Qiao.

Punto Xi-Hendidura de Yin Weimai

R9 筑宾 **Zhùbīn** *Invitado de la casa* Despeja el Corazón, despeja el dolor de Corazón, despeja el Calor. Calma el Miedo.

Nombre, traducción, funciones e indicaciones de los puntos de Yin Weimai

R9	筑宾	Zhùbīn	Invitado de la casa	Invita a dar un paso hacia fuera de uno mismo y observarse como si uno fuera un invitado en su propio ser, es decir, con menos enjuiciamiento. Permite elegir y adoptar una identidad más libre y romper el ciclo obsesivo con el pasado y el futuro. Abre al paciente a sentir las experiencias de la vida como algo pasajero (como un invitado que viene y luego se va, no se queda). Como punto Xi-Hendidura de Yin Weimai, R9 se utiliza para la ansiedad asociada al funcionamiento dentro del entorno social, por ejemplo, el estrés laboral. Permite a la persona dar un paso atrás para poder reflexionar sobre el destino que ha elegido. Es un punto analgésico que trata traumas y ayuda a anclar al paciente para conectarlo de nuevo con su ser. Transforma la obsesión. Punto de desintoxicación que se utiliza en periodos de cultivo personal y durante el embarazo.
B13	府舍	Fǔshě	Morada de los intestinos Almacén de la residencia	Facilita que el paciente entienda su despliegue en la sociedad y a su vez que pueda definir su lugar de refugio y reposo. Cuando nos sentimos como en casa las experiencias pueden ir y venir libremente y los intestinos se pueden mover con libertad. B13 funciona como una metáfora que anima el fluir de los acontecimientos; estos se mueven hacia abajo y luego se dejan pasar. El estreñimiento de larga evolución a menudo se remonta a un acontecimiento en particular. B13 libera a los intestinos de ese aferramiento. La invitación es a liberar los apegos sentimentales, los físicos y los mentales. Alivia el dolor y relaja los músculos. Trata acumulaciones abdominales, obesidad, concreciones y conglomeraciones. Rectifica, da curso y regula el Qi. Permite identificar aquello que uno considera un hogar donde asentarse. Punto de encuentro de los canales Yin de la pierna con el canal de Estómago.

B15	大横 Dàhéng	Gran curva	Trata el *gran Viento*, la sensación de caos que aparece ante los cambios y cuando el ajuste necesario para esos cambios se vuelve inalcanzable. Trata la plenitud y la distensión, la absorción y la eliminación. Permite reconocer las propias experiencias vitales, y absorberlas y eliminarlas. Trata la asimilación incompleta y la tendencia a evitar la asimilación de las lecciones de vida (que genera la *curva*) y la tendencia a saltarse los pasos importantes para poder integrar los aprendizajes vitales. Moviliza el estancamiento producido por la obsesión y la Humedad. Dispersa la acumulación de fluidos.
B16	府哀 Fǔāi	Debilidad abdominal, Lamento abdominal	Trata la pena y el remordimiento hacia uno mismo. Lamentar y albergar resentimiento y rencor puede causar la pérdida de la capacidad de volver a amar; B16 abre a la persona a la posibilidad de amar desinteresadamente, sin motivo. Trata la tendencia a cerrarse a la experiencia de amar como resultado de una decepción o un hecho doloroso. Trata la tendencia a cuantificar el amor sin reconocer que el amor es más grande que la recompensa por el sacrificio. Trata la disentería, la diarrea, la presencia de comida no digerida, la presencia de Sangre y moco en las heces, el estreñimiento, la sensación de estar atrapado en el tiempo y la incapacidad de seguir adelante. Trata la paraplejía, la parálisis, el estrés postraumático, el estado catatónico que se produce tras un shock o una agresión, la venganza o el comportamiento antisocial que se produce tras una agresión. Hace descender el Qi. Disuelve las acumulaciones de Humedad. Despeja el Calor, la ansiedad y la irritabilidad.

H14	期门	Qīmén	Portal de la culminación	Retorna a la persona a sí misma, rectifica y normaliza el Qi. Trata la obsesión con el tiempo. El tiempo es cíclico y estos ciclos pueden ser considerados completos y se pueden soltar. Facilita que se manifieste la sensación de plenitud en la vida. Permite soltar los recuerdos. Trata la percepción del pasado, presente y futuro. Trata las menstruaciones irregulares y la dismenorrea. Regula el Qi. Gobierna la sincronicidad y trata el jet-lag. Trata el ritmo cardíaco irregular, intermitente o rápido. Transforma la Flema y regula el Qi. Trata problemas de Shaoyang.
Ren22	天突	Tiāntū	Chimenea celestial, Soltando la chimenea	Permite al paciente soltar. Hace aflorar la autoexpresión desde el pecho para permitir el logro de las propias visualizaciones y la realización de las propias motivaciones. Nutre los Fluidos.
Ren23	廉泉	Liánquán	Manantial angular	Abre la via de regreso hacia el ser, para poder reanudar la identidad real propia al ser un punto que reconecta con su compañero R1 *Manantial burbujeante*. Abre y recupera la propia voz y permite la articulación de la verdad de uno mismo, ya que el Corazón se abre hacia la lengua. El dolor de Corazón aparece cuando no expresamos nuestra verdad, y el fallo a la hora de expresar la propia verdad representa un insulto a lo constitucional. Ren23 recupera esta expresión y en el proceso nutre el Yin.

Tratamiento de Yin Weimai

El tratamiento de Yin Weimai le permite al paciente contemplar su vida como una serie de acontecimientos que van y vienen, y ofrece al paciente la oportunidad de poder elegir la posibilidad de vivir en el momento presente.

En un tratamiento de Yin Weimai el principal objetivo es ayudar al paciente a encontrar un sentido de felicidad plena en sí mismo.

Principios terapéuticos de Yin Weimai

1. Calma el Shen.
2. Nutre la Sangre.
3. Regula el Qi.
4. Nutre cualquier humor Yin (Yin, Sangre, Fluidos) cuando no hay un estancamiento de humores Yin implicado (en cuyo caso hay que tratar Ren o Chong).
5. Nutre cualquier humor Yin en presencia de estasis de Qi o de estasis emocional.

Punción del punto de apertura de Yin Weimai, Pc6

Flexionar suavemente la muñeca del paciente. Por lo general el punto se hará evidente. Pinchar entre los tendones en el punto donde la depresión se hace más visible. Si los tendones están demasiado juntos como para poder pinchar en medio, pinchar debajo del tendón desde el lado ulnar. El paciente sentirá como si fuera capaz de respirar más profundamente.

Protocolo de tratamiento de Yin Weimai

1. (Opcional) Se pincha el punto de apertura, Pc6, en el lado derecho en mujeres y en el izquierdo en hombres.
2. Se pincha el primer punto del trayecto, R9.
3. Se pinchan los puntos marca que se hayan elegido, en orden ascendente, p. ej., B15, Ren22, Ren23.
4. Se pinchan el resto de puntos del trayecto que se hayan seleccionado.
5. Se revisa cada punto en el mismo orden en que se ha pinchado y se comprueba que el paciente siente, al menos, una vibración muy leve en cada punto.
6. Se le pide al paciente que visualice o que imagine la sensación de conexión de todos los puntos. En muchas ocasiones el paciente nos informará de que ya siente esta sensación de vibración.
7. Se toman los pulsos en la posición de los Ocho Extraordinarios. Deberían notarse los pulsos asentados a un nivel más profundo en la muñeca. De no ser así, habrá que hacer vibrar las agujas, para asegurarse de que se ha establecido la conexión con el nivel Yuan. Para ello se utiliza la intención más que la profundidad literal.
8. (Opcional). Se le da al paciente una afirmación que pueda repetir en voz alta o en silencio durante el tiempo de retención de las agujas, p. ej., *Me siento relajado y enraizado. Me siento plenamente en el momento presente.*
9. Se dejan las agujas durante 40 minutos a partir de la inserción del primer punto

del trayecto.

10. Se toman los pulsos en modo de Ocho Extraordinarios, se comprueban los cambios y se informa al paciente de estos.
11. Se retiran las agujas en el siguiente orden:
    a. punto de apertura;
    b. el resto de agujas en orden contrario al de la inserción.
12. Se deja al paciente cinco minutos en la camilla, preferiblemente solo, para favorecer unos instantes de reflexión.

Preguntas frecuentes

1. *¿Se puede tratar Yin Weimai igual en hombres que en mujeres?* Sí, Yin Weimai puede tratarse igual en hombres o en mujeres. Todos los humanos experimentamos dolor en el Corazón. No hay ningún canal en Medicina China que sea de tratamiento exclusivo en hombres o en mujeres.
2. *¿Por qué no se menciona el punto B12 en el contexto de Yin Weimai?* La función del punto B12 es prácticamente idéntica a la del punto B16. Se puede añadir el punto B12 en pacientes que tienen dificultad para nutrirse a sí mismos y a los demás. También se añadiría en el caso de mujeres que tienen dificultad con la lactancia.

TRATAMIENTOS DE YANG WEIMAI

Canal de enlace Yang

Mecanismos de Yang Weimai

El rol del canal Yang Weimai es el de reconciliar el movimiento de Yang en el exterior con el movimiento o aporte de Yang en el interior. Un aspecto importante de este rol es la implicación del Yang de Riñón, el origen del Yang, que tiene que ser capaz de moverse de manera eficiente hacia el exterior (como Wei Qi) para poder gestionar los factores patógenos externos. Si el cuerpo no consigue coordinar este movimiento pueden aparecer problemas de tipo Shaoyang debido a que el patógeno consigue traspasar la capa externa. El resultado es la aversión al frío con escalofríos o fiebre alta.

Los canales Weimai son recopilaciones de la experiencia acumulada con los años. Yang Weimai representa nuestra autobiografía en términos de acción. Yang Weimai desde el cerebelo, en Du16 y Du15, registra en el cerebro la actividad que el cuerpo ha llevado a cabo en el mundo externo. Los mayores acontecimientos de la vida generan un impacto en la evolución del canal. Estos acontecimientos incluyen: la escolarización, la pubertad, la adolescencia, los estudios superiores, la profesión, los cambios de profesión, el matrimonio y las relaciones, el divorcio, los hijos, la menopausia, la andropausia, la muerte de seres importantes en la vida de la persona, los desengaños, las decepciones, los méritos y los logros y la jubilación. Las posibles dificultades que la persona pudiera haber experimentado con estos acontecimientos y transiciones acabarán generando desequilibrios en los canales Wei.

Yang Weimai define la manera en que conectamos con nuestro entorno externo. Con la edad, Yang Weimai define lo que hacemos con nuestra estructura en base al conocimiento que Yang Weimai tiene recopilado sobre las capacidades del propio cuerpo.

Yang Weimai recicla el Yang. Cuando el Yang está en plenitud, Yang Weimai articula ese exceso de vuelta a Dumai en Du16 y Du15 (de la misma manera que Yin Weimai articula el exceso de Yin de vuelta a Renmai en Ren22 y Ren23).

Yang Weimai tiene la capacidad de reunir el Yang y concentrarlo en una zona donde hay una necesidad aguda de Yang. Por ejemplo, cuando una persona está expuesta a una corriente de aire intensa, Yang Weimai concentrará el Yang en la zona de VB20 para evitar que se produzca una parálisis facial. Por norma general, Yang Weimai consolida el Yang Qi en la superficie.

Yang Weimai penetra en el cerebelo a través de VB20 y registra las capacidades físicas, p. ej., nadar, ir en bici, e incluso socializar y la manera de interactuar con la gente. Yang Weimai controla la coordinación. La Vesícula Biliar controla el Hueso y las Médulas, y de ahí la presencia remarcable de puntos de este canal en Yang Weimai.

Yang Weimai genera una asociación entre una actividad y el tiempo. Genera la sensación de *déjà vu*, es decir, se produce esa sensación de haber realizado una actividad concreta en algún momento anterior.

Yang Weimai ofrece la oportunidad de crear una cadencia en el tiempo. Genera un pequeño oasis entre el pasado y el futuro y ofrece al paciente la oportunidad de imaginarse un futuro diferente, libre de las trabas y obstáculos del pasado. Es por eso que los tratamientos Yang Weimai brindan al paciente la oportunidad de renovarse a sí mismo, de cambiar, de llegar a ser una persona diferente a partir de ese preciso momento.

Estado fisiológico de Yang Weimai

Cuando Yang Weimai está en equilibrio, la persona se siente optimista.

Estado patológico de Yang Weimai

Cuando Yang Weimai está en desequilibrio, la persona se obsesiona con el futuro y manifiesta problemas de tipo Shaoyang.

Indicaciones de Yang Weimai

Signos y síntomas clásicos principales: alternancia de escalofríos y fiebre. Aversión al frío o fiebre alta. Problemas de tipo Shaoyang que reflejan la dificultad de Wei Qi para mantener la comunicación entre el interior y el exterior.

Imagen general del pulso: flotante, resbaladizo y rápido, probablemente débil en el nivel profundo. Ver también los pulsos de los Ocho Extraordinarios, página 240.

Indicaciones físicas de Yang Weimai

La patología de Yang Weimai aparece cuando el canal es incapaz de apoyar y dirigir el Yang, lo que dará lugar a la serie de síntomas que se detallan a continuación. El tratamiento de Yang Weimai está indicado tanto si la energía Wei Qi está en déficit como si está en plenitud.

- Desmayo o pérdida súbita de conciencia, contracción o rigidez, desorientación, mareo, mareo visual, falta de claridad mental (bruma mental), bloqueo de los orificios superiores y pérdida de conciencia (debido a que el Wei Qi no puede llegar hasta la cabeza).
- Hinchazón lumbar y dolor o hinchazón lumbar súbito e hiperlordosis debido al miedo que bloquea el Yang en la zona lumbar causando dolor.
- Alternancia o intermitencia de escalofríos y fiebre, sabor amargo en la boca, náuseas, vómitos, ictericia, síndromes de malabsorción, heces blandas, cefaleas temporales, migrañas, otitis media, infecciones de oído crónicas, todo ello debido a la insuficiencia de Yang que impide la transformación de la Humedad.
- Problemas respiratorios crónicos debido a falta de Wei Qi.
- Problemas Tendinomusculares y de piel debido a la falta de Wei Qi.
- Síndrome de atrofia Wei debido a la circulación insuficiente de Yang que hace que el Yang se vaya depositando y acumulando en el músculo generando en este, debido a la falta de circulación, un proceso progresivo de consumo y desgaste.
- Signos y síntomas de Viento.
- Problemas de Viento en la cabeza como parálisis facial, síndrome de Tourette, epilepsia, meningitis, encefalitis, trastornos de la articulación temporomandibular (ATM), esclerosis

múltiple.

- Dificultad en la toma de decisiones y otros problemas típicos de Vesícula Biliar debido al Calor que se genera para poder eliminar la Humedad. Esto puede dar lugar a Calor-Humedad que podría llegar a alcanzar la parte superior del canal de Vesícula Biliar pudiendo llegar a afectar al cerebro.
- Migrañas (unilaterales debido a la indecisión), Fuego de Hígado, hipertensión, problemas de piel, problemas de oído, nariz y garganta, trastornos neurológicos y musculares, problemas respiratorios crónicos debido a un exceso de Wei Qi.
- Herpes, febrícula, fiebres intermitentes.
- Signos y síntomas de exceso de Yang. Cuando el paciente está permanentemente ausente del momento presente la musculatura experimenta una agitación constante lo cual generará un agotamiento de Dumai al tener que estar suministrando Yang de manera continuada.
- Falta de certidumbre.
- Estrés postraumático que genera la percepción del daño incluso en ausencia del daño real debido a la somatización del recuerdo subyacente del incidente. El dolor aparece porque el recuerdo es inconsciente y no ha sido procesado. Por ejemplo, el paciente sufrió un accidente de coche del que salió ileso, pero agarró el volante muy fuerte y ahora experimenta dolor crónico en la mano. El recuerdo del trauma está depositado en el hueso. Al estancarse, Yang Weimai sigue manteniendo el pasado manifestándose en el presente.
- Desgaste de la Médula.

Indicaciones psicológicas de Yang Weimai

- Dispersión mental, el paciente se mueve en muchas direcciones y se mantiene muy ocupado al no estar el Yang Qi suficientemente consolidado.
- Tendencia a comprometerse en exceso: demasiadas citas, demasiada gente con la que relacionarse. El paciente tiene listas largas de cosas *por hacer*.
- Dificultad a la hora de priorizar.
- Al paciente le cuesta socializar.
- El paciente adquiere un comportamiento habitual a partir de un trauma o siente la necesidad de actuar de una manera específica al recordar un trauma, p. ej., *cada vez que pienso en eso, tengo que salir con el coche.*
- Obsesión con el futuro. Miedo acerca del futuro, el paciente actúa de acuerdo con ese miedo.
- Miedo y espanto. Miedo paralizante.
- Depresión debido al estancamiento de Yang en la zona lumbar.
- La sensación de estar vacío y hueco.
- La sensación de no estar nunca cómodo haciendo lo que sea, el paciente se siente incapaz

de llegar a dominar alguna habilidad o de superarse.

- La sensación de no llegar nunca a alcanzar el propio potencial máximo.
- Dificultad de conectar con el sentido de dirección, búsqueda o impulso.
- Decepción al haberse conformado con menos, al no haber conseguido alcanzar los propios sueños.
- Dificultad para aceptar la muerte. Yang Weimai puede generar una transformación emocional en la fase terminal de una enfermedad. Muy útil en entornos hospitalarios. Se puede combinar con Yin Weimai para facilitar la transición hacia la muerte.

Puntos de Yang Weimai

V63, VB35, VB29, IG14, TC13, TC14, TC15, VB21, ID10, VB20, VB19, VB18, VB17, VB16, VB15, VB14, VB13. (Li Shizhen).

Li Shizhen consideraba que aquí terminaba el canal y lo que seguía era el acto de elegir. Según sus postulados, el cambio es posible porque estamos en control de nuestras elecciones y de esta manera nuestro modo de funcionar no tiene porqué ser transmitido al cerebro por medio de Dumai donde entraría en el terreno constitucional y podría llegar a ser transmitido a la siguiente generación.

Trayectos alternativos de Yang Weimai

V63, VB35, VB29, IG14, ID10, TC15, VB21, VB20, Du16, Du15 (se muestra en el lado derecho de la página 313).

V63, VB35, VB29, IG14, ID10, TC15, VB21, VB20, VB13, VB14, VB15, VB16, VB17, VB18, VB19, Du16, Du15.

V63, VB35, VB29, IG14, ID10, TC15, VB21, VB13, VB14, VB15, VB16, VB17, VB18, VB19, VB20, Du16, Du15. (De *El gran compendio de la acupuntura y la moxibustión, Zhēnjiǔ Dàchéng* **针灸大成**)

Punto de apertura de Yang Weimai

TC5	外关	Wàiguān	*Paso externo*	Se utiliza el punto cuando hay Fuego Tóxico. Despeja el estancamiento emocional, sobre todo el miedo (en un contexto Yang Weimai). Libera la emoción y de esta manera permite que se produzca el cambio.

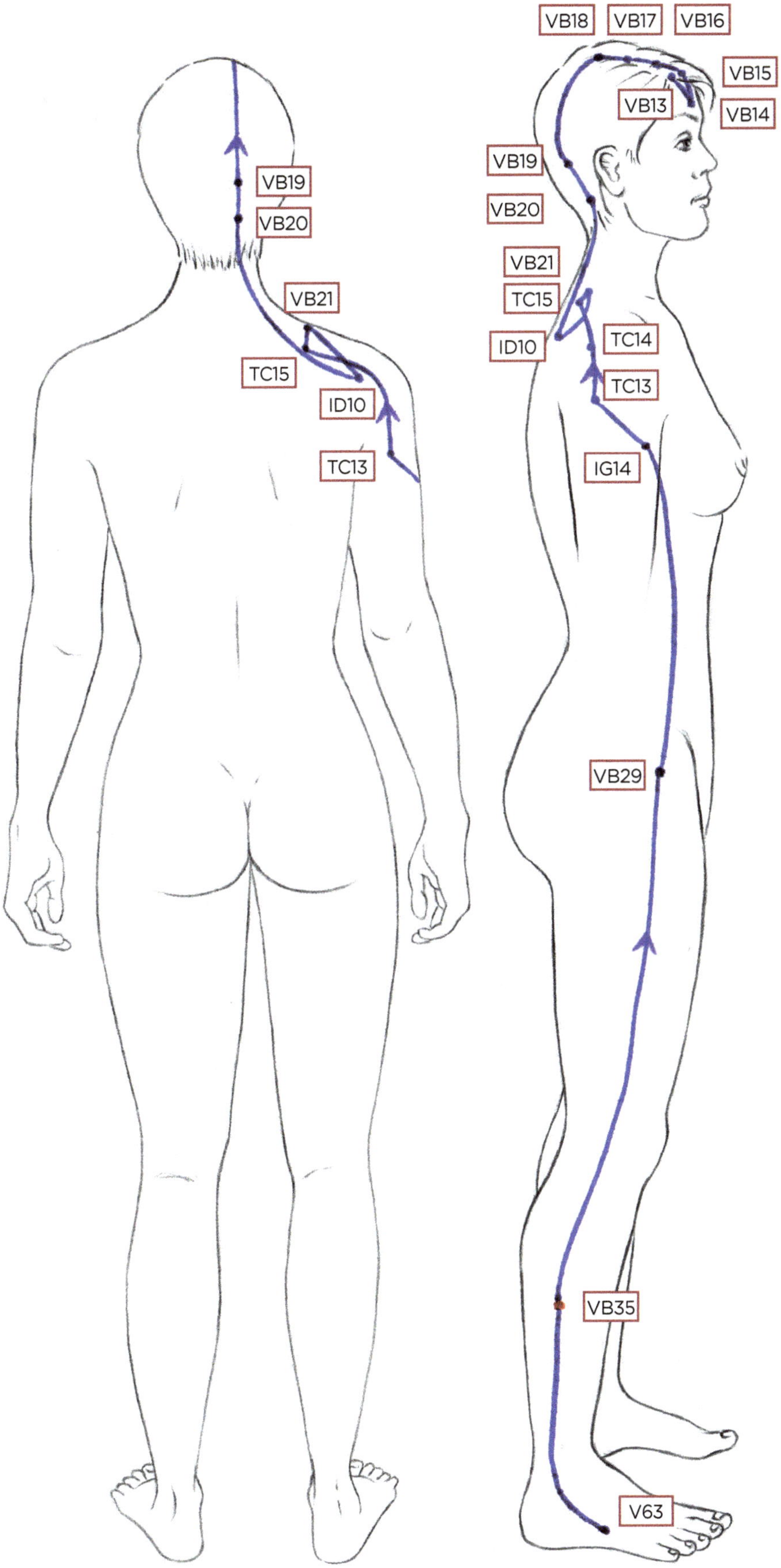

Li Shizhen

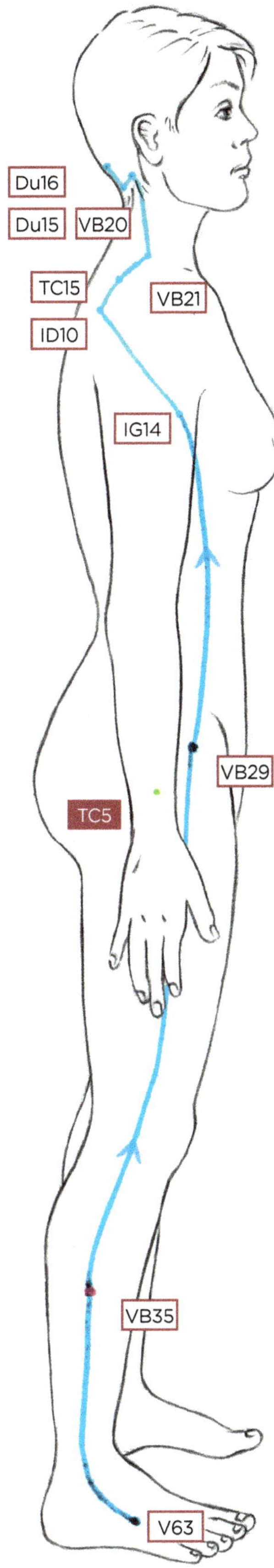

Alternativo

Punto Xi-Hendidura de Yang Weimai

VB35	阳交	Yángjiāo	*Intercambio del Yang*	Se tonifica vigorosamente en caso de fallo cardíaco. El punto de la línea plana (en el cardiograma), se utiliza en caso de trauma y como último recurso en una reanimación cardíaca en cuyo caso se manipula con tonificación vigorosa. Colapso del Yang, desmayo. Se puede combinar con VB13 si falla el pulso o el aliento. Aplicable cuando hay pánico ante las transiciones de la vida.

Nombre, traducción, funciones e indicaciones de los puntos de Yang Weimai

V63	金门	Jīnmén	*Barrera de metal* *Barrera dorada*	El elemento Metal es el que nos facilita la salida al mundo exterior, y el acto de extenderse hacia el mundo exterior se considera una función Taiyang. Ambos factores convergen en este punto. Infunde calma al conectar con el sentido de misión propia y mediante la experiencia de nuestros propios actos en el mundo exterior nos abre a la apreciación de las propias virtudes. Trata las convulsiones. Trata el Viento-espanto (ataques de pánico). Refuerza el Wei Qi en casos de déficit persistente de Wei Qi. Letargo y tendencias suicidas. Dolor constante. Relaja el sistema Tendinomuscular y a su vez calma el Espíritu. Abre los orificios sensoriales para permitir una reprogramación de la respuesta habitual al estrés. Punto de encuentro del Yang.
VB35	阳交	Yángjiāo	*Intercambio del Yang*	El punto Xi-Hendidura de Yang Weimai. Aporta claridad mental cuando hay confusión. Despeja la dirección del camino vital. Facilita la toma de decisiones. Trata los escalofríos y la fiebre. Calma el Shen. Llanto desconsolado o muy expresivo ante la muerte de un ser querido. Fuga de Qi y humores: sudoración espontánea, sibilancias y asma, hemorragias, diarrea crónica. Sentimiento de vacío. Dispersar en caso de dolor. Punto analgésico. Dolor de pierna,

				migrañas causadas por estrés, dolor de cadera. Problemas unilaterales, problemas laterales, dolor de pecho, malestar intercostal.
VB29	居髎	Jūliáo	*Hueso de agacharse*	Punto de encuentro de Yang Weimai y Yang Qiaomai. Punto en el que las creencias sobre el pasado y el futuro penetran el canal Yang Qiao repercutiendo en la postura, el porte y la manera de caminar. Trata la Humedad en el Jiao inferior, la pesadez, el estreñimiento y la diarrea. Trata la pérdida de memoria a corto plazo, la tendencia olvidadiza y el despiste.
IG14	臂臑	Bìnào	*Brazo superior*	Promueve la capacidad de estar activo y de poder gestionar los retos del mundo externo. Potencia la disposición hacia la gestión de una nueva imagen de uno mismo y las responsabilidades que de ella se derivan. Calor Bi, Calor que causa espasmos. Punto de encuentro del Yang en el brazo. Punto de encuentro con el canal de Estómago. Despeja el Calor. Despeja el Calor que produce un temperamento explosivo y agitación. Pinchar en dirección proximal.
ID10	臑俞	Nàoshū	*Shu del brazo superior*	Libera el brazo para facilitar la extensión hacia el mundo exterior. Trata la deformidad y la artritis de manos y la extensión limitada de las manos. Moviliza la parte superior del brazo. Moviliza el Qi y la Sangre. Problemas idiopáticos de hombro, brazo y mano. Dedos en resorte. Punto de encuentro con Yang Qiaomai.
TC15	天髎	Tiānliáo	*Liao celestial*	Trata el Viento y los factores patógenos externos. Viento-Humedad y Viento-Flema. Punto analgésico para el síndrome Bi crónico. Dolor físico y emocional. Moviliza el Qi y la Sangre en el tratamiento del dolor.
VB21	肩井	Jiānjǐng	*Pozo en los hombros*	Trata el ascenso del Qi. Aplicar ventosa en cuadros de convulsiones y actitud violenta. Libera los puntos Jing-Pozo para poder abrir los portales, recupera la conciencia. Dispersa la Flema de los orificios sensoriales. Despeja

				la Flema de las mamas, los bultos alrededor del pezón y la obstrucción de los conductos. Induce el parto, partos complicados. Se puede utilizar para vaciar el útero después de un aborto.
VB20	风池	Fēngchí	*Estanque del Viento*	Da curso al Viento. Trata el temblor, epilepsia, abre los senos nasales y los orificios sensoriales. Picor ocular, zumbidos en los oídos, visión borrosa a causa del Viento (mareo visual), mucosidad nasal, sangrado nasal, dificultad del habla, cefaleas, dolor lumbar. Abre la conciencia a las propias aspiraciones y a la capacidad de actuar con claridad. Punto de encuentro de Vesícula Biliar, Triple Calentador y Yang Qiaomai. Pinchar hacia el lado opuesto.
VB19	脑空	Nǎokōng	*Vacío del cerebro*	Indecisión, dificultad para recuperar recuerdos, amnesia. Drena el Calor de Vesícula Biliar, ictericia, colelitiasis. Viento que afecta el cuello y la parte superior de la columna. Relaja la musculatura del cuello y facilita la concentración y el pensamiento.
VB18	承零	Chénglíng	*Orden / Organización del alma*	Refuerza la voluntad de vivir. Genera una proyección positiva hacia el mundo externo. Humedad-Calor de Pulmón. Estreñimiento. Disipa el Pulmón para poder expulsar la Flema. Disuelve la Flema. Abre la nariz, pólipos nasales, desviación del tabique, sangrado nasal, sinusitis, rinitis alérgica. Alergias causadas por estrés. Con este punto se tratan los tres fantasmas: el deambulante, el hambriento y el sexual. Aporta motivación vital y las ganas de vivir la vida en plenitud.
VB17	正营	Zhèngyíng	*Ying Qi íntegro*	Punto relajante, promueve la sensación de *estar como en casa* y de sentirse nutrido. Aporta fluidos al cerebro. Cabeza temblorosa. Parkinson. Ataques convulsivos con vómitos violentos. Vomita para sentirse aliviado. Estimular con martillo de flor de ciruelo (siete puntas) en caso de Viento.

VB16	目窗	Mùchuāng	*Ventana de los ojos*	Rechazo a mirar al pasado debido a un trauma. Problemas oculares, visión borrosa, cataratas, glaucoma, presión ocular. Trata la Humedad-Calor en los ojos, los ojos enrojecidos, el picor ocular y la hinchazón ocular. Genera una visión nítida para poder dilucidar el camino vital.
VB15	头临泣	Tóulínqì	*Receptáculo de las lágrimas de la cabeza*	Ojos humedecidos de llorar, llanto, la persona se siente herida por el pasado. Lagrimeo debido a alergias. Congestión nasal. Depresión, pérdida de conciencia. Permite que el Qi penetre en el cerebro para poder despejar el Calor del cerebro. Lloro al mínimo recordatorio de las heridas del pasado. Punto de encuentro de Vejiga y Vesícula Biliar.
VB14	阳白	Yángbái	*Blanco del Yang*	Trata problemas de Pulmón relacionados con el Yang. Problemas de piel asociados al Calor, sarpullido, urticaria por estrés. Tos asociada a estrés. Enfisema. Expulsa el Viento, acúfenos, espasmos, encefalitis, meningitis. Estimula la creatividad. Rinorrea, picor nasal, cefaleas. Punto de encuentro de Estómago y Vesícula Biliar. Despeja el Calor. Con este punto se tratan los episodios de manía en personas que se desconectan de la realidad. Se pincha oblicuo hacia la ceja.
VB13	本神	Běnshén	*Raíz del Espíritu*	Calma el Shen. Recoge las experiencias vitales y las lleva al cerebro. Facilita un cambio de mentalidad. Elimina el Viento. Ataques convulsivos, epilepsia, manía, trastornos neurológicos, comportamiento errático precedido de estrés, Viento-espanto (locura).
Du15	哑门	Yǎmén	*Puerta de la mudez*	Incapacidad para articular la voz.
Du16	风府	Fēngfǔ	*Mansión del Viento*	Expulsa el Viento de las Médulas/Cerebro en caso de ACV, cuadros convulsivos y epilepsia. Sin retención. Conectar con el Viento y retirar la aguja. Despeja el Calor en la garganta. Abre y relaja las cuatro extremidades. Punto Fantasma. Conecta de vuelta con Dumai. El Yang vuelve a Dumai a partir de este punto.

8E

Tratamiento de Yang Weimai

Los tratamientos de Yang Weimai generan una oportunidad de renovación, para un cambio de expectativas sobre el futuro.

Principios terapéuticos de Yang Weimai

1. Reúne el Yang
2. Articula el Yang
3. Resuelve la Humedad
4. Resuelve la Humedad-Calor

Ejemplo de selección de puntos para un tratamiento de Yang Weimai

TC5, V63, VB35, IG14, VB21, VB13 (para resolver la Humedad-Calor en este caso).

Nota: cuando un recuerdo conservado en Yang Weimai se acaba somatizando es necesario tratar los puntos VB29 e ID10 que es donde confluyen Yang Wei y Yang Qiao. Se utiliza la ventosa en estos puntos cuando la intención es la de liberar el trauma inconsciente somatizado. Este tratamiento se realiza mejor colocando al paciente tumbado de costado. Se pinchan todos los puntos del canal con técnica vibratoria y seguidamente se aplica ventosa en VB29 e ID10, o también puede omitirse la punción y se puede aplicar directamente la ventosa. Este tratamiento suprime el impacto del trauma en la estructura que podría haber estado generando problemas de postura, problemas en la forma de caminar y temas de autoestima. Si se trata de un dolor crónico se pueden añadir otros puntos de Qiaomai.

Punción del punto de apertura de Yang Weimai, TC5

Extender la muñeca y pinchar justo donde el tendón se recoge cerca de la zona que aparece en la localización de los libros de referencia. Puede que el paciente experimente una leve sudoración.

Protocolo de tratamiento de Yang Weimai

1. (Opcional) Se pincha el punto de apertura, TC5, en el lado derecho en mujeres y en el izquierdo en hombres.
2. Se pincha el primer punto del trayecto, V63.
3. Se pinchan los puntos marca que se hayan elegido, en orden ascendente, p. ej., VB29, IG14, VB21, ID10, VB20, VB13.
4. Se pinchan el resto de puntos del trayecto que se hayan seleccionado.

5. Se revisa cada punto en el mismo orden en que se ha pinchado y se comprueba que el paciente siente, al menos, una vibración muy leve en cada punto.
6. Se le pide al paciente que visualice o que imagine la sensación de conexión de todos los puntos. En muchas ocasiones el paciente nos informará de que ya siente esta sensación de vibración. En el caso de un trayecto tan sinuoso como el de Yang Weimai podemos mostrarle al paciente un mapa del canal.
7. Se toman los pulsos en la posición de los Ocho Extraordinarios. Deberían notarse los pulsos asentados a un nivel más profundo en la muñeca. De no ser así, habrá que hacer vibrar las agujas, para asegurarse de que se ha establecido la conexión con el nivel Yuan. Para ello se utiliza la intención más que la profundidad literal.
8. (Opcional). Se le da al paciente una afirmación que pueda repetir en voz alta o en silencio durante el tiempo de retención de las agujas, p. ej., *Mi energía se está distribuyendo perfectamente por mi cuerpo y me siento relajado/a.*
9. Se dejan las agujas durante 40 minutos a partir de la inserción del punto de apertura.
10. Se toman los pulsos en modo de Ocho Extraordinarios, se comprueban los cambios y se informa al paciente de estos.
11. Se retiran las agujas en el siguiente orden:
    a. punto de apertura;
    b. el resto de agujas en orden contrario al de la inserción.
12. Se deja al paciente cinco minutos en la camilla, preferiblemente solo, para favorecer unos instantes de reflexión.

TRATAMIENTOS DE YIN QIAOMAI

Canal Yin del Talón, canal Yin de la postura, canal Yin de la motricidad, canal Yin puente, Mar de los Luos Yin

Mecanismos de Yin Qiaomai

El canal Yin Qiaomai moviliza la conciencia con el propósito de estimular la autorreflexión, es decir, el cultivo de la apreciación natural hacia uno mismo facilitando la posibilidad de ser uno mismo en el momento presente. Ayuda a definir el concepto de la propia identidad y el lugar hacia el que uno mismo se orienta en la sociedad. Si lo que el paciente ha aprendido es a no tenerse en cuenta y a no apreciarse a sí mismo el canal Yin Qiao se estanca acumulando Humedad y emociones. A partir de allí se produce un estado patológico y la persona puede llegar a experimentar emociones que van desde la falta de respeto hacia uno mismo hasta el autodesprecio.

Los canales Qiao tratan debilidades del Qi postnatal para evitar que la Humedad se asiente en los canales, y más concretamente en los propios canales Qiao. Es por ello que para los tratamientos de Yin Qiaomai el uso de la moxa resulta imprescindible.

Los canales Qiao preservan la integridad de la musculatura para poder mantener la integridad de la estructura.

El exceso de Yin Qiaomai siempre está directamente asociado a un déficit de Yang Qiaomai, y viceversa.

Diferencias entre Renmai y Yin Qiaomai

Yin Qiaomai trata las estasis de Yin y los estancamientos de Yin: el estancamiento de Sangre, el estancamiento de Flema y el estancamiento de Humedad. Yin Qiaomai no trata el déficit de Yin (aunque sí trata los signos de Calor por vacío).
La tonificación de Yin Qiaomai permite resolver una influencia patológica proveniente de Yang Qiaomai.
Nota: la estasis va asociada a una masa palpable, el estancamiento no conlleva la presencia de masas.

Renmai trata el déficit de Yin. Renmai es el canal adecuado para tratar un déficit de Yin en el contexto de los Ocho Extraordinarios.

Diferencias entre los canales Wei y los canales Qiao

En general, los canales Wei son más apropiados para el tratamiento de los estados de déficit y los canales Qiao son más adecuados para abordar los estados de plenitud.
Con los canales Wei se aborda el pasado (Yin Weimai) y el futuro (Yang Weimai).
Los Qiaomai se utilizan para resolver problemas relacionados con el presente, las sensaciones del paciente consigo mismo en el presente (Yin Qiao) y el encaje del paciente en el contexto externo del momento presente (Yang Qiao).

Estado fisiológico de Yin Qiaomai

Cuando Yin Qiaomai está en equilibrio, la persona se siente a gusto de ser quien es.

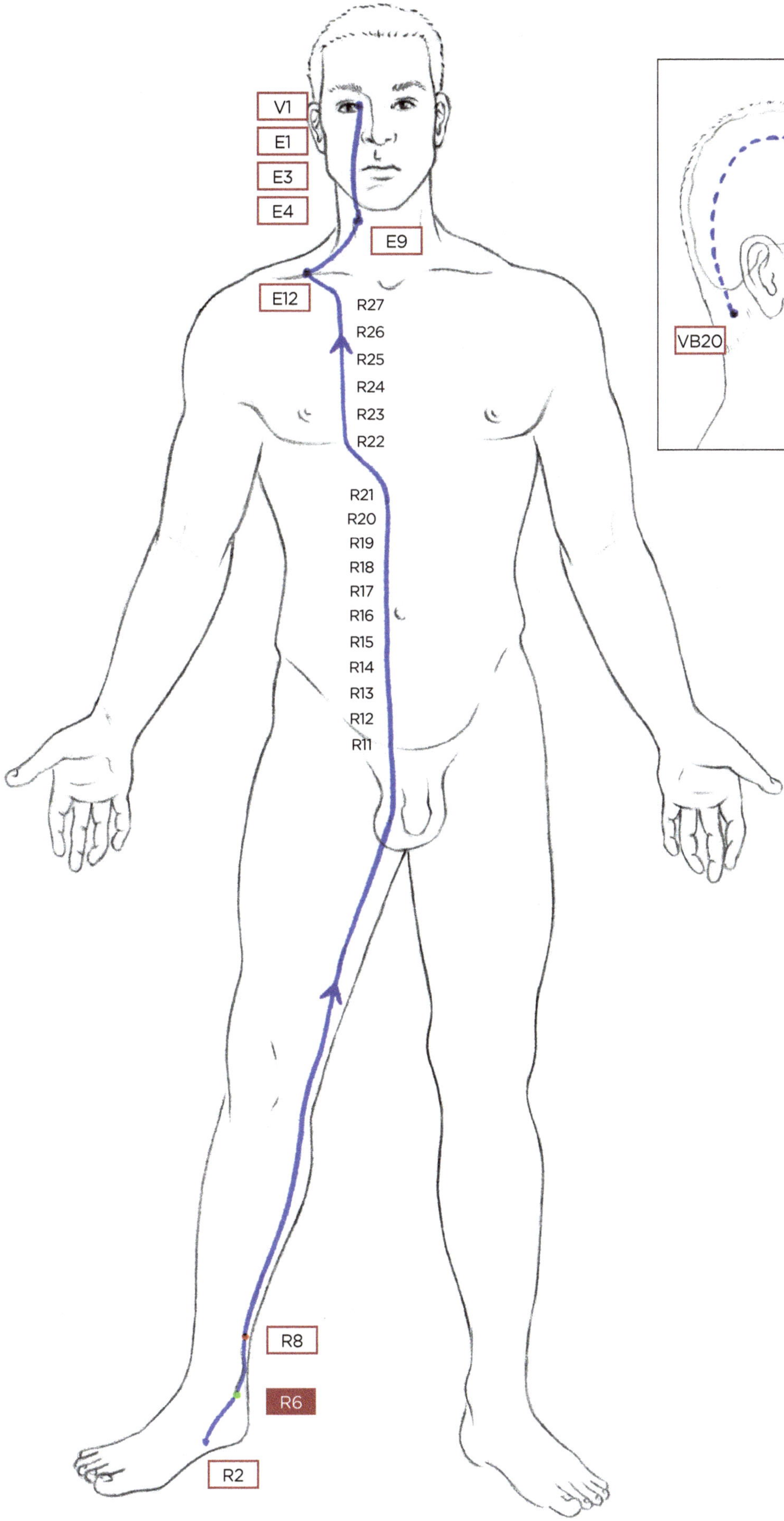
V1
E1
E3
E4
E9
E12
R27
R26
R25
R24
R23
R22
R21
R20
R19
R18
R17
R16
R15
R14
R13
R12
R11
R8
R6
R2

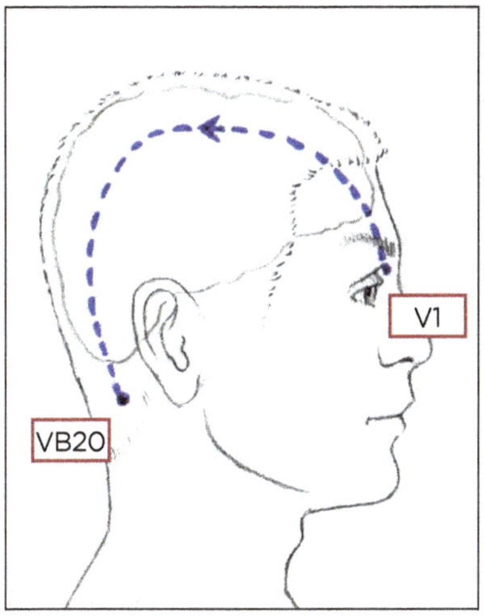
V1
VB20

Indicaciones de Yin Qiaomai

Signos y síntomas clásicos principales: pesadez ocular, dificultad al abrir los ojos. Ganas profundas de dormir. El paciente es incapaz de encontrar nada que le interese.

Imagen general del pulso: generalmente, en casos avanzados, no se puede localizar ninguno de los pulsos. Puede que el acupuntor presione a un nivel bien profundo sin encontrar rastro del pulso. Podría incluso percibir una sensación de humedad en la muñeca del paciente. A veces el pulso no aparece aun presionando a nivel muy profundo, pero luego al volver al nivel Wei, el pulso aparece flotante y fino como reflejo de la actitud del paciente en su persistencia de huida permanente de sí mismo. Es incapaz de permanecer consigo mismo. En otras ocasiones, el pulso puede aparecer extremadamente profundo en todas las posiciones sin pulso superficial. Ver también la técnica de toma de pulsos de los Ocho Extraordinarios en la página 240.

8E

Indicaciones físicas de Yin Qiaomai

Los signos y síntomas de Yin Qiaomai aparecen a partir del estancamiento por plenitud de Yin, o al tensionarse el Yin.

- Ojos pesados, dificultad al abrir los ojos.
- Necesidad de dormir más de lo normal, necesidad constante de dormir, somnolencia.
- Tensión en la cara interna de las piernas, hallux valgus, actitud postural causada por pie varo, tensión en la musculatura abdominal.
- Obesidad, hiperlipidemia.
- Fatiga, letargo, cansancio, falta de implicación, síndrome de fatiga crónica.
- Sistema hormonal hiperactivo, problemas hormonales en la menopausia.
- Problemas hormonales asociados a las funciones Yin de las hormonas: mantenimiento del volumen de fluidos, volumen de la sangre, presión arterial, nivel de lípidos en sangre y niveles de glucemia.
- Signos de Humedad y Frío: leucorrea, pesadez o dolor de la zona inferior del abdomen, hernias.
- Humedad-Frío que afecta a la estructura, sensaciones de frío gélido.
- Flebitis, neuropatía, entumecimiento, atrofia Wei debido a la Humedad.
- Edema.
- Dolor genital, dolor lumbar que afecta a los genitales.
- Lumbalgia crónica que irradia hacia la cara anterior del cuerpo.
- Obstrucción Bi unilateral crónica.
- Fibromas, acumulaciones en el útero, en los ovarios.
- Dolor de garganta, dolor de cuello, problemas de ATM (dolor temporomandibular),

alteraciones de la visión.

- Bocio, bultos en las mamas, enfisema, quistes, acumulaciones abdominales, tumores cerebrales.
- Hiperactividad del sistema nervioso parasimpático.
- Retención de la placenta.
- Parásitos (en un contexto clásico, parásitos deambulantes, sexuales y hambrientos).
- Epilepsia del tipo Yin (acompañada de mordedura de la lengua y mandíbula apretada).

Indicaciones psicológicas de Yin Qiaomai

- La persona se encuentra en un estado claramente Yin (ralentizado).
- Baja autoestima, la persona no se respeta a sí misma, imagen pobre de uno mismo, nivel bajo de autoaceptación, ganas de dormir como vía de escape de sí mismo.
- Depresión.
- Narcisismo, obsesión consigo mismo.
- Deseo de replegarse y retirarse del mundo externo debido a las decepciones.
- Sobrepeso como vía de alivio e insensibilización, trastornos alimentarios, rechazo del alimento.
- Tendencias suicidas (Viento-muerte), sensación de falta de poder para poder generar cambios significativos, sensación de que los deseos son irrealizables e inalcanzables.
- Imposibilidad de meditar, incapacidad de interiorizar, dificultad para auto-examinarse.
- Reticencia a hablar de sí mismo, Bi de garganta psicológico.

Conexión entre Yin Qiaomai y los canales Luo Yin

Yin Qiaomai es el lugar donde la patología de los canales Luo Yin se acumula. El registro de los canales Luo Yin es el de una falta de interés en el mundo externo, acompañado por una sensación de incomodidad con uno mismo

Puntos de Yin Qiaomai

R6, R2, R8, R11 a R27, E12, E9, E4, E3, E1, V1, VB20.

Punto de apertura Yin Qiaomai

R6 照海 *Zhàohǎi* *Mar brillante* Invita a la autorreflexión, a la apreciación de uno mismo.

8E

Punto Xi-Hendidura de Yin Qiaomai

R8 交信 *Jiāoxìn* *Intercambio de fe* — Invita a confiar en uno mismo, invita a desplegar la confianza que se deriva del intercambio que se produce entre la mente inconsciente y la manifestación de la realidad. Trata el dolor genital y el dolor durante las relaciones sexuales. Trata las crisis de identidad sexual.

Nombre, traducción, funciones e indicaciones de los puntos de Yin Qiaomai

R6	照海	*Zhàohǎi*	*Océano luminoso, Mar reflejante*	El brillo en la mirada nos informa del nivel de autointrospección y la fluidez con la que la propia identidad es articulada y mostrada al mundo. La apertura de R6 activa V1 en un contexto de Yin Qiaomai. Permite a la persona apreciarse a sí misma, vislumbrar la perfección innata que reside en el interior de su ser y empezar a poder sentirla como propia. Da curso al Qi para permitir encontrar el propio camino, y a su vez moviliza el dolor físico (Bi) y el dolor que resulta de la sensación de estar perdido, de no ser capaz de transitar el propio camino vital. Drena el Calor, despeja el Calor mediante la orina (diuresis), drena el Fuego. Trata el síndrome Lin[14] (infecciones del tracto urinario). Abre la garganta en las pérdidas de voz provocadas por estrés, sensación de hueso de ciruela en la garganta. Dificultad para verbalizar el trauma que ha impactado en el Corazón, despeja el Calor en el Corazón en trastornos del Shen, depresión e insomnio. Se dispersa o se sangra para tratar el prurito genital en mujeres (incremento del deseo sexual). Se tonifica en casos de somnolencia.

[15] El *síndrome Lín* 淋 hace referencia a un cuadro urinario caracterizado por la frecuencia, incontinencia urinaria, micción dolorosa, espasmos del bajo vientre y dolor umbilical. En Medicina China y según la etiología y el mecanismo patológico se consideran cinco categorías: lin de Calor, lin piedra, lin de la Sangre, lin del Qi y lin turbio.

R2	然谷	*Rángŭ*	*Valle ardiente*	(Añadido al trayecto por Li Shizhen). Para poder tratar Yin Qiaomai, es necesario llevar la energía Yang (fuego, pasión, deseo) hasta el Yin (que contiene nuestra identidad y se conserva en los Riñones) para poder despertar la motivación en el ser. R2 prende un Fuego que transforma el sentido de ser uno mismo. Conecta también con B8 llevando el Yang a las extremidades para facilitar su movimiento. Trata el Bi de garganta y los problemas del habla. Activa la laringe para aclarar la autoexpresión. Disnea, respiración corta. Despeja el Calor acumulado en los Riñones como consecuencia del auto-rechazo. Rectifica el Qi para tratar temas de vergüenza y culpabilidad asociados al Jiao inferior. Regula la sudoración nocturna, el síndrome de desgaste y sed. Trata el prurito genital (incremento del deseo sexual) en hombres, hinchazón y dolor genital, pérdidas de semen. Trata el dolor de piernas causado por una bipedestación excesiva.
R8	交信	*Jiāoxìn*	*Portal de la confianza, Intercambio de la confianza*	Le recuerda al paciente que en la base del respeto hacia uno mismo está la fe en sí mismo y en aquello en lo que cree. El *intercambio* al que alude es aquello que ocurre entre la fe y aquello que esa fe genera. Como punto Xi-Hendidura de Yin Qiaomai, trata los estados de plenitud y de déficit relacionados con el Jiao inferior. Trata el dolor en las relaciones sexuales y al orinar, el dolor lumbar, los fibromas, los quistes ováricos, el dolor menstrual, la prostatitis testicular y las hinchazones escrotales y la Humedad-Calor en el Jiao inferior. Con estimulación vigorosa, expulsa el feto muerto. Regula el Chongmai y el Renmai para resolver la Humedad. Trata el estancamiento de Yin y la estasis de Yin. Dificultad en la eliminación (orina o defecación) debido al Calor, diarrea acompañada de sensación de ardor, infecciones del tracto urinario, los cinco Lin (dificultades urinarias: orina sanguinolenta, orina piedra, orina Qi dolorosa, orina turbia y orina con cansancio).

Los puntos en el Jiao inferior, de R11 a R15, se moxan para vigorizar el Yang y resolver las estasis de Yin características de Yin Qiaomai.

R11	横骨	*Hénggŭ*	*Hueso curvo*	Tonifica Chongmai para resolver la Humedad. Fortalece el Estómago, promueve la diuresis para facilitar la eliminación de la Humedad. Micción difícil, nicturia, Sudoración nocturna.
R12	大赫	*Dàhè*	*Gran manifestación*	Regula Chongmai y Renmai para resolver la Humedad. Beneficia a los Riñones.
R13	气穴	*Qìxué*	*Cueva del Qi, Palacio del niño, Portal del útero*	Es uno de los puntos más importantes en ginecología. Punto principal del Jiao inferior en problemas de fertilidad. Beneficia a los Riñones, rectifica el Qi.
R14	四满	*Sìmăn*	*Cuatro estasis*	Trata la plenitud de Qi, Sangre, Fluidos y Flema. Beneficia a los Riñones, ayuda a fortalecer la función de Riñón. Regula las vías del agua y resuelve la acumulación de fluidos.
R15	中注	*Zhōngzhù*	*Pulso agua*	Nutre los Riñones, nutre el Yin, promueve la micción.
R16	肓俞	*Huāngyú*	*Transporte de la membrana*	Trata la permeabilidad de las membranas alrededor de los órganos. Mueve y desciende el Qi. Punto de gran poder analgésico en dolores del Jiao inferior, p. ej., durante las relaciones sexuales o la micción.
R17	商曲	*Shāngqŭ*	*Tañido lírico de la campana*	Relaja la parte externa. Da vigor a los canales colaterales: los Tendinomusculares y los canales Luo. Se utiliza para tonificar. Complementa al Shen. Trata el Bazo y de esta manera resuelve la Humedad.

R18 a R21. Estos puntos tienen un efecto sobre el Bazo y el Estómago. Armonizan el Bazo y el Estómago en náuseas y diarreas y armonizan el centro (Bazo, Estómago e Hígado) en dolores epigástricos e intestinales, gases y vómitos.

R18	石关	*Shíguān*	*Barrera de piedra*	Dificultad al defecar y al orinar. Deshace el estancamiento de alimentos en los intestinos. Estreñimiento. Trata el estancamiento de Vejiga.
R19	阴都	*Yīndōu*	*Metrópolis Yin*	Regula Chongmai y Renmai para resolver la Humedad.
R20	腹通谷	*Fùtōnggŭ*	*Penetrar el valle*	Disuelve la estasis de alimentos. Trata el Gu Qi. Abre el pecho. Ilumina los ojos y genera la apertura del Espíritu desde el pecho al exterior.

R21 幽门 *Yōumén* *Puerta oscura* — No se moxa. Da curso al Qi y asiste a Hígado en su función de control del flujo uniforme del Qi. Rectifica el Qi. Punto muy efectivo en caso de estancamiento de Qi de Hígado o cuando Hígado invade a Estómago y Bazo en problemas crónicos o constitucionales.

Los puntos en el Jiao superior R22 a R27 son puntos donde Yin Qiaomai conecta con Yin Weimai. Con estos puntos se tratan cuadros de déficit de Yin con acumulación de Yin, déficit de Sangre con Flema, Flema que agita el Corazón con dolor de Corazón, acumulaciones, Qi rebelde, tos, vómitos, inapetencia, ausencia de placer al comer, depresión. Todos estos puntos tienen la capacidad de soltar. Todos ellos disipan el Qi de Pulmón y liberan el pecho liberando de esta manera a Pulmón para que pueda estar lo suficientemente enérgico para facilitar el cultivo del perdón.
Ver la descripción del segundo trayecto de Chongmai para una descripción detallada sobre estos puntos en las páginas 255-257.

E12 缺盆 *Quēpén* *Vasija vacía* — Punto desde el cual todos los canales Yang penetran el torso, excepto el canal de Vejiga. Desciende el Qi de Pulmón a los Riñones. Trata el Qi rebelde: tos, náuseas y vómitos. Punto de gran poder analgésico.

E9 人迎 *Rényíng* *Bienvenido a la humanidad* — Permite una articulación clara en base a la comprensión de uno mismo, de lo que uno es y de la propia identidad. Trata el hipertiroidismo, el apetito constante y el Calor. Bocio y presión ocular. Afecta a los orificios sensoriales. Regula el Qi y la Sangre.

E4 堤仓 *Dīcāng* *Granero de la tierra* — Trata el metabolismo y promueve la homeostasis. Trata el apetito constante y la necesidad permanente de asimilar estímulos externos. Trata la sensación de vacío que lleva al paciente a buscar compensaciones externas. Por ejemplo, coleccionando muchas cosas o persiguiendo múltiples intereses movido por la creencia de que la acumulación de cosas y/o intereses lo convertirá en alguien interesante. Trata hinchazón de encías, cefaleas y reflujo de ácido.

E3 巨髎 *Jùliáo* *Agujero enorme del hueso* — Regula la temperatura. Trata las fiebres persistentes, las fiebres constantes, la pasión extrema y el Calor. Regula el apetito sexual.

E1	称泣	*Chēngqì*	*Soporte de las lágrimas*	Trata el sentimentalismo, los ojos llorosos y rojizos, la propensión al lloro. Trata la propensión a la crítica.
V1	精明	*Jīngmíng*	*Ojos brillantes*	Provee claridad de visión en el camino vital. Como punto final de Yin y Yang Qiaomai, regula el Yin y el Yang. Permite el acceso a la glándula pineal (considerada en Medicina China como la verdadera glándula maestra que regula el Yin y el Yang), y la glándula pituitaria (que regula el Qi y la Sangre postnatal). Ambas glándulas son estimuladas y de esta manera activadas mediante la presión natural de gran intensidad que se produce en V1 durante el trayecto por el canal del parto. V1 es el punto de intersección entre el canal de Estómago y el canal de Intestino Delgado, ambos responsables de la separación entre lo puro y lo impuro, tanto en lo que se refiere a los alimentos como también a la conciencia. V1 regula el proceso, procurando la transformación de lo turbio, que al descontrolarse produce estancamiento y Humedad. En el contexto de los canales Qiao, V1 controla la secreción de hormonas, especialmente del estrógeno, la prolactina, la melatonina, la progesterona y la hormona de crecimiento humano que afecta el ritmo cardíaco, el apetito, el metabolismo, la menstruación, la lactancia y los niveles de glucemia y de lípidos en sangre. Deposita la experiencia en el cerebro.
VB20	风池	*Fēngchí*	*Estanque del Viento*	(Opcional). Ayuda al paciente a sincronizarse con el tiempo, permitiendo a la persona situarse en el momento presente a pesar de las posibles preocupaciones y ansiedades insoportables a las que pudiera estar enfrentándose. Punto de encuentro de los canales Qiao y Wei y Triple Calentador. Es por ello que el punto gobierna el posicionamiento del paciente en el tiempo. Conecta con la función propia de Triple Calentador de definir como el Jing se va expresar mediante los Zangfu.

Tratamiento de Yin Qiaomai

Un tratamiento Yin Qiaomai representa para el paciente una invitación a la aceptación de sí mismo y al cultivo de la gratitud.

Principios terapéuticos de Yin Qiaomai

1. Expulsar el Frío y el aletargamiento (incluyendo los parásitos).
2. Expulsar el Frío y la Humedad.
3. Estimular el Yang para resolver la Humedad.

Punción del punto de apertura de Yin Qiaomai, R6

Invertir el pie. El punto está localizado en la zona donde la piel muestra varios pliegues. Hay que encontrar la depresión profunda e insertar la aguja perpendicularmente. A veces la aguja no entrará perpendicularmente, pero si se inserta a unos 45° en dirección a la planta del pie orientada hacia abajo es probable que se consiga doblar la aguja lateralmente en esa profunda hendidura. El paciente sentirá una sensación en la garganta.

Punción de Yin Qiaomai

- Los puntos de Riñón de Yin Qiaomai se localizan a un nivel profundo por debajo del canal Primario de Riñón. Los puntos Qiao se pinchan con cuidado a un nivel más profundo del que normalmente se pincharían en el canal Primario de Riñón.
- Tradicionalmente se moxan los tres primeros puntos del trayecto: R6, R2 y R8.
- Los puntos de Riñón en el Jiao inferior (de R11 a R15) se tratan normalmente con moxa.
- Yin Qiaomai se pincha orientando las agujas hacia arriba para llevar el Yin hacia los genitales, a través del pecho y siguiendo hasta los ojos cuyo brillo se activará al activarse el reconocimiento interno de la belleza y perfección innata del propio ser.
- Antes de pinchar R2 es recomendable masajear la zona del punto. Hay que presionar siempre firmemente el tubo y hacer pasar la aguja empujando. No hay que golpear la aguja dentro del tubo.
- Si R11 se pincha demasiado profundo puede producir sensaciones peculiares en la zona genital.
- E1 y E12 se pinchan transversalmente.
- Si tras moxar R8 el paciente se siente somnoliento, se pincha VB34 para activar los tendinomusculares.

Ejemplo de selección de puntos de Yin Qiaomai

R6, R2 y R11, E12, V1, para estimular el Yang y resolver la Humedad que afecta a Yin Qiaomai.

Protocolo de tratamiento de Yin Qiaomai

1. Se pincha el punto de apertura, R6 (y primer punto del trayecto también), en el lado derecho en mujeres y en el izquierdo en hombres.
2. Se pinchan los puntos marca que se hayan elegido, en orden ascendente, p. ej., R11, R16, R21, E12, E9, E4, V1, VB20.
3. Se pinchan el resto de puntos del trayecto que se hayan seleccionado.
4. Se moxan R6, R2 y R8.
5. Se revisa cada punto en el mismo orden en que se ha pinchado y se comprueba que el paciente siente, al menos, una vibración muy leve en cada punto.
6. Se le pide al paciente que visualice o que imagine la sensación de conexión de todos los puntos. En muchas ocasiones el paciente nos informará de que ya siente esta sensación de vibración. Podemos mostrarle al paciente un mapa del canal.
7. Se toman los pulsos en la posición de los Ocho Extraordinarios. Si los pulsos estaban ausentes, ahora deberían estar presentes en el nivel profundo. Si siguen sin estar presentes, hay que hacer vibrar de nuevo las agujas procurando que se haya establecido conexión con el nivel Yuan. Para ello se utiliza la intención más que la profundidad literal.
8. (Opcional). Se le da al paciente una afirmación que pueda repetir en voz alta o en silencio durante el tiempo de retención de las agujas, p. ej., *Me acepto plenamente y me aprecio a mí mismo.*
9. Se dejan las agujas durante 40 minutos a partir de la inserción del punto de apertura.
10. Se toman los pulsos en modo de Ocho Extraordinarios, se comprueban los cambios y se informa al paciente de estos.
11. Se retiran las agujas en el siguiente orden:
    a. punto de apertura;
    b. el resto de agujas en orden contrario al de la inserción.
12. Se deja al paciente cinco minutos en la camilla, preferiblemente solo, para favorecer unos instantes de reflexión.

Si el problema principal es la obstrucción Bi unilateral y crónica:

13. Realizar los pasos del 1 al 3 (más arriba), en el lado opuesto al dolor, independientemente de si se trata de hombre o de mujer.
14. Se pinchan los puntos Ahshi en el lado del cuerpo donde se localiza el dolor.
15. Se aplican ventosas en VB29 e ID10 en el lado del cuerpo donde se manifiesta el dolor.

A partir de aquí hay que proseguir el tratamiento a partir del paso 4 (más arriba).

TRATAMIENTOS DE YANG QIAOMAI

Canal Yang del talón, canal Yang de la postura, canal Yang de la motricidad, canal Yang puente, Mar de los Luos Yang

Mecanismos de Yang Qiaomai

El canal Yang Qiaomai sienta la base del equilibrio, la postura y la alineación vehiculando el Yang Qi desde Dumai hacia la estructura. Su integridad aporta equilibrio a las tres cavidades óseas: el cráneo, la caja torácica y la pelvis, y facilita el caminar en la posición erguida. Hasta ahora en la evolución humana, Yang Qiao ha ido desplazando el peso de la cabeza hacia las apófisis espinosas y al margen de los brazos. La liberación de los brazos facilita la visión lateral sin comprometer la libertad de los hombros, al estar liberados IG15 e ID10 - puntos marca de Yang Qiaomai. De la misma manera la nariz se fue desplazando hacia abajo y con ello la vista, en lugar del olfato, pasó a ser el sentido principal en los humanos. Es por ello que V1 se considera un punto marca clave en Yang Qiaomai.

Cuando Yang Qiaomai está tenso o laxo, aparecen problemas de equilibrio, postura y alineación. Yin Qiaomai y Yang Qiaomai son canales de polaridad y son antagonistas: cuando Yang Qiaomai está en tensión, Yin Qiaomai está flácido, y a su vez cuando Yang Qiaomai está flácido, Yin Qiaomai está en tensión.

Yang Qiaomai impulsa el Yang Qi a la superficie por lo que tiene una influencia directa sobre la tonicidad muscular. La alineación estructural (la organización de la musculatura y los huesos) se establece mediante la integridad del tejido conjuntivo. Si existe endurecimiento o exceso de tonicidad del tejido conjuntivo la estructura pierde su alineación. Si se libera el tejido conjuntivo, la estructura recupera su alineación correcta. La dispersión de los puntos de Yang Qiaomai permite que está liberación ocurra. Si por el contrario, el tejido conjuntivo presenta flacidez o atonía, los puntos de Yang Qiaomai se tonifican para permitir la recuperación de la tonicidad muscular.

Si la tensión en el tejido conjuntivo se prolonga por mucho tiempo, el cuerpo responde con Yang para tratar de movilizar la zona y destensarla. Con el tiempo, la tensión o estancamiento combinado con el Calor del Yang Qi comienza a consumir el tejido dando lugar a espasmos, obstrucción Bi y posteriormente, síndrome de atrofia Wei. Cuando el tejido conjuntivo se ve afectado hasta ese extremo, el Calor puede empezar a consumir el Jing que es el origen de Yang Qiaomai.

VB29 e ID10 son puntos marca clave de Yang Qiaomai, porque son puntos de intersección entre Yang Qiaomai y Yang Weimai. Es en estos puntos donde los sentimientos y creencias sobre el pasado y el futuro condicionan la postura y la alineación. Este es el mecanismo mediante el cual nuestra postura y nuestra alineación corporal acaban reflejando nuestra historia y la mentalidad que resulta de ella.

Si el foco está demasiado puesto en el mundo externo, si la necesidad es la de cambiar el mundo y rebelarse contra este, Yang Qiaomai asume un estado de exceso, es decir, el Yang se tensiona y aparecen signos de Qi rebelde.

Estado fisiológico de Yang Qiaomai

Cuando Yang Qiaomai está en equilibrio, la persona se siente libre y puede mostrarse de manera espontánea. La persona está dispuesta y organizada de cuerpo y mente para cualquier cosa en cualquier momento. Se encuentra en el momento presente en comportamiento y gestos, y siente que lo más importante es lo que está pasando en el momento presente. La persona no desea estar en otro lugar o haciendo otra cosa. Se siente en paz en el mundo y con el mundo.

Indicaciones de Yang Qiaomai

Signos y síntomas clásicos principales: tensión o flacidez de la musculatura a lo largo del trayecto. Qi rebelde con Calor y agitación del Viento. Tez enrojecida. Dolor unilateral.

Imagen general del pulso: pulsos cuerda que manifiestan exceso en la superficie. Ver también la técnica de toma de pulsos de los Ocho Extraordinarios en la página 240.

Indicaciones físicas de Yang Qiaomai

Los signos y síntomas de Yang Qiaomai manifiestan el Qi rebelde con Calor y la tensión del Yang.

- El Calor responde moviendo Yang lo que provoca un aumento de Calor que consume el medio y genera Viento.
- Dolores de cabeza, migrañas, insomnio, irritabilidad, hipertensión arterial, ataques convulsivos, tics y temblores, vértigo, mareo, delirio, epilepsia, convulsiones, tez rojiza, fiebre, sangrado de nariz, dermatitis de contacto, espasmos musculares y de huesos (debido al Qi rebelde que causa el estancamiento de Yang).
- Qi rebelde: alergias, bronquitis crónica, tos, náusea, ERGE (enfermedad por reflujo gastroesofágico), dolor epigástrico, úlceras de estómago, gastritis, eructaciones, reflujo esofágico (debido a la hiperactividad del Yang).

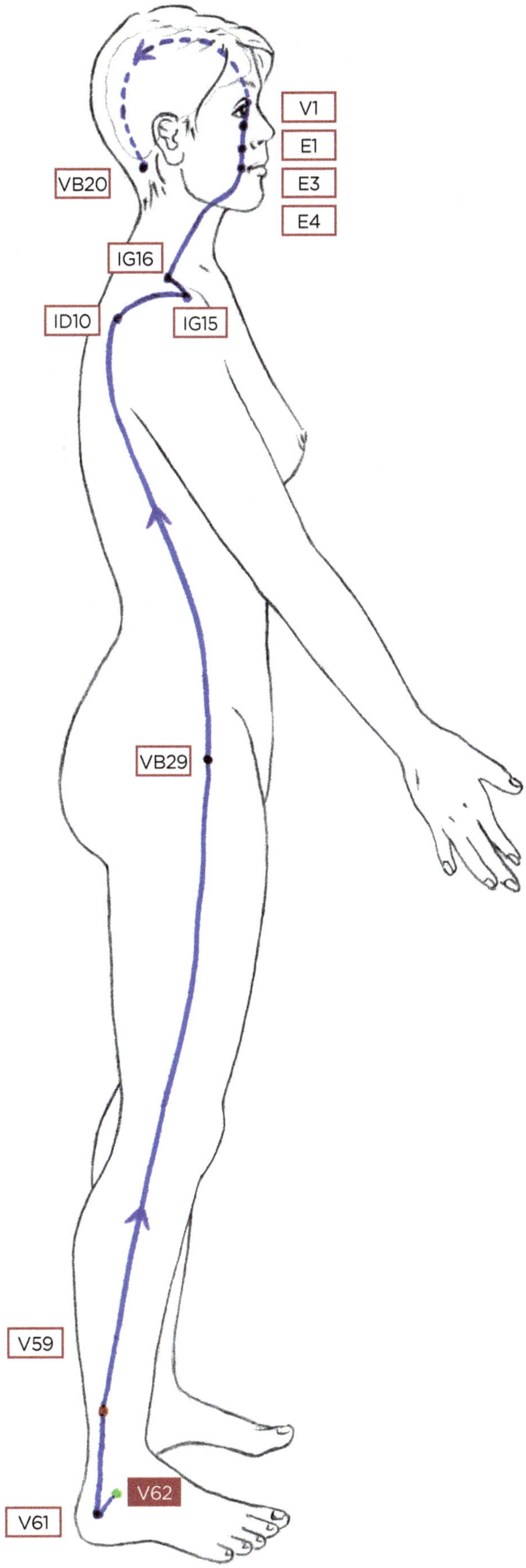
V1
E1
E3
E4
VB20
IG16
ID10
IG15
VB29
V59
V62
V61

- Abscesos, acné, conjuntivitis, psoriasis.
- Epilepsia de día, epilepsia del tipo Yang: ataques convulsivos con las palmas y los ojos abiertos.
- Tensión muscular crónica en la cara lateral de los muslos y las piernas.
- Dolor lumbar parecido al golpe de un mazo, dolor lumbar sin hinchazón, dolor lumbar acompañado de dolor de cadera y rodilla.
- Obstrucción Bi: dolor de hombro, dolor de pecho, obstrucción Bi unilateral crónica.
- Dolor en la pantorrilla causado por una necesidad constante de estar activo.
- El Yang hiperactivo en la musculatura causa un estancamiento de Calor que consume la musculatura generando síntomas que se producen en el siguiente orden:
    - espasmos;
    - dolor (síndrome Bi);
    - atrofia Wei (desgaste de Wei Qi);
    - debilidad muscular;
    - fragilidad ósea debido al desgaste de las Médulas;
    - flacidez y neuropatía;
    - susceptibilidad a factores patógenos externos debido al desgaste de Wei Qi.
- Problemas hormonales relacionados con las funciones Yang de las hormonas: mantenimiento de la respiración y el ritmo cardíaco, metabolismo, temperatura.
- Hiperadrenalismo, hipertiroidismo.
- Hiperactividad del SNS (sistema nervioso simpático), reflejo de sobresalto hiperactivo, dificultad para dormir, dificultad con el descanso y las digestiones.
- Neuropatía y frío en la cara con hipertensión arterial debido a la compensación del Yin a la exuberancia del Yang.

Indicaciones psicológicas de Yang Qiaomai

Los signos y síntomas son el resultado de la rebelión hacia el mundo externo.

- Incapacidad para aceptar el mundo tal y como es, acompañada de un fuerte deseo de cambiarlo, tendencia hacia el activismo.
- Comportamiento radical, rebelde, rectitud, la persona tiende a implicarse en causas que siente como nobles.
- Fuerte deseo de intervenir en acontecimientos externos, sensación de que siempre hay algo que se puede hacer y que conduce a la hiperactividad y tensión muscular, incluso cuando la persona está en reposo o inactiva.
- Desacuerdo sobre aquello que acontece en el momento presente, deseo constante de que las cosas sean diferentes a como son en el mundo exterior.
- Extroversión desbocada.

- Amplitud de miras, dificultad para percibir los detalles.
- Ira asociada a un estado de alerta permanente.
- Dolor emocional debido a la rebelión, a la lucha permanente contra el mundo. La persona se plantea el cómo escapar del dolor en su vida. El dolor se manifiesta en la parte lateral e inferior del cuerpo como reflejo de la sensación de no tener escapatoria y de sentirse acorralado.
- Idolatría hacia otros como consecuencia de la infelicidad con uno mismo.
- A medida que el anhelo de cambiar el mundo va menguando y la retirada del mundo aparece como la mejor opción, empiezan a aflorar síntomas de Yin Qiaomai: letargo, lasitud, desgana, apatía, fatiga, síndrome de fatiga crónica.
- Depresión que tiene como base una retirada del mundo motivada por el descontento con sus imperfecciones.
- La persona piensa constantemente en lo que debe hacerse (lo que provoca un estímulo constante a nivel muscular).

Conexión entre Yang Qiaomai y los canales Luo Yang

Yang Qiaomai es el canal en el que, con el tiempo, va depositándose la patología acumulada en los canales Luo Yang. Por ese motivo los signos y síntomas de Yang Qiaomai se asocian a la patología de los Luo Yang cuya característica común es el estrés causado por situaciones del mundo externo.

Puntos de Yang Qiaomai

V62, V61, V59, VB29, ID10, IG15, IG16, E4, E3, E1, V1, VB20.

Li Shizhen añadió VB39 al trayecto.

Punto de apertura de Yang Qiaomai

V62 申脉 Shēnmài *Vaso de la extensión* Libera y extiende la musculatura a lo largo del canal. Ofrece una invitación hacia una disposición y extensión más amable de la persona hacia el mundo externo.

Punto Xi-Hendidura de Yang Qiaomai

V59 跗阳 Fūyáng *Yang de la pierna* Trata las convulsiones, embolias y parálisis facial.

Nombre, traducción, funciones e indicaciones de los puntos de Yang Qiaomai

V62	申脉	*Shēnmài*	*Vaso de la extensión*	Trata embolias, ataques convulsivos, convulsiones, histeria, mareo, agitación, hipertiroidismo, dolor lumbar, rigidez, pesadez de cabeza, alucinaciones, manía, coma, falta de respuesta, abscesos, conjuntivitis, pérdida de voz, sudoración espontánea. Invita al Shen a extenderse hacia el cielo, hacia lo divino.
V61	仆参	*Púcān*	*Visitante servil*	Ayuda a la persona a aceptar ayuda, como lo haría un invitado. Fomenta el respeto hacia el que presta la ayuda y hace ceder la tensión lateral que aparece cuando la persona recibe ayuda, permitiendo que esta sea recibida con más amabilidad y naturalidad. Trata la arrogancia, el egoísmo, dolores de cabeza debidos a la competitividad, glaucoma, tensión ocular, fotosensibilidad. Trata la tendencia a comprometerse en exceso y a actuar por encima de las propias limitaciones; la persona tiene largas listas de cosas para hacer. Relaja la sensación de que para que algo se acabe haciendo se lo tiene que hacer uno mismo. Trata el dolor crónico en las piernas, dolor lumbar, pesadez de cabeza, Humedad-Calor en la cabeza, atrofia Wei.
V59	跗阳	*Fūyáng*	*Yang de la pierna*	Punto Xi-Hendidura. Ataques epilépticos, convulsiones, embolias, parálisis facial. Refuerza el empeine. Punto de gran efecto movilizador, trata el estreñimiento. Dolor súbito de espalda, dolor causado por bipedestación. Calor, fiebres altas, fiebres intermitentes. Trastorno súbito de turbulencias (vómitos y diarreas simultáneos). Trata la amnesia. Facilita el encuentro con el camino de regreso a casa, a nivel físico, mental y emocional.

VB29	居髎	*Jūliáo*	*Hueso de agacharse*	Afecta las piernas y las lumbares. Punto de encuentro con Yang Weimai. Punto en el que las creencias sobre el pasado y el futuro penetran Yang Qiaomai y repercuten en la postura y el porte. Libera la cadera. Relaja la zona lumbar, la cadera, el pecho y los hombros. Trata la Humedad en el Jiao inferior, la pesadez, el estreñimiento y la diarrea. Trata la pérdida de memoria a corto plazo, el despiste. Activa y equilibra el sistema nervioso parasimpático. Realinea la imagen de uno mismo y el concepto del rol de género con el que uno se identifica en la sociedad.
ID10	臑俞	*Nàoshū*	*Shu del brazo superior*	Tensión en los hombros, el cuello y las escápulas. Problemas idiopáticos de hombro, brazo y mano, dedos en resorte y problemas del pulgar. Sitúa al paciente en el momento presente. Abre la conciencia hacia una mayor flexibilidad; ayuda a abrirse a más opciones y posibilidades. En caso de estancamiento emocional y rigidez física, utilizar ventosa. Libera el brazo para facilitar su extensión al mundo exterior. Trata deformidades, artritis e incapacidad de extensión en las manos. Moviliza el brazo. Moviliza el Qi y la Sangre.
IG15	肩寓	*Jiānyù*	*Hueso del hombro*	Urticaria, problemas dermatológicos, brotes, sudoración espontánea. Ataques epilépticos de tipo Yang (con los ojos abiertos y con emisión de espuma por la boca). Dolor de hombro. Transforma la Flema y trata el bocio. Tiene un gran efecto sobre la regulación del Qi y la Sangre.
IG16	巨骨	*Jùgǔ*	*Gran hueso*	Punto importante para liberar el hombro. Trata el Viento en la cabeza, la parálisis facial, ataques epilépticos, convulsiones, manía, trastornos del Shen, malaria. Regula el Qi y la Sangre. Ayuda a transformar la Flema. Trata el vómito o la tos con sangre.

E4	堤仓	*Dīcāng*	*Granero de la tierra*	Trata los problemas metabólicos, digestivos y de homeostasis, el apetito constante y la necesidad permanente de asimilar estímulos externos. Deseo de mucha variedad de alimentos, sabores, colores, posesiones, lucha en mil frentes, intenta ser interesante para compensar la falta de plenitud que siente internamente. Trata la sensación de vacío que lleva al paciente a buscar compensaciones externas. Trata hinchazón de encías, cefaleas y reflujo de ácido. Viento facial, boca desviada. Problemas neurológicos de los orificios sensoriales. Neuropatía de las piernas.
E3	巨髎	*Jùliáo*	*Agujero enorme del hueso*	Trata las fiebres persistentes y que no bajan, parálisis unilateral. Exceso de pasión, sobreestimulación sexual. Trata los estornudos, el picor nasal, el lagrimeo ocular. Hinchazón de la pierna.
E1	称泣	*Chēngqì*	*Soporte de las lágrimas*	Trata el exceso de sentimentalismo, la tendencia a la crítica y el enjuiciamiento excesivos. Ojos rojos, llorosos, con picor, hinchados, *moscas volantes* (miodesopsias). Desviación de la boca. Acúfenos.
V1	精明	*Jīngmíng*	*Ojos brillantes*	Provee claridad de visión en el camino vital. Como punto final de los Qiaomai (los canales de polaridad) regula el día y la noche, el Yin y el Yang. Permite el acceso a la glándula pineal (considerada la auténtica glándula maestra en Medicina China) que regula el Yin y el Yang, y la glándula pituitaria que regula el ámbito postnatal (Qi y Sangre). Trata la fotosensibilidad. Activa el Wei Qi al despertar. La intersección de los canales de Estómago e Intestino Delgado que son responsables de la separación de lo puro y lo impuro tanto en sentido digestivo como mental y de conciencia, permite que la turbidez esté bajo control y la digestión no se vea ralentizada por la presencia

				de Humedad. V1 en el contexto de los Qiao controla la secreción de hormonas, especialmente de los estrógenos, la prolactina, la melatonina, la progesterona y la hormona de crecimiento que afecta al ritmo cardíaco, al apetito, al metabolismo, a la menstruación, a la lactancia y a los niveles de glucemia y de lípidos. Deposita la experiencia en el cerebro.
VB20	风池	*Fēngchí*	*Estanque del Viento*	(Opcional). Dificultad para estar en el momento presente debido a una preocupación y ansiedad desbordantes. Ayuda a sincronizarse con el tiempo, permitiendo a la persona situarse en el momento presente a pesar de las posibles preocupaciones y ansiedades insoportables a las que pudiera estar enfrentándose. Punto de encuentro de los canales Qiao y Wei y Triple Calentador. Es por ello que el punto gobierna el posicionamiento del paciente en el tiempo. Conecta con la función de Triple Calentador encargado de la distribución del Jing para que este pueda expresarse por medio de los Zangfu.

Principios terapéuticos de Yang Qiaomai

1. Liberar la obstrucción Bi unilateral crónica.
2. Someter al Viento exuberante.
3. Someter al Viento exuberante en un golpe de Viento.

Punción del punto de apertura de Yang Qiaomai, V62

Colocar el pie en eversión. Pinchar en el centro del haz formado por los dos ligamentos, más cerca de la localización indicada en los libros de texto. El paciente notará una sensación en la zona lumbar.

En mi práctica clínica procuro conseguir una buena profundidad en los puntos de apertura de los Ocho Extraordinarios, a menos que se trate de puntos Luo. Cuando pincho V62, me aproximo al punto por detrás de los ligamentos y deslizo la aguja casi en paralelo a la línea del pie de tal manera que la aguja pasa casi un cun por detrás de los ligamentos. Es posible que el paciente sienta una sensación irradiada a nivel profundo por el lateral de la pierna a lo largo del canal.

Dolor en el contexto de Yang Qiaomai

Hay que abordar siempre con un importante grado de sensibilidad y cautela cualquier tipo de comunicación que el paciente pudiera interpretar como una culpabilización hacia su enfermedad. Es importante entender que el dolor crónico tiene un gran poder de distracción, que probablemente nos indica que la persona no está presente en el momento presente. El dolor psicológico es siempre un indicador de que el paciente no está en el momento presente. En el contexto de Yang Qiaomai es importante utilizar ventosa en VB29 e ID10 que son los dos puntos importantes de intersección de Yang Weimai y Yang Qiaomai para poder desaferrar al paciente del pasado y del futuro y focalizarlo en el momento presente. Se utiliza la ventosa en VB29 e ID10 en el lado afectado y dolorido y se dispersan los puntos Ahshi. Este tratamiento se realiza con el paciente tumbado de lado. El trayecto se pincha en el lado opuesto al del dolor.

Elegir entre Yin y Yang Qiaomai para la obstrucción Bi unilateral

Se puede dispersar el canal que está en tensión o bien tonificar el canal que presenta flacidez. Hay que elegir el canal basándose en los signos y síntomas. Si en la persona predominan los síntomas de Yang Qiaomai y esta presenta dolor lateral, se dispersa Yang Qiao mai. Si el paciente presenta dolor lateral pero manifiesta más síntomas de Yin Qiaomai, se tonifica Yin Qiao mai; Yang Qiao mai será dispersado de manera automática sin tratar el canal directamente. La dispersión requiere una vibración rápida de la aguja. La tonificación requiere una vibración lenta de la aguja.

Ejemplo de selección de puntos de Yang Qiaomai

V62, V59, VB29, IG15, ID10, E4, V1, VB20.

V62 en el lado opuesto al del dolor, puntos Ahshi en el lado afectado, ventosa en VB29 e ID10 en el lado afectado (para la obstrucción Bi unilateral).

V62, V59, VB29, guasha IG15, V1 (golpe de Viento).

Al pinchar IG15 para el dolor de hombro, se pincha el lado sano, mientras el paciente moviliza el hombro afectado.

Protocolo de tratamiento de Yang Qiaomai

1. Se pincha el punto de apertura, V62 (primer punto del trayecto también), en el lado derecho en mujeres y en el izquierdo en hombres.
2. Se pinchan los puntos marca que se hayan elegido, en orden ascendente, p. ej., VB29, IG15, V1, VB20.

3. Se pinchan el resto de puntos del trayecto que se hayan seleccionado.
4. Se revisa cada punto en el mismo orden en que se ha pinchado y se comprueba que el paciente siente, al menos, una vibración muy leve en cada punto.
5. Se le pide al paciente que visualice o que imagine la sensación de conexión de todos los puntos. En muchas ocasiones el paciente nos informará de que ya siente esta sensación de vibración. Podemos mostrarle al paciente un mapa del canal.
6. Se toman los pulsos en la posición de los Ocho Extraordinarios. Deberían notarse los pulsos asentados a un nivel más profundo en la muñeca. De no ser así, habrá que hacer vibrar las agujas, para asegurarse de que se ha establecido la conexión con el nivel Yuan. Para ello se utiliza la intención más que la profundidad literal.
7. (Opcional). Se le da al paciente una afirmación que pueda repetir en voz alta o en silencio durante el tiempo de retención de las agujas, p. ej., *He encontrado mi lugar y me siento en paz.*
8. Se dejan las agujas durante 40 minutos a partir de la inserción del punto de apertura.
9. Se toman los pulsos en modo de Ocho Extraordinarios, se comprueban los cambios y se informa al paciente de estos.
10. Se retiran las agujas en el siguiente orden:
    a. punto de apertura;
    b. el resto de agujas en orden contrario al de la inserción.
11. Se deja al paciente cinco minutos en la camilla, preferiblemente solo, para favorecer unos instantes de reflexión.

Si el problema principal es la obstrucción Bi unilateral crónica:

1. Realizar los pasos del 1 al 3 (más arriba), en el lado opuesto al dolor, independientemente de si se trata de hombre o de mujer.
2. Se pinchan los puntos Ahshi en el lado del cuerpo donde está el dolor.
3. Se aplican ventosas en VB29 e ID10 en el lado del cuerpo donde se manifiesta el dolor.

A partir de aquí hay que proseguir el tratamiento a partir del paso 4 (más arriba).

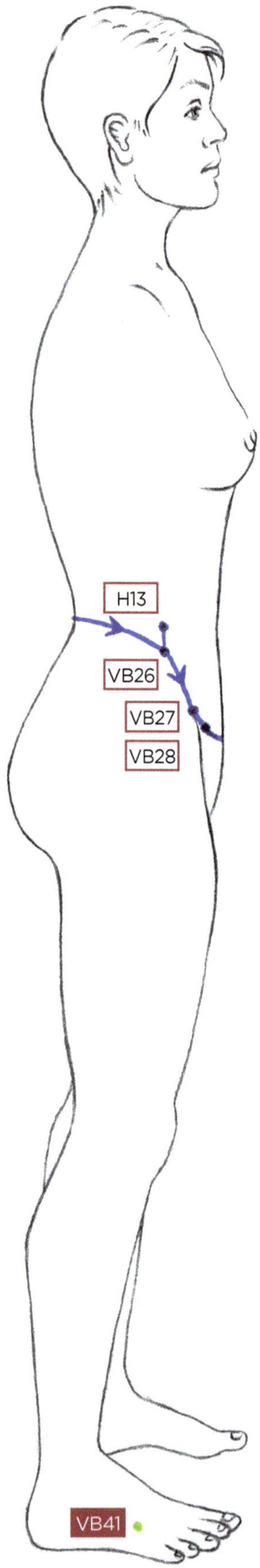

Drenaje de Daimai

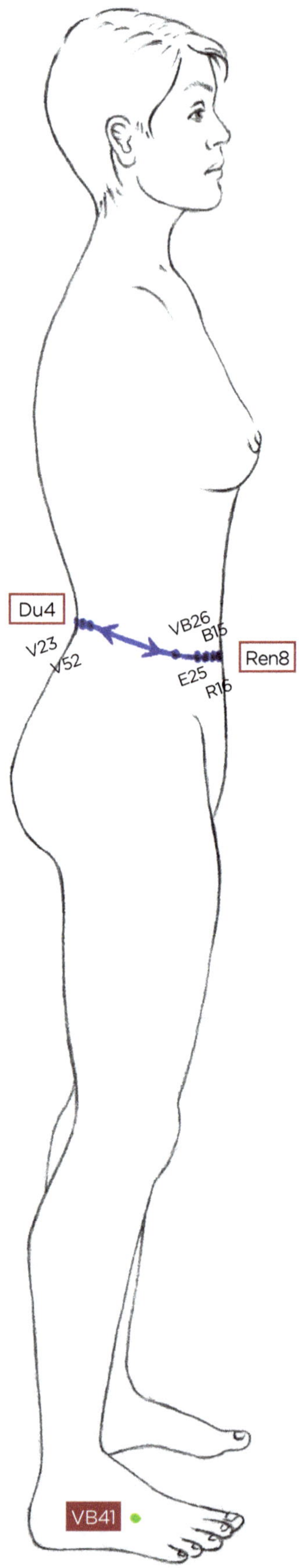

Consolidación de Daimai

TRATAMIENTOS DE DAIMAI

Canal cinturón, consolidación de Daimai, Daimai original, Daimai clásico, drenaje de Daimai

Mecanismos de Daimai

Daimai, el canal Cinturón, se considera el último de los Ocho canales Extraordinarios porque vincula entre sí los niveles prenatal y postnatal. Conecta el Bazo (la pieza central del ámbito postnatal) con el nivel prenatal. Este vínculo se produce gracias al canal Primario de Vesícula Biliar, un canal postnatal que tiene acceso a un órgano curioso (nivel Yuan). Daimai utiliza la pelvis como una vasija para absorber o guardar excesos del ámbito postnatal. Estos excesos incluyen las acumulaciones, concentraciones y concreciones. La Humedad acumulada en Daimai es de por sí un receptáculo idóneo para la absorción de emociones y sentimientos profundamente arraigados, emociones de aferramiento al pasado, recuerdos asociados a vivencias no procesadas y transgresiones experimentadas en el Jing (trauma). Debido a que todo este material está contenido en el Jing más que en la Sangre, los recuerdos acumulados en Daimai no son fácilmente accesibles. Se produce un gran desgaste de Qi al verse el paciente sobrecargado por la Humedad que el cuerpo ha generado para sostener la represión de estas emociones. El entusiasmo por la vida puede verse afectado en este punto y el cambio se siente como algo que está más allá del alcance de la persona. Debido al estancamiento que se va generando pueden aparecer problemas de fertilidad.

Los problemas de Daimai se pueden dar en personas con sobrepeso, por debajo del peso o con un peso normal. Daimai contiene la patología (emocional y fisiológica) en el Jing hasta que hay recursos suficientes, tiempo, fuerza y medio necesarios para poder gestionarla. Cuando el canal se encuentra saturado de patología experimenta pérdidas y se producen secreciones.

Daimai es un depósito de los canales Qiao. Como tal, contiene emociones relacionadas con todo aquello que no nos gusta de nosotros mismos. Daimai contiene también emociones relacionadas con aquello que hacemos de manera habitual y que somos incapaces de examinar y procesar. Puede que la persona haya sido o no consciente de estas emociones en el pasado, pero en ambos casos se habrá llegado a sentir sobrepasada por su impacto. El cuerpo utiliza Daimai para desplazar la carga de aquello que no se puede afrontar, movilizándolo a un nivel más profundo en la constitución donde el acceso es muy limitado.

Daimai, por su función de reservorio, se considera también como el Luo del terreno de los Ocho Extraordinarios. Mantiene el control sobre la patología del ámbito Yuan-Fuente, liberando a los Ocho canales Extraordinarios de esa carga y facilitando la recuperación de un mayor grado de capacidad de latencia.

Daimai absorbe el exceso de Yang. Un escenario Daimai común es la acumulación de Humedad en Daimai en respuesta al Calor. Daimai se puede considerar como un canal de absorción de Qi perverso de Estómago porque el exceso de Calor proviene normalmente del Fuego de Estómago que puede transmitirse al Corazón. Daimai puede contener ese Calor y desplazarlo a nivel inferior. Esta función se produce en colaboración con el Bazo, la pareja Yin-Yang de Estómago y generador de Humedad. La Humedad no es la patología sino más bien la respuesta natural al Calor patológico. Los tratamientos que pretenden drenar la Humedad sin abordar el Calor subyacente es probable que acaben fracasando porque el cuerpo se resiste a liberar la Humedad que le sirve de protección y sin la cual el Calor latente se activaría descontroladamente. Este es un concepto de suma importancia a la hora de formular estrategias mediante el uso de Daimai.

La Humedad que se produce puede tomar diferentes formas: fibromas, endometriosis, prostatitis, quistes, edema, exceso de grasa, etc. En este contexto, si Daimai se llena, el Qi de Estómago se rebela dando lugar a un escenario de Humedad-Calor en el Jiao inferior.

Daimai puede contener también toxicidad que el cuerpo es incapaz de gestionar. Esto incluye los metales pesados, xenobióticos, el residuo de aquellos alimentos que son difíciles de digerir, un exceso de alimentos humectantes (gluten, azúcar, lácteos), alimentos que han pasado por el microondas y organismos genéticamente modificados que son a menudo imposibles de digerir, las vacunas, los pesticidas y los fármacos tales como los antibióticos o los esteroides. (Los fármacos pueden generar Humedad al inducir al cuerpo a inhibir la patología. La Humedad se produce para generar latencia para la patología y para el propio fármaco).

En condiciones normales el Hígado se haría cargo de drenar esta toxicidad, sin embargo, cuando el cuerpo genera acumulaciones en Daimai, el Hígado es incapaz de liberarla. Esto se debe a que su compañero Yang, la Vesícula Biliar cuya función es la movilizar el medio y el Qi de Hígado, al estar conteniendo la Humedad pasa a un estado de estancamiento (los puntos de Vesícula Biliar comprenden gran parte de Daimai, por tanto, el estancamiento está concentrado en Daimai).

Comparación de los dos Daimai

Existen dos trayectos Daimai: la consolidación del Daimai (también conocido como Daimai *original*, *primero* o *clásico*), y el drenaje de Daimai. Si el principio terapéutico es el de *astringir el Daimai* que significa contener los Fluidos, se utiliza la consolidación de Daimai. Si la intención es la de liberar o drenar el Daimai se utiliza el drenaje de Daimai.

Consolidación de Daimai

La consolidación de Daimai se utiliza cuando se busca preservar los Fluidos que se filtran desde el Jiao inferior. La técnica de tonificación se utiliza para mantener el Qi en su lugar (el Qi, por su parte, mantiene los Fluidos en su lugar). Este Daimai es el *consolidador* de los canales Chong, Ren y Du. Actúa como sostén de las conexiones que se producen entre estos canales. Daimai puede asumir la carga patológica de estos tres canales y por tanto, aliviando la presión, evita que esta interacción se vea entorpecida. La consolidación de Daimai conecta con el Qi prenatal a partir de Vesícula Biliar (VB26), Riñones (V23), Ren (Ren8) y Du (Du4), y con el Qi postnatal en Bazo (B15) y Estómago (E25). Vincula a los Zangfu y a los Órganos Curiosos en VB26.

La consolidación de Daimai conecta con los canales de Vejiga y Riñón en Du4 y V23 donde la pulsión primigenia, dǒngqì 動气 de los Riñones genera el mecanismo de Triple Calentador. Este mecanismo distribuye el Jing impulsándolo hacia los órganos, principalmente hacia los órganos Zang. La distribución inicial del Jing a los Zang (que se genera durante el proceso de nacimiento) determina la personalidad. El Triple Calentador inevitablemente envía la energía de manera desigual a los Zang y es esa misma distribución heterogénea la que determina la energética individual de cada individuo, la formación de un temperamento único y los retos implícitos en la personalidad propia de ese individuo. Si el paciente no puede llegar a alcanzar un grado de paz interna o de autoaceptación con los conflictos que de esta distribución se derivan en la personalidad, básicamente si no puede llegar a tolerar los aspectos intrínsecos de su personalidad, el cuerpo reprimirá estos aspectos generando Humedad en el escenario de la consolidación del Daimai. Esta Humedad llegará a inhibir la distribución del Jing a los Zang para reprimir la expresión de la personalidad.

H13, el primer punto del trayecto de Daimai, es también el punto de Reunión de los órganos Zang. Cuando se pincha en el contexto de la consolidación del Daimai, H13 estabiliza la incomodidad con los conflictos internos y con ello restablece la libre distribución del Jing.

Por otro lado, el paciente podría manifestar una dificultad en la expresión de su ser debido a la Humedad en Daimai generada en el Jiao medio, debido a unos hábitos de alimentación o de vida insanos. Esta obstrucción en Daimai podría impedir que el Yuan Qi fluya libremente a los puntos Shu (ese flujo heterogéneo y único para cada individuo que determina el temperamento). La Humedad podría causar también confusión y falta de concentración, limitando aun más la expresión natural del ser. El tratamiento de la consolidación de Daimai activa el Yang de Riñón para corregir este impedimento. La sensación de un tratamiento de consolidación de Daimai es profundamente reconfortante y aporta seguridad.

Indicaciones de la consolidación de Daimai

Problemas relacionados con las pérdidas de Esencia constitucional (Jing): problemas urogenitales relacionados con la próstata, problemas reproductivos y ginecológicos relacionados con la pérdida de Sangre o Fluidos Jing, problemas postnatales crónicos, especialmente aquellos relacionados con la dificultad del Bazo para acopiar el Qi y la Sangre. Trastornos del Shen cuyo origen se remonta al primer ciclo de siete y ocho años. Consolida el Chongmai, el Renmai y el Dumai para tratar el déficit de Sangre o de Qi de origen constitucional.

Elegir entre la consolidación o el drenaje de Daimai

Hay que optar por la consolidación de Daimai cuando la intención es la de detener las pérdidas de Jing o para tratar el déficit constitucional de Sangre o de Qi. La opción de drenaje de Daimai facilita la liberación de la Humedad patológica contenida en Daimai.

Puntos de la consolidación de Daimai

H13, Du4, V23, V52, VB26, B15, E25, R16, Ren8 (no se pincha).

Técnica de punción de la consolidación de Daimai

Los puntos normalmente se tonifican para mantener el Qi en su lugar.

Se pincha unilateralmente según se trate de hombre o mujer. Se pincha H13. Luego, empezando por Du4, se pinchan los puntos del cinturón juntos superficialmente con técnica transfixiante, terminando con una aguja insertada en R16 que va a extenderse hasta Ren8. Este es un tratamiento que se realiza con el paciente tumbado de lado.

Principios terapéuticos de la consolidación de Daimai

1. Astringir los Fluidos en el Jiao inferior, detener las pérdidas.
2. Mantener la integridad de los tres miembros del primer ancestro: Chongmai, Renmai y Dumai para mantener el movimiento ascendente de cada uno de ellos.

Protocolo de tratamiento de la consolidación de Daimai

Todos los puntos se pinchan con técnica de vibración, excepto VB41 (ver técnica de punción de VB41 en la página 352).

1. Con el paciente tumbado de lado, se inserta la aguja a modo de gancho en el punto de apertura VB41, a la derecha en mujeres y a la izquierda en hombres.
2. Se pincha desde la columna a la cara anterior del cuerpo según el lado que corresponda ya se trate de hombre o mujer. P. ej., Du4, V23, V52, VB26 (en el ámbito clásico se localiza en la línea media lateral del cuerpo), B15, E25, R16 curvado por debajo del ombligo. (Insertar en R16 y pinchar por debajo del ombligo). Los puntos se pueden transfixiar o pinchar a una profundidad clara. Por otro lado, se puede pinchar al paciente tumbado boca arriba, pinchando los puntos accesibles en esa posición empezando por VB26 y siguiendo hacia la línea media anterior del cuerpo (Ren8). Si la intención es la de estimular el Yang de Riñón en el contexto de Daimai, se empieza por R16 y se pincha en dirección a la línea media posterior siguiendo el cinturón hasta Du4.
3. Se revisa cada punto en el mismo orden en que se ha pinchado y se comprueba que el paciente siente, al menos, una vibración muy leve en cada punto.
4. Se le pide al paciente que visualice o que imagine la sensación de conexión de todos los puntos. En muchas ocasiones el paciente nos informará de que ya siente esta sensación de vibración.
5. Se toman los pulsos en la posición de los Ocho Extraordinarios. Deberían notarse los pulsos asentados a un nivel más profundo en la muñeca. De no ser así, habrá que hacer vibrar las agujas, para asegurarse de que se ha establecido la conexión con el nivel Yuan. Para ello se utiliza la intención más que la profundidad literal.
6. (Opcional). Se le da al paciente una afirmación que pueda repetir en voz alta o en silencio durante el tiempo de retención de las agujas, p. ej., *Suelto todo aquello que no me es útil y acepto todo aquello que me nutre.*
7. Se dejan las agujas durante 40 minutos a partir de la inserción del punto de apertura.
8. Se toman los pulsos en modo de Ocho Extraordinarios, se comprueban los cambios y se informa al paciente de estos.
9. Se retiran las agujas en el siguiente orden:
    a. punto de apertura;
    b. el resto de agujas en orden contrario al de la inserción.
10. Se deja al paciente cinco minutos en la camilla, preferiblemente solo, para favorecer unos instantes de reflexión.

Drenaje de Daimai

Advertencia: si el drenaje de Daimai se utiliza de manera inoportuna, se desperdiciará Jing innecesariamente. Muchos problemas de Humedad se pueden tratar efectivamente fortaleciendo el Bazo. Antes de proceder a un tratamiento de Daimai hay que determinar la implicación del Jing. En caso de duda, es preferible tratar el Bazo y si no hay una mejoría apreciable en los pulsos, entonces hay que actuar sobre Daimai.

El drenaje de Daimai se trata con dispersión para poder drenar la Humedad generada en el Jiao inferior (por el Bazo). A menudo el Bazo genera Humedad en respuesta al Calor. H13 es la conexión entre el Bazo y Daimai. H13 es el punto Mu de Bazo y, como punto de Hígado, está relacionado por elemento con la Vesícula Biliar (algunos puntos de Vesícula Biliar figuran en el recorrido de Daimai). El canal de Hígado como último de los canales postnatales, tiene la función de depositar el material postnatal no resuelto en el Jing y en el Jiao inferior, para poder ser transmitido energéticamente a una próxima vida para su futura resolución.

Cuando Daimai está lleno se producen pérdidas de Fluidos. La liberación de Daimai provoca la liberación de la Humedad que permite la recuperación de la claridad de pensamiento. La liberación del drenaje de Daimai también genera más espacio para mantener patología en latencia si es necesario.

Indicaciones del drenaje de Daimai

Signos clásicos principales: la sensación de estar sumergido hasta la cintura en un barreño de agua fría. *Flujo rojo y blanco*: leucorrea, espermatorrea. Dolor lumbar súbito, dolor al coger peso. Incapacidad para flexionar la espalda hacia adelante y hacia atrás.
Imagen general del pulso: pulsos resbaladizos en el Jiao medio. Pulsos resbaladizos y rápidos muy próximos al tendón. Ver también la técnica de toma de pulsos de los Ocho Extraordinarios en la página 240.

Indicaciones físicas de Daimai

Cuando Daimai se desborda de patología, sufre pérdidas, dando lugar a los siguientes signos y síntomas.

- Diarrea, moco en las heces, micción frecuente, Humedad (moco) o sangre en la orina, problemas urogenitales, eyaculación precoz, espermatorrea, prostatitis, dolor testicular, impotencia, hernias, dismenorrea con flujo claro, leucorrea, flujo sanguinolento entre reglas, dolor durante y después de las relaciones sexuales.
- Edema, sensación de flacidez en la cintura.

- Obstrucción Bi de Frío-Humedad en el abdomen con edema, distensión abdominal, Frío o pesadez en el abdomen, problemas intestinales con Humedad como rasgo característico, borborigmo, obesidad.
- Incapacidad para arquear la espalda.
- Parálisis de las piernas, flebitis, hemiplejia.
- Infertilidad debido a la acumulación de remordimientos y emociones negativas que impiden la creación de nuevas imágenes y expectativas. El Jing está demasiado ocupado intentando mantener la latencia de la patología.

Indicaciones psicológicas de Daimai

- Incapacidad de soltar el pasado.
- Resentimiento.
- Obsesión.
- Sentimiento de falta de apoyo.
- Trauma profundamente arraigado.
- Obstinación, falta de espontaneidad.

8E

Puntos del drenaje de Daimai

H13, VB26, VB27, VB28.

Los puntos de Vesícula Biliar se dispersan. H13 se pincha con técnica de igualación.

Punto de apertura de Daimai

VB41	足临泣	*Zúlínqì*	*Receptáculo de las lágrimas en la pierna* Suscita la liberación exocrina (mediante el lloro) o la liberación catártica necesaria para la completa descarga de las cargas (que se manifiestan como Humedad) con las que existe un aferramiento emocional. Como punto Shu-Arroyo, estimula la descarga de Humedad.

Nombre, traducción, funciones e indicaciones de los puntos de Daimai

H13	章门	*Zhāngmén*	*Puerta de madera de alcanforero*	Libera los recuerdos que provocan patología. Libera la Sangre que se está utilizando para conservar las experiencias pasadas y de esta manera alivia la presión del Jing en Daimai que conserva las experiencias pasadas.

				Drena los recuerdos en el canal de Vesícula Biliar. Fortalece el Bazo para prevenir posibles acumulaciones de Humedad en el Jiao medio. H13 se utiliza para drenar la Humedad generada en el contexto postnatal.
VB26	带脉	*Dàimài*	*Canal del cinturón*	Punto de apertura local de Daimai. Detiene las pérdidas (cuando se utiliza con técnica astringente) o libera el canal del cinturón (si se utiliza con técnica dispersante).
Nota: en el contexto clásico, VB26 se localiza en la línea media lateral del cuerpo, a nivel del ombligo.				
VB27	五枢	*Wŭshū*	*Cinco ejes*	Libera la Humedad-Calor. Punto analgésico. Libera los cinco ejes ancestrales: el esternocleidomastoideo, el diafragma, el psoas, la musculatura paravertebral y su conexión con el trapecio y el glúteo. Trata leucorrea, flujo amarillento, diarrea explosiva, Calor en la orina y las heces, micción frecuente, enfermedad pélvica inflamatoria.
VB28	维道	*Wéidào*	*Camino de enlace*	Le recuerda al paciente que lo único que importa es el momento presente. Despeja la patología contenida en Daimai de tal modo que los Weimai puedan ser liberados del peso de su historia. Trata el estancamiento que genera confusión de estar atrapado en el pasado y le recuerda al paciente que el pasado se puede soltar. Trata la Humedad-Frío en el Jiao inferior. Leucorrea, flujo claro, hemorroides, reglas que se adelantan o dolorosas, dolor en el Jiao inferior, micción difícil, dismenorrea.

Emparejamiento de Daimai y Yang Weimai

El emparejamiento es aplicable cuando el cuerpo ha generado suficiente Calor para movilizar la Humedad hacia los orificios sensoriales o hacia las cuatro extremidades. Se añade TC5 cuando Daimai se manifiesta con:

- Humedad que genera más Calor, lo que causa el ascenso de la Humedad hasta los orificios sensoriales provocando cataratas, glaucoma y ojos llorosos;
- Viento-Flema-Calor, temblor de manos y pies con entumecimiento cuando la Humedad se desborda de Daimai causando limitación en el movimiento;
- parálisis de las piernas, flebitis.
- migrañas, ojos rojos, dolores de cabeza.

Principios terapéuticos del drenaje de Daimai

1. Drenar la Humedad-Frío en el Jiao inferior.
2. Drenar la Humedad-Calor en el Jiao inferior.

Consolidación previa al drenaje de Daimai

A menudo la plenitud de Daimai puede inducir a pensar que hay que drenarlo. A veces los pacientes sostienen mucho trauma a nivel inconsciente y la Humedad provee un cojín aislante y cómodo para ellos, que les aporta seguridad. El drenaje de Daimai en estos casos puede resultar amenazante para el paciente. El propósito de la consolidación de Daimai es el de aumentar el sentido de protección hasta que se considera que el paciente se siente lo suficientemente reconfortado para empezar a permitir la relajación del agarre a sus defensas.

La importancia de liberar los cinco pilares antes de un tratamiento de Daimai

Daimai está íntimamente conectado con los cinco pilares o ejes, áreas musculares de amplio soporte estructural que están activos en toda actividad corporal integral. Los ejes son áreas musculares que el cuerpo puede utilizar para contener la patología en latencia cuando el Wei Qi no ha podido erradicar la patología.

Los pilares son: el esternocleidomastoideo, la conexión entre el cráneo y el tórax; el diafragma que conecta el tórax con la columna; el psoas que conecta la columna con la pelvis; los músculos paravertebrales que forman las conexiones entre los tres primeros Tendinomusculares ancestrales (ya mencionados); y el músculo responsable del mantenimiento del coxis, el glúteo (en acupuntura japonesa, se incluye también el recto abdominal). La liberación completa de Daimai depende de la liberación de estos ejes. Para ello se utiliza la ventosa o la guasha. Durante el tratamiento de Daimai, VB27 Wǔshū 五枢 Cinco ejes, activa la liberación de los cinco grupos musculares. Estas áreas se tienen que palpar; las áreas de tensión que se encuentran pueden ser tratadas de varias maneras.

Lo que sigue a continuación es una lista de los métodos de liberación de los ejes que acostumbro a utilizar:

1. El esternocleidomastoideo puede ser liberado con guasha, o por lo menos liberado desde sus inserciones con un tratamiento Tendinomuscular (descrito en el capítulo de los canales Tendinomusculares).
2. El diafragma se puede liberar efectivamente dispersando V17 y H14.

3. Los músculos paravertebrales se pueden liberar profundamente con ventosa deslizante a lo largo de todo su recorrido. El trapecio se puede liberar también con guasha.
4. El psoas se puede liberar con liberaciones tendinomusculares (una técnica que no se describe en este libro), mediante el tratamiento del Tendinomuscular de Estómago (descrito en el capítulo de los Tendinomusculares), o a través de la dispersión de E30.
5. El glúteo se puede liberar mediante la ventosa o la dispersión vigorosa de VB30, deslizando la ventosa sobre el área local, o mediante la punción dispersante de puntos de Vejiga en el gemelo, sobre todo V57.

Método de selección de puntos de Daimai

VB26 es un punto imprescindible en cualquier tratamiento Daimai, ya sea de consolidación o de drenaje.

V60 se suele añadir a Daimai cuando la patología Daimai afecta al Jiao superior, en especial a los orificios sensoriales, o cuando hay Calor por encima y Frío por debajo de Daimai.

H2 se añade si hay dolor abdominal alrededor del ombligo.

H3 se añade cuando las reglas son irregulares y hay migrañas.

Diferenciación entre VB27 y VB28

VB27 es el punto de elección en casos de Humedad-Calor.

VB28 es el punto de elección en casos de Humedad-Frío.

No es necesario pinchar ambos puntos VB27 y VB28.

Punción del punto de apertura de Daimai, VB41

VB41 se pincha con técnica de gancho. Al pinchar mediante esta técnica se omite la técnica de vibración. Empezando lateral al quinto metatarso se inserta la aguja apuntando hacia la zona medial (a través del ancho del pie). No se pincha entre el cuarto y el quinto metatarso. Se pincha haciendo un gancho, en forma de U por debajo del quinto tendón de tal manera que una vez pasado el tendón la aguja continua su trayecto en dirección medial por la superficie del pie. Para retirar la aguja de manera indolora hay que hacerla salir a modo de gancho.

Si Daimai se ha abierto de manera efectiva, el paciente sentirá un ligero calor propagándose por toda la región pélvica. Se producirá también una tracción descendiente muy sutil en el abdomen.

Protocolo de tratamiento para el drenaje de Daimai

Se pinchan todos los puntos con técnica de vibración.

1. Se liberan los cinco pilares (descritos en las páginas 351-352) con guasha, ventosa, ventosa deslizante o agujas.
2. Se pincha el punto de apertura, VB41 en el lado derecho en mujeres y en el izquierdo en hombres, con técnica de gancho.
3. Se pinchan los puntos del trayecto que se hayan seleccionado en orden descendiente:
    a. H13, VB26, VB27 (Humedad-Calor) o
    b. H13, VB26, VB28 (Humedad-Frío).

VB26 se localiza en la línea media lateral a nivel del ombligo.

4. Se revisa cada punto en el mismo orden en que se ha pinchado y se comprueba que el paciente siente, al menos, una vibración muy leve en cada punto.
5. Se le pide al paciente que visualice o que imagine la sensación de conexión de todos los puntos. En muchas ocasiones el paciente nos informará de que ya siente esta sensación de vibración.
6. Se toman los pulsos en la posición de los Ocho Extraordinarios. Deberían notarse los pulsos asentados a un nivel más profundo en la muñeca. De no ser así, habrá que hacer vibrar las agujas, para asegurarse de que se ha establecido la conexión con el nivel Yuan. Para ello se utiliza la intención más que la profundidad literal.
7. (Opcional). Se le da al paciente una afirmación que pueda repetir en voz alta o en silencio durante el tiempo de retención de las agujas, p. ej., *Suelto todo aquello que ya no me es útil.*
8. Se dejan las agujas durante 40 minutos a partir de la inserción del punto de apertura.
9. Se toman los pulsos en modo de Ocho Extraordinarios, se comprueban los cambios y se informa al paciente de estos.
10. Se retiran las agujas en el siguiente orden:
    a. punto de apertura;
    b. el resto de agujas en orden contrario al de la inserción.
11. Se deja al paciente cinco minutos en la camilla, preferiblemente solo, para favorecer unos instantes de reflexión.

Preguntas frecuentes sobre Daimai

1. *La punción unilateral parece lo suficientemente potente para todos los Ocho Extraordinarios excepto cuando realizo el drenaje de Daimai. ¿Debería pincharlo bilateralmente?* En un contexto clásico, Daimai se pincharía unilateralmente, pero si al observar el tratamiento sobre la camilla te parece que la forma de embudo del drenaje de Daimai no está lo suficientemente delineado, continúa y pincha también el otro lado. El tratamiento tiene que aparecer sólido al visualizarlo desde la mente.

2. *Mi paciente tiene síntomas de Humedad-Calor y de Humedad-Frío. ¿Debería usar VB27 o VB28?* Usa ambos. O averigua que patología precedió a la otra y pincha de acuerdo a la patología inicial.

DABAO y BAOMAI

Dabao y Baomai conectan la Sangre al Jiao inferior. Dabao es la envoltura que rodea el pecho representado como Gran Luo de Bazo que es un elemento clave en la gestión de la Sangre. El Gran Luo de Bazo (tres cun por debajo de la axila, también conocido como VB22) trata el dolor generalizado por todo el cuerpo debido a las estasis de Sangre. A lo largo de su recorrido conecta con Baomai en Ren15 (el Luo de Ren mai) que, a su vez, conecta con Du1 (el Luo de Dumai).

Dabao y Baomai conectan la Sangre con el nivel Yuan-Fuente mediante los puntos Fuente y Luo que figuran en el contexto de los Ocho Extraordinarios y, por tanto, afectan a ese nivel. No se consideran canales Extraordinarios de por sí.

Baomai conduce la Sangre (producida por el Bazo) al Jiao inferior. Los apegos emocionales del pecho son conducidos al Jiao inferior mediante este trayecto. En lugar de dejar que este material ocupe los puntos Luo del nivel más profundo de la Constitución (Ren15 y Du1) donde podrían transmitir información a la próxima encarnación, el cuerpo moviliza la carga emocional a Daimai para ser almacenada a ese nivel y, cuando las circunstancias propicias se den, poder ser incluso liberada.

Si la Sangre que lleva carga emocional se transporta al Jiao inferior cuando Daimai está en plenitud, se producirán pérdidas de Sangre o trastornos de la Sangre en el Jiao inferior (p. ej., fibromas, endometriosis, dismenorrea, síndrome premenstrual, problemas de próstata), acompañados de síntomas de trastornos del Shen.

Baomai determina la comunicación Corazón-Riñón, a diferencia de Chong que establece la comunicación Riñón-Corazón. En Baomai el énfasis se encuentra en el movimiento descendente, mientras que en el caso del segundo trayecto de Chong mai el énfasis está en el movimiento ascendente hacia el Corazón. Esta información es muy útil en la toma del pulso direccional para poder determinar que extremo de la comunicación está afectado.

Comparativa entre el drenaje de Dabao y la consolidación de Dabao

Dabao tiene dos trayectos (ver ilustraciones), uno que consolida y otro que drena.

- **Drenaje de Dabao** es la gran envoltura que rodea el pecho tres cun por debajo de la axila, de VB22 a VB22 en el lado opuesto (el Gran Luo de Bazo en un inicio). El drenaje de Dabao se utiliza para movilizar el estancamiento del pecho. Este trayecto se utiliza conjuntamente a Baomai.

- **Consolidación de Dabao** es la gran envoltura que rodea el pecho de B21 a B21 en el lado opuesto, el Gran Luo de Bazo por debajo de la axila. La consolidación de Dabao se utiliza para mantener el Qi, la Sangre o los Fluidos en el pecho. Normalmente la consolidación de Dabao se utiliza sin Baomai.

Baomai es el canal vertical que conecta a Dabao y Daimai. Con el drenaje de Dabao y el tratamiento conjunto de Dabao y Baomai que este implica, se moviliza la patología fisiológica y psicológica del pecho hacia Daimai para ser drenada. Por ejemplo, si se trata una estasis de Sangre debido a un trauma emocional como un problema de Daimai, p. ej., el paciente presenta dismenorrea y fibromas y sufrió abusos en la infancia: Dabao y Baomai se utilizan para desplazar las emociones a Daimai para su drenaje, lo cual genera una oportunidad para una profunda curación, una apertura de conciencia y una liberación.

Signos y síntomas de Dabao

Plenitud de pecho, congestión de pecho.
Estasis de Sangre debido a traumas emocionales.

Signos y síntomas de Baomai

Fallo de comunicación entre el Corazón y los Riñones, *síndrome Qi del cochinillo que corre*, ataques de pánico, paranoia, ansiedad, reglas dolorosas, coágulos, prostatitis, estancamiento sistémico de la Sangre y estasis de Sangre. Estasis de Sangre que impide el embarazo. Signos de Calor que descienden a Daimai. Signos y síntomas de plenitud de Luo transmitidos a Daimai y que causan problemas emocionales.

Nombre, traducción, funciones e indicaciones de los puntos de Dabao

Drenaje de Dabao: **VB22** (tres cun por debajo de la axila), **Ren15,** al **VB22** del lado opuesto.
Consolidación de Dabao: **B21** (seis cun por debajo de la axila), **Ren15,** al **B21** del lado opuesto.

VB22	大包	*Dàbāo*	*El gran Luo de Bazo, La gran envoltura*	3 cun por debajo de la axila. Punto maestro de los Luo. Trata el dolor generalizado por todo el cuerpo. Estancamiento de Sangre por todo el cuerpo. Punto maestro de Dabao.
B21	大包	*Dàbāo*	*El gran Luo de Bazo, La gran envoltura*	6 cun por debajo de la axila. El punto a partir del cual la patología penetra en el terreno constitucional. Consolida la Sangre en el pecho.

El Nanjing sitúa B21 a tres cun por debajo de VB22. El Lingshu lo sitúa a tres cun por debajo de la

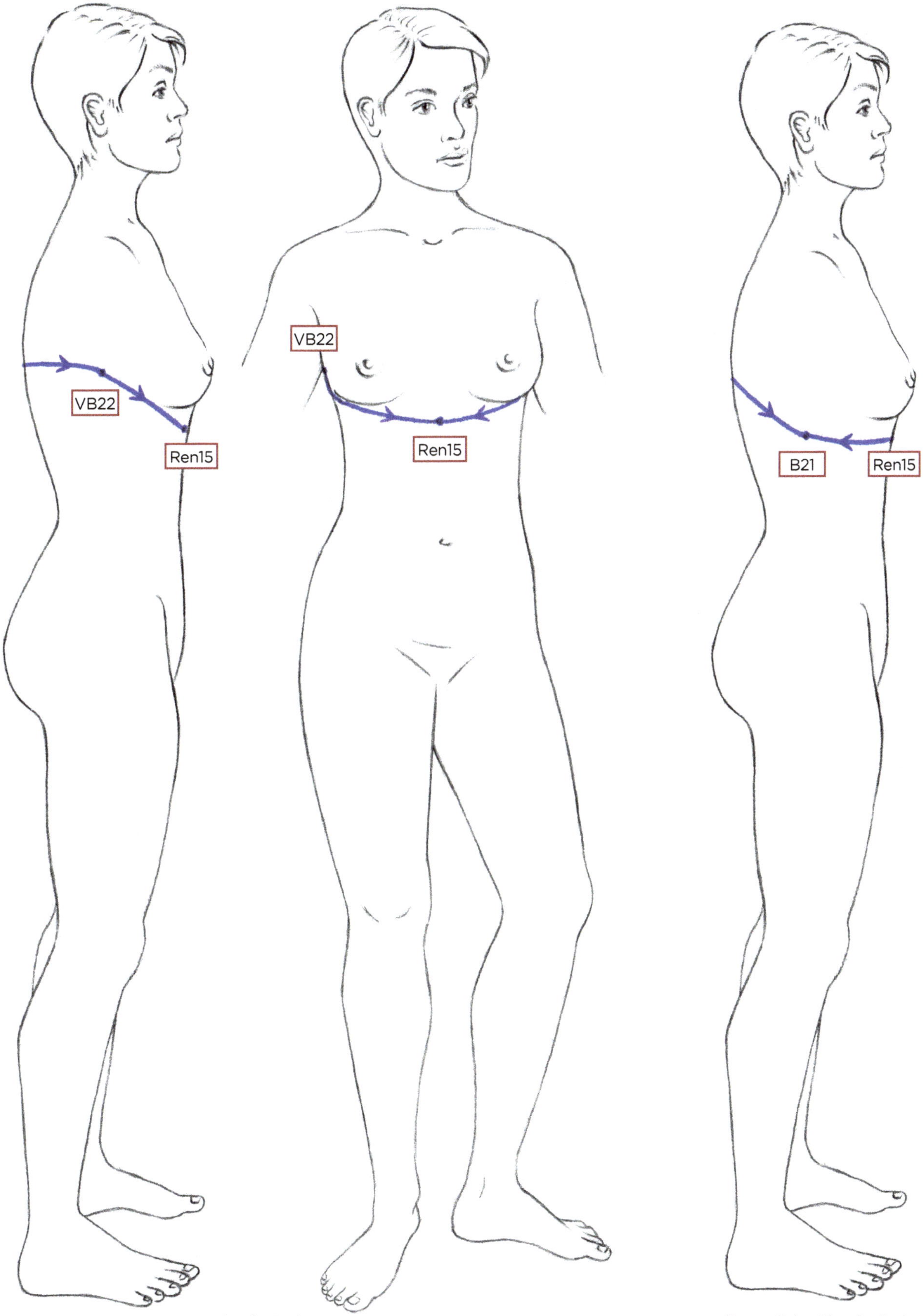

Drenaje de Dabao

Consolidación de Dabao

Baomai

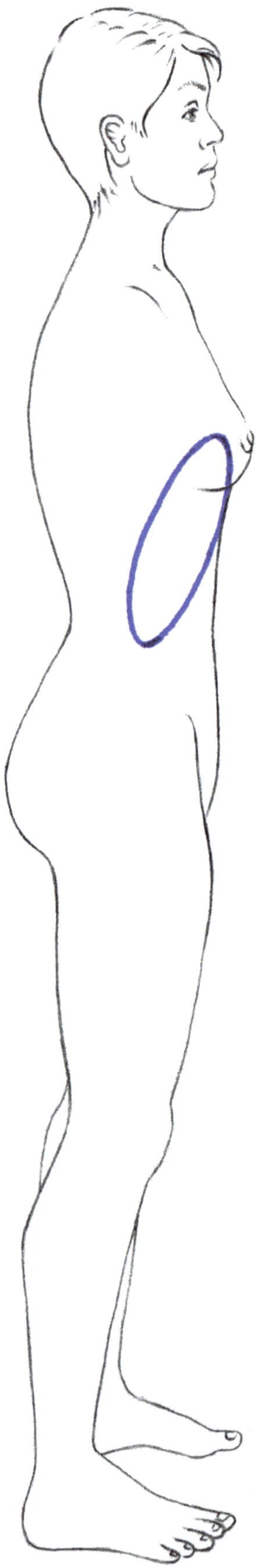

Baomai

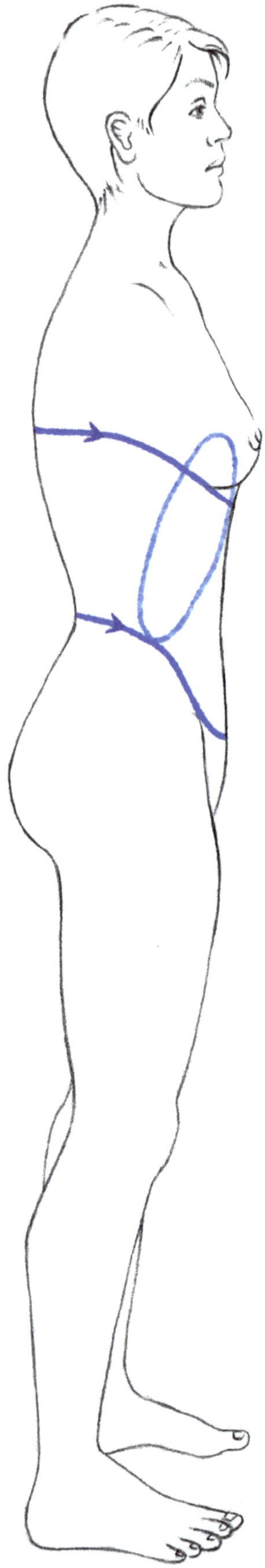

Baomai, Dabao, Daimai

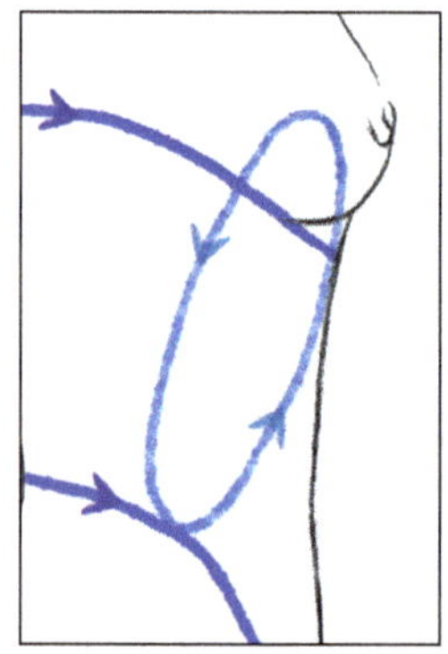

(en mujeres)

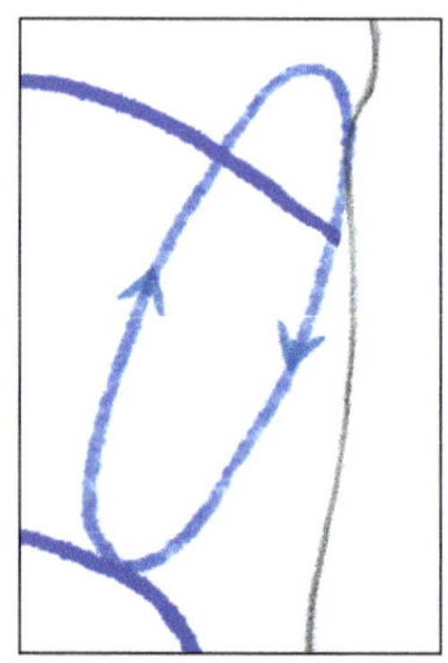

(en hombres)

axila en el punto donde se localiza lo que hoy en día conocemos como VB22.

Nombre, traducción, funciones e indicaciones de los puntos de Baomai

Ren15, Du9, Du1. (Du1 y Du9 tienen acceso indirecto a Baomai).

Ren15	鸠尾	*Jiūwěi*	*Cola de tórtora*	Punto que figura en Dabao y Baomai, y la conexión entre los dos. Punto Luo de Renmai. Punto Fuente de todo el Yin. Nutre el Yin, calma el Shen. Trata el dolor abdominal debido al estancamiento de Sangre. Transforma la Flema. Humedece en estados de sequedad. Trata el *dian-kuang*[3] (manía y retraimiento). Como punta del esternón, conecta energéticamente con la punta del coxis, la conexión entre los Luo constitucionales, Ren15 y Du1.
Du9	至阳	*Zhìyáng*	*Yang extremo*	Punto maestro de la tos y las sibilancias, abre el pecho. Raíz del trapecio y punto maestro del diafragma. Trata la Humedad-Calor crónica. Regula el Hígado y la Vesícula Biliar.
Du1	长强	*Chángqiáng*	*Larga resistencia*	Punto Luo de Dumai. Trata la Humedad-Calor, disentería, quemazón al orinar, orina turbia, prolapso anal, hemorroides, rigidez de columna, cabeza pesada. Calma el Shen, ancla el Yang.

Selección de puntos, Dabao y Baomai

Seleccionar puntos de Dabao, Baomai y Daimai.

Una selección de puntos típica podría ser VB22, Du9, Ren15, VB26, Du1.

Nota: Du1 se puede sustituir por V57 que abre el punto Du1.

La moxa con sal es útil en Ren8 si se retiran V57 o Du1 y el paciente se coloca en posición supina.

Si las emociones que se movilizan de Baomai a Daimai son de naturaleza Yang (ira, ansiedad), se añade VB27. Si son de naturaleza Yin (pena, tristeza, pensamiento obsesivo), se añade VB28.

[3] *Diān-kuáng* 癫狂 es el término que históricamente se ha acuñado para definir toda una gama de desórdenes psicológicos y de comportamiento, cuya base común es la incapacidad de mantener un comportamiento social y que incluyen patología con múltiples manifestaciones que oscilan entre la manía (diān 癫) y el retraimiento (kuáng 狂).

Principio terapéutico del tratamiento simultáneo de Dabao, drenaje de Baomai y Daimai

Movilizar la estasis de Sangre del Jiao superior a Daimai.

Protocolo de tratamiento para conectar Dabao a Baomai y luego a Daimai

1. Se liberan los cinco pilares (descritos en las páginas 351-352) con guasha, ventosa, ventosa deslizante o agujas.
2. Sangrar VB22.
3. Sangrar Ren15.
4. (Opcional). Pinchar Du9.
5. Sangrar Du1 o pinchar Du4 o V57.
6. Pinchar VB26.
7. Insertar la aguja a modo de gancho en VB41, en el lado derecho en mujeres y en el lado izquierdo en hombres.

(En mi práctica clínica, un tratamiento de Dabao a Baomai a Daimai acostumbra a ser: VB22, Ren15, VB26, VB27, Du1 [o según el paciente, V57], VB41).

8. Se revisa cada punto en el mismo orden en que se ha pinchado y se comprueba que el paciente siente, al menos, una vibración muy leve en cada punto.
9. Se le pide al paciente que visualice o que imagine la sensación de conexión de todos los puntos. En muchas ocasiones el paciente nos informará de que ya siente esta sensación de vibración.
10. Se toman los pulsos en la posición de los Ocho Extraordinarios. Deberían notarse los pulsos asentados a un nivel más profundo en la muñeca. De no ser así, habrá que hacer vibrar las agujas, para asegurarse de que se ha establecido la conexión con el nivel Yuan. Para ello se utiliza la intención más que la profundidad literal.
11. (Opcional). Se le da al paciente una afirmación que pueda repetir en voz alta o en silencio durante el tiempo de retención de las agujas, p. ej., *Suelto todo aquello que ya no me es útil.*
12. Se dejan las agujas durante 40 minutos a partir de la inserción del punto de apertura.
13. Se toman los pulsos en modo de Ocho Extraordinarios, se comprueban los cambios y se informa al paciente de estos.
14. Se retiran las agujas de arriba abajo y se deja VB41 para el final.
15. Se deja al paciente cinco minutos en la camilla, preferiblemente solo, para favorecer unos instantes de reflexión.

Este tratamiento sigue siendo eficaz incluso sin la sangría de los puntos Luo.

ANEXO I

Los canales Primarios

con sus trayectos internos

Este manual no contempla los protocolos de tratamiento de los canales Primarios, pero se incluyen las ilustraciones de estos canales definidos según las descripciones de los textos clásicos. De este modo, se ofrece el sistema de canales en su totalidad. La inclusión de los canales Primarios representados gráficamente puede servir de ayuda para determinar los diagnósticos de los Luo Transversales y de los vaciados de Luo.

Los trayectos de los canales Primarios se describen en el capítulo 59 del *Suwen* y también se describen en más detalle en el capítulo 10 del *Lingshu*.

Canal Primario de Pulmón

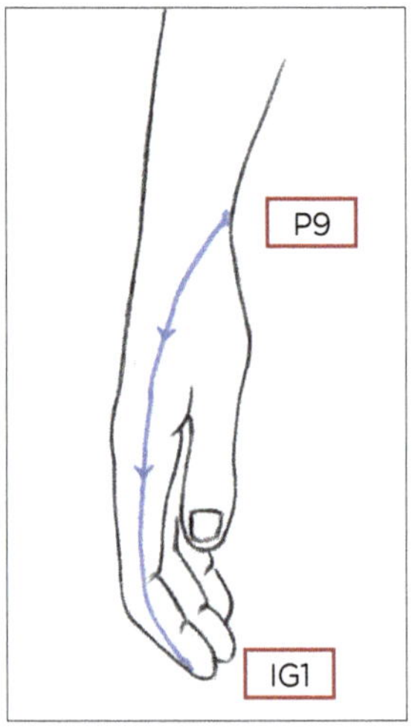

Rama 1

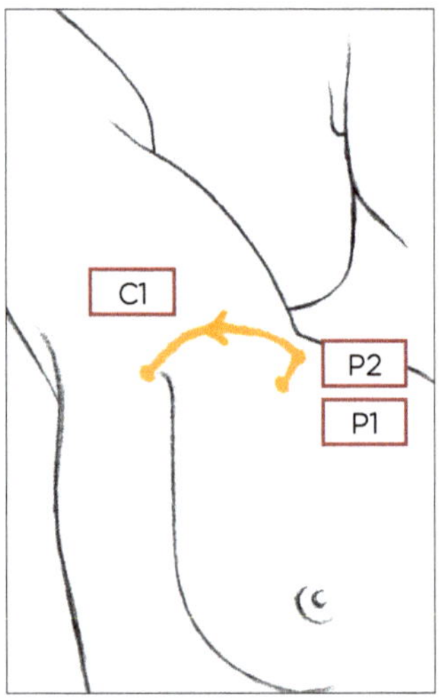

Rama 2

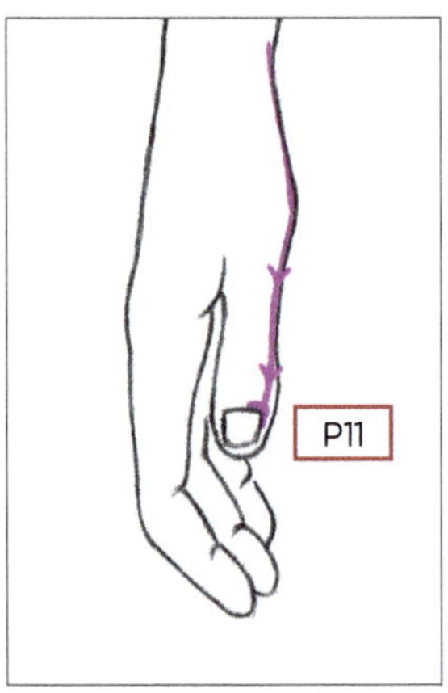

Rama 3

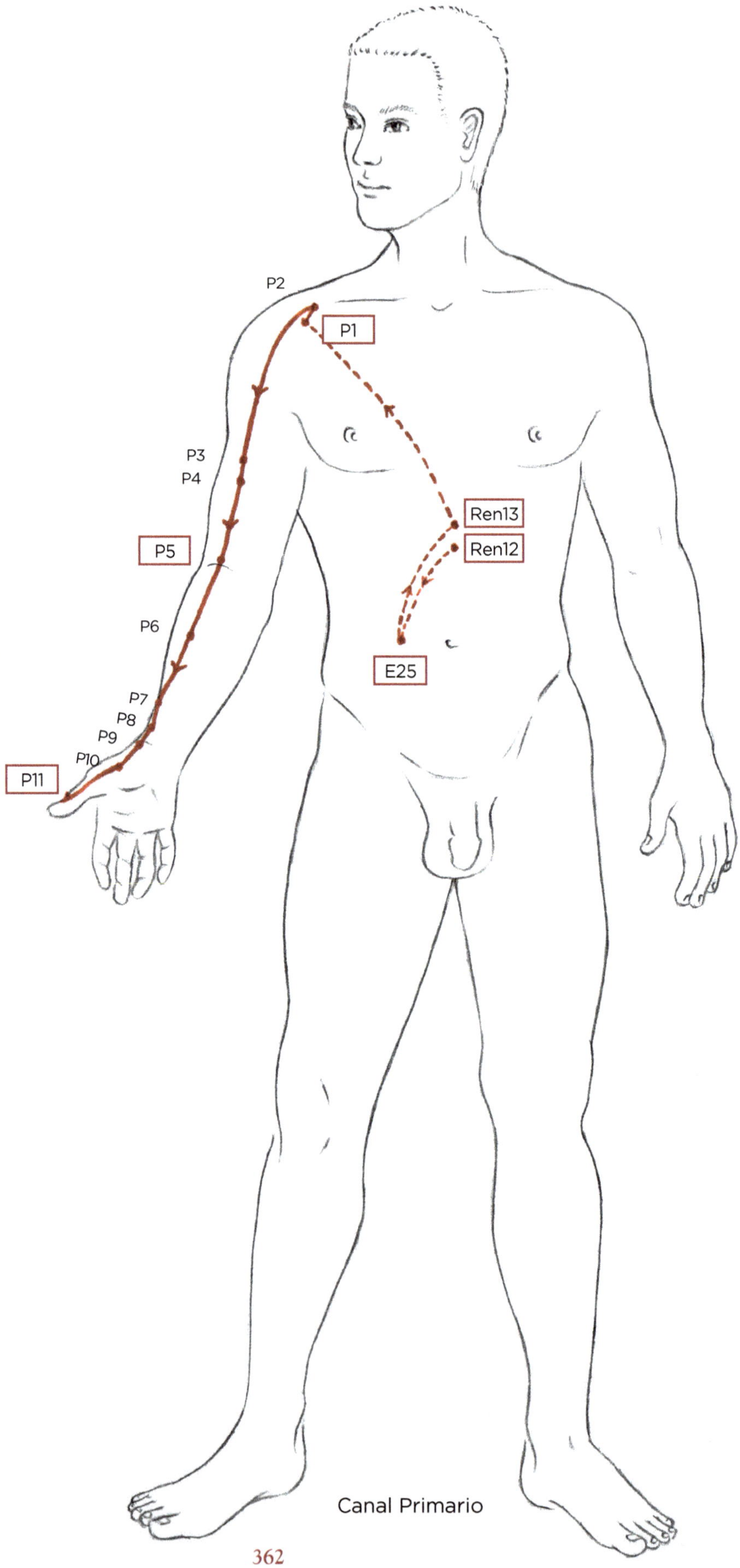

Canal Primario

Pulmón

Canal Primario y tres ramas

Canal Primario

Tiene origen en Ren12 en el Jiao medio, desciende al punto Mu de Intestino Grueso E25, asciende hasta la apertura del Estómago en Ren13, atraviesa el diafragma, penetra el Pulmón, emerge en el punto P1 donde se exterioriza y desciende a lo largo del brazo hasta P11.

Rama 1

Se extiende desde P9 a IG1.

Rama 2

Empieza en P1, llega a P2 y, **termina en la axila, en C1.**

Rama 3

Empieza en cùnkǒu 寸口(apertura de la pulgada, P9), pasa por P10 y **termina en el pulgar.**

Primario
Rama 1
Rama 2
Rama 3

Intestino Grueso

Canal Primario y tres ramas

Canal Primario

Tiene origen en IG1, va a IG4, pasa por el codo, conecta con IG15 y **termina en Du14.**

Rama 1

Empieza en IG15, va hasta E12, pasa por el Pulmón, a través del diafragma y **termina en el punto Mu de Intestino Grueso E25.**

Rama 2

Empieza en E12, pasa por IG17, IG18, va a E5, rodea la boca hasta IG19 y **termina en IG20 en el lado opuesto.**

Rama 3

Empieza en el punto Mu de Intestino Grueso, E25 y **termina en el punto He-Mar Inferior de Intestino Grueso, E37.**

Primario
Rama 1
Rama 2
Rama 3

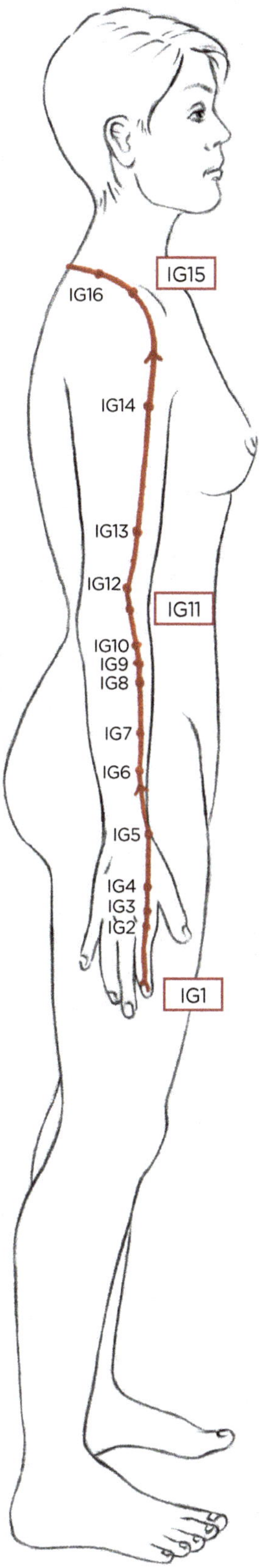

Canal Primario

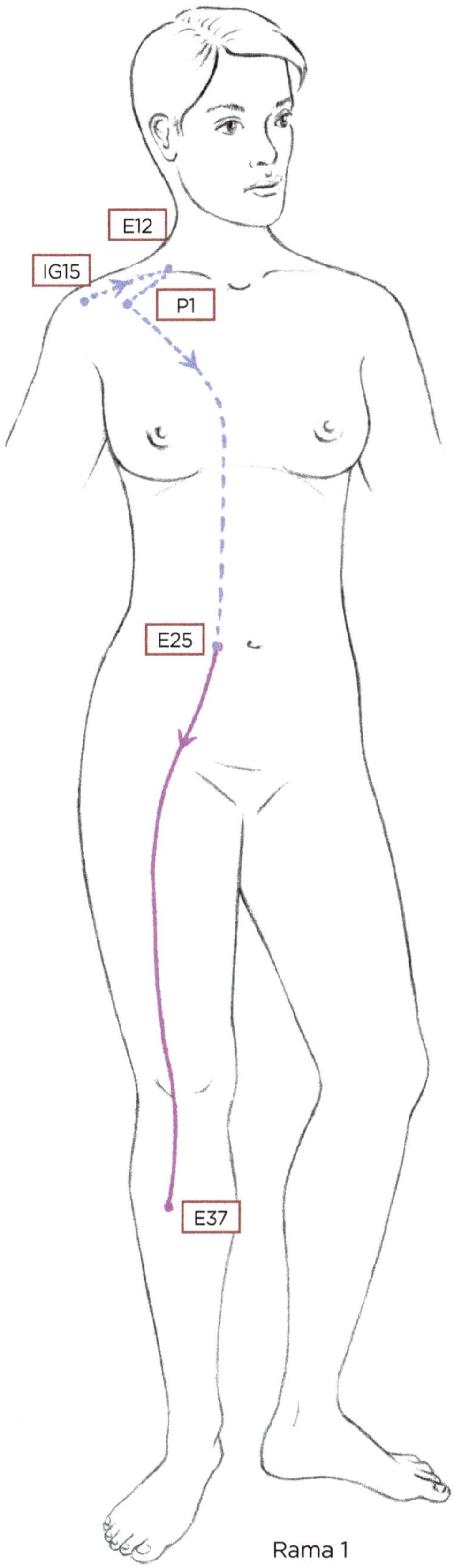

Rama 1
Rama 3

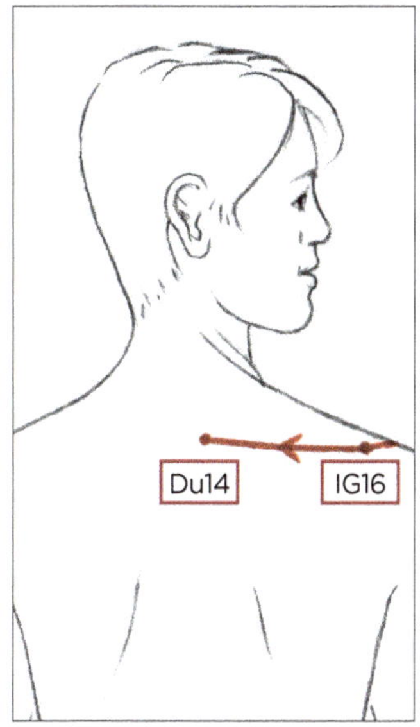

Primario - detalle

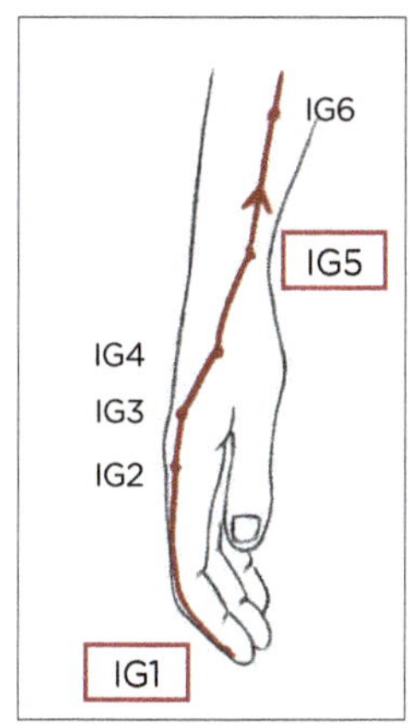

Primario - detalle

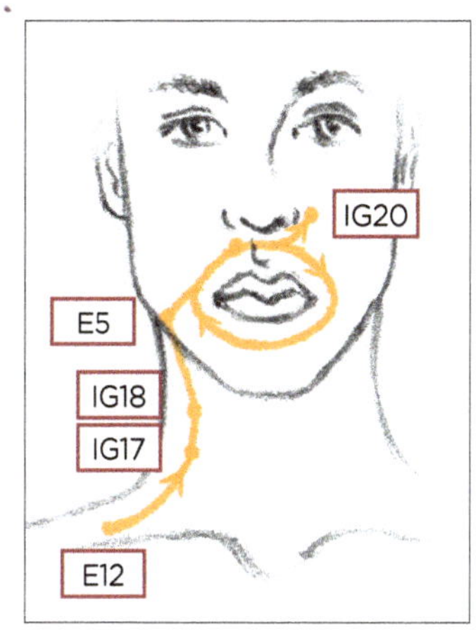

Rama 2

Canal Primario de Estómago

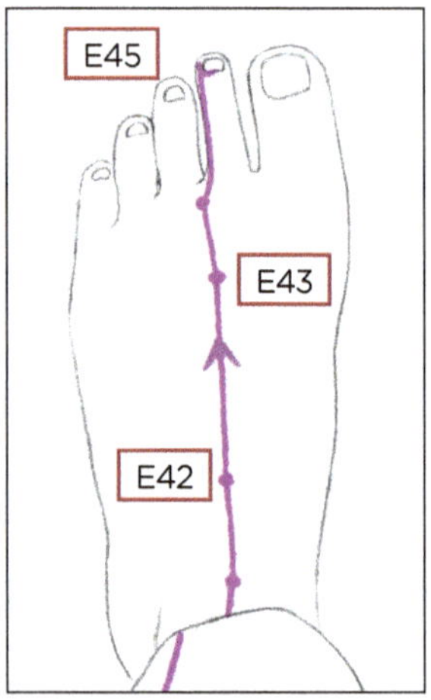

Rama 3 - detalle

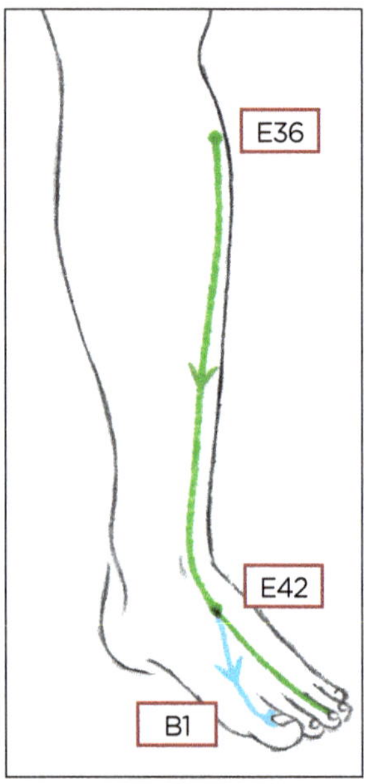

Rama 4
Rama 5

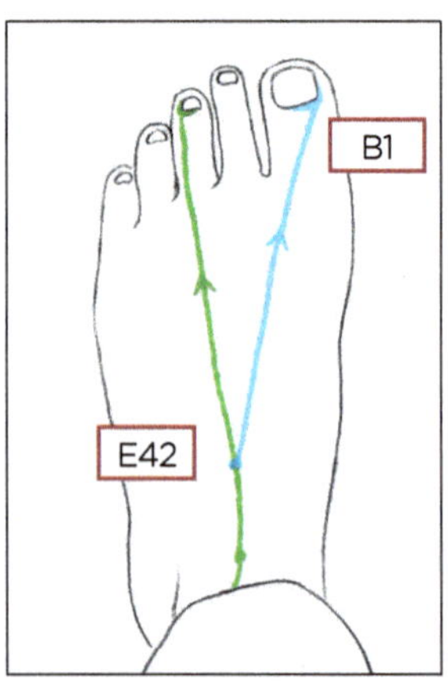

Rama 4 - detalle
Rama 5

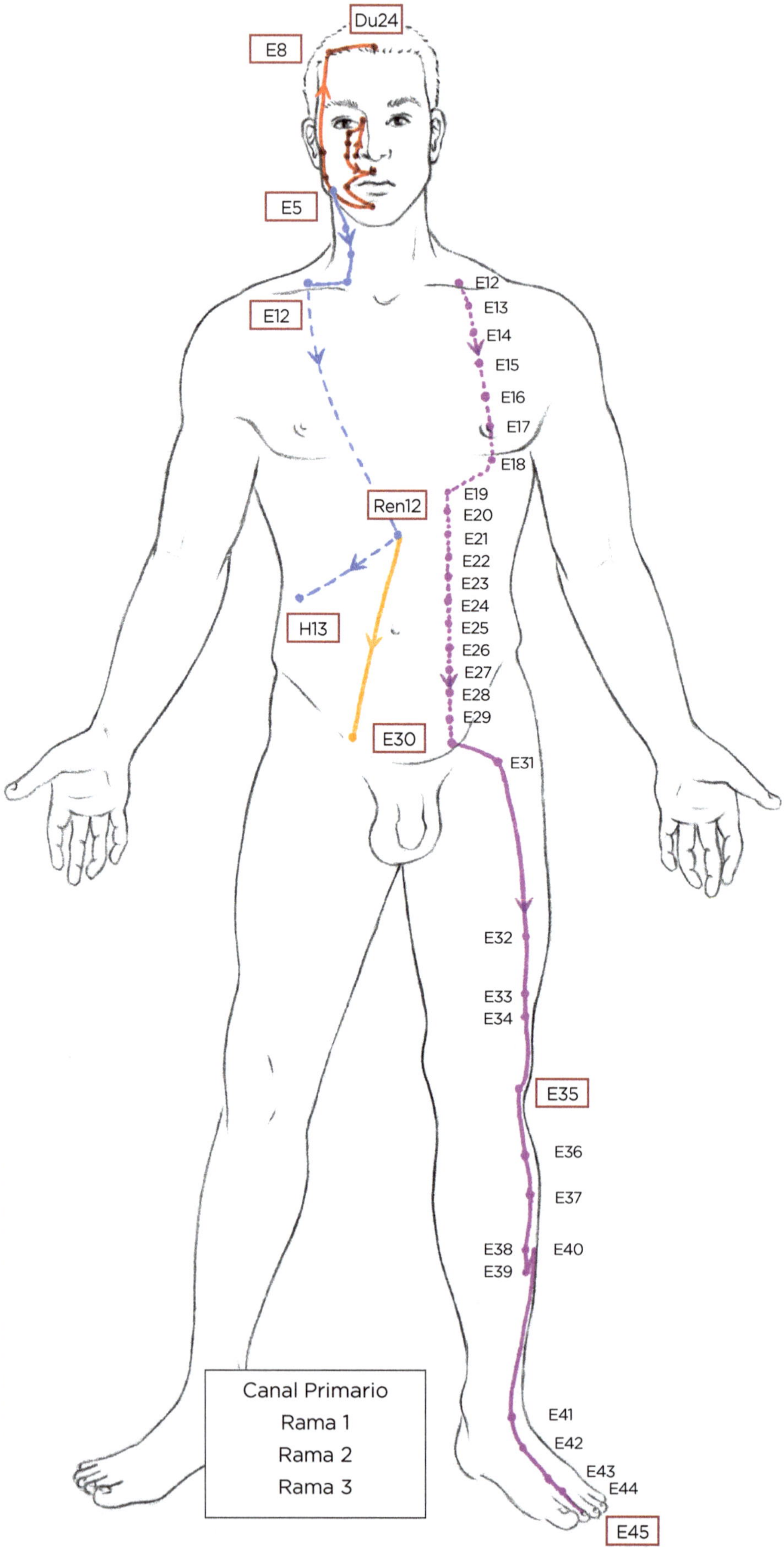

Estómago

Canal Primario y cinco ramas

Canal Primario

Tiene origen en IG20, asciende a Yìntáng, 印堂, desciende por la zona lateral de la nariz ligeramente más lateral que en el trayecto ascendente, rodea la boca, va hasta Ren24, asciende por la zona de las orejas hasta E8 y **termina en Du24.**

Rama 1

Empieza en E5, desciende por E9, va hasta E12 y en este punto el trayecto se vuelve interno, atraviesa el diafragma y **termina en el Estómago y el Bazo.**

Rama 2

Empieza en el Estómago y **termina en E30.**

Rama 3

Empieza en E12, recorre el trayecto a nivel interno hasta E30 donde emerge y sigue el recorrido externamente pasando por E32, hasta la rodilla y **termina en E45.**

Rama 4

Empieza en E36, llega hasta E42 y **termina en el dedo medio del pie.**

Rama 5

Empieza en E42 y **termina en B1.**

* El canal Primario de Estómago empieza en IG20, llega hasta V1 y luego va hasta E1.

Primario
Rama 1
Rama 2
Rama 3
Rama 4
Rama 5

Canal Primario de Bazo

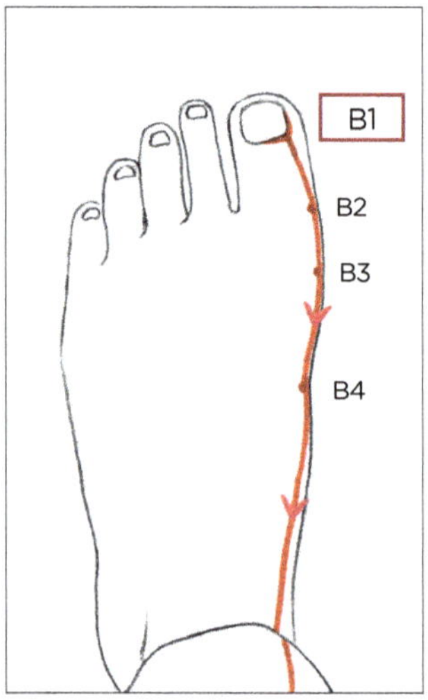

Primario - detalle

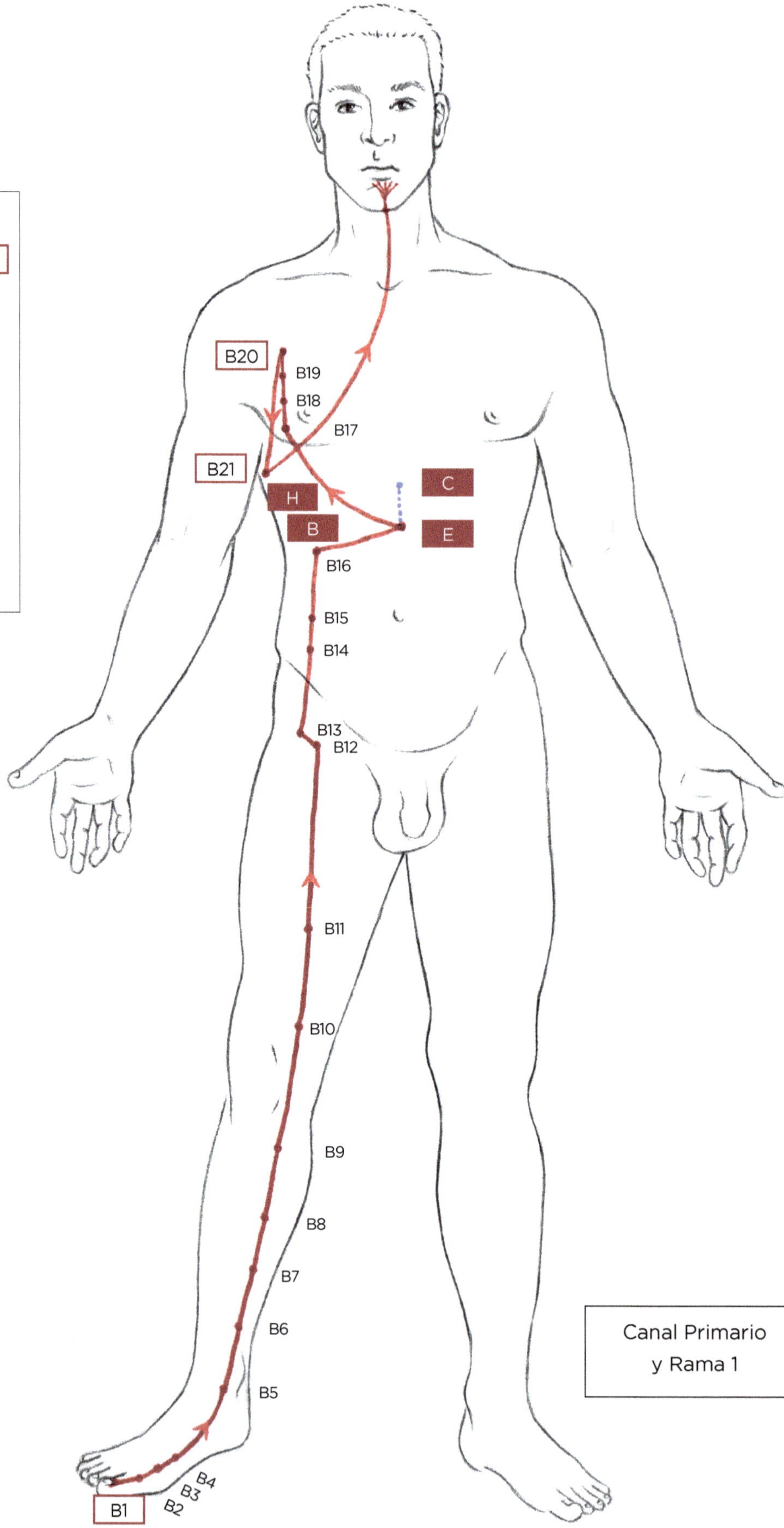

Canal Primario
y Rama 1

Bazo

Canal Primario y una rama

Canal Primario

Tiene origen en B1, asciende a B12, pasa por Estómago y Bazo, atraviesa el diafragma, pasa a través de la garganta y **termina en la raíz de la lengua.**

Rama 1

Empieza en el Estómago en Ren12 y **termina en el Corazón** en Ren14.

Primario

Rama 1

Corazón

Canal Primario y dos ramas

Canal Primario

Tiene origen en el Corazón, pasa a través del diafragma y **termina en el Intestino Delgado.**

Rama 1

Empieza en el Corazón, va hasta la garganta, llega hasta la lengua en Ren23, va hasta la zona posterior a los ojos lo cual facilita que el Espíritu pueda mostrar su brillo a través de los ojos y **termina en el cerebro.**

Rama 2

Empieza en el Corazón en Ren14, va a Pulmón, a la axila, de ahí va a C3 y **termina en C9**.

Primario
Rama 1
Rama 2

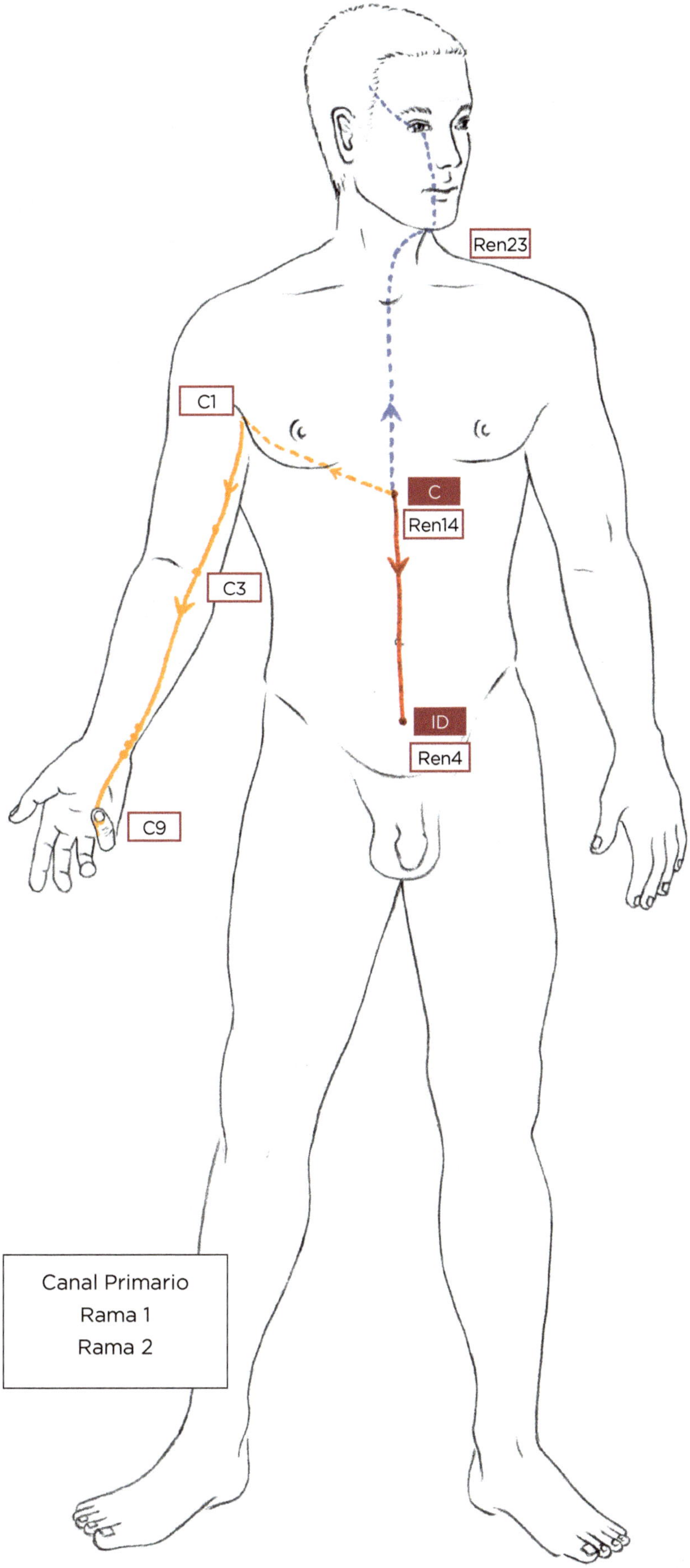

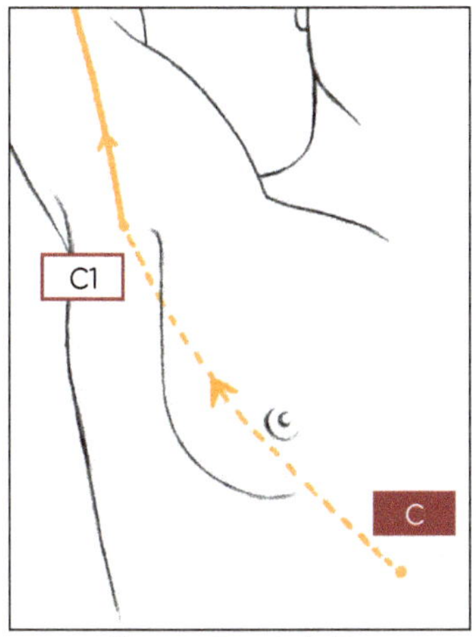

Rama 2 - detalle

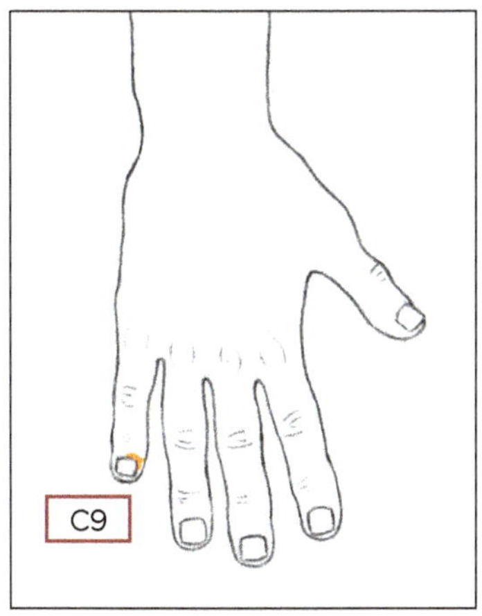

Rama 2 - detalle

Intestino Delgado

Canal Primario y tres ramas

Canal Primario

Tiene origen en ID1, asciende hasta IG15, recorre la escápula pasando por ID12, V41, V12, ID14, V11, ID15, Du14, luego pasa por E12, Ren14, Ren13, Ren12 y **termina en el Intestino Delgado en Ren4.**

Rama 1

Empieza en E12, pasa por ID16, asciende por la mejilla hasta ID18, pasa por el ángulo externo del ojo en VB1 y **termina en la oreja en ID19.**

Rama 2

Empieza en ID18 y **termina en V1.**

Rama 3

Empieza en Ren4 y **termina en E39.**

Primario
Rama 1
Rama 2
Rama 3

Canal Primario de Intestino Delgado

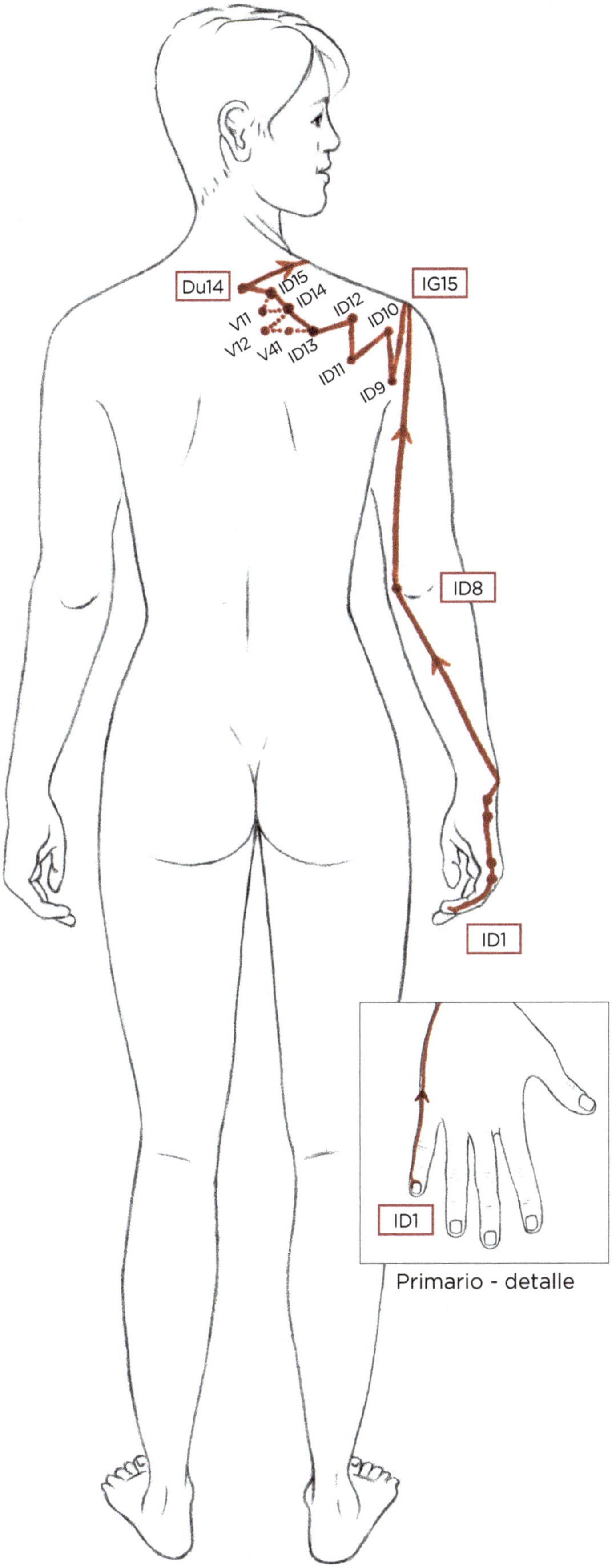

Canal Primario

Primario - detalle

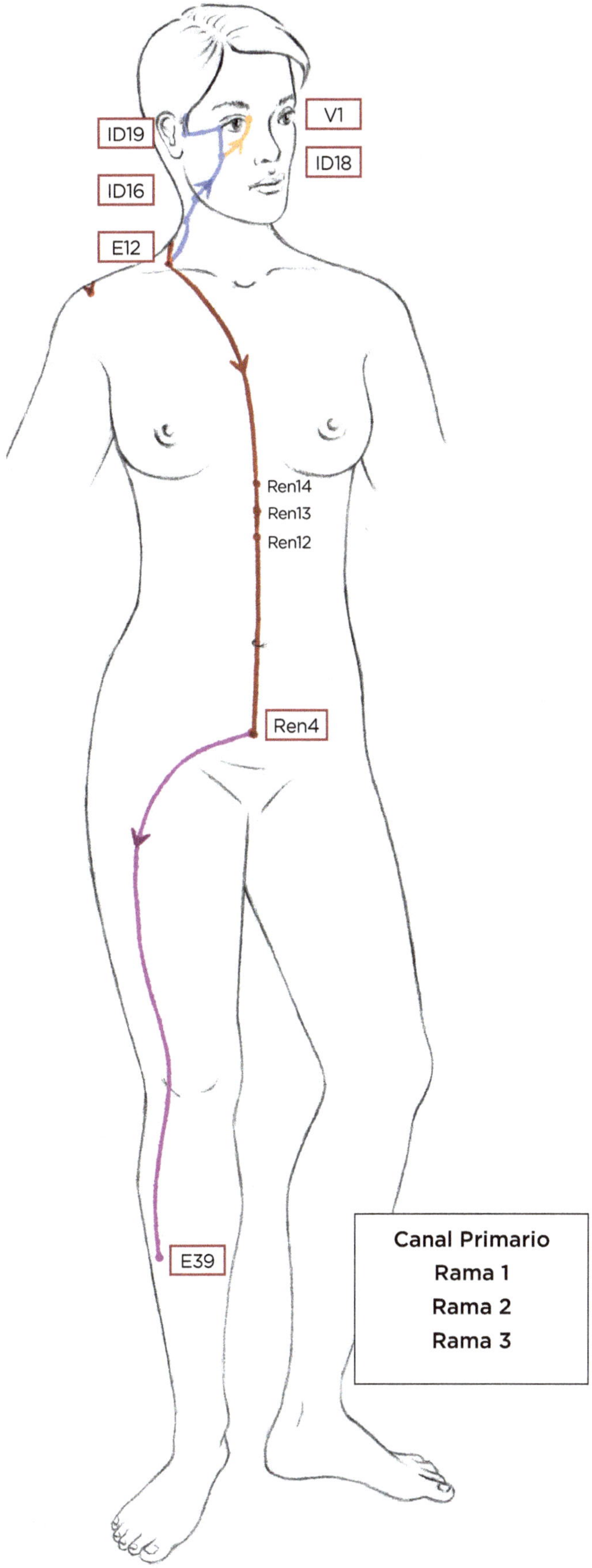

Vejiga

Canal Primario y cuatro ramas

Canal Primario

Tiene origen en V1, llega hasta el punto de cruce entre el ojo y el cerebro, luego pasa por la frente en Du24, llega hasta VB15 y **termina en Du20.**

Rama 1

Empieza en Du20 y **termina sobre el ápice de la oreja.**

Rama 2

Empieza en Du20, atraviesa el cerebro, emerge en Du16, desciende hasta la zona lumbar y **termina en los Riñones en V23 y en la Vejiga en Ren3.** De esta rama deriva la línea interna Shu de Vejiga.

Rama 3

Empieza en V23, va a V35 y **termina en V40.**

Rama 4

Empieza en Du17, pasa por Du14, desciende por la línea externa Shu de Vejiga hasta la cadera, pasa por V40 y **termina en el dedo pequeño del pie en V67.**

Primario
Rama 1
Rama 2
Rama 3
Rama 4

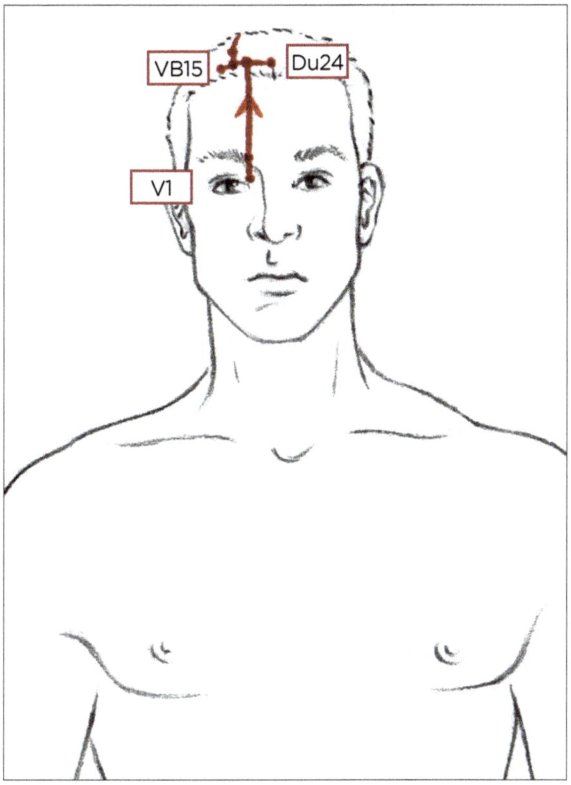

Canal Primario

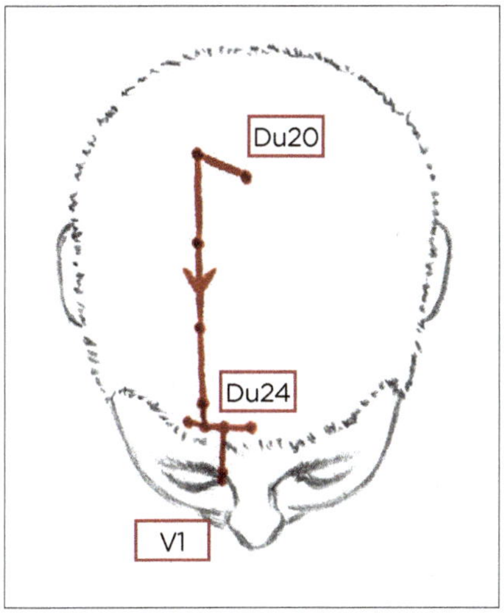

Primario - detalle

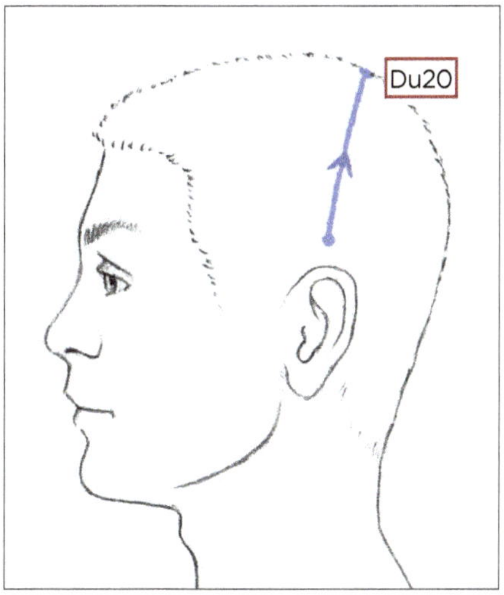

Rama 1

Canal Primario de Vejiga

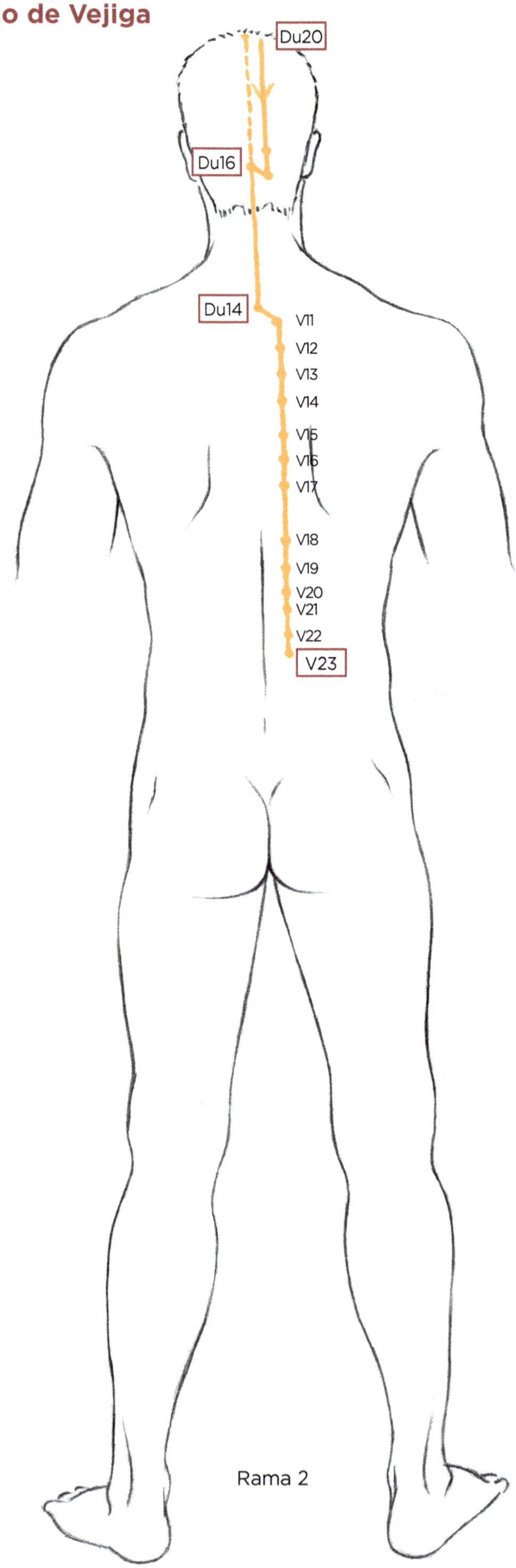

Rama 2

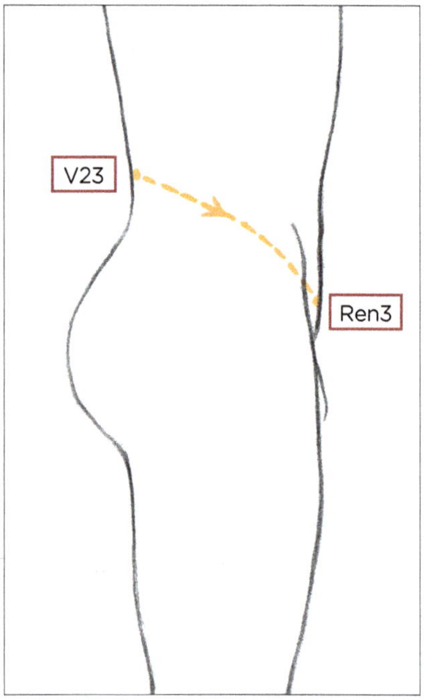

Rama 2 - detalle

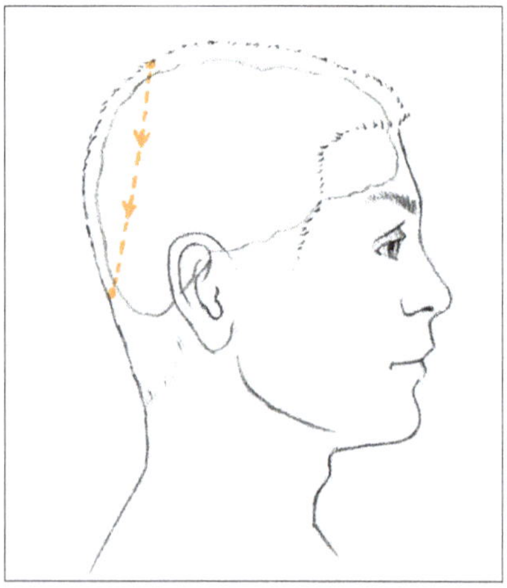

Rama 2 - detalle

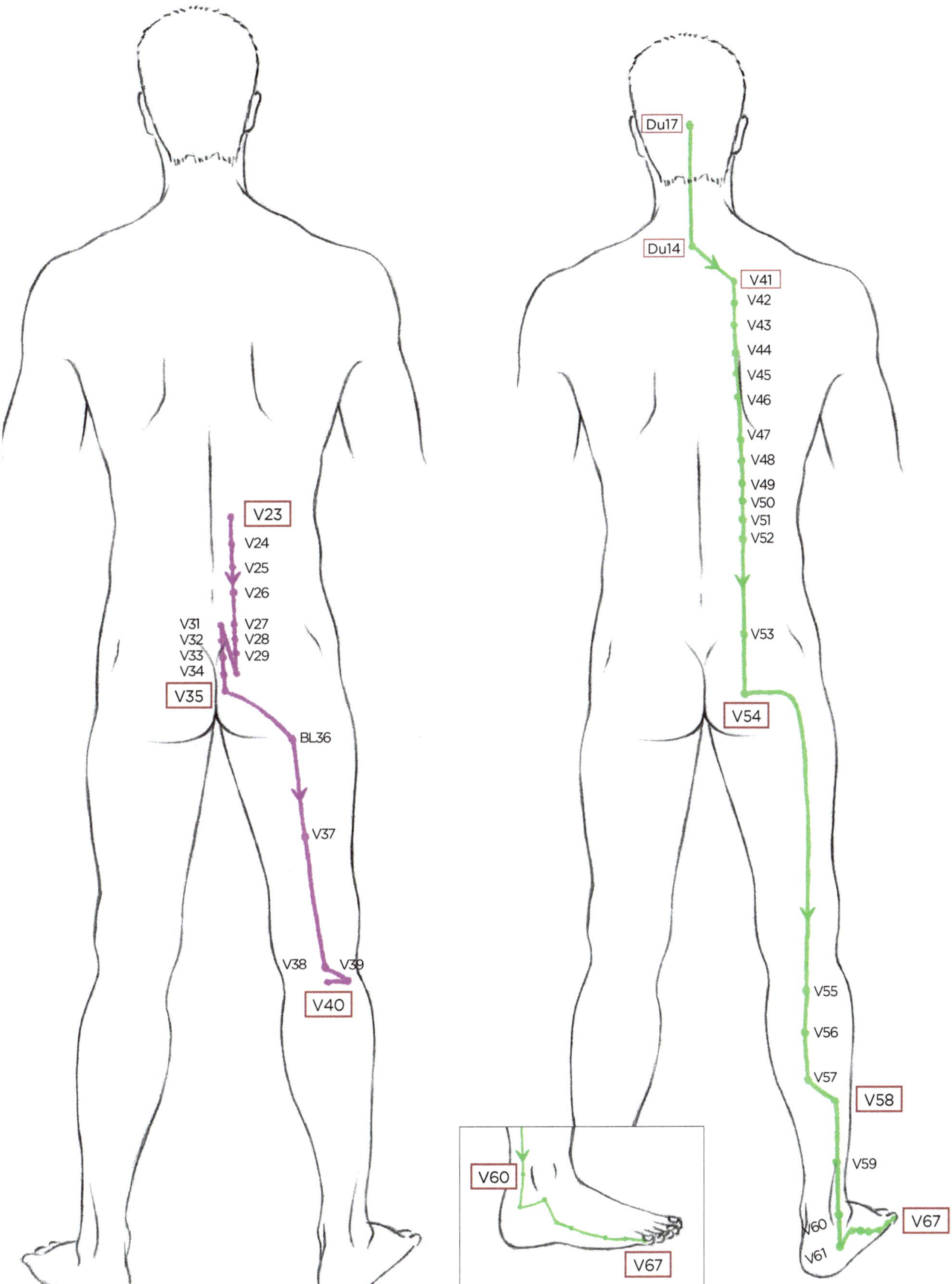

Rama 3 Rama 4 - detalle Rama 4

Riñón

Canal Primario y tres ramas

Canal Primario

Tiene origen en la almohadilla carnosa debajo de la base del dedo pequeño del pie, va a R2, luego a R10, a Du1 y Du4 y **termina en los Riñones en V23 y en la Vejiga en Ren3.**

Rama 1

Empieza en Riñón, pasa por los genitales, sigue hacia arriba y atraviesa el diafragma y el Pulmón hasta llegar a la garganta y **termina en la raíz de la lengua.**

Rama 2

Empieza en el Pulmón en P1 y **termina en el Corazón, luego se dispersa en el pecho.**

Rama 3

Empieza en R2 y **termina en B8.**

- Primario
- Rama 1
- Rama 2
- Rama 3

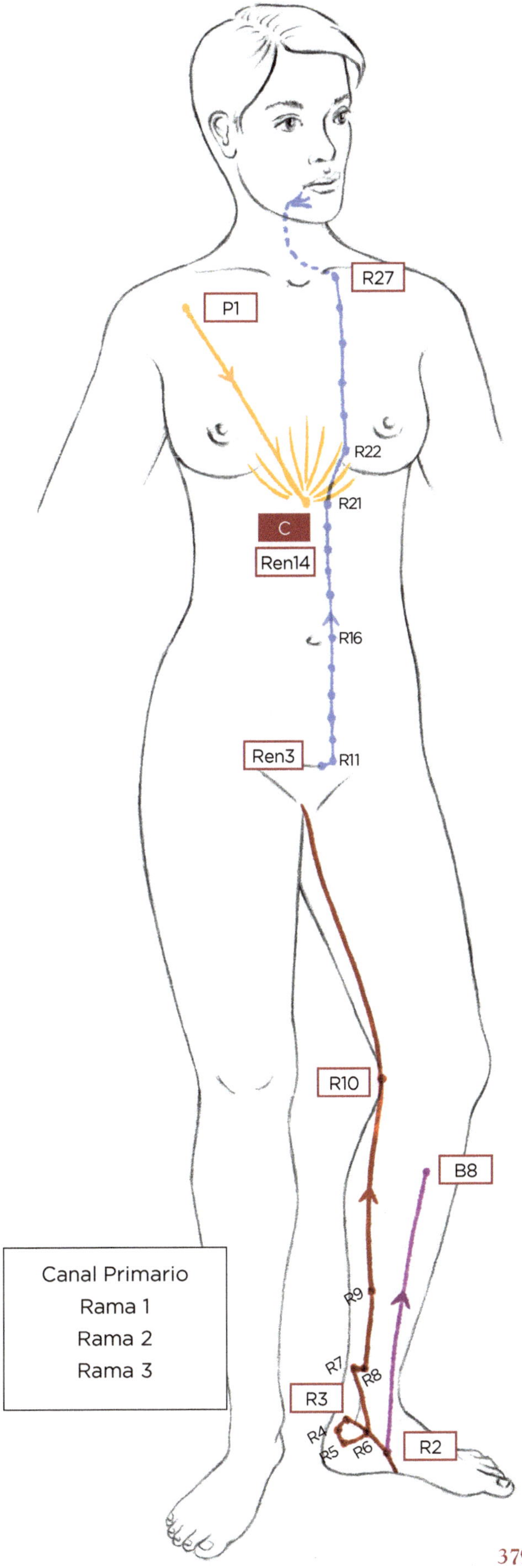

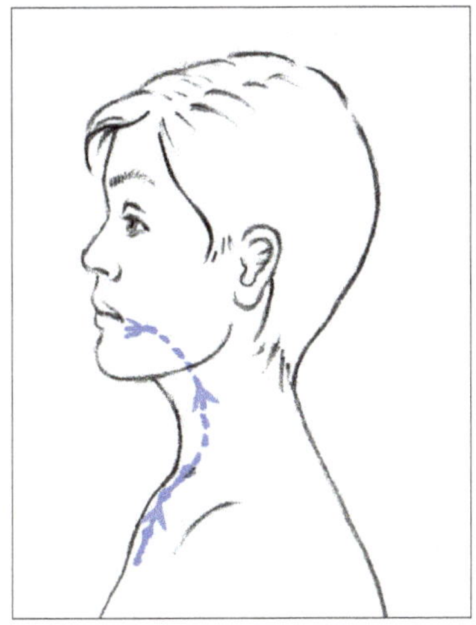

Rama 1 - detalle

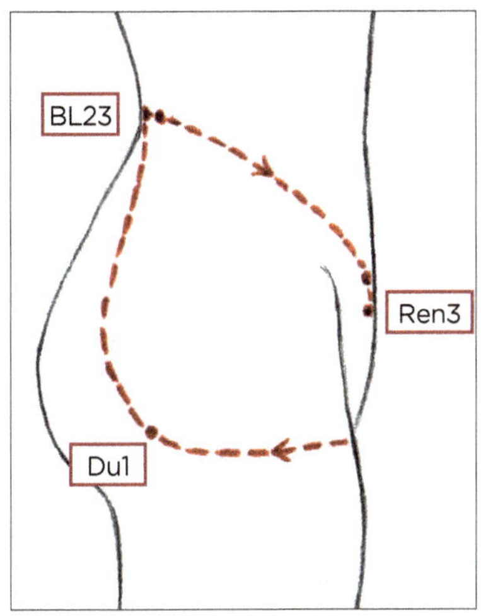

Primario - detalle

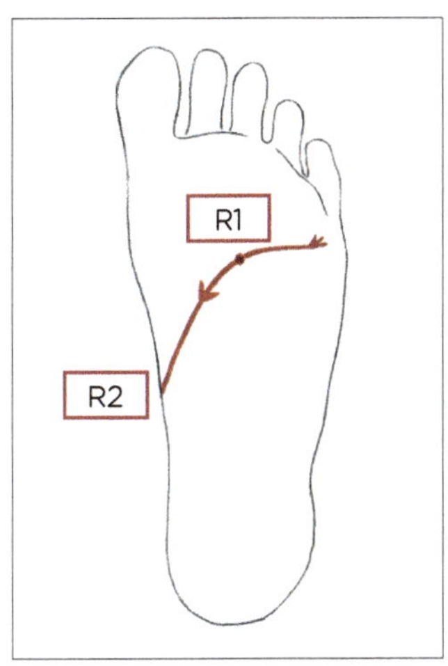

Primario - detalle

Canal Primario de Pericardio

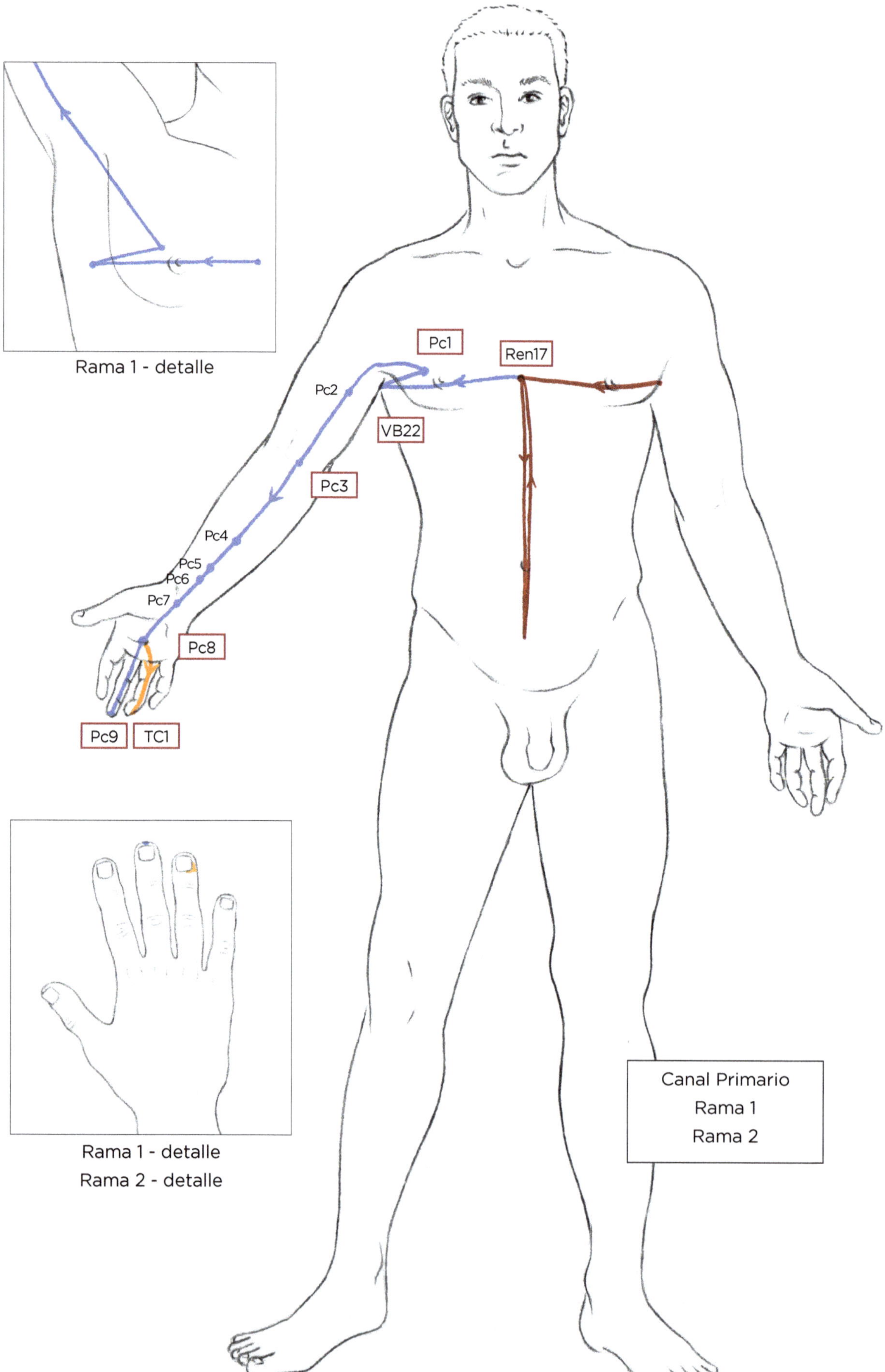

Pericardio

Canal Primario y dos ramas

Canal Primario

Tiene origen en VB22, va a Ren17, pasa a través del diafragma, desciende al Jiao inferior, asciende al Jiao medio y **termina en el Jiao superior.**

Rama 1

Empieza en el pecho, pasa a través de las costillas por VB22 hasta Pc1 y hasta la axila y **termina en la punta del dedo corazón.**

Rama 2

Empieza en la palma de la mano en Pc8 y **termina en TC1.**

Primario
Rama 1
Rama 2

Triple Calentador

Canal Primario y dos ramas

Canal Primario

Tiene origen en la punta del dedo anular, asciende hasta Du14, pasa por VB21, luego por E12 donde sigue el recorrido interno y se dispersa en el pecho, va hasta el Pericardio en Pc1, luego pasa por R16, desciende por el Jiao inferior en Ren3, luego asciende por la columna, distribuyendo el Jing a los puntos Shu de Vejiga empezando a nivel de V28 y V32 y **termina con la distribución del Jing en V13.**

Rama 1

Empieza en Ren17, asciende hasta E12, sigue por detrás de la oreja, alrededor de la parte superior de la oreja y **termina debajo del ojo.**

Rama 2

Empieza detrás de la oreja, penetra dentro de la oreja, aparece de nuevo por la parte frontal de la oreja, llega hasta VB3 y **termina en TC23.**

Primario
Rama 1
Rama 2

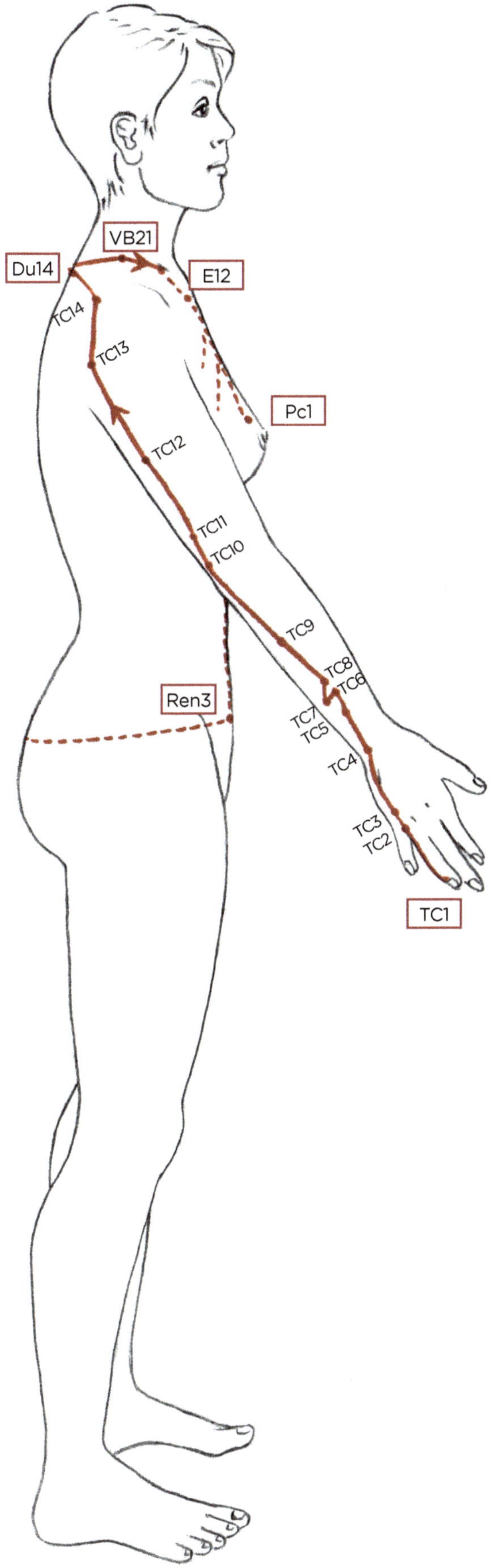

Canal Primario

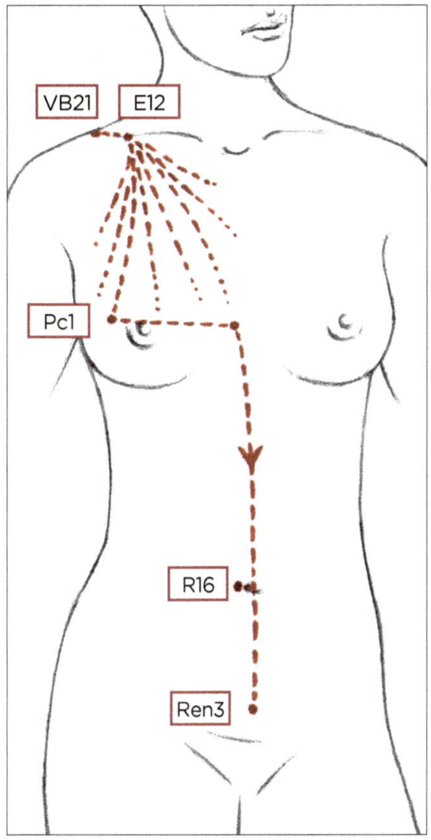

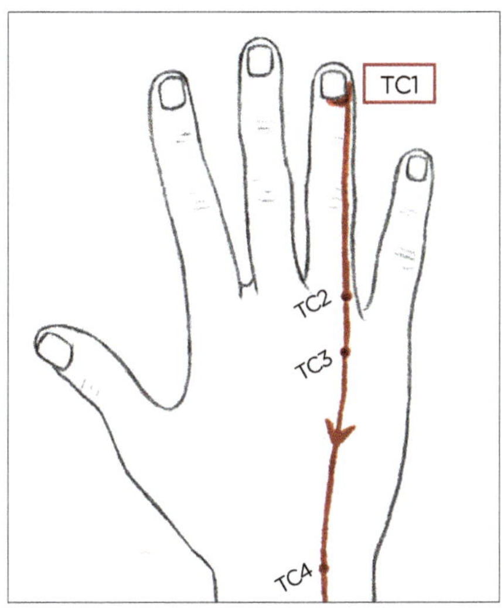

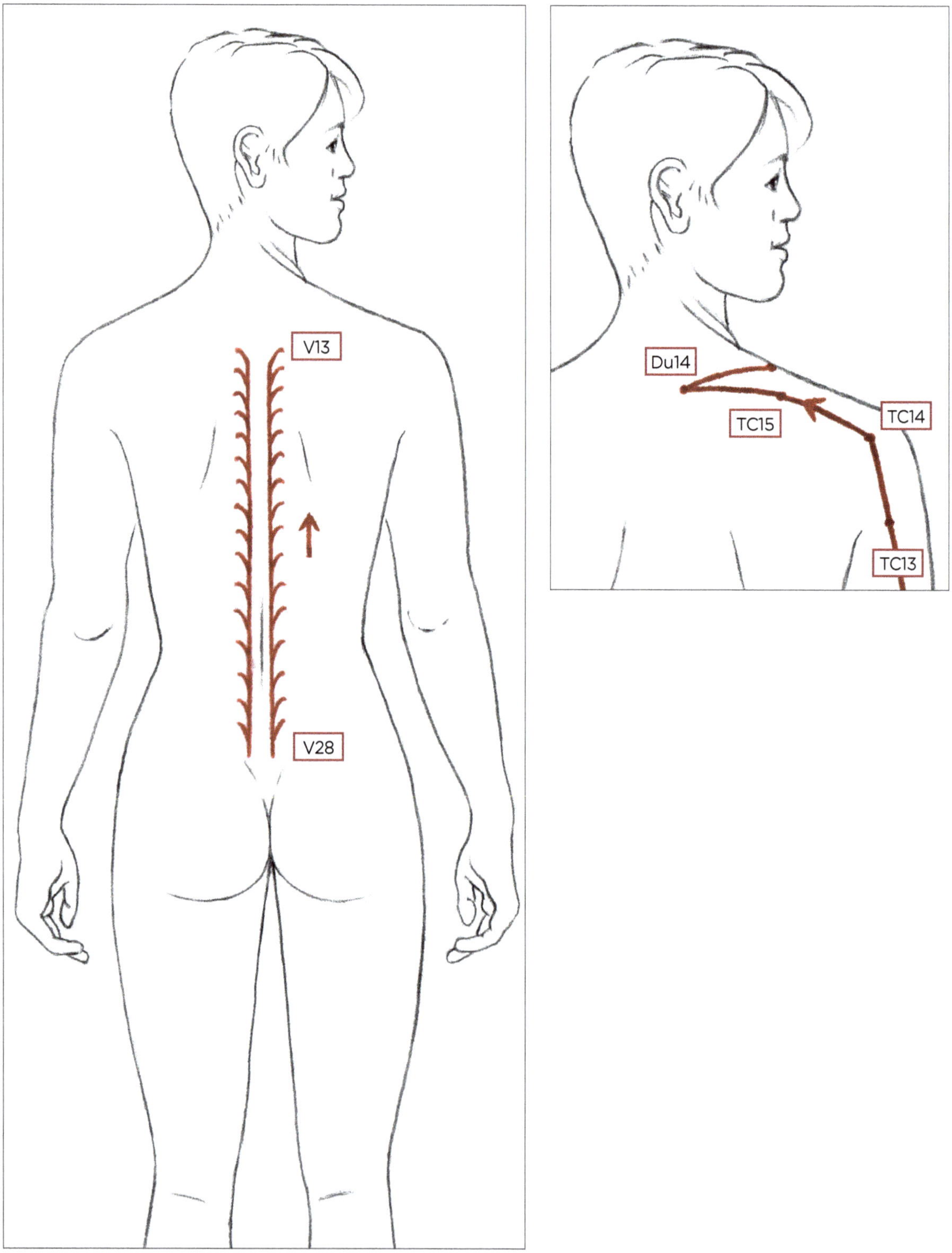

Canal Primario

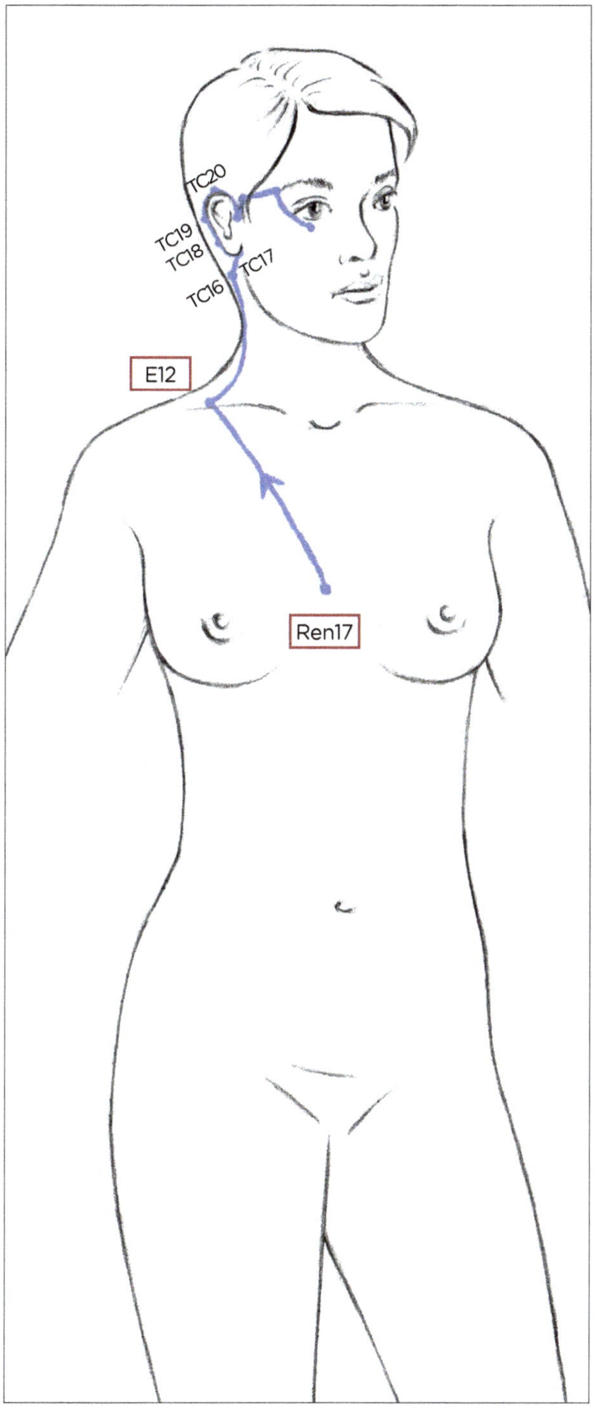

Rama 1

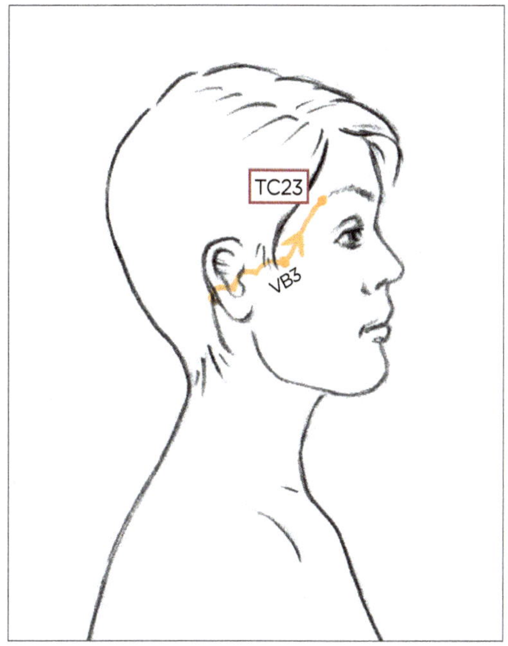

Rama 2

Vesícula Biliar

Canal Primario y cuatro ramas

Canal Primario

Tiene origen en VB1, pasa por VB2, asciende a TC22 pasando por VB3, E8, VB4, desciende por la parte posterior de la oreja, luego pasa por ID17, VB13 y VB20, luego por VB21, continúa por Du14 y **termina en E12 e ID12 al mismo tiempo.**

Rama 1

Empieza en VB1, desciende a E5, por debajo de los ojos, pasa por E6, penetra por la mandíbula y los dientes y luego llega hasta ID18, desciende por E12 pasando por Pc1, llega hasta el Hígado en H14, hasta la Vesícula Biliar en VB24, desciende a E30, rodea los genitales y **termina en VB30.**

Rama 2

Empieza detrás de la oreja, luego pasa por TC17, penetra la oreja en ID19, emerge por la parte frontal de la oreja en E7 y **termina en VB1.**

Rama 3

Empieza en E12, pasa por la axila, recorre el pecho y las costillas pasando por VB22, H13, VB23, VB24 y VB25, NO pasa a través de ningún órgano, llega hasta la zona inguinal, pasa por VB30, luego se dispersa a través de los puntos Liao de Vejiga: V31, V32, V33, V34, desciende por el muslo y **termina en VB44.**

Rama 4

Empieza en VB41 y **termina en H1 y E45 al mismo tiempo.**

Primario
Rama 1
Rama 2
Rama 3
Rama 4

Canal Primario de Vesícula Biliar

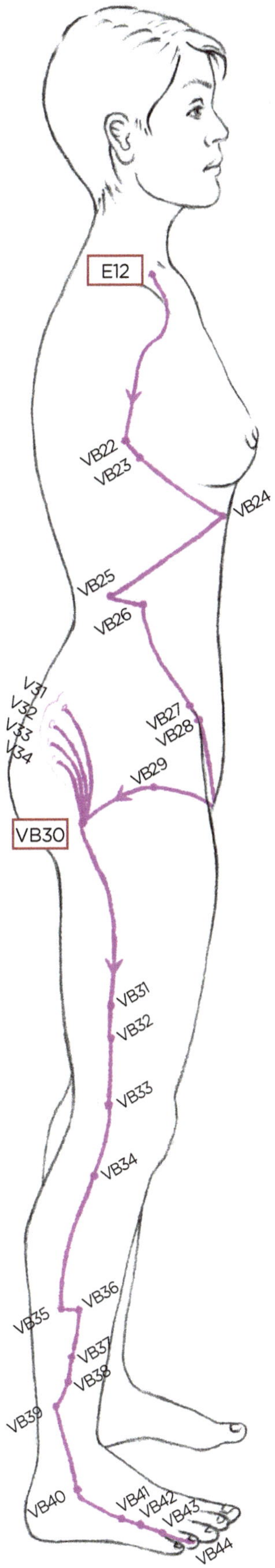

Rama 3

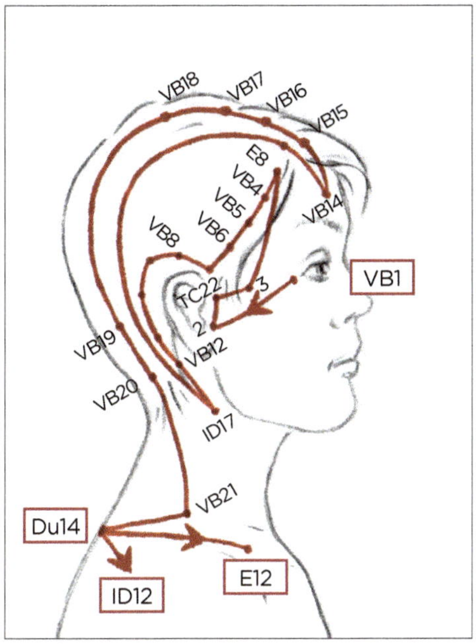

Canal Primario

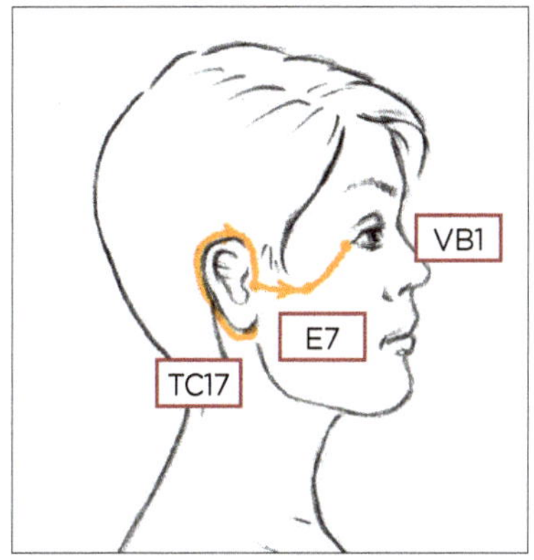

Rama 2

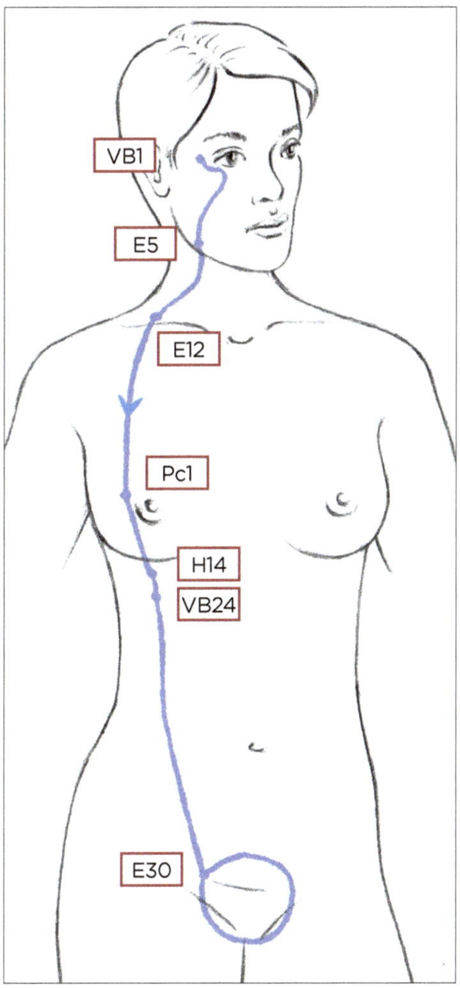

Rama 1

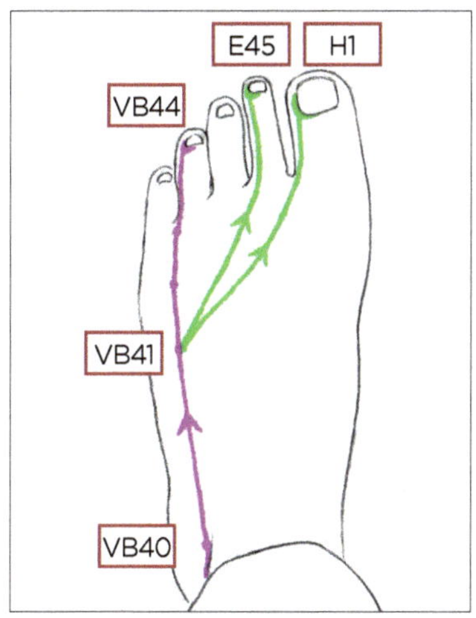

Rama 3 - detalle
y Rama 4

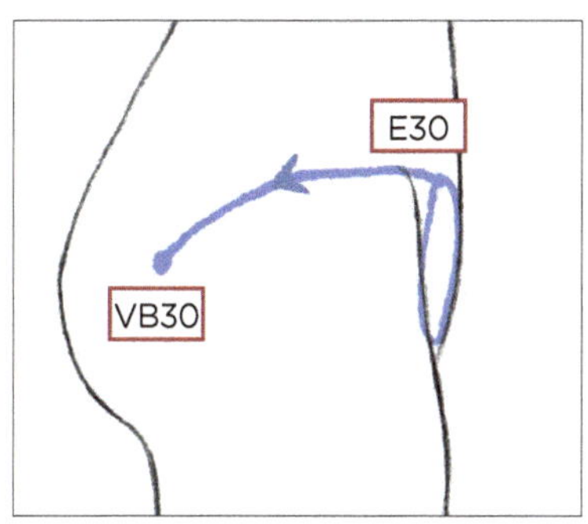

Rama 1 - detalle

Hígado

Canal Primario y dos ramas

Canal Primario

Tiene origen en H1, asciende a E42, cruza el canal Primario de Bazo a ocho pulgadas por encima del maléolo interno, pasa por H8, luego por los genitales y llega hasta el Estómago y desde allí sigue el recorrido interno, pasa por el Hígado y la Vesícula Biliar, el diafragma, la garganta, los ojos y **termina en Du20.**

Rama 1

Empieza en los ojos, desciende por las mejillas, rodea los labios y **termina en los labios.**

Rama 2

Empieza en el Hígado, atraviesa el diafragma (Ren12), pasa por Pc1 y **termina en el Pulmón que es donde se inicia el ciclo de los canales Primarios.**

Primario
Rama 1
Rama 2

Canal Primario de Hígado

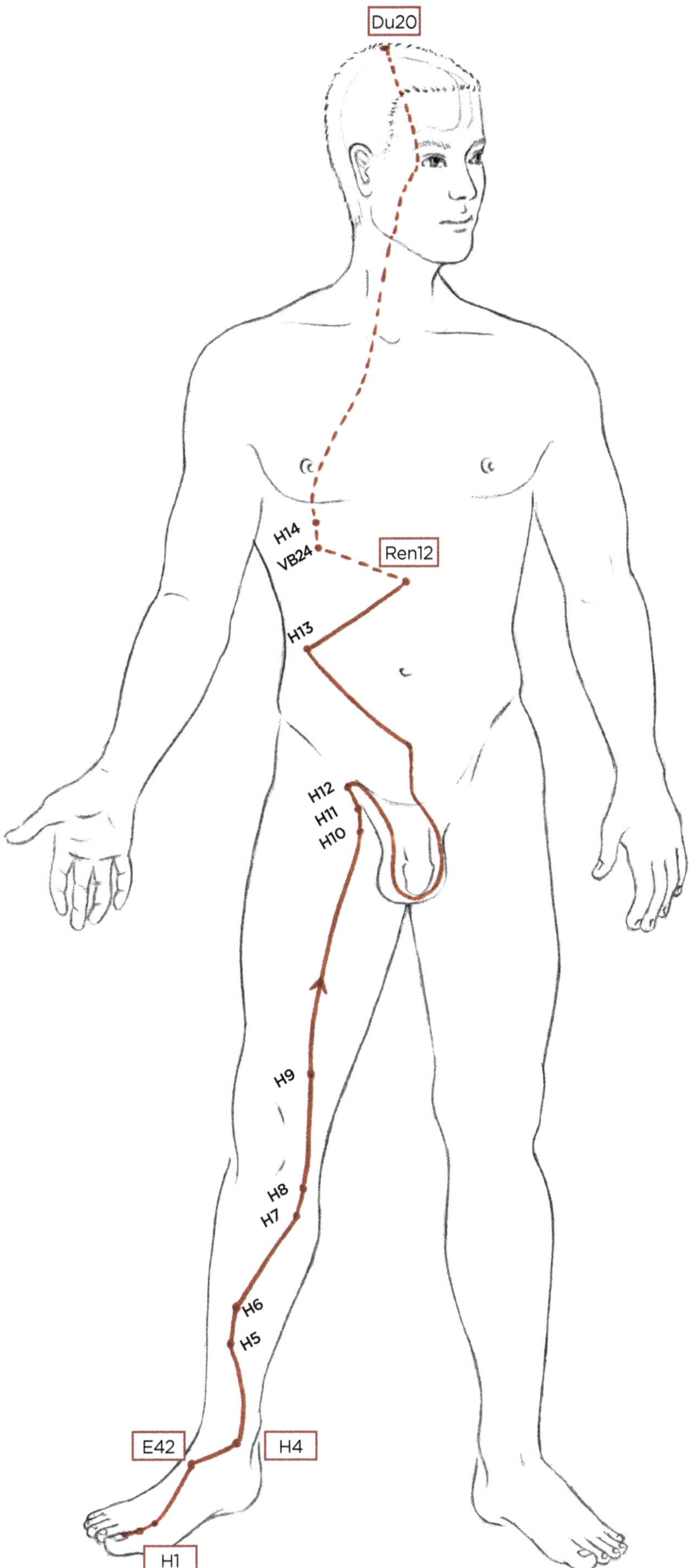

Canal Primario

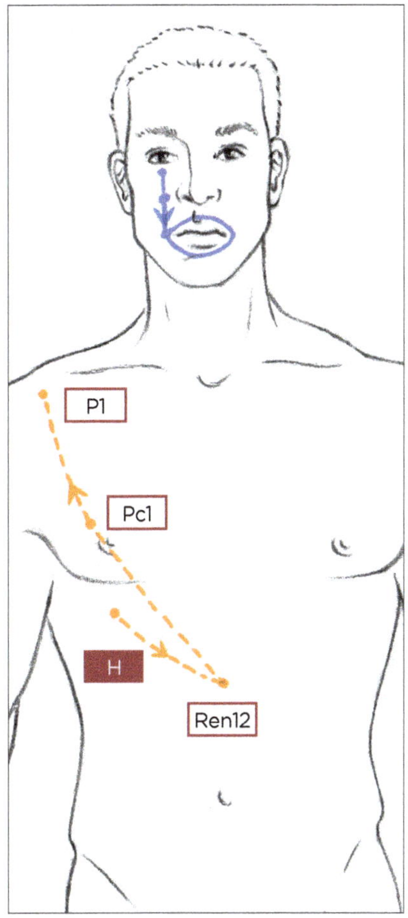

Rama 1

Rama 2

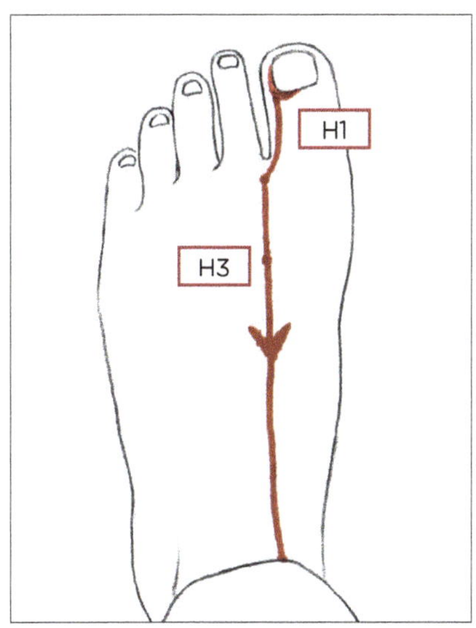

Primario - detalle

ANEXO II

Funciones de los puntos de confluencia de los canales Distintos

La punción con intención solo es posible cuando se conoce la función del punto. Los puntos más importantes en los tratamientos de los canales Distintos son los puntos de confluencia. Estos puntos emiten una señal al cuerpo indicando que se está realizando un tratamiento y en muchas ocasiones dictan el principio terapéutico a aplicar.

El efecto y la función de un mismo punto pueden variar según la técnica que se utilice. Las funciones de los puntos de confluencia, cuando se pinchan con la técnica de los Distintos, son distintas a las funciones de estos mismos puntos en un contexto de canales Primarios. (Por lo demás, los puntos de trayecto tienden a actuar de manera similar a la que funcionan en un terreno de canales Primarios. De ahí que el uso de la técnica de los Distintos en los puntos de trayecto sea opcional).

La función de los puntos de confluencia y de apertura de los canales Distintos sobre los que se aplica la técnica de los canales Distintos se describe más adelante. Con frecuencia las funciones de estos puntos difieren de las funciones que se les atribuyen cuando son tratados en el contexto de los canales Primarios

Nota: los Distintos de Vejiga y Estómago no tienen un punto de apertura específico y se abren mediante su correspondiente punto de confluencia inferior.

Puntos de confluencia de los canales Distintos de Vejiga y de Riñón: V40, V10

V40 Wěizhōng 委中 se traduce como *pliegue en el medio de la parte trasera de la rodilla*, pero añadiendo el radical nè 疒(enfermedad) se convierte en wěi 痿, que define el *Wei Qi enfermo* o la *incapacidad para flexionar o extender*, es decir, el síndrome de atrofia Wei[1].

- Relaja y suaviza el sistema Tendinomuscular facilitando la liberación de un patógeno no resuelto o persistente.
- Trata el Calor o la Humedad-Calor que se produce cuando el cuerpo intenta sin éxito movilizar un factor patógeno al exterior.
- Trata el Viento que causa neuropatías. Útil para abordar el declive de la función neurológica como consecuencia de la presencia continuada de Humedad-Calor y la consiguiente destrucción del Yin y los tejidos.

[1] NT: en los textos clásicos es habitual el uso de caracteres homófonos como parte de la tradición de los niveles simbólicos y de la codificación de los textos. Ésta es una peculiaridad propia del lenguaje chino que permite una gran riqueza interpretativa y ambivalencia de la que carecen otros alfabetos.

- Libera la zona lumbar.
- Trata la Humedad-Calor en las Fu-Vísceras donde el cuerpo ha ubicado la patología en búsqueda de una salida a través de la cual poder expulsarla.
- Punto principal para el tratamiento del Calor en la Sangre y la Flema-Calor que se produce como resultado de la acumulación de toxinas.
- Trata la dificultad en el transporte del residuo tóxico. Promueve el movimiento intestinal.
- Trata los problemas digestivos que se acumulan en la parte trasera de las rodillas: crepitaciones, espasmos, rigidez.
- Trata la atrofia Wei que resulta de la acumulación de patología emocional.
- Da curso al Qi en el tratamiento de las enfermedades en que el factor emocional es a menudo clave en la etiología (artritis, artritis reumatoide, asma, hipertensión, problemas de garganta, tiroiditis de Hashimoto, enfermedad de Grave, dolor, etc.), para permitir el movimiento en una nueva dirección.
- Despeja el Calor de la Sangre (solo con la técnica de punción de los Distintos), dando curso al Viento.
- Induce la sudoración y estimula la micción para drenar la Humedad y desinhibe los factores patógenos.
- Desinhibe para despejar las infecciones del tracto urinario, hinchazón prostática, hiperplasia prostática benigna.
- Trata el Línbì 淋閟, (varios cuadros de micción dolorosa): dolor a la micción, con orina turbia, con sedimentos o arenilla en la orina, micción con agotamiento.
- Trata los problemas de próstata.
- Extrae la patología de los órganos Zang y también de los órganos Fu mediante la conexión con los puntos Shu de la rama interna del canal de Vejiga.
- Trata la canícula (o golpe de Calor estival).
- Reduce la inflamación.

V10 Tiānzhù 天柱 Pilar celestial

- Relaja y suaviza el sistema Tendinomuscular. Alivia el dolor en los Tendinomusculares.
- Elimina el Viento externo y los factores patógenos no resueltos.
- Trata el dolor que se manifiesta a lo largo del trayecto del canal de Vejiga, p. ej., rigidez de cuello o lumbociática.
- Dispersa el Frío, despeja el Calor, da curso al Viento.
- Regula el exceso de Yang que va a la cabeza y al cerebro y que provoca hipertensión, dolores de cabeza crónicos, apoplejía, mareo, encefalitis, meningitis, Yang flotante.

Punto de apertura del canal Distinto de Riñón

R10 Yīngǔ 阴谷 Valle Yin

- Trata la patología del aspecto turbio de los Fluidos Claros (Jin) debida a alteraciones del Gu Qi. Estas alteraciones son con frecuencia el resultado de la tensión en los Tendinomusculares que provoca estancamiento de Qi en el intestino y dificultades para una eliminación correcta.
- Trata Humedad, Flema, edema, hinchazón articular. Transforma, expulsa, desinhibe y resuelve la Flema.
- Trata la pesadez en el abdomen: sangrado uterino, leucorrea, flacidez del Jiao inferior, impotencia.
- Trata la pérdida de la marcha debido al vértigo causado por Humedad.
- Desinhibe la Humedad a través del Jiao inferior. Drena el estancamiento.
- Despeja la cabeza.
- Reduce la excesiva carga sobre el Yuan Qi-Fuente mediante la liberación del Gu Qi.
- Regula los Fluidos corporales. Nutre los Fluidos.

Puntos de confluencia de los canales Distintos de Vesícula Biliar e Hígado: Ren2, VB1

Ren2 Qǔgǔ 曲骨 Hueso curvo

- Asegura el Jing-Esencia estimulando la conservación de la Sangre.
- Se puede moxar para calentar el Yang de Riñón y de esta manera sostener la Sangre.
- Trata el Frío de Hígado.
- Regula las menstruaciones, la Sangre y el Jiao inferior.
- Transforma y regula la turbidez y la Humedad. Detiene las pérdidas de Fluidos.
- Vigoriza la Sangre, previene el estancamiento.

VB1 Tóngzǐliáo 瞳子髎 Agujero del hueso del niño virgen

- Permite y estimula un cambio en la manera de percibir el mundo. Promueve la claridad de visión. Permite experimentar el mundo desde una disposición de mayor aceptación. Estimula una mayor claridad visual, ilumina la mirada. Aporta vida. Restituye la capacidad de sentirse energizado y preparado para aceptar diferentes opciones, retos, nuevas maneras y nuevas ideas. Relaja la habituación.
- Recupera la inocencia ayudando a soltar el pasado.
- Promueve la reflexión y la retrospección.
- Da curso al Viento.

- Desinhibe el Jiao superior.
- Abre los orificios superiores.
- Trata problemas oftálmicos.

Punto de apertura del canal Distinto de Vesícula Biliar

VB30 Huántiào 环跳 Salto continuado

- Suaviza el sistema Tendinomuscular. Abre los puntos Jing-Pozo de los dedos del pie.
- Abre los glúteos, fortalece las lumbares.
- Punto de influencia de las extremidades inferiores.
- Protege el Jing-Esencia.
- Elimina el Viento-Humedad, despeja el Calor-Humedad. Elimina el Viento.
- Disipa la patología de las articulaciones.
- Aumenta la resistencia.

Punto de apertura del canal Distinto de Hígado

H5 Lígōu 蠡沟 Canal del parásito

- Recorre el canal hasta los genitales para encontrarse con Ren2.
- Elimina del cuerpo los *tres parásitos* (entidades): el parásito hambriento, el sexual, y el deambulante que suelen instalarse en el Hígado o la Vesícula Biliar.
- Trata el síndrome articular Bi.
- Trata el Qi rebelde.
- Calma la psique.
- Moviliza la patología mediante la Sangre.
- Aporta Sangre para dar apoyo al Jing-Esencia.

Puntos de confluencia de los canales Distintos de Estómago y Bazo: E30, V1

E30 Qìchōng 气冲 Vía del Qi

- Suaviza y relaja los Tendinomusculares ancestrales: el esternocleidomastoideo, el diafragma, el recto abdominal, el psoas y la musculatura paravertebral.
- Suaviza y relaja el sistema Tendinomuscular. Trata la sensibilidad aumentada del Wei Qi. Si los Tendinomusculares no están relajados, el Wei Qi puede verse obstruido en la musculatura lisa, causando reflujo gastroesofágico, colitis, cistitis.
- Moviliza la patología hacia el Jing-Esencia.

- Regula el Qi y la Sangre. Regula la menstruación y el útero.
- Armoniza la Sangre y el Qi.
- Asiste en la producción de la Sangre.
- Trata los problemas de falta de digestión correcta de los alimentos.
- Trata el *síndrome Qi del cochinillo que corre*.

V1 Jīngmíng 精明 Claridad del ojo

- Da curso al Viento. Trata la aversión al Viento y al Frío. Aversión al Viento puede significar también aversión al cambio.
- Despeja el Calor.
- Activa el Yang del Chong, E42, el punto Yuan-Fuente de Estómago que gobierna la distribución de los Fluidos a los orificios sensoriales. También activa a Chongmai llevando Qi postnatal a refozar al Qi prenatal. Asiste en el mantenimiento de la latencia.
- Alivia el dolor.
- Equilibra las hormonas. Trata la hinchazón de la glándula pituitaria, problemas de tiroides, bocio.
- Estimula el movimiento de agua; transporta y favorece el agua.
- Ilumina los ojos. Permite que la persona pueda adquirir una visión clara de su camino vital.

Punto de apertura del canal Distinto de Bazo

B12 Chōngmén 冲门 Puerta del Chong

- Desinhibe la Humedad o la Flema. Promueve la diuresis. Trata los bultos mamarios.
- Trata la Humedad atrapada en el Jiao inferior, por ejemplo, los ovarios poliquísticos. Trata las hernias inguinales.
- Despeja el Calor.
- Moviliza el Qi para poder movilizar la Sangre. Hace aumentar la producción de leche.
- Rectifica el Qi, especialmente en pacientes con una cualidad tensa o cuerda en la posición cun del pulso que indica dificultad en soltar o en abrir el pecho. Si el pecho no se abre, los canales Distintos no pueden ejercer su función de llevar el patógeno hacia arriba y hacia fuera y, por tanto, el tratamiento no será eficaz. La culpa y la vergüenza pueden ser la causa de la tensión en el pecho. B12 rectifica este Qi.
- Trata el desorden de perturbación súbita (vómito y diarrea simultáneos).

Puntos de confluencia de los canales Distintos de Intestino Delgado y Corazón: VB22, V1

VB22 Yuānyè 渊腋 Fuente del Ye

- Suaviza y relaja los Tendinomusculares ancestrales. Relaja el Wei Qi.
- Punto de confluencia de los canales Tendinomusuclares Yin del brazo.
- Vigoriza la Sangre en los canales y colaterales.
- Regula la Sangre, sobre todo la Sangre que va a la lengua. Trata la demencia.
- Abre y desanuda el pecho. Normaliza el Qi para generar aceptación.
- Activa Baomai para restablecer la comunicación con los Riñones.
- Conecta de regreso a la Fuente. Trata trastornos del Shen, manía y shock.

V1 Jīngmíng 精明 Claridad del ojo

- Da curso al Viento y trata la aversión al cambio.
- Llega hasta el cerebro a la glándula pituitaria. Trata la hinchazón de la glándula pituitaria.
- Repercute sobre las funciones glandular y hormonal y las equilibra.
- Trata el dolor y la tensión alrededor de los ojos.

Punto de apertura del canal Distinto de Intestino Delgado

ID10 Nàoshú 臑俞 Shu de la parte superior del brazo

- Relaja el sistema Tendinomuscular.
- Despeja el Calor en la Sangre.
- Vigoriza la Sangre para expulsar el Viento.
- Rompe los Jié 结 (masas movibles o inmóviles, abscesos, coágulos) en los nodos (abdomen inferior, pecho, garganta y orificios sensoriales).
- Trata opresión en el pecho, Bi de garganta, plenitud abdominal.
- Libera las extremidades superiores.
- Reúne la fortaleza interna.

Punto de apertura del canal Distinto de Corazón

C1 Jíquán 极泉 Manantial primordial

- Trata los *nueve dolores del Corazón* (los *nueve palacios*), los retos personales contenidos en nuestro proyecto vital.
- Rectifica el Qi para deshacer las resistencias que impiden asumir los retos de vida. Aborda los conflictos de moralidad. Gestiona el dolor de Corazón asociado a la dificultad de verse capaz de superar los retos vitales.

- Potencia el entusiasmo vital. *Primordial* en este contexto también se refiere a las primordiales o infinitas posibilidades de la vida y en última instancia al libre albedrío para poder llegar a vivir la vida con máxima plenitud.
- Asiste a la comunicación Riñón-Corazón. El *Manantial primordial* se refiere también a los Riñones.
- Trata la hinchazón axilar, la hinchazón de las glándulas linfáticas, la escrófula.
- Abre el pecho. Relaja la tensión, especialmente en el pecho.

Puntos de confluencia de los canales Distintos de Triple Calentador y Pericardio: TC16, Ren12

TC16 Tiānyǒu 天牖 Órbita celestial, punto maestro de los puntos *Ventana al Cielo*.

- Expulsa el Viento que se propaga con rapidez y que causa daño neurológico.
- Trata la Flema.
- Alivia el dolor.
- Desinhibe la Humedad, elimina las hinchazones y las estasis de Yin que aparecen cuando la capacidad de latencia se agota. A consecuencia del declive del Yin y como compensación, el cuerpo empieza a acumular Humedad.
- Dispersa la hinchazón, desinhibe y transforma o expulsa la Humedad.
- Despeja el Calor que está fuera de control y que se ha convertido en Fuego.
- Trata el Calor desbordante, drena el Fuego a través de la diuresis.
- Aborda la Humedad al compensar por los déficits de Jing, Sangre, Jin-Fluidos Claros y Ye-Fluidos Densos.
- Trata la hinchazón craneal y facial y el bocio. Abre la garganta.
- Trata los bloqueos en el cerebro y en los orificios sensoriales, por ejemplo, la enfermedad de Alzheimer.

Ren12 Zhōngwǎn 中脘 Vaso central, punto Mu de Estómago

- Trata los problemas digestivos.
- Asiste en la separación de los Fluidos turbios y puros. Gestiona la acumulación de turbidez en el Jiao medio.
- Asegura la Raíz mediante la tonificación del Qi postnatal (fortaleciendo a Bazo y Estómago) y, por tanto, reduciendo la carga sobre el Yin y el Yang.
- Armoniza Bazo y Estómago.
- Transforma la Humedad.
- Desinhibe la Humedad.
- Desciende el Qi a la Vejiga y al Intestino Delgado para su absorción por parte de los Riñones.

- Trata la obsesión.
- Trata los *nueve dolores del Corazón*.

Punto de apertura del canal Distinto de Triple Calentador

Du20 Bǎihuì 百会 Cien reuniones

- Suprime la rebelión.
- Apacigua el Viento. Trata los cuadros convulsivos, las convulsiones y la epilepsia.
- Calma el Yang.
- Calma el Shen, trata la manía y la agitación.
- Trata prolapsos. Asciende el Qi. Abre el chakra de la coronilla.
- Abre la cabeza y los orificios sensoriales.

Punto de apertura del canal Distinto de Pericardio

Pc1 Tiānchí 天池 Estanque celestial

- Facilita la reconciliación con uno mismo y con aquello que nos es conferido desde el Cielo (el conjunto de retos vitales). Ayuda a pasar página, a trascender.
- Trata los *nueve dolores del Corazón*, los nueve retos vitales que forman parte del propio proyecto vital conferido por el Cielo.
- Abre el pecho permitiendo que la persona pueda abrirse a la aceptación. Abre las extremidades superiores.
- Rectifica el Qi y mitiga la culpa.
- Disipa el Qi de Pulmón para poder abordar la tos asociada al estrés, la tos al experimentar la dificultad de expresarse y el asma. Trata el embotamiento mental.
- Despeja el Calor de la Sangre causado por el Qi pestilente (que llegó del *Cielo* y se *estancó* en el cuerpo).
- Trata la irreflexión, la inquietud y el delirio.
- Trata los bultos mamarios causados por el Calor en la Sangre. Disuelve los nódulos. Hace aumentar la producción de leche.

Puntos de confluencia de los canales Distintos de Intestino Grueso y Pulmón: IG18, E12

IG18 Fútū 扶突 Soporta la chimenea

- Regula el Qi y la Sangre. Trata el Qi rebelde, sobre todo la tos, las sibilancias y el vómito. Regula la presión sanguínea.
- Moviliza el Qi. Disipa el Qi para impedir una mayor penetración del factor patógeno.

- Previene el estancamiento.
- Abre y desinhibe la garganta. Trata la pérdida súbita de voz.

E12 Quēpén 缺盆 Plato roto

- Regula el Qi y la Sangre.
- Vigoriza la Sangre para evitar un mayor declive.
- Disipa el Qi de Pulmón para evitar una interiorización más profunda de los factores patógenos (cuando la latencia se ha perdido, el *plato* se *rompe*).
- Despeja el Calor en el pecho. Trata la presión en el pecho. Trata la irritabilidad y la inquietud como consecuencia de la congestión en el pecho.
- Desciende el Qi. Trata la dificultad respiratoria.
- Ayuda a soltar. Libera el cuello y el hombro. Trata la escrófula, el bocio y el Bi de garganta.
- Trata la pérdida de Yang que provoca escalofríos y la sensación de Frío con o sin fiebre. Trata el dolor lumbar o la rigidez que aparecen con la pérdida de Yang Qi. Trata enfermedades terminales con caída del Yang.
- Trata neuropatías y el síndrome de atrofia Wei.

Punto de apertura del canal Distinto de Intestino Grueso

IG15 Jiānyù 肩髃 Hueso del hombro

- Transforma el Viento-Flema y la Humedad. Disipa la Flema.
- Estimula la micción para eliminar la Humedad.
- Da curso al Viento para eliminar a los patógenos.
- Regula el Qi y la Sangre.
- Alivia la carga en las Médulas.
- Asiste en el anclaje del Yang.
- Armoniza el Qi y la Sangre, por ejemplo, cuando los niveles de glóbulos blancos están elevados y los niveles de glóbulos rojos están bajos.
- Disuelve el estancamiento de Sangre en el brazo.
- Ayuda al cuerpo a recuperar la homeostasis.
- Libera la patología de las articulaciones, desinhibe las articulaciones (despeja las articulaciones mediante la micción).

Punto de apertura del canal Distinto de Pulmón

P1 Zhōngfǔ 中府 Palacio del medio

- Disipa el Qi de Pulmón.

- Desciende el Qi para tratar la tos y las sibilancias.
- Transforma y disipa la Flema. Elimina la Humedad y la Flema del Jiao medio.
- Despeja el Calor.
- Da curso al Viento. Da curso al Qi.
- Ayuda a soltar.
- Abre el cuello y trata el bocio.
- Trata el *síndrome Qi del cochinillo que corre*.

ANEXO III

Crisis curativas

Las crisis curativas son acontecimientos que reproducen enfermedades que han sido reprimidas, no resueltas o que se encuentran latentes y que pueden aflorar después de un tratamiento curativo de acupuntura. Representan una parte importante en el proceso de destapar capas en los bloqueos energéticos bajo las cuales se oculta el estado natural de salud óptima. Pueden llegar a durar de uno a diez días. Lo normal son menos de seis días; a veces pueden llegar a durar seis días y raramente pueden alargarse hasta diez días en cuyo caso se consideran extremas. En estos casos hay que estar muy atentos. Por lo general las crisis curativas son bienvenidas y no hay que temerlas.

En la mayoría de ocasiones ante una crisis curativa el paciente manifiesta un desconcierto debido a que, a pesar de que los síntomas pueden parecer extremos, el paciente se siente bien. A veces el paciente tiene una sensación muy clara de que está *limpiando algo viejo* porque de manera intuitiva no se siente muy enfermo a pesar de que el cuerpo manifiesta síntomas muy intensos. El sueño no se ve relativamente afectado y acostumbra a ser más profundo y tranquilo durante una crisis curativa. No es extraño que el paciente nos informe de que se siente muy bien, como hace años que no se sentía, aun habiendo pasado días de purga, eliminando cantidades importantes de flema, sudando un líquido de fuerte hedor, orinando líquido amarillo concentrado con espuma, defecando heces inusualmente malolientes o incluso vomitando un moco peculiar.

Las crisis curativas se manifiestan con pulsos que aparecen más fuertes que antes de la crisis. Generalmente se resuelven con un baño caliente con sales de Epsom o sal marina que ayuda a eliminar el resto de la patología del nivel Yuan. Se le debería indicar al paciente cómo preparar un baño adecuado, a una temperatura caliente tolerable.

Las crisis curativas pueden manifestarse de una manera muy alarmante. En muchas ocasiones se observa la secreción de gran cantidad de flema de los orificios nasales y las cavidades nasales. Puede que la flema sea verde oscura y espesa. A veces el paciente piensa que ha cogido un fuerte catarro. En estos casos el tratamiento del canal Distinto de Estómago que abre los orificios sensoriales a la vez que expulsa el factor patógeno externo puede ser de utilidad (con técnica SPS).

A menudo el paciente nos informará de que la enfermedad *surgió de la nada*. Estaba bien un día y al siguiente se encontraba tosiendo flema verdosa.

Las crisis curativas se confunden a veces con la aparición de nuevas enfermedades o con la repetición de enfermedades antiguas. Si el paciente no entiende la naturaleza y el sentido de una crisis curativa o no sabe qué puede esperar de esta, y se va al médico convencional que le prescribe antibióticos, se habrá perdido la oportunidad de eliminar la patología. El patógeno es enviado de vuelta al nivel Yuan, listo para la próxima tanda de tratamientos que lo ayuden de nuevo a emerger para ser resuelto.

Las crisis curativas tienen que tratarse. Cuando estas aparecen hay que estar preparado para tratarlas mediante el uso de cualquier canal, a excepción de los Ocho canales Extraordinarios. Por lo general, se utilizan los tratamientos Tendinomusculares o Luo. Si el paciente no tiene manera de acudir a su terapeuta, debería ser capaz de poder hacer en casa algo que ayude a la resolución de la crisis: un baño con sales de Epsom, un baño con sal marina o vahos.

Ejemplo: un paciente ha sido tratado por una gastritis crónica utilizando el canal Distinto de Estómago. Después de tres días, la gastritis ha remitido, pero el paciente está inmóvil debido a un dolor lumbar. En ese momento recuerda que tuvo una lesión importante hace 20 años en el instituto. La patología se ha desplazado de la tercera a la primera confluencia. El terapeuta está *pelando* las capas. En este caso habría que explicarle al paciente la razón por la que esta situación representa un signo de buena evolución y a continuación se realizaría un tratamiento del canal Distinto de Vejiga para eliminar la patología.

ANEXO IV

Precauciones

1. La caja torácica
    a. Las agujas no se pinchan nunca perpendiculares en ninguno de los puntos de la caja torácica.
    b. Las agujas que se utilicen en la caja torácica solo pueden ser de un *máximo* de 1 cun de largo.
    c. Debe extremarse la precaución en todos los puntos que se encuentran en la caja torácica y en especial en H14 que se localiza en un hueco.
    d. Los puntos en la caja torácica se pinchan muy oblicuos.

2. Moxibustión
    a. La moxa puede producir fácilmente quemaduras. Hay que mantener los dedos en contacto con la zona del punto para poder controlar el calor.
    b. Puede ocurrir que un paciente no informe al terapeuta de que la moxa está demasiado caliente cuando en realidad sí lo está.
    c. Pacientes que padecen de diabetes o de neuropatías suelen tener la sensibilidad afectada, sobre todo en los pies. Puede que no sientan el calor de la moxa tal y como es en realidad.
    d. El calor de las lámparas puede causar quemaduras. Este calor pretende reproducir el calor generado con la práctica del qigong. No sustituye a la moxa. Las lámparas deberían estar suficientemente lejos de la piel para no calentarla en exceso.
    e. No hay que dejar nunca a un paciente desatendido con moxa o con una lámpara de calor.

3. La cara
    a. Las agujas alrededor de los ojos y la nariz deberían ser de medio cun y deberían insertarse a mano alzada sin tubo. El margen de error en V1 y VB1 es mucho más pequeño que el diámetro interno del tubo por lo que hay que sacar el tubo y desecharlo.

4. Bebés y niños
    a. No se debe pinchar nunca la cabeza de un bebé o de un niño pequeño.
    b. No se debe tratar nunca Du4 con ninguna técnica en niños prepúberes. Lo con-

trario podría producir envejecimiento prematuro (TC4 no produce este efecto).

c. A los niños las agujas les afectan muy rápidamente, por lo que no es necesario retenerlas.

5. Embarazo
   a. No se pincha nunca el Jiao inferior.
   b. No se pincha nunca el Jiao medio pasado el primer trimestre.
   c. Los tratamientos durante el embarazo se realizan evitando la zona abdominal y solo si la situación de la embarazada así lo requiere.

6. Prohibiciones universales
   a. Du10 y Du11 no se pinchan. La punción en estos puntos puede provocar trastornos del Shen.
   b. Du6 no se moxa. La moxa en Du6 puede provocar escoliosis.

7. No se debe liberar la capa externa si el pulso es débil y fino en el nivel medio. El resultado será perjudicial para el paciente.

8. Siempre se deben tomar los pulsos después del tratamiento. Hay que dejar un tiempo para rectificar temas o carencias aparentes, visibles o palpables mediante el pulso, después del tratamiento.
   a. P. ej., al despejar el Calor, el efecto debería ser inmediato. Si los pulsos aparecen finos o la tez se vuelve pálida, posiblemente el paciente tiene un déficit de Qi y Sangre y además del Calor también se ha despejado el Qi. Hay que realizar los ajustes necesarios inmediatamente.
   b. P. ej., si la cara pasa de una tonalidad roja a pálida, pero el pulso sigue siendo rápido, posiblemente no se han nutrido los Fluidos, o no se han nutrido lo suficiente. Hay que tratar inmediatamente para corregir el déficit.

9. No se debe tratar nunca un canal Distinto a modo Superficial-Profundo-Superficial cuando el medio de esa confluencia o nivel es insuficiente. El patógeno será movilizado pero el cuerpo no tendrá suficiente medio para poder expulsarlo.

ANEXO V

Material básico para tratamientos de acupuntura avanzada

1. El componente esencial en un kit de acupuntura clásica es, sin lugar a dudas, la aguja. A un acupuntor clásico, como a cualquier acupuntor, le interesa una aguja que sea puntiaguda, de corte limpio, que permita una manipulación ágil y un movimiento efectivo del Qi durante el tratamiento. La aguja tiene que poder conectar con el Qi para que pueda generar un efecto potente e inmediato. Por esta razón:
   a. es imprescindible que las agujas tengan un bucle (un agujero) en la parte superior de la aguja. Este agujero es el que permite que el Qi pueda hacer lo que debe hacer: circular, penetrar, liberar o alcanzar el equilibrio.
   b. las agujas de mango de plástico y/o las agujas siliconadas no son adecuadas. Es muy probable que los tratamientos de los canales Complementarios realizados con agujas de mango de plástico no den el resultado esperado. (Seguramente hay gente que realiza tratamientos muy efectivos con agujas de mango de plástico. ¡Hay incluso gente que consigue realizar tratamientos muy eficaces tan solo haciendo acupresión con el tubo de plástico! Todo es posible cuando el cultivo de la intención está profundamente desarrollado. Pero antes de llegar a este punto se necesita el material más apropiado del que se pueda disponer).
   c. concretamente el tratamiento de Distintos y Tendinomusculares es prácticamente imposible de realizar de manera eficaz con agujas de mango de plástico o siliconadas.
   d. las agujas que tienen aspecto oscuro y brillante o ligeramente azulado son demasiado resbaladizas para el tratamiento de los canales Complementarios. No agarran el Qi correctamente y, por tanto, no conectarán con el Wei Qi en un tratamiento Tendinomuscular o Distinto, por lo que el tratamiento no llegará a ser efectivo. Hay que utilizar agujas claras y brillantes de acero inoxidable sin silicona.
   e. longitudes. La elección de la longitud es una opción personal. Personalmente, opto por la simplicidad. A modo de ejemplo, esta es la lista completa de las agujas que utilizo:
      i. 22 x 0,5 cun (calibre 34)
      ii. 22 x 1 cun (calibre 34)
      iii. 22 x 2 cun (calibre 34)
      iv. 30 x 3 cun (calibre 30)
      v. lancetas medias (del calibre 23, 1,8 mm) y lancetas de calibre más fino.
   f. puede plantearse la compra de cajas grandes, por ejemplo, de 500 agujas en

packs de cinco con un tubo. Se genera mucho menos residuo. Hay gente que pregunta cómo puede manejarse el pack en una mano. Se retira el papel hacia atrás un tercio de su longitud, se agarran las agujas y el tubo y se saca todo del plástico. Se sacan las agujas del tubo y se vuelven a introducir en el pack de plástico original. Deberíamos tener el tubo vacío en una mano y todas las agujas en el pequeño sobre de plástico y papel. Generalmente compro 100 cajas de 500 agujas (50.000 de una sola vez), lo que supone un ahorro enorme en transporte, gasolina y recursos.

2. Por regla general, recomiendo tener a mano lancetas de dos grosores, medio y fino. Las lancetas de grosor medio son imprescindibles para poder penetrar en los canales Luo que tienen vasos de grosor considerable. Lo mejor es probar diferentes marcas hasta encontrar una lanceta que sea fina, pero no la más fina. Es importante tener las lancetas finas a mano para los Luo más finos y también para los pacientes que tienen un alto grado de sensibilidad o aquellos que sufren traumas profundos y que de por sí ya son extremadamente sensibles. Ambos grosores pueden encontrarse en farmacias y en proveedores de material de acupuntura. *Las lancetas tienen que traer consigo una cabeza en la parte superior que debe romperse, no una cabeza que se pueda reemplazar, de manera que la esterilidad de las lancetas no pueda ser cuestionada.*

3. Bolas de algodón. De dos tamaños: las grandes para los tratamientos Luo y los pequeños para mínimos sangrados fortuitos o tratamientos Luo en su mínima expresión.

4. Moxa. La mejor moxa y la que emite más calor es la hierba comprimida, el clásico puro de moxa. Personalmente prefiero las moxas de Vietnam, aunque son difíciles de encontrar. Una vez me dieron unas cajas de moxa de Vietnam muy suave y de una calidad extraordinaria que jamás he podido volver a encontrar. La mejor moxa que he utilizado jamás fue la propia formulación de Sun Simiao que compré en Pequín durante una *ruta de acupuntores* de viaje a China con Jeffrey. Al verlas, Jeffrey señaló entusiasmado con el dedo apuntando a un estante. Hace mucho humo pero tiene unas propiedades curativas excepcionales y un excelente aroma. No obstante, en nuestros despachos no utilizamos moxa de humo debido a la política antihumos y solo nos queda el recurso de utilizar moxa sin humo que también funciona muy bien. Hay algunas cosas importantes sobre este tipo de moxa que hay que saber.
   - Tiene que ser sólida (no hueca). La moxa hueca es frágil y acostumbra a resquebrajarse y romperse. No podemos arriesgarnos a que la moxa caiga sobre el paciente.

- En el momento de apartar la ceniza del puro, no se debe golpear el puro en el receptáculo de las cenizas o apagador de moxa o de lo contrario puede que se agriete y se rompa. En lugar de eso es preferible frotar el puro suavemente por los lados contra el borde afilado del apagador de moxa para que la ceniza se vaya desprendiendo.
- Al calentar una aguja con el puro, hay que acercarse lo máximo posible a la aguja sin entrar en contacto con esta. De esta manera el paciente siente el calor que va aumentando progresivamente de un modo agradable. Con el contacto con la aguja la ceniza se acabará desprendiendo sobre la piel. Los conos de moxa de los que se queman en la parte superior de la aguja tardan demasiado tiempo en calentar y el calor que emiten es demasiado breve. Por ese motivo no los utilizo nunca.

a. Un elemento importante en un kit de material es un bote en el que guardaremos conitos de moxa. Estos conos resultan indispensables para detener las hemorragias cuando se utilizan en B1 y H1. Se adhiere el cono diminuto con una pequeña cantidad de crema para las quemaduras sobre el punto y se enciende con un incienso. Con este método, el sangrado se puede detener inmediatamente.

5. Los guantes de goma son imprescindibles para los tratamientos Luo. Se pueden comprar cajas grandes a través del proveedor habitual de material de acupuntura, aunque las marcas de farmacia también son válidas. Algunos pacientes son alérgicos al látex por lo que resultará conveniente comprar guantes sin látex. Es interesante comprar guantes sin talco para no tener que lavarse las manos cada vez que uno se saca los guantes.

6. Encendedores. Utilizo encendedores de puro grandes de triple llama. Con estos encendedores la moxa sin humo se enciende en cuestión de segundos. Se tarda mucho más tiempo con los encendedores de moxa de una sola llama. Para no tener que malgastar tiempo recargando encendedores delante del paciente siempre tengo unos tres encendedores cargados a mano.

7. Un toque con una dilución del 2% de mirra (20 gotas por 30 mililitros de aceite de almendra) resulta muy útil para minimizar posibles hematomas que puedan aparecer. Algunos acupuntores utilizan cremas homeopáticas. Los hematomas son poco habituales, pero se puede prevenir su aparición casi por completo aplicando una firme presión sobre el aceite preparado o crema que se habrá aplicado en el momento en que el hematoma aparece. Hay que utilizar una bola de algodón, nunca un dedo, para recoger la crema desde el tubo y aplicarla sobre la piel del paciente.

ANEXO VI

Cultivo

El cultivo está presente en cada aspecto de la acupuntura: desde el email, mensaje o llamada que se realiza en respuesta a una consulta, al saludar al paciente en la puerta, al realizar la consulta, en la toma de pulsos, al pinchar al paciente, al dar las recomendaciones, al despedirnos, todo ello requiere del cultivo.

El cultivo es un estado de desapego desde el que el acupuntor adquiere consciencia plena de la naturaleza infinita de todas las cosas y, a su vez, es consciente de la inseparabilidad del paciente de su estado real (de limitación). En cualquier momento durante la comunicación con el paciente, se produce ya una sensación de mejoría, de haber alcanzado aquello que le ha llevado hasta la consulta.

Al realizar la punción hay una intención focalizada y una sensación y percepción de que la aguja está estimulando de manera efectiva el flujo del Qi. Se produce una sensación de mejoría por el tratamiento antes de que el tratamiento haya empezado. Al final del tratamiento hay una sensación que es transmitida al paciente de que todo está bien, de que todo irá mejorando a medida que el bienestar se vaya manifestando. Todos estos actos y no actos son el resultado del cultivo personal.

En definitiva, el cultivo es conseguir la materialización de esta sensación, de la conciencia de una conexión universal de todas las cosas. Este es el quid de la cuestión. Lo único que existe es la *fuerza divina*, un Qi que todo lo abraza y todo lo incluye, que contiene y que conecta con todas las cosas. Nuestros pacientes, igual que nosotros, son segmentos conectados a esa *fuerza divina* y nosotros estamos utilizando nuestra *fuerza divina* para recordarle a la *fuerza divina* del paciente que no tiene impedimentos, que es libre. Esta verdad hace del cultivo una parte esencial de nuestro trabajo. Tenemos que conseguir que nuestro Qi esté libre de obstáculos en la medida de lo posible. Si la integridad de la *fuerza divina* en el acupuntor tiene que influir y sintonizar con la del paciente, es necesario mantener esa fuerza interna en harmonía.

Tradicionalmente se considera que en nuestra práctica la mejor manera de alinear la energía en el cuerpo es a través de la meditación, el taichí i el qigong. Todas estas prácticas requieren grandes dosis de concentración y disciplina y todas ellas abren una puerta de conciencia experiencial hacia una conexión que impregna todas las cosas. Cuando esta conexión se siente de manera palpable, la práctica clínica se eleva. No hay secreto alguno para alcanzar el éxito en una consulta de acupuntura, solo depende del cultivo personal con la conciencia de que la interconexión de todas las cosas es todo lo que existe. Lo que sigue a continuación son algunas reflexiones recogidas por Andrew Sterman, autor de *Welcoming Food: Diet as Medicine for Home Cooks and Other Healers* (Classical Wellness Press, 2020) Andrew tiene consulta sobre alimentación y dieta en Nueva York e imparte seminarios por todo el mundo.

Cultivo personal para acupuntores

por Andrew Sterman

Imagina al Dalai Lama decidiendo tomarse un tiempo de descanso, quizás unos días en las Vegas para jugar a los dados y pasar un rato con algunas vedettes retiradas. O, a Gandhi tomándose un descanso de ser Gandhi, Jesucristo tomándose un respiro de ser Jesucristo. Imagina a Buda desatendiendo las meditaciones de sus discípulos mientras se va a un rincón a comer alitas de pollo con salsa... Todo ello es impensable, sin lugar a dudas. A Maimónides, el gran académico occidental de la Edad Media que codificó grandes colecciones de escritos hebreos en un texto oficial, a la vez que memorizaba el corpus entero de medicina antigua griega y árabe, resulta difícil imaginarle sintiendo su conocimiento como una gran carga sobre sus hombros y ¡decidiendo tomarse unas vacaciones de sí mismo! Un descanso, quizás, pero no una huida. Imagina a Ge Hong, el gran alquimista taoísta, yéndose de vacaciones antes de tomarse la píldora alquímica que había inventado, o justo antes de ponerse a escribir su obra *Cien remedios para llevar en la manga*. La cuestión es que para estos maestros y tantos otros, no existe conflicto alguno entre aquello en lo que creen y la vida que realmente quieren vivir. No hay conflicto ya entre el camino del espíritu y el camino del cuerpo. Ni con el camino de las relaciones humanas. En resumen, el conflicto se ha superado. ¿Superado por la fuerza de voluntad? Quizás sí, al principio, pero la disciplina por sí sola solo conduce al desgaste, y es imposible pensar en alguien como Buda sufriendo un desgaste.

Alguien podría pensar que no somos Buda, ni Jesucristo, ni Gandhi, ni cualquier maestro o santo. No somos la Madre Teresa, ni tan siquiera algún filántropo famoso. Somos nosotros, simplemente. Quizás no forma parte de nuestro destino el llegar a ser un taoísta inmortal, un santo cristiano, un bodisatva budista o un judío tzadik, pero el destino no es potencial; tenemos el mismo potencial que cualquier buda o santo, y aquí es donde el cultivo personal adquiere importancia. Además, el cultivo personal siempre incluye todas las partes de nuestro ser: a rasgos generales, el cuerpo físico, el ámbito emocional y nuestros aspectos mental/espiritual.

Hay incontables métodos de cultivo personal. El término proviene del lenguaje propio del taoísmo, pero incluso dentro de este sistema, el término se refiere a una gran variedad de prácticas, incluidas la meditación y las prácticas físicas como el qigong. Las prácticas de qigong incluyen el desarrollo de las artes marciales, el trabajo de curación/médico y el desarrollo religioso o espiritual. El cultivo personal es amplio, pero en cualquier sistema (tradicional o casero), el cultivo personal siempre conlleva el trabajo con nuestra Esencia, con nuestro Jing. El cultivo personal implica siempre el cultivo de la Esencia constitucional. El *yo* que estamos *cultivando* es nuestro yo esencial, nuestra identidad más profunda, nuestra fuerza vital pura. En este contexto *trabajar con* significa conservar y desarrollar.

Para el acupuntor u otros terapeutas de la artes curativas, el primer requisito es el de mantener algún tipo de práctica de cultivo personal, ya se trate de meditación, qigong, taichí, yoga, etc. Prácticas de salud como son la cocina con conciencia son casi una parte esencial del cultivo personal, pero difícilmente se pueden considerar como una práctica de cultivo completa de por sí. Lo mismo ocurre con algunas aficiones. Dicho esto, es importante puntualizar algunos aspectos más de lo que significa el cultivo personal. En el cultivo personal no se trata simplemente de actuar como buenas personas, éticas y responsables, por ejemplo, o llegar a ser el más entrañable de los amigos, o el mejor terapeuta posible. Esas son buenas cualidades que uno puede poseer, pero en el cultivo personal lo importante es que se produzca algún tipo de despertar, o al menos algún tipo de crecimiento, algún tipo de transformación, a partir de una práctica diaria. Avanzamos a lo largo de nuestro camino vital. Avanzamos hacia nuestros propios destinos. Desarrollamos el concurrir del Jing y el Shen. Utilizamos prácticas para superar nuestros bloqueos personales y aliviar los conflictos que residen en el interior de nuestra personalidad. Utilizamos las técnicas de cultivo personal para superar nuestras enfermedades y recabar suficiente vitalidad (Qi), para descubrir y reclamar nuestras llamadas, para poder llegar a ser maestros soberanos de nuestras propias vidas.

El cultivo personal requiere integración de cuerpo, respiración y consciencia. En términos generales el cuerpo necesita trabajo postural, la respiración requiere trabajo de práctica de respiración consciente (como en el qigong o el yoga/pranayama) y la consciencia significa un trabajo con la meditación, de alguna u otra manera. El cultivo personal precisa de la integración de estos tres niveles de práctica.

Además, el cultivo personal ayuda a soltar (purificación) y reforzar. Soltar puede ser aprender a liberar tensión mientras se repite algún movimiento de qigong, alargando la exhalación, liberando los nudos de la mente mientras se realiza una práctica sentada, o simplemente estando de pie mientras se equilibra la flexibilidad y la alineación de una manera cada vez más eficiente y natural. Reforzar puede implicar el fortalecimiento de los tendones (como en ciertas prácticas de qigong), aumentando la inhalación y la concentración, la resistencia física, etc. Además existe la idea de que al hacerlo se desarrolla la energía interna. Mediante el desarrollo de las energías a través de varias prácticas específicas (además de los alimentos, el agua, la luz solar y todas las influencias del mundo externo) es posible transformar las energías vitales fundamentales que hemos heredado en formas energéticas cada vez más refinadas. Se trata de la famosa transformación de Jing en Qi y de Qi en Shen. Desde un punto de vista médico, todo el mundo tiene Jing, Qi y Shen, pero el practicante de cultivo personal taoísta hace algo distinto surcando en las profundidades de sus energías y desarrollándolas de maneras específicas.

Una manera de conceptualizar el Jing, el Qi y el Shen es mediante la analogía de la vela: la cera es nuestro Jing (capacidad corporal heredada, sustancial, sólida, esencial), la llama es nuestro Qi (manifiestamente energética, cálida y no muy sustancial) y la luz que la llama emite es nuestro Shen (mucho menos sustancial incluso que la llama, la *razón* de ser de la vela, más refinada que la cera e incluso que la llama).

Llegados a este punto, a este nivel, la práctica que uno desarrolla y el linaje que uno sigue, adquiere un significado. El qigong marcial desarrolla el Jing de diferente manera que el qigong médico, que el qigong espiritual o que la meditación. La meditación tibetana cultiva las energías de una manera algo diferente a la meditación taoísta. De hecho, cada técnica diferente aborda el cultivo de forma diferente, siendo diferente en cuanto a objetivos, métodos y resultados.

¿Es cultivo personal hacer ejercicio en casa o en el gimnasio? No. El ejercicio puede ser beneficioso, pero es solo cultivo personal cuando se trabaja con la respiración consciente, integrando los niveles físico, experiencial humano y espiritual, trabajando mediante un método informado para poder transformar las cualidades inherentes de la persona, en un camino de evolución personal. El entrenamiento deportivo profesional al incluir una parte de arduo entrenamiento mental y emocional se aproxima bastante a este concepto, sin embargo, es muy diferente. Lo primero que hay que considerar es si uno distrae la mente mientras hace ejercicio escuchando música o mirando una pantalla, por ejemplo. El ejercicio físico puede ser bueno para uno mismo, pero es algo muy distinto al cultivo personal.

Cabe destacar que las técnicas sofisticadas no son necesariamente mejores que las simples. Ya se trate de práctica clásica o métodos caseros, los aspectos importantes son:

- mantener una práctica diaria continua en la vida;

- que uno pueda disfrutar de la práctica;
- comprender que para el cultivo personal, lo que se cultiva es la Esencia, el *don* constitucional (herencia ancestral);
- incluir un grado de conciencia de conservación de la vida (evitar *quemar la vela* demasiado rápido);
- sentirse energizado a través de la práctica;
- despertar un grado de sabiduría interna (Shen);
- integrar los niveles constitucional, energético y de espíritu/consciencia (Jing/Qi/Shen);
- integrar la práctica del cultivo en el día a día a lo largo de toda la vida.

Dentro del qigong, hay técnicas específicas para activar el Qi en las manos, desarrollar la intuición, etc. Los acupuntores pueden optar por la práctica diaria de estas técnicas especialmente antes de empezar a trabajar. También existen técnicas para evitar que la negatividad de los pacientes se apegue a nuestra energía. Hay muchas de estas técnicas, de diferentes tradiciones, algunas formales, otras informales. No es necesario conocerlas todas, pero es útil poder utilizar algunas de ellas.

Resulta fácil pensar que el cultivo personal consiste en mantener una práctica diaria para ser, al menos, un poquito más como los maestros a los que admiramos, pero no deja de ser un camino equivocado, contrario a los principios más profundos del cultivo personal auténtico. Lo que cultivamos es nuestro ser esencial y eso no necesita perfeccionamiento, evolución ni corrección. Ya está presente en nuestro interior de una forma completa y perfecta. El *cultivo* no tiene que ver con cambiar o perfeccionar nuestra esencia, sino que se trata más bien de cultivar la relación con nuestra propia esencia, para poder llevar la consciencia sobre nuestra naturaleza más pura a nuestra vida diaria, a la manera en que caminamos, respiramos, amamos, comemos, socializamos, trabajamos, creamos, hacemos bromas, conducimos y todo aquello que hacemos en nuestra vida. El cultivo personal auténtico no intenta alterar lo que se es. Hacemos lo que hacemos como celebración de lo que somos.

En el cultivo personal no se trata de dedicarse a generar cantidades de energía Qi para transmitirla a los pacientes, ofreciéndoles tratamientos mágicos o sesiones de tipo espectáculo. Más bien se trata de la idea de que como terapeuta uno ha transitado su propio camino, lo que confiere autenticidad a la asistencia sin pretensiones que uno ofrece a los pacientes para que puedan transitar el suyo propio. Más allá de los conocimientos y de las aptitudes y habilidades adquiridas, lo importante es que uno haya explorado dentro de su ser para descubrir el fundamento auténtico de su trabajo diario como terapeuta. Cada día, antes de tomar el pulso de un paciente, de coger una aguja o el puro de moxa, si puedes dedicar al menos unos instantes al amplio universo de la esencia que conforma tu propia vida, cultivando la conexión con el cuerpo, la energía y el espíritu, estarás entonces preparado para trabajar con los demás.

BIBLIOGRAFÍA

Huang Fumi, *The Systematic Classic of Acupuncture and Moxibustion* (Boulder: Blue Poppy Press, 1993).

Li Shizhen, *Pulse Diagnosis* (Brookline: Paradigm Publications, 1985).

Maoshing Ni, *The Yellow Emperor's Classic of Medicine* (Boston: Shambhala, 1995).

Paul Unschuld, traductor, *Nan-Ching,, Classic of Difficult issues* (Berkeley: University of California Press, 1986).

Paul Unschuld, editor general y traductor, Hermann Tessenow, traductor, *Huang Di Nei Jing Su Wen: An Annotated Translation of Huang Di's Inner Classic* (Berkeley: University of California Press, 2011).

Wang Shuhe y Shou-Zhong Yang, *The Pulse Classic, A Translation of the Mai Jing* (Boulder: Blue Poppy, 1997).

Wu-Jing Nuan, traductor, *Ling Shu or the Spiritual Pivot* (Honolulu: University of Hawaii Press, 1993).

Nelson Liansheng Wu, Andrew Qi Wu, traductores, *Yellow Emperor's Canon Internal Medicine*, (Beijing: China Science and Technology Press, 1999).

Dr. Jeffrey Yuen, transmisión oral. Una de las fuentes principales de transmisión oral de la Medicina China Clásica a nivel internacional es Jeffrey Yuen, de la 88ª generación del linaje taoísta: Yùqīng huánglǎo pài 玉清黄老派, Escuela de la Pureza del Jade del Emperador Amarillo Laozi; 26ª generación de Quánzhēn lóngmén pài 全真龙门派, Escuela de la Realidad Completa de la Puerta del Dragón.

Zhang, Ye, Wiseman, Mitchell, Feng, *Shang Han Lun, On Cold Damage*, (Brookline: Paradigm, 1999)

ÍNDICE

El índice de materias se encuentra en las páginas iii-xxi.

En el índice alfabético que sigue a continuación aparecen términos diagnósticos de medicina occidental, pero cabe recordar que con la Medicina China no se tratan enfermedades o situaciones. La Medicina China solo trata al individuo. El encuentro entre terapeuta y paciente con la toma de pulsos y la observación de la lengua es lo que le permite al terapeuta inferir el canal más apropiado para liberar el bloqueo específico que presenta esa persona en particular. De esta manera se ayuda al paciente, desde su cuerpo y su mente, a recordar la manera de regresar a, o alcanzar, el estado de salud que el paciente desea. El terapeuta es consciente en todo momento de la capacidad inherente de cada paciente de volver a ese estado anhelado de salud.

En el contexto de la Medicina China, el diagnóstico convencional puede ser inmaterial. Por ejemplo, se podría diagnosticar a veinte personas de esclerosis múltiple, pero dentro del marco de la Medicina China cada una de esas veinte personas podría recibir un diagnóstico diferente y único. El problema de raíz de esta enfermedad podría abarcar desde una invasión de Viento, a un déficit de Fluidos Claros o Densos, un déficit de Sangre, una estasis de Jing, Qi rebelde, Viento interno, Calor interno, Frío interno, Humedad sistémica, Viento-Humedad, Flema caliente, combinaciones de todas estas posibilidades y otras tantas. Incluso con un extenso conocimiento de todos los signos y síntomas que presenta el paciente, no será hasta que se hayan tomado los pulsos y se haya examinado lengua cuando se podrá realizar un diagnóstico apropiado en un contexto de Medicina China.

A pesar de ello, he querido incluir un índice que incluye diagnósticos médicos convencionales. Los términos de medicina convencional se han añadido con el único propósito de aportar un punto de entrada en el planteamiento de un caso clínico para el terapeuta en proceso de aprendizaje de la dinámica de los canales Complementarios, no como recurso para ayudar a formular diagnósticos. Aunque vincular ciertos diagnósticos convencionales con algunos canales puede resultar verdaderamente tentador, en realidad los canales indexados con un diagnóstico médico concreto sólo deberían ser utilizados si la lengua y los pulsos conducen a un diagnóstico médico chino que realmente justifique el tratamiento de ese canal.

A

B

C

D

E

F

G

H

I

J

K

L

M

N

P

Q

R

S

T

U

W

X

Y

Z

ÍNDICE DE PUNTOS

www.ingramcontent.com/pod-product-compliance
Lightning Source LLC
LaVergne TN
LVHW070106021026
849160LV00026B/1695